儿童心力衰竭
理论与实践

Theory and Practice of
**Pediatric
Heart Failure**

顾问　韩　玲

主编　田　杰　李自普

人民卫生出版社
·北京·

图书在版编目（CIP）数据

儿童心力衰竭理论与实践 / 田杰，李自普主编 .
北京 ：人民卫生出版社，2024. 7. -- ISBN 978-7-117
-36463-8

Ⅰ. R720. 597

中国国家版本馆 CIP 数据核字第 2024RE4452 号

人卫智网	www.ipmph.com	医学教育、学术、考试、健康，购书智慧智能综合服务平台
人卫官网	www.pmph.com	人卫官方资讯发布平台

儿童心力衰竭理论与实践
Ertong Xinli Shuaijie Lilun yu Shijian

主　　编：田　杰　李自普
出版发行：人民卫生出版社（中继线 010-59780011）
地　　址：北京市朝阳区潘家园南里 19 号
邮　　编：100021
E - mail：pmph @ pmph.com
购书热线：010-59787592　010-59787584　010-65264830
印　　刷：北京华联印刷有限公司
经　　销：新华书店
开　　本：889×1194　1/16　印张：23
字　　数：618 千字
版　　次：2024 年 7 月第 1 版
印　　次：2024 年 8 月第 1 次印刷
标准书号：ISBN 978-7-117-36463-8
定　　价：159.00 元
打击盗版举报电话：010-59787491　E-mail：WQ @ pmph.com
质量问题联系电话：010-59787234　E-mail：zhiliang @ pmph.com
数字融合服务电话：4001118166　　E-mail：zengzhi @ pmph.com

主编简介

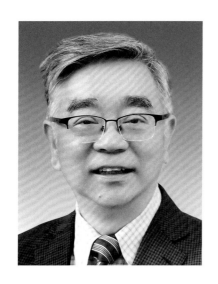

田 杰 二级教授

主任医师,博士研究生导师,现任重庆医科大学党委常委、副校长。享国务院政府特殊津贴专家,重庆市优秀专业技术人才,重庆市儿科学学术与技术带头人,重庆英才·创新创业领军人才。现任中华医学会儿科学分会心血管学组心力衰竭协作组组长,中国妇幼保健协会精准医学专业委员会副主任委员,中国医师协会心血管内科医师分会儿童心血管专委会副主任委员,中国病理生理学会血管医学专业委员会委员,中华医学会医学信息学分会委员。曾留学美国康奈尔大学和英国牛津大学。

1985 年毕业于重庆医科大学儿科系,长期从事儿科及心血管疾病的临床、教学、科研工作。主要研究方向:干细胞分化、心脏发育与先天性心脏病、儿童心力衰竭临床与基础等,承担包括国家"973""863"攻关合作项目 2 项,国家自然科学基金 8 项等课题 30 项,发表文章 260 余篇,其中 SCI 62 篇,主编或参编教材或著作 15 部,包括主编卫生部(现称为国家卫生健康委员会)《先天性心脏病的诊断和鉴别诊断》,副主编《儿科学》英文改编教材、《儿科心血管系统疾病诊疗规范》和《儿科学》国家电子书包规划教材。获得发明专利或实用新型专利 4 项。牵头组织《儿童心力衰竭诊断和治疗建议(2020 年修订版)》。

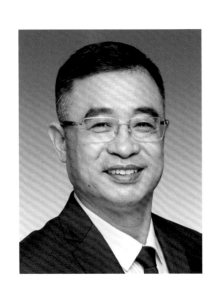

李自普 教授

主任医师,博士研究生导师。青岛大学附属妇女儿童医院(集团)副院长兼重症医学中心主任;山东省有突出贡献的中青年专家,山东省优秀医师,青岛专业技术拔尖人才。

现任中华医学会儿科学分会心血管学组委员兼儿童心肌病精准诊治协作组组长,中国妇幼保健协会精准医学专业委员会常务委员,中国心电学会遗传性心律失常心电图工作委员会常委,国家儿科专业医疗质量控制中心心血管专科质量控制专家组成员,国家心血管病专家委员会先天性心脏病专业委员会委员,山东省医学会儿科学分会委员兼心血管学组副组长,山东省医学会临床流行病学分会副主任委员,山东省妇幼保健协会儿童重症医师分会副主任委员,青岛市医学会儿科学分会主任委员。《实用心脑肺血管病杂志》《中国小儿急救医学》杂志编委,《中华儿科杂志》《中华实用儿科临床杂志》《中国实用儿科临床杂志》《青岛大学学报(医学版)》和《精准医学杂志》审稿专家。先后荣获山东省科学技术进步奖二、三等奖共 3 项,青岛市科学技术进步奖一、二等奖共 3 项;主编及参编著作 11 部,发表论文 140 余篇。

编者名单

（按姓氏笔画排序）

丁文虹	首都医科大学附属北京安贞医院	李自普	青岛大学附属妇女儿童医院
王　凯	上海交通大学医学院附属上海儿童医学中心	沈　兴	西南医科大学附属医院
王本臻	青岛大学附属妇女儿童医院	张　丽	广州市妇女儿童医疗中心
王娟莉	西安交通大学附属儿童医院	张　蕾	重庆医科大学附属儿童医院
王献民	四川省妇幼保健院 / 四川省妇女儿童医院	张惠丽	中国医学科学院阜外医院
毛成刚	青岛大学附属医院	陈　笋	上海交通大学医学院附属新华医院
田　杰	重庆医科大学附属儿童医院	庞玉生	广西医科大学第一附属医院
吕铁伟	重庆医科大学附属儿童医院	袁　越	首都医科大学附属北京儿童医院
吕海涛	苏州大学附属儿童医院	高　路	首都医科大学附属北京儿童医院
庄建新	山东省立医院	郭宇轩	北京大学医学部
安金斗	郑州大学第一附属医院	梁小华	重庆医科大学附属儿童医院
孙　凌	苏州大学附属儿童医院	梁永梅	首都医科大学附属北京安贞医院
孙淑娜	复旦大学附属儿科医院	彭　茜	四川省人民医院
孙慧超	重庆医科大学附属儿童医院	韩燕燕	吉林大学第一医院
李　莉	四川大学华西第二医院	储　晨	复旦大学附属儿科医院
李　斌	昆明医科大学附属儿童医院	解春红	浙江大学医学院附属儿童医院
李　谧	重庆医科大学附属儿童医院	潘　博	重庆医科大学附属儿童医院
李一飞	四川大学华西第二医院		

编写秘书　孙慧超　毛成刚

Theory and Practice of

Pediatric
Heart Failure

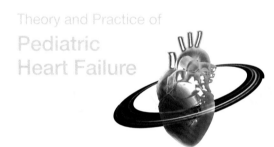

序

儿童心力衰竭为小儿时期的危急重症,也是儿科领域需要长期规范管理的重大慢性疾病,严重影响儿童的身心健康,同时也给儿童的家庭带来沉重的经济负担和巨大的心理、社会压力。近些年来,在儿童心力衰竭的基础研究和临床诊治技术方面取得了一系列重要进展,进一步规范儿童心力衰竭的临床诊治方案已成为儿科学领域亟待解决的重要课题。

田杰教授和李自普教授是国内儿童心血管领域的知名专家,多年来一直为心血管疾病患儿的健康呕心沥血,勤耕不辍。早在2020年,他们就开始筹划《儿童心力衰竭理论与实践》一书的编写工作。经过编委们几年的撰写、修改及定稿,本书终于要与广大读者见面了。《儿童心力衰竭理论与实践》是一本融合心力衰竭理论和临床病例的著作,是理论指导实践、病例升华理论、教学育人和规范诊治的经典著作。

本书首先从理论角度,介绍了儿童心力衰竭的分子生物学与病理生理学的研究进展,阐述了儿童心力衰竭的发生机制,还展望了当前心力衰竭药物研发前景,让读者从多角度全面理解心力衰竭理论知识。同时,该书从临床实践的角度,总结了目前国内与儿童心力衰竭密切相关的大样本临床病例。这些病例经过编委会专家们的精挑细选,例例经典,且在每一个病例中都有对症状、体征及辅助检查的专家剖析,力求通过学习理论来规范临床实践,通过分析病例来深刻理解和应用理论,从而做到理论与实践的融会贯通。

本书语言通俗易懂,理论内容深入浅出,选取的典型病例种类齐全、诊治规范,专家解析要点突出,尤其适合广大儿科心血管专业医师、小儿内科医师学习参考,同时也适合家长们阅读和了解儿童心力衰竭。

愿读者由此书拾阶而上,全面掌握儿童心力衰竭的综合诊治,为儿童健康贡献自己的一份力量!

杜军保

2024年7月

心力衰竭是儿科常见的危重症,严重危害儿童生命健康,是引起儿童死亡的主要原因之一。儿童心力衰竭与成人心力衰竭存在较大差异,其病因及临床表现呈现较大的异质性,先天性心脏病、心肌病、心律失常、心肌炎等心血管疾病以及代谢性疾病、免疫性疾病、重症感染等非心血管疾病,均可引起儿童心力衰竭的发生,且其临床表现常隐匿不显或不典型,易漏诊或误诊。

儿童心力衰竭的治疗往往是长期的,反复的住院治疗不仅影响儿童的身心健康,也给家庭和社会带来沉重的经济负担。如何提高全社会对儿童心力衰竭的认知和重视以及如何提升儿科医生对儿童心力衰竭的诊治水平和规范性,是目前儿童心血管领域备受关注的热点问题。但由于儿童心力衰竭的异质性,目前临床中儿童心力衰竭的早期诊断及精准治疗仍存在较大不足,较多医生对儿童心力衰竭的诊断标准、诊断流程还不清楚,治疗也不够规范。在此种背景下,本书编写过程中面向全国儿童心脏内科医师征集典型心力衰竭病例,希望能助力儿科临床医师心力衰竭诊治水平和能力的提高。

本书前两章重点介绍儿童心力衰竭近年来的相关基础研究新进展及诊断、治疗的最新临床研究进展,有利于读者对儿童心力衰竭的总体了解和把握;后面六章以儿童心力衰竭的不同病因类别分章,每个章节有简明易懂的理论知识总结,并选取典型的儿童心力衰竭病例进行系统分析,从初步诊断、进一步检查、检查结果分析、治疗、随访等方面进行详细阐述,完整呈现儿童心力衰竭的诊治思维过程,希望读者在遇到儿童心力衰竭具体诊治问题时能做到有例可循、有理可依,从而帮助各级儿科医师提升对儿童心力衰竭诊断和治疗的认知。总之,本书既包含了儿童心力衰竭的最新理论、研究进展,又包含了各具特色的具体案例分析。希望本书能满足儿科临床医师的实际工作需求。

本书的出版受到国家临床心血管内科重点专科(National Clinical Key Cardiovascular Specialty)、重庆市卫生健康委员会儿童重要器官发育与疾病重点实验室(Key Laboratory of Children's Important Organ Development and Diseases of Chongqing Municipal Health Commission)和国家儿童健康与疾病临床医学研究中心临床医学研究重点项目(NCRCCHD-2021-KP-01)的资助,也得到了各位编者的大力支持,在此谨向对本书出版做出无私奉献的所有专家和同道们表示衷心的感谢!是他们的心血和汗水使本书每个章节都呈现出不同的特色,精彩纷呈。感谢杜军保教授在百忙之中为本书撰写序言。

本书出版之际,恳切希望广大读者在阅读过程中不吝赐教,欢迎发送邮件至邮箱 renweifuer@pmph.com,或扫描下方二维码,关注"人卫儿科学",对我们的工作予以批评指正,以期再版修订时进一步完善,更好地为大家服务。

田 杰 李自普
2024 年 7 月

目　录

Theory and Practice of
Pediatric
Heart Failure

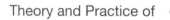
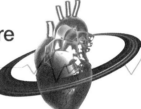

第一章

儿童心力衰竭的基础研究进展

心力衰竭（简称心衰）是儿科临床最常见的危急重症之一，也是儿童死亡的重要原因。心衰可发生于胎儿期或出生后儿童的任何年龄段。引起儿童心衰的危险因素或基础疾病呈高度异质性，可为先天性或获得性，可为心血管疾病或非心血管疾病，心衰发病年龄对病因的分析有重要临床意义，而且儿童心衰的病因和发病率存在地区、年龄和社会经济发展状况的差异。心衰主要临床表现为呼吸困难、乏力和液体潴留；婴儿心衰还表现为多汗、喂养困难及生长发育落后等特有症状。

儿童心衰的发病率目前尚不确切。由于诊治技术的发展和进步，与心衰有关的基础疾病早发现、早治疗，可以疗效很好，如先天性心脏病（简称先心病）、心内膜弹力纤维增生症、心肌炎等，生存率明显提高，心衰发病率似有逐年下降的趋势。但事实上，儿童心衰高危患病人数不断增加，其发病呈现新的升高趋势。儿童原发性心肌病的发病率逐渐升高；越来越多的复杂先心病婴儿通过分期姑息性手术治疗后生存率大大提高，但在儿童和青春期仍面临心功能不全的风险；蒽环类抗肿瘤药致心肌损害毒副作用引起的心衰发病率也在增加。同样，神经肌肉或骨骼肌疾病患儿因呼吸支持改善使其存活率提高，而心肌受累导致心功能不全的风险也加大。另外，儿童心衰临床表现较为隐匿，症状不明显、不典型，有些还与儿童其他常见疾病如毛细支气管炎或急性胃肠炎等的症状混淆或重叠，临床诊断心衰时常常已进入失代偿阶段，错过早期诊断、早期干预的时间窗口。无论何种病因，儿童心衰多呈进行性加重，临床治疗棘手，住院周期长，后期可伴随其他脏器功能衰竭，病死率高，给家庭和社会带来沉重的经济与心理负担。儿童心衰仍是危害儿童生命与健康的重大医学问题，应引起儿科临床的关注；需加强儿童心衰基础与临床的研究，提高儿科医师对儿童心衰的认识，特别对儿童无症状心衰高危患者的早期识别有助于预防或延缓心衰的发生和发展。

过去 20 年，有关儿童心衰的临床文献数量不足成人的 1/10，随机双盲对照的 RCT 研究则更少。国际上 2013 年加拿大心血管协会与 2014 年国际心肺移植协会分别发布儿童心衰诊治指南，但其推荐的循证医学证据多是 C 级水平，多数诊治指标参照成人心衰指南。儿童处于生长发育阶段，其组织器官功能状态不同于成人，在心脏成熟过程中发生心衰的病理生理机制势必与成人亦有较大差异。且儿童心衰病因繁杂，发病机制、抗心衰药物作用机制及疗效与成人心衰亦存在明显差异，因此亟需加强对儿童心衰的病理生理、诊断、治疗、康复管理及预防的研究。未来研究应注重三个加强：①加强儿童多中心 RCT 或真实世界研究，可考虑采用贝叶斯统计方法，提高小样本计算结果的可信度；②加强儿童心衰的基础与转化医学研究，重点研究与儿童心衰相关的分子机制，寻找专门针对儿童心衰的药物治疗靶点，促进医工合作研制适合于儿童的左心室辅助装置等；③加强儿童心衰的康复管理与预防，开发慢病管理 APP，提倡多学科团队综合管理模式，注重高危人群的预防，尤其是早期预警和干预。

（田　杰）

第一节
儿童心力衰竭的概述

一、儿童心力衰竭的定义、分期、分类及流行病学

(一) 儿童心力衰竭的定义

儿童心力衰竭(心衰)的定义与成人相似,系多种原因导致的心脏结构和/或功能的异常改变,使心室收缩和/或舒张功能发生障碍,心输出量不能满足机体的需求,同时引起神经内分泌调节障碍,对心脏及全身各器官造成影响的一组复杂临床综合征。心衰包含两点核心内容,首先其为一组包含多种临床症状与体征的临床综合征;第二,这一临床综合征的本质病理生理改变系心室收缩和/或舒张功能障碍,即心室泵血和/或充盈异常。

(二) 儿童心功能分级及心力衰竭分期

纽约心脏协会(New York Heart Association,NYHA)分级是目前应用最广泛也较易操作的心功能分级方法。儿童,尤其是小婴儿心衰症状、体征更隐匿,与成人存在诸多差异,因此改良的 ROSS 分级更多应用于 3 岁以下婴幼儿的心功能分级。NYHA 和改良 ROSS 分级易受医生主观判断影响,尽管可重复性、有效性相对有限,但其仍是患者死亡的独立预测指标。另外,两者评估均依赖于患者临床症状,近年来有研究发现部分心衰患者虽临床症状轻微,但其仍具有较高的入院及死亡风险。随着越来越多心衰预后指标的不断更新,目前仅凭心功能分级无法实现对心衰患者的精准管理。

心衰分期更注重疾病的进展,晚期意味着更低的存活率。成人心衰指南中,将心衰从 A 到 D 分为四期。A 期为心衰风险期(at-risk for HF),即患者有心衰风险,如高血压、遗传性心肌病、肥胖等疾病,但无心衰症状、体征,也没有结构性心脏

疾病和心肌标志物的异常;B 期为心衰前期(pre-HF),即患者无心衰症状或体征,但存在以下任何一点:①结构性心脏疾病,如心室收缩功能下降、心室肥厚、心室扩大、心室壁动度异常及心脏瓣膜疾病;②心室充盈压升高;③存在心衰危险因素及心肌标志物异常,如 B 型脑钠肽(brain natriuretic peptide,BNP)升高或肌钙蛋白持续升高;C 期为症状性心衰期(symptomatic HF),即患者存在结构性心脏疾病,同时在既往或现在存在心衰临床表现;D 期为心衰晚期(advanced HF),即遵指南对患者进行心衰管理,但患者临床表现仍对其日常生活造成显著影响,且致其反复住院治疗,D 期往往意味着更低的存活率。根据心衰患者疾病分期不同,对其管理侧重点自然不同。对 C 期患者经过治疗后,NYHA 心功能分级可能由Ⅲ级改善至Ⅰ级,但其仍需按照 C 期患者进行管理。这一情况在儿童心衰中也十分常见。遗憾的是,儿童心衰目前尚无较为明确的分期,心衰程度划分和管理仍主要根据其心功能分级进行评估和制定。2004 年国际心肺移植协会制定的首个儿童心衰指南中,其参考了成人心衰分期对儿童心衰同样进行了四个分期,但这一分期法并未被广泛推广及应用。主要原因为该指南剔除了左室射血分数正常的左向右分流的先心病可能引起的心衰。先心病是一类极为复杂的疾病的总和,其涵盖疾病类型繁多,有些先心病血流动力学改变轻微,患儿无明显心脏重塑性改变及舒缩功能异常,其干预窗口期相对较长,进展为症状性心衰期或失代偿期的概率较低,相对易于管理;而有些复杂类型在疾病早期即呈现症状性心衰表现,治疗复杂、棘手,病情进展迅速。因此,在诸多心衰基础疾病中,先心病对应心衰分期的界定是较为困难和复杂的。而这一类心衰恰恰是儿童与成人心衰差异的主要影响因素,多数单纯左向右

分流性先心病本身是儿童心衰的危险因素，在患儿没有心衰症状，也没有心脏重塑性变化和/或舒缩功能障碍时，其亦处于心衰的风险期，即对应成人A期，应按照A期制订相应诊疗策略，早期纠正基础疾病，阻止其向心衰前期进展；当出现心腔容量负荷引起的心室扩大和/或心室舒张功能下降时，即进入心衰前期，对应成人B期。此阶段病情继续发展，患儿将进入症状性心衰阶段，即C期；当患儿进入心衰晚期（D期）时，其生存率将大大降低。然而值得注意的是，儿童心衰临床表现较为隐匿，尤其是罹患先心病的小婴儿，在临床实践中，往往存在先心病的患儿有明显气促、多汗等症状，但不易鉴别其为先心病本身血流动力学改变引起还是已出现症状性心衰。针对先心病为基础疾病的心衰患儿，早期分期管理有望将此类心衰防治阵线显著前移，降低症状性心衰发生率，改善心衰患儿预后。但如何界定其进入症状性心衰期，以及如何判断其进入心衰失代偿期均缺乏相应标准。在分期界定中引入更多指标是十分有价值和意义的，如当先心病患儿出现气促、多汗等症状时，其如果合并BNP显著升高和/或心室充盈压明显增加时，将有助于判断其进入C期。对于单纯左向右分流先心病，这一分期假想仍有待验证；而对于其他类型先心病，右向左分流、先天性血管畸形情况如何界定分期？这一问题值得关注。

尽管其他儿童心衰参考成人标准相对容易进行分期，但儿童心衰临床表现较成人更为隐匿，如儿童遗传性心肌病确诊时患者往往已进入终末期，多数患者2年内需要进行心脏移植。先心病和心肌病是儿童心衰的最主要病因，对其本身疾病的诊治应与心衰分期管理结合起来。先心病和心肌病患者应在确诊时即进行心衰分期，并据此予以长期、精细、精准管理；另外，儿童心衰管理应前移阵线，更加注重对心衰风险期标准的界定，即哪些疾病需纳入心衰风险期进行管理，避免患者进入心衰症状期或失代偿期时才介入其管理，错过疾病防治的黄金窗口。

（三）儿童心力衰竭的分类

根据心衰的病理特点，最初心衰即分类为收缩性心衰（systolic heart failure，SHF）和舒张性心衰（diastolic heart failure，DHF），两者主要鉴别点在于左室射血分数（left ventricular ejection fraction，LVEF）。近些年成人心衰基础及临床RCT研究的迅速发展，根据LVEF的不同，成人心衰被分为射血分数降低性心衰（heart failure with reduced ejection fraction，HFrEF）、射血分数轻度降低性心衰（heart failure with mild reduced ejection fraction，HFmrEF）、射血分数保留性心衰（heart failure with preserved ejection fraction，HFpEF）及射血分数改善性心衰（heart failure with improved ejection fraction，HFimpEF）。这种分类方法已被广泛认可，对于成人心衰的规范化治疗及预后转归具有重要指导价值。儿童心衰研究明显滞后于成人，目前对于心衰的分类仍停留于SFH和DHF。儿童心衰LVEF界值为55%，该数据源于2013年加拿大心血管协会儿童心衰指南，然而此界值尚缺乏充足循证医学证据支撑。最新中国儿童心衰诊疗建议引用了HFrEF与HFpEF的概念。儿童射血分数降低性和保留性心衰LVEF界值亦定为55%，但这一数据仍缺乏足够循证医学数据支撑。另外，是否可进一步细分出射血分数轻度降低性和改善性心衰也仍未知。因此现有研究数据难以将儿童心衰依据LVEF进行精准分类，对疾病诊疗指导及预后评估价值也相对有限。值得关注的是，儿童心衰中先心病是占比最多的基础疾病。临床实践中不难发现很多先心病患者，尤其是左向右分流的一类患者，其心衰症状非常明显，但其心室收缩功能良好，即LVEF往往正常，因此过往很多儿科临床医师认为LVEF对儿童心衰诊断价值有限。但随着射血分数保留心衰概念的提出，不难发现，这类患者临床表现中的"矛盾"可能实为我们对心衰认识的不足所致。这类患者因为左向右分流而引起的容量负荷增加，其心室充盈压和/或心衰标志物往往升高，因此其符合HFpEF的诊断原则。然而目前HFpEF的诊断在成人中亦富有挑战性，通常需满足以下三点：①存在心衰症状、体征；②LVEF≥50%；③包含BNP（或NT-BNP）在内反映左室充盈压升高的指标异常。儿童HFpEF的诊断更为困难：第一，儿童心衰中左室充盈压相关指标的临界值仍不清楚;第二,这些指标在儿童心衰患者中敏感度及特异度仍大部分未知。

右心功能障碍(right ventricle dysfunction,RVD)是右心室衰竭的前期阶段。既往对心功能及心衰的研究主要关注在左心室,近些年不断有研究证实 RVD 不仅同样多见,同时其对心衰发病率及死亡率也有重要影响,然而其流行病学情况仍不清楚。RVD 是右心衰竭的前期阶段,其临床表现较为隐匿,常需要更多心脏功能性指标支撑。目前对于 RVD 的认识主要源自左心室的 HFrEF,而致肺循环淤血引起 RVD。但在 HFpEF 中,RVD 同样值得关注,这部分患者常表现为右心室系统和 / 或肺原发性疾病。在儿童心衰患者中,RVD 很可能并不少见,左向右分流的先心病及原发性肺动脉高压均引起右心后负荷明显增加,致 RVD 发生、发展。RVD 持续进展即可出现右心衰竭,进而出现一系列心衰症状与体征,但这些症状常无特异性,儿童临床表现也较为隐匿,因此儿童右心功能测定对于儿童右心衰竭诊断至关重要,需要我们在研究中给予更多关注。目前用于评估右心功能的指标主要有三尖瓣环收缩期位移(tricuspid annular plane systolic excursion,TAPSE)、右室面积变化分数(right ventricular fractional area change,RV-FAC)、右室厚度等。但这些指标尚未建立统一的儿童标准。

根据心衰进程,可将其分为急性心衰和慢性心衰。急性心衰是由于突然发生心脏结构和功能异常,导致心排血量急剧下降,组织器官灌注不足以及受累心室后向的静脉急性淤血。重症患儿可发生急性肺水肿及心源性休克,多见于心脏手术后低心排血量综合征、暴发性心肌炎。多数急性心衰患儿经住院治疗后症状部分缓解,转为慢性心衰。稳定的慢性心衰患儿在某些因素作用下可出现病情加重,又称慢性心衰急性失代偿。

(四)儿童心力衰竭的流行病学

1. 儿童心衰发病率与患病率　儿童心衰的病因和发病率在不同地区、年龄和社会经济条件间存在显著差异。目前,全球范围内儿童心衰发、患病率尚不清楚。一项系统回顾分析了多个国家和地区报道的儿童心衰的流行情况,显示心衰的患病率为 0.87/10 万(英国和爱尔兰)至 7.4/10 万(中国台湾);2008 年比利时一项纳入 1 196 名 0~16 岁的心脏病儿童的研究发现心衰患病率为 10.4%;而在西班牙的一项基于大人群的研究中,患病率高达 83.3/10 万。不同基础疾病导致心衰的患病率存在较大的差异。以心肌病为病因的心衰患病率约 36.1%~79%;先心病为病因的患病率约 8%~82.2%;其他类别的主要发现包括与风湿性心脏病相关的患病率为 1.5%~74%,与肾脏疾病相关的患病率为 3.8%~24.1%,与艾滋病(HIV)相关的患病率为 1%~29.3%。心衰病因的地域分布差异非常明显,高收入国家主要是心肌病和先心病,而低收入国家则以严重贫血和下呼吸道感染为主,这也导致了不同地区流行趋势的显著差异。在牙买加一项 46 名先心病或心脏病变患者中有 23.9% 出现心衰;而加拿大的 19 名患有弯刀综合征婴儿的心衰患病率为 57.9%。一项基于儿科心肌病注册中心(Pediatric Cardiomyopathy Registry,PCMR)的最大人口基数,对心肌病儿童心衰的患病率展开了研究,其中包含了来自美国和加拿大的多个中心数据。这些数据记录了扩张型、限制型、肥厚型心肌病患者中心衰患病率分别为 71.6%、37%、13.5%。我国目前这方面的数据尚有限,既往关于儿童心衰的医院多中心研究发现儿童慢性心衰主要以心肌病为主要病因,调查显示心衰患儿占同期儿科住院患儿的 0.079%,其中源于扩张型心肌病的最常见,约占所有心衰病例的 32.95%。虽然目前已经有了研究探索儿童心衰的患病率,但各项研究的研究设计和诊断标准的异质性限制了区域数据的比较能力。因此,儿童心衰患病率的标准化定义尚且缺乏,之后的研究需要促进流行病学数据的跨地区比较。

2. 儿童心衰预后与转归　一般认为心衰是各种心脏病的终末阶段,预后情况较差。成人心衰男性患者的平均生存期为 1.7 年,女性是 3.17 年。由于成人与儿童的发育特点存在差异,儿童心衰的预后情况与成人不同。儿科心脏重症监护协会报道了急性失代偿性心衰(acute decompensated heart failure,ADHF)患者入院后 30 天内全因死亡率为 4%~9%;与成人相比,儿童 ADHF 有更高的

ICU 死亡率(16%)。由于单心室生理矫正手术的姑息治疗失败而导致需要行心脏移植占心衰患儿的57%。死亡和继发的其他器官衰竭是儿童心衰最常见的不良结局。美国每年约有450例心衰相关儿童死亡，在1~10岁年龄组中显著高于普通住院儿童，性别和种族对于死亡发生率均有影响。英国/爱尔兰的流行病学调查提示首发症状为心衰的非先心病患儿1年死亡率高达18.3%，但该队列中82%的患儿为NYHA功能分级Ⅲ~Ⅳ级的重症患儿。来自捷克的终末期心衰儿童的研究提示该群患儿的长期死亡率高至28.6%。而来自卢旺达的一项心衰儿童研究则提示心衰儿童19个月中位随访期间死亡率为7.4%。我国针对33个医疗机构的全国多中心研究提示心衰死亡率约为7.3%。由于各国缺乏统一的统计口径，目前全球范围的数据尚难以进行比较，有待更多国际间合作研究的开展。多种因素对患儿死亡率产生影响，美国一项针对1岁以下无需气管插管或心电复律的患儿的研究提示这类患儿1年死亡率约为10.1%，而另一针对1~14岁的普通住院心衰患儿的研究则发现这群患儿2年死亡率仅3.3%。性别对于1~4岁患儿具有预后影响，男孩死亡率要高于女孩。心搏骤停是儿童心衰的另一高危因素，一项10年的调查显示，其死亡率高达71.2%。肾功能损害是心衰儿童常见的继发性器官功能衰竭。在巴基斯坦的一项研究中，80.9%的急性心衰患儿发生了肾功能损害，其中多数为5岁以下患儿。

二、儿童心力衰竭与成人心力衰竭的异同

成人与儿童心衰间存在很多相同之处，首先在定义层面，两者并无显著不同，关注心脏收缩及舒张功能的本质是相同的；其次，基于心衰发病进程对心衰进行分期也是合理且必要的，其有助于心衰患者精细管理；第三，基于LVEF对心衰进行分类也同样适用于儿童。目前在儿童心衰领域，对于LVEF指标的效能仍存在争议。这种争议主要源自先心病患儿中的"矛盾"，即患儿存在较为明显的心衰症状，但其LVEF多正常。正如前文在儿童

心衰分期部分所述，笔者认为左向右分流先心病所致心衰在分类上更接近HFpEF，这类患者在心衰早期心肌收缩力尚未出现明显异常，因此其LVEF值往往正常，导致其心衰的诊断则更具挑战；除心衰症状外，这类患者还具有舒张功能障碍和/或标志物的异常升高，但这种舒张功能障碍及标志物异常的界值仍不清楚。由此，我们不难看出，尽管儿童与成人心衰在研究模型、病理机制、病因、临床表现及治疗等层面均存在不同，但疾病诊疗、研究的底层逻辑和管理模式方面应是相同的。因此，在儿童心衰研究中，研究人员应避免过于强调儿童与成人的不同，而应在相同之中寻找不同。因此，尽早确立儿童心衰领域中众多指标的临界值非常重要，如根据LVEF分类儿童心衰，那么各种心衰中EF界值应为多少？在反映心脏舒张功能障碍或心室充盈压相关指标中哪些在儿童中敏感度、特异度更好？其临床界值又是多少？这些问题将成为未来儿童心衰研究领域关注的重点。

儿童心衰在分子机制、发育生物学特点等方面与成人有着较大不同，将在本章第二节中进行详细阐述。

三、儿童心力衰竭的病因和疾病负担

(一)儿童心衰的病因

儿童心衰病因呈现高度异质性，可为先天性或获得性，不同年龄段的病因亦不相同。本部分参考《儿童心力衰竭诊断和治疗建议(2020修订版)》，根据心室收缩功能是否异常对儿童心衰病因进行分类：

1. 心室功能不良

(1)心源性疾病或因素包括：①心肌病(扩张型心肌病、肥厚型心肌病、限制型心肌病、心肌致密化不全、致心律失常性右心室心肌病、心内膜弹力纤维增生症、代谢性心肌病、线粒体心肌病)；②感染及免疫介导的心肌损伤[感染性疾病、风湿性疾病(风湿热、系统性红斑狼疮)]；③心肌缺血或梗死[左冠状动脉异常起源于肺动脉、左冠状动脉主干闭锁、伴冠状动脉瘤的川崎病、冠状动脉炎、早发型冠状动脉粥样硬化疾病(如家族性高胆固醇血

症)];④心律失常(完全性心脏传导阻滞伴心动过缓、完全性左束支传导阻滞、室上性心动过速、室性心动过速);⑤先心病,包括伴心室功能不良的复杂CHD及其术后;⑥药物、毒物或放射线暴露[抗肿瘤药(柔红霉素等)、抗精神病药物、重金属中毒、药物滥用、放射性损伤]。

(2)非心源性疾病或因素包括脓毒症、肾衰竭、呼吸系统异常、营养性疾病、应激因素。

2. 非心室收缩功能不良

(1)容量超负荷包括:①左向右分流先心病(室间隔缺损、动脉导管未闭、房室间隔缺损、主肺动脉窗);②瓣膜功能不良(主动脉瓣反流、二尖瓣反流、肺动脉瓣反流、三尖瓣反流);③非心源性(容量过剩、动静脉瘘、慢性贫血、甲状腺功能亢进)。

(2)压力超负荷包括:①左心系统(主动脉狭窄、主动脉缩窄、体循环高血压);②右心系统(肺动脉狭窄、肺高血压)。

(3)机械性因素包括心脏压塞、心脏肿瘤、缩窄性心包炎、心包囊肿、心包憩室、先天性心包缺如。

(二)儿童心衰疾病负担

由于不同病因所致心衰的临床表现、预后的异质性,统一的儿童心衰诊治规范的缺如,目前关于儿童心衰所导致的疾病负担的研究数据非常少,研究彼此之间异质性较高。但总体而言,相对于无心衰的儿童,心衰患儿死亡、医疗资源的使用、特殊心血管医疗手段的应用、医疗费用均有显著的升高。因此,儿童心衰疾病负担的研究迫在眉睫。

1. 急诊及住院医疗资源需求 心衰患儿发病年龄较小,病情较重,其急诊及住院需求远高于普通患病儿童,在美国2016年一项研究发现心衰患儿的平均急诊就医年龄显著小于无心衰患儿(4.9岁 *vs.* 7岁),特别是对于1岁以下患儿,其急诊就诊率高达34.8%,远高于无心衰患儿(12.1%),同时住院时长也更长。一项基于德国长期流行病学数据的回顾性研究发现,每100 000儿童中大约有2人因心衰而住院,而且心衰住院患儿比例在跨度近30年的调查及预测中均保持稳定,提示其发病率变异性不大。上述研究提示因心衰住院患儿在人群中占比分别为2~3/100 000人和9~11/100 000

人,体现了较大的地区差异。年龄对于患儿住院率有显著影响,在美国的2项研究指出对于不同年龄组的患儿,低于1岁以下的患儿其住院率达到49.3%~63.9%,远高于1~12岁组(18.7%~30.9%);但另一项来自美国的流行病学调查则发现,对于1岁以下婴儿患者,进入ICU住院患儿占比18.2%,而对于1~12岁患儿则占到45.7%。

在儿童心衰的住院时长方面,英国及爱尔兰的流行病学调查研究表明患儿因心衰住院的中位时长为15天;德国的长期流行病学观察则提示住院时长的均值约为16.3天,并且长期以来保持基本一致。多项研究表明患病年龄是影响住院时长的关键因素,而性别、种族以及病因对于住院时长的总体影响不大。美国的多项研究对不同年龄组患儿的住院时间进行了比较,结果提示<1岁的患儿平均住院时间更长,达到15.5~26天,而1~14岁组则仅有5.7~9.4天。同时,一项针对心脏移植患儿的术前住院时间的研究表明这类患儿等待手术的中位住院时长约16天。

2. 特殊的医治和支持技术需求 除了急诊或病房资源以外,对于重度心衰的患儿,还需要特殊的医疗设备及治疗方式的支持。重症心衰患儿最常见的特殊医疗支持包括植入心室辅助装置(ventricular assist devices,VAD)、体外膜氧合(extracorporeal membrane oxygenation,ECMO),以及心脏移植(heart transplantation,HTx)。对美国住院患儿的研究表明,相比于没有心衰的患儿,心衰患儿应用VAD(1.7% *vs.* 0.002%)、ECMO(3.9% *vs.* 0.03%)以及HTx(5.3% *vs.* 0.04%)的比例显著增高。进一步研究发现相比于有共患病的心衰患儿,原发性心衰的患儿使用VAD及HTx的比率也要更高一些。随着病情的进展,特别是对于终末期住院患儿,VAD、ECMO以及HTx的应用比例也会大幅度提升。英国/爱尔兰的调查研究提示以心衰为首发症状的终末期住院患儿有16.4%都经历了心脏移植,而有12.5%使用了ECMO。患儿年龄也对特殊治疗的需求造成影响,在美国的两项研究中,高年龄组终末期心衰患儿VAD使用比例增高,青少年(12~18岁)甚至可以超过70%。

3. 医疗费用及家庭经济负担 儿童心衰的

直接经济负担主要是住院期间的医疗及设备使用的费用。由于不同研究采用的统计口径的差别,目前儿童心衰缺乏一个整体的费用成本情况。美国的多项研究考察了心衰患儿的医疗支出花费及其影响因素,心衰患儿平均支出为 49 354~75 055 美元不等,其中,住院患儿的花费可逾 130 000 美元。ECMO、VAD 以及 HTx 等特殊治疗手段的应用会进一步增加医疗费用;疾病严重程度也对费用有影响,最终死亡的患儿花费高于最终存活的患儿。年龄是另一影响儿童心衰诊疗成本的潜在因子,有研究提示 1 岁以下婴儿花费(176 000 美元)高于>1 岁的小孩(132 000 美元)。德国的费用统计依托疾病诊断相关分组(Diagnosis Related Groups,DRG)付费数额,体现了公共医保的支持要求和总体诊疗成本,平均每人次支付 3 400~4 200 欧元,并且这一支付水平在既往 20 余年保持稳定。在尼日利亚一项针对 0.5~5 岁先心病所致心衰患儿的研究中进行了探讨,对于非住院的门诊随访心衰患儿,照护的支出占到家庭收入的 16.3%,而因为就诊引发的全年时间指数达 85.2(人·小时),接近于 10 个工作日,同时研究也注意到入组患儿中仅有 0.09% 的患儿接受了治疗手术,提示低收入国家儿童心衰诊治的困境。

总之,儿童心衰的流行情况及负担水平尚有许多问题亟待解决,这一切有待通过规范的国家合作研究形成对该病流行特点、诊断、预后评估的共识,同时解决儿童抗心衰药物及技术的可及性,明确适应证与规范的诊疗流程,以形成指南性文件。相信未来关于儿童的大样本高质量的研究可为儿童心衰的治疗带来更多的空间与希望。

(梁小华　潘　博)

第二节
儿童心力衰竭的基础研究模型及思路方法

习近平总书记强调:"基础研究是整个科学体系的源头,是所有技术问题的总机关"。儿童心衰的临床诊断、早期预防和有效治疗的解决方案,均赖于儿童心衰的相关基础研究。儿童心衰基础研究的底层逻辑与成年心衰大致相同,都需要首先根据已有的临床认知,建立有效的、与临床相关的疾病模型,然后通过对疾病模型进行全面、系统、精确的描述,分析和揭示相互关联的生理病理过程,找到疾病发生发展过程中的关键因果事件和调节节点,从而深入揭示心衰的病理机制、分子标志物和潜在治疗靶点等,为开发更有效的预防、诊断和治疗手段服务。本节的内容主要围绕儿童心衰基础研究的模型和基于研究模型的研究思路与方法进行展开。

一、儿童心力衰竭的疾病模型

儿童心衰的发展过程十分复杂。在基础研究层面,儿童心衰研究一般以疾病模型作为主要研究对象。疾病模型与患者是不完全相同的,不同的疾病模型模拟疾病的角度和侧重点也不同。因此在选择疾病模型的时候,研究者需要首先明确研究的目标和关键科学问题,然后根据这些目标和问题,考虑到实际的研究条件和资源,确定最合适的研究模型。另外,疾病模型可以是任何尺度上的,包括但不限于分子、细胞、动物、群体等。举例而言,当科学家们在临床上发现某个基因突变可以造成儿童心衰时,其可以制造和纯化突变基因的表达产物,如 RNA 和蛋白等,在分子水平研究基因突变造成的影响;其也可以制备含有基因突变的细胞或动物,研究基因突变在细胞或个体水平造成的损伤和相关作用规律。在群体水平,科学家可以研究基因突变是如何在个体之间传递的,也可以研究不同种群的遗传背景对基因突变功能的影响。以下对儿童心衰基础研究中最常用的动物和细胞模型进行阐述。

(一) 动物模型

儿童心衰研究的动物模型主要需要考虑两方面的问题：①选择什么物种作为动物模型？②通过何种方式使动物产生儿童心衰的相关表型。

1. 模式动物的选择　目前，心脏研究中常见的模式动物，按照从低等动物到高等动物的顺序，包括果蝇、斑马鱼、鸡、啮齿类、猪和灵长类动物等。选择果蝇、斑马鱼和鸡等低等动物研究心脏的理由主要有两点：第一，由于关键的生物学过程往往是进化上保守的，因此在低等动物研究中获得的生物学原理，很可能对人等高等动物的研究具有指导作用；第二，低等动物通常具有独特优势，使一些类型的研究在低等生物中更可行或者更方便。例如斑马鱼具有强大的繁殖能力，完整的心房 - 心室 - 血管结构，同时在实验人员操作方法学层面亦较为成熟。由于胚胎发育过程在体外发生，且通体透明便于成像观察，斑马鱼是揭示心脏发育和形态生成的调节机制的强大模型，常用于研究先心病和心衰过程，并进行高通量的药物筛选。

相对于低等模式动物，啮齿类、猪和灵长类哺乳动物等模型的心脏在解剖结构、生理功能和基因表达等层面与人类心脏更相似。其中，以小鼠和大鼠为代表的啮齿类动物由于具有较低的饲养成本以及较为成熟的遗传、手术或药物干预技术，已经成为目前儿童心衰基础研究中最主流的动物模型。猪和灵长类等大动物模型虽然成本比啮齿类更高，但是由于与人类更接近的心脏体积、解剖结构和生理特征，是儿童心衰临床前研究的常见重要模型，也是新型心脏治疗手段进入临床试验前，进行进一步验证的必要研究模型。

2. 制备模型的方法　在确定了实验动物的种类之后，儿童心衰基础研究的下一个关键步骤是在实验动物中诱发心脏疾病，模拟心衰的病理和表型。心衰的造模过程并不存在统一的标准，而是需要根据研究者的具体科学问题，特别是根据所研究的心脏疾病的关键病因，选择针对性的造模方法。主流的心脏病造模方法主要分为遗传造模、手术造模和药物造模三大类。

(1) 遗传造模：遗传学模型主要适用于模拟遗传变异造成的心脏疾病。相对于成年人心衰，儿童心衰往往发病早，受心脏发育影响大，更容易受遗传因素干扰。特别是先心病和儿童心肌病等疾病，常常由遗传突变造成。因此，基因修饰的动物模型是研究儿童心衰的主流模型。

制备遗传学模型的第一步是确定需要修饰的遗传位点。通常这些位点来源于临床中对患者的遗传诊断结果。在确定了需要修饰的疾病相关的遗传位点以及想要引入的遗传突变后，第二步是在模式动物中评估该位点的保守性和相关性，并采用合适的造模策略。对于高度保守的位点，研究者可以通过多种同源重组技术，对动物模型中的相同位点进行精确修饰，获得基因敲入 (knock-in) 动物。然而，对于保守度不高或者不便于直接编辑的基因位点，研究者也可在动物基因组中引入外源的突变基因，制备转基因动物。

(2) 手术造模：在心肌缺血和心脏压力负荷升高等非遗传因素造成的儿童心衰研究中，研究者常常通过手术的方法诱发心脏损伤，从而模拟心衰的病理过程。其中，心肌缺血损伤主要通过冠脉左前降支 (left anterior descending artery，LAD) 结扎手术实现。LAD 永久性结扎造成的心肌损伤与心肌梗死类似，会在心脏缺血区域造成大量心肌细胞死亡、炎症反应，产生瘢痕组织，最终导致心肌功能下降和心衰。

调整心脏的压力负荷，模拟血压升高相关的心脏疾病，是另一种常见的心衰的动物手术造模方式，主要通过缩窄关键动脉血管得以实现。常见的相关手术技术包括升主动脉缩窄术 (ascending aortic constriction，AAB)、主动脉弓缩窄术 (transverse aortic constriction，TAC) 和腹主动脉缩窄术 (abdominal aorta constriction，AAC) 等。这些手术模型诱发心衰的过程大体相同，均是首先造成心肌代偿性肥厚，心室容积增加，心脏扩大，后期导致心功能失代偿，最终形成慢性心衰。

(3) 药物造模：除了遗传和手术处理以外，药物处理也是在动物模型中诱发心衰的有效手段。不同药物诱发心衰的原理不同，对应着不同原因导致的心脏损伤和疾病。心脏的生理功能受激素的紧密调节,其中有代表性的激素包括儿茶酚胺类物质,如肾上腺素和去甲肾上腺素等。另一类心脏疾病的造模药物是具有心脏毒性的癌症化疗药物,其中具有代表性的药物是阿霉素(adriamycin)和多柔比星(doxorubicin)。这类药物常用于治疗儿童的癌症,如白血病和恶性淋巴瘤等。除了杀伤癌细胞以外,这类药物的主要毒副作用是杀伤正常的人体细胞,特别是心肌细胞,从而导致儿童的化疗性心肌病和心衰。相似地,用此类药物处理动物模型也会诱发相关心脏损伤,是制备心脏疾病模型的常用方法。

(二)细胞模型

动物模型虽然可以模拟人体内的病理生理环境,对心脏疾病进行整体研究,但是动物体内的环境十分复杂,难以对病理过程在细胞和分子水平进行细致分解,因而不易明确具体的病理机制。另一方面,动物模型也存在对实验条件要求高,研究过程缓慢且昂贵等问题。细胞模型常常可以克服动物模型的上述缺点,与动物模型互补,成为儿童心衰研究的重要研究材料。

1. 细胞类型的选择　人类心脏是由多种细胞类型有机整合形成的器官。这些不同的细胞类型行使不同的生物学功能,协同工作,最终实现正常的心脏生理功能。在心脏中,主要的细胞类型包括心肌细胞、成纤维细胞、内皮细胞、平滑肌细胞和各类免疫细胞及血液细胞等。在研究儿童心衰时,研究者首先需要根据具体的科学问题,明确需要研究的细胞类型,然后进行建模和研究工作。

细胞来源的选择:在确定了研究对象的细胞类型后,下一步是决定相关细胞的材料来源。常见的细胞来源包括已经永生化的心脏细胞系、从动物组织中新鲜提取的原代细胞和从多能干细胞诱导分化而来的细胞。这些不同的细胞源各有优缺点,在具体科研中需要根据实际情况进行选择。

(1)细胞系:心脏细胞系是指来源于心脏,经历过某种永生化过程,从而能够稳定增殖、传代、培养的细胞系。比较有代表性的心脏细胞系包括 HL-1 细胞、H9C2 细胞和 AC16 细胞。心脏细胞系的主要优点是容易获得、培养和操作,对实验条件要求

不高,因此在早期心肌病理生理的研究中曾经发挥重要作用。但是,永生化和随之造成的基因组不稳定等特征,不可避免地使这些细胞系的性质和真实心脏细胞产生了较大差别,逐渐被原代细胞和多能干细胞所替代。

(2)原代细胞:原代细胞是指从机体取出后立即培养的细胞,由于体外培养时间短,没有经过永生化等剧烈的细胞变化,因而相对于细胞系更接近于细胞在体内的真实情况。原代细胞可以来源于各种模式动物,也可以在动物的各个生长发育时期提取。从大鼠和小鼠中分离心肌细胞、成纤维细胞、内皮细胞和平滑肌细胞的方法均已较为成熟,也已经成为目前心脏疾病研究中最主流的细胞模型。

(3)多能干细胞分化的细胞:人类和模式动物在心脏生理病理过程中存在物种间的差异。由于人类心脏组织极难获得,在通常情况下,原代细胞模型来源于动物,不能直接反映人类细胞的状态和过程。人多能干细胞技术的发展克服了动物原代细胞的物种缺陷,目前已经成为现代心脏研究的较前沿的细胞模型。

经体细胞诱导的多能干细胞(induced pluripotent stem cells,iPSC)因具有能够较易从临床标本中制备的巨大优势而被广泛推广、应用。人类诱导多能干细胞(human induced pluripotent stem cells,hiPSC)诱导分化为心肌细胞、成纤维细胞和内皮细胞等心脏主要细胞类型的关键技术均已取得突破,可以为儿童心衰研究提供宝贵的人源细胞模型。但其同样存在不足:第一,hiPSC 分化的心脏细胞,特别是心肌细胞,一般处于不成熟的状态,因此 hiPSC 模型主要可用于模拟心脏发育早期的生物学过程,对于出生后到成年时期的心脏模拟能力有限;第二,hiPSC 分化的心脏细胞,和其他体外培养的细胞模型一样,难以模拟组织和器官等更高尺度的心脏结构与功能。上述两点缺陷的克服,均依赖于心脏组织工程技术的发展,最终有希望构建成熟的心脏类器官模型。

2. 造模方法　与动物模型的制备类似,儿童心衰的细胞模型也需要通过有针对性的处理,模拟疾病过程,从而建立具有临床意义的细胞模型。具

体造模的方式包括遗传物质的修改、培养环境的调整和药物处理等。相对于动物模型，细胞模型的造模技术难度相对较低。以药物干预为例，可以利用异丙肾上腺素、去甲肾上腺素等诱导心肌细胞肥大，蒽环类药物构建心肌细胞损伤，以上模型均可在细胞层面一定程度上模拟心肌细胞重塑过程中表型、分子指标的改变。

二、基于疾病模型的基础研究

一项关于疾病基础医学的科学实验通常由三部分构成。首先，研究者需要建立疾病模型，作为研究系统和对象。然后，研究者根据具体的研究目标和科学问题，对上述系统加以某种形式的干预或者操作（输入）。最后，研究者对比实验组和对照组，检测和观察疾病模型对上述实验干预或者操作做出的反应（输出），分析和解读这背后的科学含义。

一项系统、完整而深入的研究，通常需要研究者科学、全面地考虑"输入"和"输出"中的各种变量，多尺度、多维度、多角度地获得有意义的数据和信息，最终通过对数据进行系统分析与整合，得到科学结论并发展出概念和理论。下面的内容着重介绍儿童心衰发病机制研究中经常需要考虑的尺度、维度和角度问题，希望帮助读者体会基础研究中的思路和方法。

（一）研究尺度

1. **器官尺度** 如前文所述，儿童心衰主要是由于心脏的收缩和舒张能力不足直接导致的。因此，在关于儿童心衰的基础研究中，研究者首先要明确研究对象是否模拟了心脏收缩舒张缺陷相关的生物学过程。只有得到了肯定的答案，这项研究才有继续深入开展的证据基础。心脏的收缩和舒张能力是器官尺度的检测指标，主要在动物模型中检测。研究者也可以在组织、细胞或分子等更小的尺度，检测心肌组织、心肌细胞或者肌原纤维分子的收缩和舒张能力，但是这些小尺度的检测指标并不能完全替代器官尺度的检测指标。

2. **组织尺度** 在明确了心衰相关的器官表型后，研究的下一步通常是通过进一步检查更小尺度

的心肌表型，逐渐明晰心衰的特点和机制。在心肌组织尺度，常见的评价内容包括心肌缺血、心肌肥厚、肌纤维排列、炎症反应和心肌纤维化等。组织切片染色是常用的检测手段。

3. **细胞尺度** 器官和组织尺度的分析为进一步在细胞等更小尺度进行研究提供了依据。细胞尺度的研究可以直接在来自动物的器官组织切片上进行，也可以重新构筑细胞模型进行独立研究。在这个尺度上，首先需要明确想要研究的细胞类型，包括心肌细胞、成纤维细胞、血管细胞和炎症细胞等。然后，根据具体的科学问题，研究者针对性地选择检测指标进行测量和分析。在细胞尺度对心衰进行探究，是研究者逐渐接近疾病的病理机制的关键环节，是基础研究的核心内容。

4. **分子尺度** 疾病的分子机制是指器官、组织和细胞尺度的病理过程在分子尺度的解释，是多数基础医学研究最终想要揭示的原理。发现疾病在分子水平的关键变化和因果关系，是最终发展出更好的疾病风险预测、预防、诊断和治疗技术的前提。与任何其他生物过程相同，调控心衰的分子包括核酸、蛋白质和多糖等大分子，以及氨基酸、核苷酸、单糖、脂类和各种代谢物等小分子。以中心法则为主轴，DNA-RNA-蛋白大分子的研究也是目前心衰分子水平研究的核心内容。

在分子水平研究具体基因影响心衰的工作，主要包括两方面内容。一方面，研究者需要明确基因表达产物的变化与器官、组织、细胞尺度的表型是否具有相关性。这主要通过在疾病模型中，检测 RNA 或者蛋白的变化得以实现。另一方面，研究者想要知道基因表达产物的变化是否与器官、组织、细胞尺度的表型具有因果关系。此时，研究者需要对基因进行操作，通过沉默、激活或者编辑基因及其产物的方式，推测基因变化与表型之间的关系。这其中，最重要的工作是发现哪些基因和干预措施可以预防、缓解甚至逆转疾病表型。这些基因将成为疾病的潜在治疗靶点，而相关干预措施则有可能成为潜在的治疗策略。

（二）研究维度

在上文中，通过系统地梳理心衰在各个尺度

上需要检测的指标,研究者可以全面地描绘疾病的关键特征。然而,心衰过程是受到精细的时空调控的,处于动态变化过程中。因此,进一步研究心衰在各个维度上的性质,是进一步加深对疾病的理解,研究相关病理机制的必经之路。本小节概述心脏病理研究中常见的维度问题。

1. 时间维度　心衰的特征与相关心脏疾病的时间维度密切相关。关于时间维度的研究一般包含绝对时间维度和相对时间维度两方面内容。绝对时间维度一般指研究对象的年龄和发育时期。儿童心衰和成年心衰虽然在心脏收缩舒张表型上表现出相似的特征,但是由于发病时间的不同,发病机制也明显不同。成年期发病的心衰患者通常在童年和青年时期具有较为正常的心功能,因此心衰受心脏发育因素的影响相对较弱,而更可能由于后天因素,包括饮食和生活习惯等,导致心脏功能稳态不能维持和心衰。相反,儿童心衰通常具有较强的发育源性。心脏在胚胎发育过程中的异常可以导致先心病,若不能在出生后得到有效补偿,则会造成儿童心脏失能和心衰。即使是在出生时具有正常心脏的患者,也可能由于出生后心脏发育的异常,逐渐产生心功能不足和心衰的症状。

在儿童心衰的研究中,除了关注绝对时间维度,还需要关注相对时间维度,即疾病状态或者病理因素发展和持续的时间。例如,在高血压或者心脏压力负荷升高导致的心衰过程中,心脏首先发生代偿性的肥大过程,并不立刻具有明显的心衰的表型。然而,随着疾病时间的延长,心脏中的损伤逐渐积累和变化,失去了代偿能力,最终导致心衰。再比如,在基因体突变导致的心脏疾病中,基因突变可能一方面在疾病早期诱发疾病的发生,同时另一方面在疾病进程中,不同于其致病的功能,进一步独立地对疾病的走向和结局产生影响。因此,在分析某种心衰的病理机制时,一定要在不同的发病时间点对疾病进程进行动态描述,从而全面而深刻地理解心衰的发病特征。同时需要通过控制致病因素工作的时间,比如通过条件性基因沉默等方法,精细地研究相对时间维度对疾病的影响。

2. 空间维度　心脏是一种具有空间异质性的器官。空间维度也是心衰研究中需要考虑的重要维度。与时间维度类似,空间维度也存在绝对空间维度和相对空间维度。其中绝对的空间维度描述的是心脏从解剖学角度来说的各个不同部位的区别。例如,虽然多数儿童心衰是指左心室的衰竭,但是在这些研究中,右心室、左心房和右心房如何变化,也是全面理解心衰的关键科学问题。常见的心肌组织的空间区分还包括对比邻近心内膜的心肌与邻近心外膜的心肌的区别,对比工作心肌组织与传导心肌组织的区别等。总之,理解心衰过程中,各个不同心脏区域的不同变化,是进一步深入理解疾病的重要研究内容。

与绝对空间维度不同,相对空间维度一般指心脏的具体区域相对于病灶的空间位置。典型的例子包括在心肌缺血相关的心衰研究中,以心肌梗死的位置为中心向四周扩散,可以将心肌组织区分为梗死区、边缘区和远端区。大量证据表明,边缘区和远端区的心肌组织对心肌梗死的响应并不相同,可能与来自梗死区的物理接触效应和化学分泌效应相关。总之,空间维度是研究心衰时必须要考虑的关键维度。

三、儿童心衰基础研究前沿技术展望

现代科学研究越来越依赖于前沿生物技术的发展。多数关键科学难题不能够解决,往往是因为目前存在技术瓶颈,因此,关注前沿技术的发展,并且积极地将这些技术应用在日常科研工作中,是推进儿童心衰相关的基础医学研究的重要思路。

(一)显微成像技术

现代成像技术发展的主要目标包括实现更高的空间分辨率、更高的时间分辨率和更低的光毒性。这三个因素相互影响,相互制约。例如,更高的空间分辨率通常意味着更长的成像时间,从而伴随较低的时间分辨率和更高的光毒性;相反,为了实现更快速的成像或者降低光对生物体的伤害,通常需要用更少能量对研究对象进行成像,牺牲空间分辨率和画面质量。以下简述两种代表性的前沿荧光显微成像技术,在心脏病理生理学中已有重要应用。

1. 超分辨率显微镜　目前最先进的超分辨率显微镜 MINFLUX 技术可以实现三维各向同性的 1~3nm 分辨率,在单分子水平对物体进行精确定位。超分辨率显微镜在揭示心衰中心肌细胞的超微结构变化的工作中,如在对肌小节、横管和肌浆网等结构的研究中已发挥重要作用,将在未来研究中为研究者提供更多的可能。

2. 光片显微镜　其核心技术在于将激发光形成一张与成像面平行的薄薄的光片,实现光学切片成像,从而避免了焦面外的光照和小孔成像,同时提高了成像速度并且降低了光毒性,是大视野、高速、高分辨率三维活体显微成像的理想工具。利用光片显微镜,科学家已经能够清晰地观察和追踪心脏早期胚胎发育过程中,所有的细胞的实时动态变化,以及各个心脏结构形成的单细胞动态成像,为未来进一步深入研究和理解心脏发育异常导致的先心病和心衰,提供了强大的研究工具。

(二) 分子检测技术

在分子水平对生物学现象进行检测和描述是研究疾病分子机制的核心内容。针对不同分子的特性,科学家已经开发了大量的高通量、高精度的检测技术,极大地驱动了基础研究的发展。其中具有代表性的技术包括针对 DNA 分子的测序技术和针对其他分子的质谱技术。以下对这两方面的前沿技术进行简要介绍和举例。

高通量测序最重要的应用在于各种组学研究。例如,全基因组测序(whole genome sequencing, WGS)、全外显子测序(whole exome sequencing, WES)和靶向基因组测序,已经成为发现心衰相关的基因突变的常规手段。全转录组测序(RNA-Seq)已成为在 RNA 水平描述心衰相关的基因表达变化的核心技术。染色质免疫共沉淀测序(ChIP-Seq)、转座酶可及染色质测序(ATAC-Seq)和多种 DNA 甲基化测序技术等,已经成为理解心衰中的表观遗传学调控和转录调控的关键技术。而 RNA 免疫沉淀测序(RIP-Seq)和核糖体印迹测序技术(Ribo-Seq)则成为研究心衰中的 RNA- 蛋白互作以及 RNA 翻译过程的强大工具。

质谱技术的本质是在单分子尺度测量带电分子质荷比的技术,可以用于检测各种可以离子化的生物分子。质谱技术的发展催生了两大组学研究领域,即蛋白质组学和代谢组学研究。蛋白质组指研究对象中所有蛋白质的集合。蛋白质组学的研究内容包括但不限于蛋白质的鉴定、定量、水解以及磷酸化等各种翻译后修饰的研究,在心衰研究中已有广泛应用。代谢组是指生物体内源性代谢物质的动态整体。区别于核酸和蛋白等大分子的研究,当代代谢组研究的对象一般是相对分子质量<1 000 的小分子代谢物。常见的代谢组研究对象包括各种代谢途径中的小分子中间产物,已经发现了糖酵解、氧化呼吸、氨基酸代谢、酮体代谢、氧化三甲胺代谢和胆汁酸代谢等一系列调节心衰的关键生物化学过程和调节机制。需要指出的是,质谱仪的种类和串联方式多种多样,需要根据实际需求和科研资源的具体情况选择最优的质谱技术。

(三) 组织工程技术

hiPSC 来源的心脏细胞具有人源细胞的独特优势,无法被任何模式动物替代。然而,hiPSC 来源的心脏细胞作为细胞尺度的研究对象,难以直接用于组织和器官等更高尺度的研究。为了解决这个问题,前沿的组织工程技术可以将 hiPSC 来源的心脏细胞构筑为工程化的心肌组织甚至心脏类器官,为更接近人的心脏研究提供了全新的工具。

1. 工程心肌组织　构筑工程心肌组织的原料多种多样,但是大多依赖于心脏细胞、细胞外基质和支架材料三种主要成分。工程心肌组织的构筑策略主要分为两大类:第一类策略以心肌仿生支架材料为核心,控制组织的主要结构和力学性质。然后将心肌细胞等种植在支架上,赋予组织生物学特性,形成工程心肌组织。这类工程化的心肌组织通常可以做成二维的片状结构,也可以做成三维结构。通过与电刺激器和各种光、电、力学传感器相结合,工程心肌组织可定量地模拟人心肌组织的关键工作过程。

第二类工程心肌组织的构筑策略主要依赖于细胞和细胞外基质的自组装能力,对支架的依赖性低。这类组织通常形成独立的三维束状结构,具有更强的生物相容性。由于细胞 - 细胞之间与细胞 -

基质之间的联系均通过自然生物分子组装实现,这类工程心肌组织展现出的组织功能,相对于更多依赖于支架的组织,与正常心肌组织更为相似,仿真程度更高。

无论是依赖支架的和不依赖支架的工程心肌组织,均可以在组织尺度模拟心肌收缩舒张、电生理、生化反应等多种关键组织功能,具有应用于心脏药物评估和心肌修复再生的潜力。有趣的是,工程心肌组织的构筑也会同时促进其中的心脏细胞的生长和成熟。因此,心肌组织工程也提升了hiPSC 来源细胞的质量,以及在细胞尺度进行基础研究的效能。

2. 心脏类器官　类器官技术是近几年起步的模拟器官结构功能的干细胞分化培养技术。相较于工程心肌组织,心脏类器官对支架的依赖性更低,往往是在干细胞三维培养和分化过程中自组装形成的。除了含有心肌组织中的各种细胞类型,并且模拟心肌收缩舒张等基本组织功能以外,心脏类器官额外可以形成心脏特有的中空的腔室结构。最新的技术甚至可以实现心房和心室样结构的共同形成和连接。因此,心脏类器官是研究心脏形态发育,并且在器官尺度模拟人类心脏病理生理功能的强大技术。目前心脏类器官技术的主要局限在于主要模拟胚胎心脏的功能,难以模拟成熟心脏的功能,需要在未来基于心脏发育成熟的研究成果进一步发展。

3. 遗传干预技术　遗传干预技术是制备儿童心衰研究模型,并且探究其分子机制的关键技术。同时,我们研究儿童心衰发病机制的最终目的是能够开发出更有效的治疗手段。其中一种具有巨大潜力的治疗手段是基因治疗,主要依赖于遗传干预技术。因此,遗传干预新技术是本领域的核心前沿技术之一。基因编辑技术是指以人的意愿对基因进行改造的技术,有潜力修复造成儿童心衰的致病突变,或者干预儿童心衰相关的治疗靶点,实现基因治疗。此技术为儿童心衰治疗提供了更多可能,尤其是为遗传性疾病引起心衰的儿童带来了曙光。

(郭宇轩　李一飞)

第三节
儿童心力衰竭的发病机制

发病机制指疾病发生的机制和原理。在当代基础医学研究中,我们对疾病发病机制的认识需要达到分子尺度,因此疾病发病的机制通常也被描述为疾病发病的分子机制。理解疾病发病分子机制的关键前提是明确疾病的病因和症状。在此基础上,科学家通过上一节中介绍的基础研究的思路和方法,以疾病模型为研究对象,解析从病因到症状之间所发生的关键分子生物学过程,从而明确分子机制。这些分子机制为之后开发和改进诊断、治疗和预防策略奠定了理论基础。本节的第一部分内容将首先介绍心衰临床表型背后的常见病理机制,它们通常是儿童和成年心衰的共性机制。本节的第二部分将从病因入手,着重探讨儿童心衰不同于成年心衰的独特机制。

一、心力衰竭的共性机制

心衰发生、发展过程中涉及一系列细胞生物学变化,最终引起心脏重塑和机体神经内分泌调节失衡。从心脏结构角度来看,心脏重塑包含心肌细胞以及非心肌细胞重塑。心肌细胞重塑涉及心肌细胞舒缩力异常、能量代谢异常及离子通道异常等;而内皮细胞功能障碍、炎症细胞异常及心脏成纤维细胞活化所致的心脏纤维化重塑等均为非心肌细胞重塑过程。同时,从心脏功能层面来说,心衰涉及心脏收缩功能和 / 或舒张功能的衰竭。心脏重塑及舒缩功能障碍为心衰的共性表现,如前文所述,对于儿童与成人的差异,更多是在相同中寻求不同。下文将对以上共性机制进行简要综述。

(一) 心衰中的心脏重塑

1. 心肌细胞重塑 心脏由心肌细胞(cardiomyocyte)、肌成纤维细胞(myofibroblast cell)、内皮细胞(endothelial cell)及炎症细胞(inflammatory cell)等组成,心脏重塑涉及以上细胞生物学异常变化。既往对于心脏重塑这一概念的描述主要系指心脏大体形态的变化,如心肌肥厚、心腔扩大等,很显然这是一种相对粗糙的描述。心肌细胞是心脏的主要组成成分,因此心衰过程中心肌细胞结构、功能的异常直接影响心脏的基本舒缩功能。心肌细胞的异常主要体现在肌节舒缩力、能量代谢方式及离子通道方面。

(1) 心衰中心肌细胞肌节蛋白重塑:心肌细胞中由肌丝(myofibril)组成的肌节(sarcomere)是维持心脏舒缩功能的基本功能单位。肌节蛋白是肌节的主要组分,心衰中最为经典的肌节舒缩力影响因素之一即为肌节蛋白亚型转换(isoform switch)。人类心脏中肌球蛋白重链主要存在两个亚型:7亚型(Myhc7)和6亚型(Myhc6)。在胚胎心脏中,Myhc6占主导,其介导的收缩耦联更快;心脏成熟后Myhc7占主导,其介导的收缩耦联力量更强、能耗更少。心衰患者心肌细胞中Myhc7向Myhc6转换是心衰中最为经典的肌节蛋白亚型转换。除此之外,同样仅在胚胎心脏中表达的cTnT4亚型在心衰中也会重新表达。这种肌节蛋白胚胎亚型的重启提示心衰与胚胎心脏发育和成熟可能存在机制重叠,儿童期心脏仍处在生后成熟阶段,多种胚胎肌节蛋白亚型尚未沉默,此阶段心衰中肌节蛋白亚型表达及调控情况,可能是儿童与成人心衰的不同之处。除此之外,一些成熟型肌节蛋白亚型在心衰时也存在亚型转换,如肌联蛋白(titin)在成熟心脏中存在两个亚型,分子量更小、顺应性相对较差的N2B和分子量更大、顺应性更好的N2BA;在射血分数保留型心衰患者中,N2B亚型比例出现明显上升,提示其可能与患者心室顺应性降低有关。

(2) 心衰中心肌细胞能量代谢重塑:心脏是一个能耗需求极高的器官,心肌细胞需要持续生产足够的三磷酸腺苷(adenosine triphosphate),ATP以供心脏舒缩做功。充足的ATP需要足够的能量代谢底物及氧气供给,为实现ATP的持续供应,心脏能够利用多种能量底物进行供能,这就意味着任何影响底物代谢和/或氧气供给的情况都可能引起心肌细胞能量代谢异常,出现能量代谢重塑(metabolic remodeling)。

在成熟心肌细胞中,生理状况下,各底物供能占比如下:脂肪酸(40%~60%)、葡萄糖(20%~40%)、酮体(10%~15%)、乳酸(10%~15%)及支链氨基酸(1%~2%)。脂肪酸供能占比最高,虽产能最高,但脂肪酸为氧耗最大的能量底物,故其产能效率(ATP生成/氧耗)是最低的;葡萄糖供能占比虽其次,其为产能效率最高。酮体、乳酸也是重要的供能底物,其对于心肌细胞产生ATP,尤其是在心衰状态下供能作用是不可忽略的。支链氨基酸尽管作为底物供能占比很低,但鉴于其对哺乳动物雷帕霉素靶向蛋白(mammalian target of rapamycin,mTOR)通路的影响,因此其在心衰时供能占比的升高可促进心室肥厚性重塑的发生、发展。

在心衰病理状态下,线粒体能量代谢受损,核心表现为能量供应效率下降,引起能量代谢重塑,衰竭的心脏出现供能障碍。以下机制可能是线粒体能量代谢受损的主要途径:①活性氧自由基(reactive oxygen species,ROS)聚集及线粒体钙稳态失衡;②线粒体自噬活化及自噬诱导的心肌细胞凋亡;③线粒体代谢通路蛋白转录及转录后修饰异常。心衰中心肌细胞脂肪酸底物代谢是最为复杂的,主流观点仍倾向认为心衰中脂肪酸代谢是降低的,但近些年不断有研究提出相反结论,即其在心衰中可能升高、降低抑或不变。心衰中葡萄糖摄取增加是目前较为公认的代偿方式,然而尽管糖摄取增加,但其利用效率却并不高,糖酵解增加,而丙酮酸并没有更多进入线粒体氧化磷酸化途径的产能。心衰患者心肌细胞中也伴随着酮体代谢的增加,其为心肌细胞的适应性代偿还是能量代谢进一步重塑恶化尚不清楚。但已有大量研究发现促进心肌细胞酮体氧化利用有望改善心肌细胞供能，成为治疗心衰的新靶点。

哺乳动物生后心肌细胞经历成熟过程，这一过程除前文所述的肌节蛋白亚型转换外，同样伴随着心肌细胞能量代谢方式的转换，从以葡萄糖供能为主逐渐转换为脂肪酸供能占主导。小鼠心脏在生后 4 周趋于成熟，人类心肌细胞成熟相对漫长，尽管目前缺乏这一窗口的准确描述和定义，但我们据此可推测，儿童心衰在能量代谢重塑层面与成人很可能存在不同，但其核心表现可能仍然是心肌细胞能量代谢效率的降低。

（3）心衰中心肌细胞离子通道重塑：心衰患者并发心律失常，甚至猝死的情况并不少见。离子通道重塑（ion channel remodeling）是其发生的重要机制，同时离子通道功能异常也直接影响心肌细胞舒缩。平台期离子内流升高或外流减少所致的动作电位时相延长是心衰中离子通道异常的主要成因。钠、钾及钙离子通道异常均参与心衰发生、发展。钙离子浓度、转运及肌丝钙敏感性均可直接影响肌丝舒缩。在肥厚型、限制型心肌病中，肌丝钙敏感性通常是升高的，因此降低钙敏感性是缓解此类疾病中心肌舒张功能障碍的重要靶点。而扩张型心肌病，肌丝钙敏感性往往是降低的，因此增加钙敏感性，提示肌丝收缩力成为改善此类疾病心脏收缩功能的关键一环。肌浆网/内质网 ATP 酶 2a（sarco-endoplasmic reticulum ATPase 2a，SERCA2a）是将钙离子从胞质回收入内质网的重要钙泵蛋白，其对钙离子循环转运具有重要调控意义。其在心衰中含量降低人群中得到验证，已作为重要基因治疗靶点用于心衰的临床试验。

2. 心衰中非心肌细胞重塑 成纤维细胞、内皮细胞及免疫细胞同样是成熟心脏的重要组成部分。其功能失衡同样在心衰中扮演重要角色。其中心脏成纤维细胞活化所致的纤维化重塑也是导致心衰的重要病理表型。

成纤维细胞活化主要由两个途径介导引起：①心肌细胞因缺血、凋亡等病理因素影响而出现坏死，成纤维细胞启动活化，替代原有心肌细胞而维持心脏整体性，但其舒缩能力、电传导能力等均明显下降，引起心脏舒缩功能障碍；②心肌细胞与成纤维细胞形成交互作用（cross-talk），促进成纤维细胞活化，启动纤维应答（fibrotic response），心脏纤维化水平增加，导致心脏纤维化重塑。前者多见于心肌梗死所引起的心衰，为心脏纤维化发生的经典机制；随着研究的不断深入，逐渐有研究发现心衰中尽管可存在心肌细胞凋亡，但病理状况下心肌细胞同样可以通过外泌体等形式对成纤维细胞进行调控，启动成纤维细胞向肌成纤维细胞的转化，促进心脏纤维化发生、发展。这种心肌细胞、成纤维细胞间的交互作用逐渐被学者所认识、认可。同样成纤维细胞也可对心肌细胞重塑进行调控，如成纤维细胞可通过分泌 miR21 促进心肌细胞肥厚。目前关于内皮细胞、巨噬细胞等与成纤维细胞间存在交互作用的研究相对较少，但其仍为心衰中心脏纤维化的可能发生机制。

心衰中内皮细胞、免疫细胞均在疾病发展过程中扮演重要角色，如 stat3 在心衰中的重要作用已为学者所公认。这些机制的深入研究同样有望为心衰的治疗提供治疗新靶点。

（二）心衰中心脏舒缩功能障碍

前文中对于心肌细胞重塑中肌节蛋白、能量代谢、离子通道及心脏纤维化重塑相关部分的内容与本部分存在较多重叠，即心衰中这些病理改变除了对心脏重塑产生影响外，同时其也直接影响心脏舒缩功能。本部分对影响心脏舒缩功能的其他因素进行简要阐述和补充。

1. 心肌细胞数量不足 哺乳动物的心肌细胞在出生后迅速失去再生的能力，因此个体心肌细胞数量的减少很难通过自然途径得到补充。虽然心肌细胞具有一定的代偿能力，但是当心肌细胞数量的缺口足够大，或者剩余心肌细胞的代偿能力不足以弥补丢失的心肌细胞时，心肌收缩功能将下降并造成心衰。心肌细胞死亡是造成心肌细胞数量不足的主要原因。

（1）杀伤心肌细胞的外界刺激：常见的外界刺激造成的心肌细胞死亡原因包括化疗药物对心肌细胞的杀伤效果。例如，多柔比星等阿霉素类抗癌药物和受体酪氨酸激酶抑制剂类抗癌药物均已知存在心脏毒性。除此以外，癌症放射性疗法，当射线照射量较大时,也会引起心脏毒性和心肌细胞死亡。因此,心力衰竭是癌症治疗后最重要的晚期效应之一。

(2)诱发细胞死亡的病理因素:心肌缺血缺氧、缺血再灌注、心肌代谢异常和过度的炎性病变等,均为心肌细胞死亡的主要病理诱因。在分子水平,常见的导致心肌细胞死亡的病理过程包括钙离子超载、氧化应激和内质网应激等。其中,钙超载是指有害因素引起钙调控系统失调,细胞内钙浓度异常性升高的现象。钙超载造成线粒体功能障碍,促进活性氧产生,同时激活一系列钙依赖性酶的活性,最终造成细胞不可逆的损伤。氧化应激是指胞内氧化还原平衡失调的现象,常常表现为活性氧升高,可以造成细胞内蛋白、脂质、DNA 等一系列关键分子的损伤。而内质网应激则指细胞为应对内质网腔内错误折叠蛋白聚集以及钙离子紊乱等状况,而激活的一系列分子信号。内质网超负荷应激是导致心肌细胞程序性死亡的关键原因之一。

(3)心肌细胞死亡的多种方式:心肌细胞死亡除了上游诱发机制多样,根据具体病理过程的不同,细胞死亡的形式也是多样的。常见的形式包括细胞凋亡、细胞程序性坏死、细胞铁死亡和细胞焦亡等。这些不同的心肌细胞死亡方式关键的不同在于激活了不同的信号通路。其中,细胞凋亡(apoptosis)是最经典的程序性死亡机制,主要依赖于 Bcl-2 家族和 caspase 家族的信号分子。细胞程序性坏死(necroptosis)则是一种依赖于 RIPK1 和 RIPK3 激酶活性的细胞死亡方式。RIPK3 激酶的激活磷酸化特异性执行蛋白 MLKL,导致细胞膜和细胞器膜的破坏,以致细胞死亡和胞内物质的外漏。细胞铁死亡(ferroptosis)的主要机制是在氧化应激的条件下,不饱和脂肪酸发生过氧化,导致谷胱甘肽 GSH 和谷胱甘肽过氧化物酶 4(GPX4)活性降低,从而诱导细胞死亡。而细胞焦亡(pyroptosis)则是在多种病理条件刺激下,引发包括 GSDMD 在内的多种 Gasdermin 家族成员发生剪切和多聚化,进而引起细胞穿孔,最终导致细胞死亡。

2. 心肌细胞间协调作用失衡　心肌组织的收缩能力不仅仅取决于心肌细胞的质量和数量,同时需要心肌细胞能够高效地整合和同步。只有心脏中各个部位的心肌细胞协同有序地跳动,这些细胞才能形成合力,实现强大的泵血功能。将心肌细胞整合成心肌组织的关键因素包括细胞之间的黏附和连接、细胞与细胞外基质的整合以及建立完备的电传导系统。

心肌细胞之间的黏附和连接主要通过闰盘结构实现。闰盘处的细胞连接复合物包括了间隙连接、黏附连接和桥粒连接的关键分子,一方面实现细胞间的机械耦合,另一方面便于细胞间的化学交流和电冲动的传导。心衰常伴随心肌细胞黏附分子在基因表达和亚细胞定位上的变化。闰盘相关的基因突变则是造成致心律失常型心肌病的主要原因。

综上,心衰是一组复杂的临床综合征,其多种临床表型发生的内在机制非常复杂。儿童与成人心衰在发生机制上存在诸多共性之处,其不同之处主要由儿童心脏发育生物学特性所致。后文将对儿童心脏发育生物学特性进行阐释。

二、儿童心力衰竭的发育源性

(一)心脏胚胎发育与心肌细胞成熟

心衰是各种心脏疾病发展到终末期的共同结局。相对于成年人,儿童出生后受生活环境和习性的影响时间较短,并且机体衰老等成年人心血管疾病的主要风险因素对儿童心脏疾病的影响十分有限。因此,儿童和成年人心衰的发病机制从病因的角度来看存在明显不同。心脏发育过程对儿童心衰的影响远远大于对成年人心衰的影响。即成年人的心衰发生在心脏发育、成熟完成之后,而儿童心衰发生在心脏出生后发育、成熟的过程中。在儿童心衰中,心脏尚未达到成年状态,便已经产生发育滞后,不能够满足机体的需求。此即为儿童心衰的独特发育源性。因此下文将重点介绍儿童心衰的独特发育源性。

1. 心脏胚胎发育　心脏在胚胎发育过程中形成了心脏的主要组织结构,并且产生了主要细胞类型,是心脏发育生物学研究最多的时期。心脏是胚胎最先发育的器官之一,起源于中胚层。在原肠胚形成的早期,心脏前体细胞首先离开原条 (primitive streak) 后向两侧迁移,进入前肠尾端两侧的中胚层内,然后向前扩展形成心脏前体中胚层。随后,这些心脏的前体细胞开始向原始心管的方向移动和分化,形成一对心内膜管 (endocardial tube)。这对心内膜管从头端开始融合,形成一根心管 (heart tube),也就是最原始的心脏。接下来为了进一步形成心脏的形态,心管的外形开始由原先的管状,经过膨出、缩窄、扭曲等过程,形成动脉干 (truncus arteriosus)、心球 (bulbus cordis)、原始心室 (primitive ventricle)、原始心房 (primitive atrium) 和静脉窦 (sinus venosus) 等五部分初步的心脏结构。与此同时,心管的内皮层变为心内膜,心管的原始心肌变为心肌层,来源于静脉窦处的间皮细胞逐渐覆盖全心,成为心包层。

在形成上述分区后,心脏发育的关键步骤是在各个区域之间形成分隔。心内膜中胶状的细胞外基质 (cardiac jelly),和神经嵴细胞发育而来的心内膜垫 (endocardial cushions),在心脏的分隔中发挥重要的作用。首先,间充质细胞生长使心内膜垫隆起、靠近、融合,将原本单通道的心管分隔为左右两条管道,通过一系列复杂的形态生成过程,分别形成左侧和右侧的心房 - 心室结构。随后,心房 - 心室交界处的心肌细胞释放出信号分子,使得部分心内膜垫内皮化,形成瓣膜,将心房和心室分隔开来,形成初始的四个腔室的结构。心脏的发育除了关键的腔室形成和分隔过程以外,还需要与大血管正确连接。其中关键的过程包括动脉干的分隔过程。在这个过程中,神经嵴细胞穿过原始咽部来到动脉干形成分隔,并使得动脉干嵴发生旋转,形成了螺旋形的主动脉 - 肺动脉隔 (aorticpulmonary septum)。同时,心室间隔与主动脉 - 肺动脉隔相融合,形成肺动脉干和右心室相连通,主动脉和左心室相连通的结构。

2. 心脏生后发育——心肌细胞成熟　心脏的整体结构和细胞组成是在胚胎发育期就已经确定了的。在出生后的心脏发育过程中,心脏主要的变化体现在器官体积增大和心肌功能增强,在细胞尺度上主要通过心肌细胞成熟的过程实现。心肌细胞成熟过程涵盖了从围产期心肌细胞向成年期心肌细胞转变过程中所发生的大多数细胞和分子变化,以下从肌原纤维成熟、电生理 / 钙调控成熟和呼吸代谢成熟这三个方面进行系统地总结归纳。

(1) 肌原纤维成熟:心肌细胞通过成熟过程实现功能增强的一个重要原因,是心肌细胞肌原纤维的收缩舒张功能得到增强。从肌原纤维结构变化的角度来看,心肌细胞成熟过程中,肌小节的数量明显增加,肌原纤维的长度和宽度均增加,最终导致心肌细胞发育性肥厚,从而能够产生更大的收缩舒张力。除此以外,在超微结构层面,肌原纤维中肌小节的排列更加整齐,肌小节 Z 线之间的距离增加,出现了 M 线,使单个肌小节的功能也得到了增强。

从肌原纤维相关基因表达变化的角度来看,肌原纤维的主要组成成分也发生了明显变化。总体上,肌原纤维相关基因表达水平是上升的,这对于支撑更多的肌原纤维结构很重要。除此以外,肌原纤维相关基因表达发生了亚型转换现象。其中,代表性的变化在于人心脏内肌球蛋白重链基因表达逐渐从 *MYH6* 转变为 *MYH7*,肌钙蛋白 I 的表达基因逐渐从 *TNNI1* 转变为 *TNNI3*。除此以外,肌联蛋白 (编码基因为 *TTN*) 和肌钙蛋白 T (编码基因为 *TNNT2*) 在基因表达过程中还发生了 mRNA 剪接的变化。这些亚型转换使肌原纤维在能量代谢和机械性质等方面发生变化,更加适合成年心脏的功能需求。

(2) 电生理 / 钙调控成熟:心脏功能强烈依赖于动作电位的传导和兴奋收缩耦联。在心肌细胞成熟过程中,产生动作电位所需的主要离子通道的表达量均上调,调控兴奋收缩耦联的钙离子通道和调节蛋白也上调。除此之外,心肌细胞逐渐建立起横管 (transverse tubule) 系统,即细胞膜内陷形成的管状网络,辅助动作电位从细胞表面快速扩散到细胞内部,在整个细胞内实现高效、同步的兴奋收缩耦联。

心脏的电传导系统将心脏各处的心肌细胞整合成一个整体,实现心肌细胞功能的协调,共同实现强大的心脏功能。为了达到这个效果,心室心肌细胞的自主跳动能力在发育过程中必须降低,转而受到起搏心肌细胞和电传导系统的控制。因此,心室心肌细胞在电生理方面成熟的一大特征是降低自主跳动的能力,同时实现心肌细胞之间的电耦合。心室心肌细胞在成熟过程中降低自主跳动能力的主要措施之一是建立较低的静息膜电位,从而难以自主去极化。这主要是通过 KCNJ2 等钾离子通道的升高得以实现的。另一方面,心室心肌细胞中自主兴奋的关键离子通道,如 HCN4 等,也在成熟过程中沉默。

心室心肌细胞成熟的另一大特征是形成闰盘结构。闰盘是心肌细胞末端相互连接的特殊细胞 - 细胞连接结构,含有黏附连接、间隙连接、桥粒连接等多种细胞连接方式所必需的黏附分子。其中,间隙连接在细胞之间形成微小通道,由 connexin-43 等间隙连接蛋白构成,使动作电位能够在心肌细胞间直接快速地传导。闰盘结构在胚胎期并不存在,通常是在出生以后才逐渐形成的。因此,闰盘形成也是心肌细胞成熟的关键标志,对于实现成年心肌细胞之间的电耦合至关重要。

(3)呼吸代谢成熟:在胚胎期,心脏处于一个高度缺氧的环境下,主要通过糖酵解产生能量。在出生以后,胎儿开始自主呼吸,血氧浓度迅速上升,心脏的能量代谢逐渐从糖酵解转变为有氧呼吸。为了适应这个变化,并且为心脏这个高度耗能的器官提供足够的能量,心肌细胞在成熟过程中呼吸代谢能力发生了巨大变化。

在基因表达层面,心肌细胞的代谢成熟主要体现在大量与脂肪酸氧化、线粒体生成和有氧呼吸相关的基因表达水平上升。在亚细胞结构层面,心肌细胞成熟伴随着细胞线粒体含量上升,线粒体体积增大,以及线粒体嵴结构增多。这些关键的心肌细胞成熟过程,使心肌细胞能够利用脂肪酸为代谢底物,高效地产生能量,供给心肌细胞的收缩和舒张过程。

(二)心肌成熟的影响因素与儿童心力衰竭

心脏发育可以分为胚胎发育和出生后发育两个时期。胚胎心脏发育极为精细,涉及一系列发育程序的精确协同 / 拮抗,其中任何一环出现问题,均有可能促发先天性心脏病。先天性心脏病是引起儿童心衰最常见、最重要的基础疾病。因此对心

脏胚胎发育的认识是理解儿童心衰发病机制的重要一环。胚胎心脏发育的研究已较为深入,有诸多文献、书籍对此过程进行了详尽描述,本书对此部分内容不再赘述,重要阐述心脏生后发育,即心肌细胞成熟的影响因素与儿童心衰相关机制。

1. 细胞外因素影响心肌细胞成熟,导致心力衰竭 影响心肌成熟的因素有很多,包括细胞微环境的因素和细胞内部因素两方面。这些因素的变化是导致儿童心脏失能和心衰的重要原因。调节心肌成熟的微环境因素主要可以分为物理因素和化学因素两方面。目前公认的物理因素包括心肌组织对细胞产生的机械刺激、电刺激和细胞外基质的物理特性等。其中,心脏血压负荷的升高是促进心肌成熟的重要机械刺激。在先心病中,由血流动力学变化造成的对心肌机械刺激的变化,可能导致心肌组织不能正常成熟,从而产生心脏病变。这是先心病造成儿童心衰的重要机制之一。

大量研究表明,电刺激也是促进心肌细胞成熟的关键因素。与心肌细胞电活动相关的离子通道或者亚细胞结构蛋白的突变,不仅可以造成心肌的电活动异常和心律失常,而且可能破坏心肌细胞的整体成熟过程,导致心衰。代表性的疾病包括儿童离子通道病和致心律失常型心肌病等。儿童心脏疾病往往可以造成心肌纤维化,而心肌纤维化阻碍导电的效果,常常造成心肌电活动异常,从而进一步干扰心肌细胞成熟,导致心衰进一步发生、发展。

除了上述物理因素以外,心肌细胞成熟还受化学信号的影响。目前公认的促进心肌成熟的化学物质包括甲状腺素和糖皮质激素等激素类物质,还包括脂肪酸和氧气等心肌细胞生存的基本物质。因此,激素分泌异常有可能影响儿童出生后心脏发育,从而对儿童心衰产生重要影响。血液流动异常的先心病也有可能由于导致营养和氧气供应失调,干扰心肌细胞成熟,从而导致儿童心衰的发生发展。

2. 细胞内因素影响心肌细胞成熟,导致心力衰竭 心肌细胞成熟除了受到细胞外微环境的紧密调节以外,还受到细胞内部因素的影响。遗传突变通过干扰心肌细胞成熟的关键基因,细胞自主性地影响细胞内部因素,产生原发性的心肌病变,从

而导致儿童心衰。这类疾病通常归类为心肌病，是造成儿童心衰的主要原因之一。与心肌细胞成熟可以从肌原纤维、电生理/钙调控和呼吸代谢这三个方面进行系统地总结一样，心肌细胞成熟缺陷造成心肌病，从而导致儿童心衰的机制也可以从这三方面进行阐述。

肌原纤维影响心肌细胞成熟，从而导致儿童心衰的机制与遗传型心肌病密切相关，因为肌原纤维相关的基因突变是造成心肌病的最主要原因之一。其中，*TTN* 是扩张型心肌病的首要致病基因，*MYH7* 是肥厚型心肌病的主要致病基因，而 *TNNI3* 是限制型心肌病的主要致病基因。如前文所述，*TTN*、*MYH7* 和 *TNNI3* 均为心肌细胞成熟的关键基因，甚至是标志基因，因此这些心肌病通常在心肌细胞成熟过程中发病，成为诱发儿童心衰的关键因素。

肌原纤维相关的基因突变通常直接影响心肌细胞收缩舒张功能，从而造成儿童心衰。相反，心肌细胞成熟中的电生理/钙调控缺陷，则通过改变心肌的电传导和兴奋收缩耦联等性质，间接影响心肌收缩舒张功能，导致心衰。这其中代表性的疾病包括致心律失常型心肌病，通常由于 *DSG2*、*PKP2*、*DSP* 等闰盘相关基因的突变导致。需要注意的是，闰盘除了控制心肌细胞之间的电传导，也调控心肌细胞之间机械力的传导，因此致心律失常型心肌病造成心衰的原理不能仅仅考虑对电信号和心肌节律的影响，同时还需要考虑对心肌收缩舒张功能的直接干扰。

心肌细胞成熟缺陷常常伴随呼吸代谢异常，这也是造成儿童心衰的重要原因。呼吸代谢异常对成熟心肌功能的影响包括两方面，除了由于能量代谢不足直接导致心肌失能的机制以外，心肌细胞代谢成熟缺陷常伴随着线粒体损伤、活性氧上升、钙离子异常、DNA 损伤和心肌细胞死亡等表型，可进一步加剧呼吸代谢异常造成的心肌失能。这里代表性的疾病包括线粒体心肌病，通常由调控线粒体的基因突变导致。

（郭宇轩　潘　博）

参考文献

1. ROSENTHAL D, CHRISANT MRK, EDENS E, et al. International Society for Heart and Lung Transplantation: practice guidelines for management of heart failure in children [J]. The Journal of heart and lung transplantation, 2004, 23 (12): 1313-1333.

2. HEIDENREICH PA, BOZKURT B, AGUILAR D, et al. 2022 ACC/AHA/HFSA guideline for the management of heart failure [J]. Journal of Cardiac Failure, 2022, 28 (5): e1-e167.

3. GUO Y, PU WT. Cardiomyocyte maturation: new phase in development [J]. Circulation research, 2020, 126 (8): 1086-1106.

4. 中华医学会儿科学分会心血管学组, 中国医师协会心血管内科医师分会儿童心血管专业委员会,《中华儿科杂志》编辑委员会, 等. 儿童心力衰竭诊断和治疗建议 (2020 年修订版)[J]. 中华儿科杂志, 2021, 59 (2): 11.

5. SHADDY RE, GEORGE AT, JAECKLIN T, et al. Systematic Literature Review on the Incidence and Prevalence of Heart Failure in Children and Adolescents [J]. Pediatr Cardiol, 2018, 39 (3): 415-436.

6. BURCH M, NALLAGANGULA TK, NIC LE, et al. Systematic literature review on the economic, humanistic, and societal burden of heart failure in children and adolescents [J]. Expert Rev Pharmacoecon Outcomes Res, 2019, 19 (4): 397-408.

7. AMDANI S, MARINO BS, ROSSANO J, et al. Burden of Pediatric Heart Failure in the United States [J]. J Am Coll Cardiol, 2022, 79 (19): 1917-1928.

第二章

儿童心力衰竭的诊断与治疗进展

心衰是一种临床综合征,是由心泵功能障碍导致的一系列临床表现。儿童心衰病因多样,在不同年龄段病因构成有较大差异,其中先天性心脏病是最常见的原因。心衰的主要临床表现主要包括循环灌注不足及静脉淤血,涵盖一系列症状与体征,其表现在各年龄亦有所不同。心衰并无诊断性试验,单一的临床表现亦不能判定,需综合病史与辅助检查作出诊断,且需进一步确定其病因及诱因,评估其严重程度及危险度。心衰需积极寻找病因或诱因以针对性治疗,急性心衰以稳定血流动力学稳定及维持器官灌注与功能为主要目标,而慢性心衰则主要针对心室收缩功能不全者,根据心功能分级选择治疗方案、长期治疗,以改善患儿的临床症状,提高生活质量,预防或逆转心脏重塑。心衰的预防策略取决于其病因及进展阶段,关键在于识别及避免致心衰的病因及相关危险因素。

自 2006 年《中华儿科杂志》发布了《小儿心力衰竭诊断与治疗建议》,对我国儿童心衰的临床诊治发挥了重要的指导作用。2020 年,根据国内外最新临床研究成果,再征求全国儿科心血管专家意见与建议,结合我国国情及临床实践经验,对儿童心衰诊疗建议进行修订,本章编写主要参考该建议。

第一节
儿童症状性心力衰竭的诊断

儿童症状性心衰的诊断和评估主要依据病因、病史、临床表现及辅助检查综合判断,首先应明确心衰的诊断与类别,确定心衰的病因及诱因,评估心衰的严重程度及预后,判断是否存在并发症及合并症。心衰的诊断流程见图 2-1-1。

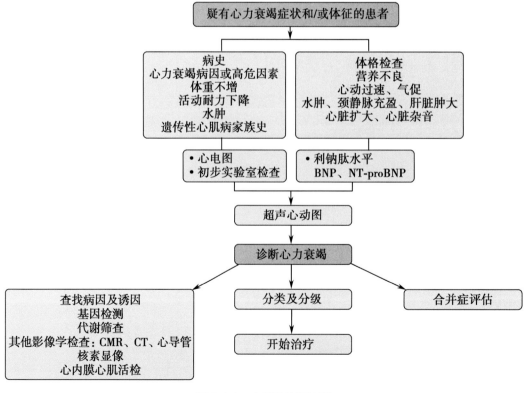

图 2-1-1　心衰的诊断流程

一、判断有无心衰

(一) 临床表现

1. 心脏功能障碍　表现为心动过速、心脏扩大,第一心音低钝,可出现奔马律。严重者伴外周灌注不良,四肢末端苍白发凉,尿量减少,血压下降,脉压缩小,毛细血管再充盈时间延长。

2. 肺循环淤血　呼吸急促较常见,重者有呼吸困难与发绀。新生儿与小婴儿多表现为吮乳时气急加重、吸奶中断,喂奶时间明显延长,年长儿以劳力性呼吸困难为主要表现。出现湿啰音时需警惕肺水肿或合并下呼吸道感染。支气管黏膜水肿或肺动脉和左心房扩大压迫支气管时,可出现哮鸣音。咯粉红色泡沫痰在婴幼儿相对少见。

3. 体循环淤血　表现为体重短期内增加,年长儿可出现双下肢水肿,但婴幼儿水肿常为全身性,眼睑与骶尾部较明显。颈静脉怒张,肝 - 颈静脉回流征阳性,婴儿可见头皮静脉怒张表现。肝大伴触痛,短时间内进行性增大更有意义。

儿童心衰临床表现多样,主要取决于病因及起病年龄。婴幼儿心衰以呼吸困难、多汗、烦躁、喂养困难及生长发育落后为主要表现;而儿童及青少年心衰则以运动后气促、乏力、食欲缺乏和腹痛为主。生长发育落后是儿童慢性心衰特有的表现之一,对生长发育落后的孩子除关注营养状况及消化系统疾病外,应注意是否存在心衰。

(二) 常规检查

血常规、动脉血气、电解质、肝肾功能、血糖、血乳酸、甲状腺激素水平及血清铁应作为心衰患儿初诊时的常规检查项目,还应完善以下检查。

1. 生物标志物　脑利钠肽(brain natriuretic peptide,BNP)或氨基末端脑利钠肽原(amino-terminal pro-brain natriuretic peptide,NT-proBNP):BNP 是重要的心衰标志物,有助于心衰诊断与鉴别诊断,有助于心衰严重程度、疗效和预后的评估。肌钙蛋白(cardiac troponin,cTn)I 或 T:部分心衰患儿可升高,也用于心衰的病因诊断(如判定心肌炎症或损伤)和预后评估。

2. 心电图　心电图有助于心衰患儿的病因诊断、预后评估及药物监测。所有心衰患儿应行该检查。常见窦性心动过速,局灶性或广泛性 ST-T 异常,其他可见心室肥大、低电压及心律失常等。怀疑存在心律失常而常规心电图又未检出,或心肌病心衰患儿随诊时,应行 24 小时动态心电图(Holter)检查。

3. 胸部 X 线片　对疑似、急性、新发的心衰患儿应行胸部 X 线片检查,以识别或排除肺部疾病或其他引起呼吸困难的疾病,有助于心脏大小形态及肺充血情况的评估。肺静脉充血、肺间质及肺泡水肿,提示严重左心室功能不全。胸部 X 线片正常并不能除外心衰,急性心衰或舒张性心衰时,心脏大小可正常,此时须注意心影形态。

4. 心脏超声　心衰患儿均需做心脏超声。心脏超声是临床评估心脏结构和功能的首选方法,是目前临床判断心脏舒缩功能不全的重要检查手段,对于评估心衰患儿治疗效果及预后有非常重要的价值。心脏超声可获取心脏血管结构、室壁厚度、房室容量、左右心室收缩和舒张功能、瓣膜功能、心脏内血栓和肺动脉压力等信息。

多普勒超声测左心室 dp/dt(左室内压变化速率)反映收缩期左心室内压力随时间的变化,与心肌的收缩功能直接相关。心肌做功指数[myocardial performance index(MPI),Tei index]是定量评价心室整体功能的重要参数,不受心脏大小、形态、方位、前后负荷、瓣膜反流等因素的影响,Tei 指数>0.51 是儿童严重心衰的预测指标。

组织多普勒成像(tissue Doppler imaging,TDI)可测量舒张早期和晚期二尖瓣瓣环速度;当二尖瓣环间隔侧 e'<7cm/s 或侧壁处 e'<10cm/s、平均 E/e'>14 时,提示左室充盈压异常。左房容积指数(left atrium volume index,LAVI)可反映左室充盈压的变化及心房结构重塑,是反映舒张功能的稳定指标,可预测心脏舒张功能不全的严重程度。LAVI<28ml/m^2 时,左房容积正常;LAVI 为 29~33ml/m^2、34~39ml/m^2 及 ≥40ml/m^2 时,分别提示左房为轻、中、重度扩大。

(三) 特殊检查

1. 心脏磁共振(cardiac magnetic resonance,

CMR) CMR能提供准确的心脏解剖与功能信息，可用于心室的容量与质量、收缩与舒张功能、局部心肌功能、心肌缺血、心肌活性及组织特性的评估。在评估右室大小和功能方面优于心脏超声，是测量右心室容量及基于容量计算右心室功能指标的金标准。CMR能区分组织成分的微小变化，对原发性心肌病和心肌炎的诊断价值较大，对部分心肌病如心室肌致密化不全、致心律失常性右室心肌病等的病变或/和瘢痕部位有所提示。

2. 心导管检查 主要用于拟行心脏移植或机械循环支持的重症心衰患儿的术前及术后评估，或对心律失常所致心衰的电生理检查和治疗；可精确测量心腔内压力和容积，定性和定量评估左、右心室的收缩和舒张功能。

3. 代谢筛查 对疑诊遗传代谢病的心衰患儿，应行代谢筛查，有助于病因诊断和制定有针对性的治疗。代谢筛查包括血氨基酸谱、游离肉碱和酯酰肉碱、血氨、乳酸、酮体、黏多糖和低聚糖等，以及尿有机酸检测等。

4. 基因检测 建议对心衰患儿应详细询问个人史及至少三代以内的家族史，对疑诊遗传性心脏病患儿，或病因不明的心衰患儿，应行基因检测，有助于病因诊断和指导再生育的遗传咨询。

5. 其他检查 心脏CT可识别冠状动脉瘤、狭窄、血栓或起源异常。核素心室造影及心肌灌注显像有助于评估心室功能和心肌缺血状况。某些隐匿的心功能不全需借助多巴酚丁胺负荷心脏超声诊断。心内膜心肌活检仅推荐于心衰患儿需要明确心肌炎类型、可疑罕见病因以及制定重要诊疗决策（如心脏移植）。

二、判断心衰类型

1. 依据心衰进程分为急性心衰和慢性心衰 急性心衰是指由于突然发生心脏结构和/或功能异常，导致心排血量急剧下降，组织器官灌注不足以及受累心室后向的静脉急性淤血。重症患儿可发生急性肺水肿及心源性休克，多见于心脏手术后低心排血量综合征、暴发性心肌炎。部分急性

心衰患儿经住院治疗后症状部分缓解，而转入慢性心衰。慢性心衰是指心室收缩和/或舒张功能障碍导致心输出量不足，组织血流灌注减少，造成神经内分泌系统过度激活，引起一系列病理生理改变的复杂临床综合征。稳定的慢性心衰患儿在某种因素作用下，如感染、心律失常等，可突然出现病情加重，又称慢性心衰急性失代偿。

急性心衰根据是否存在循环淤血和外周组织灌注异常分为干暖型、湿暖型、湿冷型和干冷型（表2-1-1）。随着病情演变各型之间可以转化。

表 2-1-1 儿童急性心衰的分类

指标	无循环淤血	有循环淤血
组织灌注正常	无循环淤血和组织低灌注（干暖型）	循环淤血但组织灌注正常（湿暖型），分为血管型（体液在血管内再分布引起，高血压为主要表现）和心脏型（液体潴留引起，淤血为主要表现）
组织低灌注	无循环淤血但组织低灌注（干冷型）	循环淤血伴组织低灌注（湿冷型）

注：循环淤血表现为呼吸急促、端坐呼吸、肝大和水肿。组织低灌注表现为少尿、心动过速、低血压、脉压小和肢端凉。

2. 依据心衰部位分为左心衰竭、右心衰竭和全心衰竭 左心衰竭指左心室代偿功能不全，临床以肺循环淤血及心排血量降低表现为主；右心衰竭指右心室代偿功能不全，临床以体循环淤血表现为主；全心衰竭指左、右心室同时受累，左心衰竭与右心衰竭同时出现。但在儿童心衰按部位分类时需充分评估左右心室的交互联系，避免单独强调单一心室的功能不全而忽视另一个心室所受影响而不利于心衰合理干预方案的制订。

3. 依据左室射血分数（left ventricular ejection fraction，LVEF）分类 将LVEF<55%和/或短轴缩短率（fractional shortening，FS）<25%定义为射血分数减低的心衰（heart failure with reduced ejection fraction，HFrEF），即为收缩性心衰。LVEF≥55%和/或FS≥25%为射血分数保留的心衰（heart failure with preserved ejection fraction，HFpEF），为舒张性心衰，收缩性心衰和舒张性心衰可同时存在。

三、判断心衰程度

纽约心脏协会(New York Heart Association, NYHA)和改良 Ross 心功能分级法依据病者的症状和活动能力评估心衰的严重程度,为目前临床常用的心衰患儿心功能评估方法(表 2-1-2)。用于判断心衰的严重程度及心功能状态,监测疾病的进展或治疗效果,指导心衰康复方案的制订。

6 分钟步行试验是根据心衰病者运动耐力评估心衰严重程度的常用方法,6 分钟步行距离<150m 为重度心衰,150~450m 为中度心衰,>450m 为轻度心衰。临床症状稳定 2 周以上的慢性心衰年长儿,可应用该方法动态监测其心衰程度及运动耐量的变化,指导心衰患儿的日常活动量。

四、判断心衰病因

主要依据年龄、病史、临床表现及辅助检查等综合分析判断心衰病因。儿童心衰病因呈高度异质性,可为先天性或获得性,不同年龄段的病因亦不相同,心肌炎、心肌病、严重心律失常和代谢性疾病等在任何年龄段均可能导致心衰。感染、运动、贫血、电解质紊乱和酸中毒等是诱发心衰的常见因素(表 2-1-3)。

表 2-1-2　儿童心衰严重度分级

分级	NYHA 分级	Ross 分级
I	体力活动不受限制	体力活动不受限制或无症状
II	休息时无不适,但一般活动后疲乏、心悸、呼吸困难或胸痛	婴幼儿:轻度呼吸急促,喂养时多汗 年长儿:活动时轻中度呼吸困难
III	轻微活动即产生症状,影响日常活动	婴幼儿:明显呼吸急促,喂养时多汗,生长障碍 年长儿:活动后有明显的呼吸困难
IV	不能从事任何体力活动,休息时亦有心衰症状,且活动后加重	休息时出现症状,如呼吸急促、呻吟、吸气凹陷、多汗

表 2-1-3　儿童心衰的病因

病因分类	代表性基础疾病或因素
心室功能不良	
心源性疾病或因素	
心肌病:扩张型心肌病,肥厚型心肌病,限制型心肌病,心肌致密化不全,致心律失常性右室心肌病,心内膜弹力纤维增生症,代谢性心肌病,线粒体心肌病	
感染及免疫介导的心肌损害:感染性疾病、风湿性疾病(风湿热、系统性红斑狼疮)	
心肌缺血/梗死:左冠状动脉异常起源于肺动脉,左冠状动脉主干闭锁,伴冠状动脉瘤的川崎病,冠状动脉炎,早发型冠状动脉粥样硬化疾病(如家族性高胆固醇血症)	
心律失常:完全性心脏传导阻滞伴心动过缓,完全性左束支传导阻滞,室上性心动过速,室性心动过速	
先天性心脏病(congenital heart disease,CHD):伴心室功能不良的复杂 CHD 及其术后	
药物/毒物或放射线暴露:抗肿瘤药(柔红霉素等),抗精神病药物,重金属中毒,药物滥用,放射性损伤	
非心源性疾病或因素	
脓毒症,肾衰竭,呼吸系统异常,营养性疾病,应激因素	
心室收缩功能保留	
容量超负荷	
左向右分流 CHD:室间隔缺损,动脉导管未闭,房室间隔缺损,主肺动脉窗	
瓣膜功能不良:主动脉瓣反流,二尖瓣反流,肺动脉瓣反流,三尖瓣反流	
非心源性:容量过剩,动静脉瘘,慢性贫血,甲状腺功能亢进症	

病因分类	代表性基础疾病或因素
压力超负荷	
左心系统:主动脉狭窄,主动脉缩窄,体循环高血压	
右心系统:肺动脉狭窄,肺高血压	
机械性因素	
心脏压塞,心脏肿瘤,缩窄性心包炎,心包囊肿,心包憩室,先天性心包缺如	

五、判断心衰合并症

除导致心衰的基础疾病病因外,心衰患儿可合并心律失常、心源性休克、心腔内血栓形成、水电解质紊乱、贫血及肺部疾病等,需尽早识别并评估,及时判断其与心衰预后的相关性,予以合理转诊、多学科会诊或遵循相关诊疗建议及时治疗。

六、评估心衰预后

心衰的预后与多种因素相关,如导致心衰的病因是否可去除或缓解、心衰对药物治疗及相应干预方法的有效性、心衰患儿的日常管理等均会影响预后。如果临床出现 BNP 持续升高、难治性低钠血症、血细胞比容降低、QRS 波增宽或低电压、心律失常(尤其室性心律失常)、肾功能不全、不能耐受常规心衰治疗、难治性容量超负荷、心室收缩功能快速下降等,提示预后不良。

(张 蕾)

第二节
儿童心力衰竭的治疗

为了达到稳定血流动力学状态、维护脏器灌注和功能的目标,儿童心衰的治疗原则为减轻心脏前后负荷,改善心脏收缩和舒张功能,积极治疗诱因和病因。治疗措施则主要包括一般治疗、药物治疗、非药物治疗及常见并发症的治疗。

一、一般治疗

1. 病因及诱因治疗 积极处理原发病,及时纠正心衰诱因,避免应用损伤心脏的药物。

2. 限制活动及调整体位 年长儿建议半卧位或端坐位;小婴儿可抱起,使双腿下垂以减少回心血量,降低心脏前负荷。

3. 饮食及活动 均衡饮食,保证充足的热量和蛋白质供应。卧床患儿应加强肢体的被动运动以预防深部静脉血栓形成,症状稳定后应鼓励适量运动或规律的体力活动。

4. 降低氧耗量 尽量保持安静,卧床休息,烦躁不安的婴幼儿可给予苯巴比妥钠或地西泮等,急性肺水肿患儿烦躁严重时可给予吗啡。

5. 供氧 患儿脉搏血氧饱和度(percntaneousoxygen saturation,SpO_2)<0.95 时均应及时氧疗,可采用鼻导管或面罩吸氧;当 SpO_2<0.90 应启动无创或有创正压通气等呼吸支持治疗。但供氧

可促使动脉导管依赖型 CHD 新生儿的导管关闭，进而危及生命。

6. 容量管理　急性心衰患儿应及时进行液体和营养的动态评估，短期内维持每天出入量的负平衡，控制输液速度。淤血及水肿明显的患儿在保证充足的热量供给的基础上，应严格限制水和钠的摄入；轻度和稳定期患儿无需限钠和限水；慢性心衰患儿，心功能Ⅲ～Ⅳ级伴水肿者应在生理需要量的基础上减少 20% 钠摄入量，伴严重低钠血症（血钠<130mmol/L）者液体摄入应在每日生理需要量的基础上减少 20%。

二、急性心衰的治疗

急性心衰的治疗目标是稳定血流动力学状态，维护脏器灌注和功能。治疗原则为减轻心脏前后负荷，改善心脏收缩和舒张功能，积极治疗诱因和病因。

急性心衰需尽快分析患儿的基础疾病、病因，评估外周灌注和淤血情况。对于急性心衰不同类型者进行个体化治疗，应动态评估类型变化及时调整治疗措施（图 2-2-1）。如存在心源性休克、急性肺水肿时应积极予药物治疗、呼吸支持，必要时行机械循环支持。

1. 药物治疗　文中涉及药物如为超说明书使用，应签署家长知情同意书，经伦理委员会批准并于医院医务处备案。

（1）正性肌力药：包括肾上腺素受体激动剂、磷酸二酯酶抑制剂和洋地黄制剂等（表 2-2-1）。不建议急性心衰患儿间断或长期应用正性肌力药，一旦器官灌注恢复和 / 或淤血减轻时应尽早减量至停用。

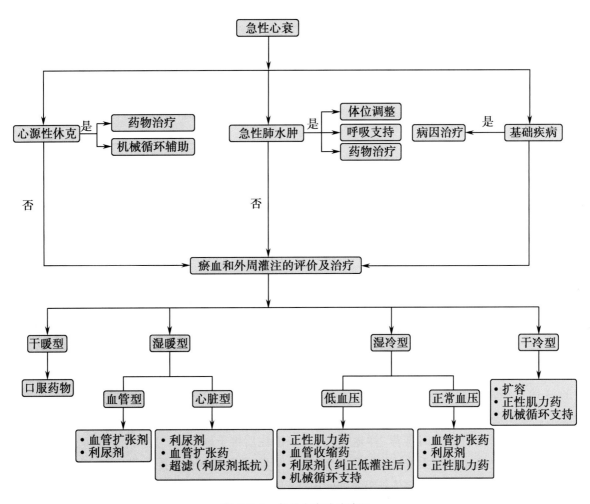

图 2-2-1　急性心衰治疗流程

表 2-2-1 常用正性肌力药物用法及剂量

药物	用法及剂量
洋地黄制剂	
地高辛	完全洋地黄化量(饱和量):口服剂量:早产儿 0.01~0.02mg/kg,足月儿 0.02~0.03mg/kg,≤2 岁 0.03~0.04mg/kg,>2 岁 0.02~0.03mg/kg;静脉注射量是口服剂量的 75% 洋地黄化:首剂给予洋地黄化量的 1/2,接着在 6~8h 间隔给 1/4 量和最后的 1/4 量;洋地黄化后 12h 开始维持量(维持量是洋地黄化量的 25% 并分 2 次)
毛花苷丙	完全洋地黄化量:早产儿和足月儿或肾功能减退、心肌炎患儿 0.02mg/kg,≤2 岁 0.03mg/kg,>2 岁 0.04mg/kg 洋地黄化:首次用洋地黄化量的 1/3~1/2,余量分 2~3 次,每次间隔 6~8h
肾上腺素受体激动剂	
多巴胺	静脉持续应用:<5μg/(kg·min),激动多巴胺受体,扩张肾血管 5~10μg/(kg·min),激动心脏 β₁ 受体,正性肌力作用 >10μg/(kg·min),激动心脏 β₁ 受体、外周血管 α 受体 最大剂量为 20μg/(kg·min)
多巴酚丁胺	静脉持续应用:2.5~10μg/(kg·min),持续用药时间不超过 3~7d
肾上腺素	心脏停搏:静脉推注每次 0.01mg/kg,3~5min 后可重复 低心输出量:静脉持续应用 0.01~1.0μg/(kg·min)
去甲肾上腺素	静脉持续应用:0.05~0.3μg/(kg·min),最大剂量为 2.0μg/(kg·min)
异丙肾上腺素	静脉持续应用:0.01~0.05μg/(kg·min)
磷酸二酯酶抑制剂	
米力农	静脉负荷量:25~75μg/kg,静脉注射时间>10min;继以 0.25~1.0μg/(kg·min)静脉维持;一般用药时间为 7~10d
钙增敏剂	
左西孟旦 *	静脉负荷量:6~12μg/kg,静脉注射时间>10min,继以 0.05~0.2μg/(kg·min)维持 24h;低血压时慎用负荷量

注:* 左西孟旦,18 岁以下儿童用药的安全性和有效性尚不明确。

1)β肾上腺素受体激动剂主要有多巴胺、多巴酚丁胺,可增强心肌收缩力和舒张血管,快速起效而作用时间短,为急性心衰的一线抢救药物,推荐最小有效量持续静脉滴注。肾上腺素和去甲肾上腺素对外周动脉有显著缩血管作用,可用于合并难治性低血压和器官低灌注的心衰患儿。

2)磷酸二酯酶抑制剂通过抑制磷酸酯酶产生强心和舒张血管作用,主要药物为米力农。

3)洋地黄制剂常用药物为地高辛和毛花苷丙。室上性心动过速或房性心动过速、心房颤动伴快速心室率者合并急性心衰时推荐"洋地黄化",但暴发性心肌炎、严重心肌缺血或缺氧所致心衰以及合并室性心律失常、完全性房室传导阻滞等使用洋地黄应慎重,以防发生洋地黄中毒或诱发新的致命性心律失常。

4)钙增敏剂左西孟旦与心肌肌钙蛋白C结合产生正性肌力作用,且不影响心室舒张,可用于对传统正性肌力药无效的急性心衰患儿。该药目前尚无儿童使用推荐,属于超说明书用药。

(2)利尿剂:是控制肺循环及体循环淤血的一线用药,主要有袢利尿剂、噻嗪类利尿剂及醛固酮受体拮抗剂 3 类(表 2-2-2)。

急性心衰患儿首选静脉袢利尿剂,可迅速减轻前负荷而改善症状,但有低灌注表现者应先改善灌注后再予以利尿。应用利尿剂时应个体化调整剂量,以最低剂量维持合理血容量,需监测尿量、血压、电解质及肾功能。利尿效果欠佳或出现利尿剂抵抗时,应注意纠正低血压、低氧血症、代谢性酸中毒、低钠血症、低蛋白血症、感染等。但去除上述因素后利尿效果仍然不佳时，可个体化采取以下措施：①增加利尿剂剂量；②脉冲式静脉注射改为持续静脉滴注；③不同类型利尿剂联用或加用血管升压素 V2 受体拮抗剂托伐普坦；④加用小剂量多巴胺或重组人利钠肽；⑤超滤治疗。

（3）血管扩张剂：大多用于扩张小动脉，减轻后负荷，增加每搏输出量，部分可扩张静脉回心血量而减轻前负荷。容量足够且无低血压的急性心衰患儿可静脉给予血管扩张剂，联合利尿剂可缓解肺水肿，应严密监测血压，血压下降的幅度以收缩压下降 10mmHg（1mmHg=0.133kPa）为宜，或不低于原来血压的 80%，低血压及血容量不足者禁用。心排血量轻至中度下降、肺淤血严重、肺毛细血管楔压>32mmHg 者，宜选用静脉扩张药；心排血量明显降低，全身血管阻力增加，肺毛细血管楔压正常或略升高者，宜选用小动脉扩张药；心排血量明显降低，全身血管阻力增加，肺毛细血管楔压明显升高时，宜选用均衡扩张小动脉和静脉的药物。硝普钠是高血压合并急性心衰的首选药物。奈西立肽是重组人利钠肽，静脉注射后有扩血管和利尿作用，增加心排血量而不增加心率及耗氧量（表 2-2-3）。

（4）心肌能量代谢药用于改善心肌细胞能量代谢，常用药物有磷酸肌酸钠、1,6- 二磷酸果糖和左卡尼汀等（表 2-2-4）。

表 2-2-2　常用利尿剂的用法及剂量

药物	用法及剂量
呋塞米	口服或静脉推注：每次 0.5~2mg/kg,q.6h.~q.24h.；最大剂量 6mg/（kg·d） 静脉持续滴注：0.05~0.4mg/（kg·h）
布美他尼 *	口服或静脉推注：每次 0.01~0.02mg/kg,每天 1~2 次,最大剂量为 5mg/d
托拉塞米	口服：0.2~0.8mg/（kg·d）,每天 1 次 静脉注射：每次 1~2mg/kg,单次最大剂量不超过 20mg
氢氯噻嗪	口服：6 月龄 ~2 岁,1~2mg/（kg·d）,分次每天 1~2 次,最大剂量为 37.5mg/d >2 岁,1~2mg/（kg·d）,分次每天 1~2 次,最大剂量为 100mg/d
螺内酯	口服：1~3mg/（kg·d）,分次每天 2~4 次,最大剂量为 4~6mg/（kg·d）,总剂量不超过 100mg/d
血管升压素 V2 受体拮抗剂	
托伐普坦 #	口服：0.02~0.76mg/（kg·d）,每天 1 次

注：* 布美他尼,6 个月以下婴儿避免使用,儿童慎用,尽量少选择注射用药；# 托伐普坦,18 岁以下儿童用药的安全性和有效性尚不明确。

表 2-2-3　常用血管扩张剂的药理作用、用法及剂量

药物	药理作用	用法及剂量
硝酸甘油	扩张小静脉及小动脉,扩张静脉作用强于动脉	静脉持续应用,从小剂量 0.05μg/（kg·min）开始,常用 0.25~5μg/（kg·min）
硝普钠	扩张小动脉及小静脉	静脉持续应用,从小剂量 0.5μg/（kg·min）开始,常用 2~4μg/（kg·min）,最大剂量 8.0μg/（kg·min）
酚妥拉明	扩张小动脉	静脉推注：0.5mg/kg,每天 1~4 次,单次最大剂量为 10mg 静脉持续应用：3~5μg/（kg·min）
哌唑嗪	扩张小动脉及小静脉	口服：每次 0.005~0.025mg/kg,q.6h.~q.8h.
奈西立肽 *	扩张动脉及静脉、利尿	2μg/kg 初始静脉推注,后 0.005~0.04μg/（kg·min）持续静脉注射

注：* 奈西立肽,18 岁以下儿童用药的安全性和有效性尚不明确。

表 2-2-4　常用心肌能量代谢药的用法及剂量

药物	用法及剂量
辅酶 Q10	口服：5~10mg/（kg·d）
左卡尼汀	口服或静脉滴注：50~100mg/（kg·d）
磷酸肌酸钠	静脉滴注：婴幼儿每次 0.5g，每天 1~2 次 年长儿每次 1.0g，每天 1~2 次
1,6- 二磷酸果糖	静脉滴注：每次 50~150mg/kg，每天 1 次 口服：每次 0.5~1.0g，每天 2~3 次

2. 非药物治疗

（1）超滤治疗主要用于临床出现严重肺水肿、严重外周组织水肿、严重电解质紊乱和肾功能进行性下降的急性心衰患儿。

（2）主动脉内球囊反搏、左心室辅助装置、体外膜氧合（extracorporeal membrane oxygenation，ECMO）等主要用于经药物治疗后心衰仍难以控制者。ECMO 是儿童短期机械循环支持的首选，主要适应证包括心脏手术相关并发症，如术后严重低心排和心跳呼吸停止，以及非心脏手术相关疾病如暴发性心肌炎、心肌病、难以控制的恶性心律失常、难治性脓毒症休克等导致的心源性休克，作为急性危重期向恢复期、接受外科手术或心脏移植和延缓决策时间的过渡。

3. 急性心衰常见合并症的治疗

（1）急性肺水肿的处理：建议患儿取坐位或半卧位，两腿下垂，以减少静脉回流。给予间歇高流量吸氧，当呼吸做功明显增加时可予无创通气，出现低心输出量和呼吸抑制时采用有创机械通气。选择快速静脉推注利尿剂减轻液体潴留。血压增高或血压正常的急性肺水肿，可选用硝酸甘油持续静脉滴注；急性肺水肿合并低血压时，可选用多巴胺联合多巴酚丁胺或米力农。

（2）心源性休克的处理：循环不稳定者应立即给予血管活性药物和机械通气，条件允许可转移至有条件（心脏监护室或重症监护室、机械循环支持装置）的医疗机构给予充分的抗休克治疗。所有疑似心源性休克的急性心衰患儿应立即行心电图、床旁心脏超声检查，评估血流动力学，同时进行个体化综合评估，以决定是否行机械循环支持。

三、慢性心衰的治疗

1. HFrEF 的治疗

（1）药物治疗：HFrEF 的治疗应根据 NYHA 或 Ross 心功能分级选择治疗方案，遵循个体化、联合、长期应用的原则，改善慢性心衰患儿的临床状态，提高生活质量，预防或逆转心脏重塑，降低再入院率及病死率。

HFrEF 患儿若仅有左心收缩功能下降、心功能 I 级者给予口服血管紧张素转换酶抑制剂（ACEI），部分心肌病患儿可加用洋地黄制剂和 / 或 AR 阻滞剂；心功能 II 级者在口服 ACEI 基础上加用 β 受体阻滞剂、醛固酮受体拮抗剂、洋地黄制剂、利尿剂；心功能 III 级者应静脉使用利尿剂，同时口服 ACEI、醛固酮受体拮抗剂及洋地黄，部分患儿可应用 AR 阻滞剂；心功能 IV 级者应静脉给予正性肌力药、血管扩张剂和洋地黄，同时可加用口服醛固酮受体拮抗剂和 ACEI，部分患儿可从小剂量逐渐加用 AR 阻滞剂。难治性心衰为主要症状者需住院给予静脉正性肌力药，同时应用机械循环支持。

利尿剂对于有液体潴留、心室收缩功能下降的慢性心衰患儿应给予利尿剂，并遵循"以最小有效剂量长期维持、预防再次液体潴留"的原则，常见利尿剂种类及用法见表 2-2-2。首选袢利尿剂，同时以患儿每日体重的变化作为剂量个体化调整的可靠依据。利尿剂反应不佳或抵抗时的处理参见急性心衰部分。

ACEI 可逆转心肌重塑及降低心脏前后负荷，改善心肌功能，除非有禁忌证或不能耐受，所有症状性 HFrEF 患儿在利尿剂治疗基础上均应尽早使用 ACEI，无症状 HFrEF 和进行性假肥大性肌营养不良的慢性心衰患儿亦应常规给予 ACEI，从小剂量开始增至最大安全剂量（表 2-2-5）。ACEI 应用数周或数月后才能显示临床效果，应长期应用，直至心脏结构和功能正常后可逐渐减量至停药，应避免突然停药。长期应用需定期监测血钾和肝、肾功能。双侧肾动脉狭窄、血清肌酐升高、血清钾>5.0mmol/L 及左心室流出道梗阻时慎用，出现过血管神经性水肿导致喉头水肿的患儿禁用 ACEI。

表 2-2-5　常用 ACEI 剂量及用法

药物	用法及剂量
卡托普利	口服：早产儿，初始剂量 0.01mg/kg，逐渐增至每次 0.1mg/kg，q.8h.~q.12h. 新生儿，初始剂量 0.05~0.1mg/kg，逐渐增至每次 0.5mg/kg，q.8h.~q.12h. 婴儿及儿童，初始剂量 0.15mg/kg，q.8h.~q.12h.，每周增加 1 次剂量，渐增至 2.0mg/(kg·d)，分 3 次。观察 3 个月，根据临床疗效可增至最大剂量 6mg/(kg·d)；持续应用至少 6 个月以上
依那普利	口服：初始剂量 0.05mg/(kg·d)，q.12h.；每周递增 1 次，每次增加 0.025mg/(kg·d)，最大剂量为 0.1mg/(kg·d)；持续应用至少 6 个月以上
贝那普利	口服：初始剂量 0.1mg/(kg·d)，q.d.，视血压情况每周加量 0.1mg/(kg·d)，最大剂量 0.3mg/(kg·d)；持续应用至少 6 个月以上
赖诺普利	口服：初始剂量每次 0.07~0.1mg/kg，总剂量 ≤0.5~0.6mg/(kg·d)
培哚普利	口服：年长儿起始剂量为 1mg/d，q.d.，根据血压调整，最大剂量为 4mg/d
雷米普利	口服：每天 2~6mg/m²，每天总剂量 ≤10mg

注：贝那普利、赖诺普利，6 岁及 6 岁以上儿童使用；

　　培哚普利、雷米普利：18 岁以下儿童用药的安全性和有效性尚不明确。

对于不耐受 ACEI 或效果不佳者可选择血管紧张素 Ⅱ 受体阻滞剂（angiotensin Ⅱ receptor blockers，ARB），从小剂量开始，逐渐增至目标剂量或可耐受的最大剂量。常用药物有：①氯沙坦：口服，初始剂量 0.5mg/(kg·d)，总剂量 ≤25mg/d，逐渐增至 1.4mg/(kg·d)，总剂量 ≤100mg/d；②缬沙坦：口服，6~16 岁初剂量 1.3mg/(kg·d)，最大剂量 ≤2.7mg/(kg·d)。开始应用及调整剂量后的 1~2 周内，应监测血压、肾功能和血钾。上述药物在儿童中的应用还需进一步研究。ARB 不宜与 ACEI 联用，可能导致低血压、高血钾症和肾功能不全，其风险大于获益。ARB 的禁忌证同 ACEI。基于 β 受体阻滞剂可阻断慢性心衰时交感神经过度激活，抑制心肌肥厚、细胞凋亡及氧化应激反应。建议在应用 ACEI 基础上，于心衰症状稳定时使用。

β 受体阻滞剂具有负性肌力作用，可能诱发和/或加重心衰，常需持续用药 2~3 个月后才能逐渐起效，因此应从小剂量开始，逐渐达到最大耐受剂量并长期使用。使用过程中需密切监测心率、血压、体重、呼吸困难、淤血症状及体征。长期应用者，如若发生急性心衰，不宜骤然停药，可酌情减量或逐渐停用，在病情稳定后可再次应用。病态窦房结综合征、二度及以上房室传导阻滞（无心脏起搏器）、低血压和支气管哮喘者禁用（表 2-2-6）。

醛固酮水平与心衰严重程度成正比，在 ACEI 基础上加用醛固酮受体拮抗剂可在一定程度上防止心肌纤维化与心室重塑，减少心律失常的发生，尤其适用于肾功能正常或仅轻度受损、心功能 Ⅱ 级及以上的慢性心衰患儿，常用药物为螺内酯，用法见表 2-2-2。

地高辛是儿童慢性心衰最常用的洋地黄类药物，增加心肌收缩力，且有副交感神经活性，可减慢心率及抑制传导。严重心衰患儿需地高辛或毛花苷丙静脉用药快速洋地黄化，轻度心衰时可直接口服维持量，用法见表 2-2-1。

表 2-2-6　常用 β 受体阻滞剂剂量及用法

药物	用法及剂量
美托洛尔	口服：初始剂量 0.1~0.25mg/(kg·d)，每天 2 次，每周递增 1 次，每次增加 0.5mg/(kg·d)，最大剂量 2mg/(kg·d)，总剂量 <100mg/d
卡维地洛	口服：初始剂量 0.1mg/(kg·d)，每天 2 次，每周递增 1 次，每次增加 0.1mg/(kg·d)；最大剂量 0.3~1.0mg/(kg·d)，总剂量 <50mg/d
比索洛尔	口服：初始剂量 0.7mg/(kg·d)，每天 1 次；最大剂量 25mg/d

注：卡维地洛、比索洛尔，18 岁以下儿童用药的安全性和有效性尚不明确。

抗凝治疗,伴有心腔内血栓、存在持续性或不能控制的心房颤动或心房扑动、有血栓史或栓塞事件、EF<25%(或 FS<15%)的慢性 HFrEF 患儿应给予华法林或低分子量肝素;对心脏明显扩大,25%≤EF<35%,尤其伴有心室肌致密化不全的慢性心衰患儿可给予小剂量阿司匹林,EF>45% 可考虑渐减量至停药(表 2-2-7)。如需长期服用,应注意保护胃黏膜。

表 2-2-7　常用抗凝药剂量及用法

药物	用法及剂量
阿司匹林	阿司匹林 3~5mg/(kg·d),每天 1 次,最大剂量不超过 100mg/d
低分子量肝素	年龄<1 岁:治疗量 300U/(kg·d),预防量 150U/(kg·d),q.12h.,皮下注射 年龄 ≥1 岁:治疗量 200U/(kg·d),预防量 100U/(kg·d),q.12h.,皮下注射
华法林	0.05~0.12mg/(kg·d),每天 1 次;调整 INR 为 1.5~2.0

窦房结钠-钾通道抑制剂伊伐布雷定适用于窦性心律且心率正常或心动过速的 NYHA 心功能Ⅱ~Ⅳ级的慢性心衰,可与 β 受体阻滞剂、ACEI 和利尿剂联合用药,或用于 β 受体阻滞剂禁忌或不耐受的慢性心衰患儿。用法为口服,6~12 月龄初始剂量为 0.02mg/(kg·d),渐增至 0.2mg/(kg·d),分 2 次;1~18 岁初始剂量为 0.05mg/(kg·d),渐增至 0.3mg/(kg·d),分 2 次;体重 >40kg,初始剂量 1.25mg/ 次,目标剂量 7.5mg/ 次,2 次 /d。沙库巴曲与缬沙坦属双效血管紧张素受体与脑啡肽酶抑制剂,同时抑制脑啡肽酶和阻断血管紧张素Ⅱ型受体,用于伴左心室收缩功能障碍的症状性心衰的 1 岁以上患儿,用法为口服,体重 <40kg,初始剂量每次 1.6mg/kg,2 次 /d,每 2 周递增 1 次至目标剂量每次 3.1mg/kg,2 次 /d。上述药物在儿童中的应用还需进一步研究。

其他药物:伊伐布雷定适用于窦性心律且心率正常或心动过速的 NYHA 心功能Ⅱ~Ⅳ级的慢性心衰,可与 β 受体阻滞剂、ACEI 和利尿剂联合用药,或用于 β 受体阻滞剂禁忌或不耐受的慢性心衰患儿。2019 年美国食品药品监督管理局(Food and Drug Administration,FDA)批准伊伐布雷定用于 6 个月以上窦性心律伴心动过速心功能Ⅱ~Ⅲ级儿童,其剂量调整目标是使心率下降 20%。沙库巴曲与缬沙坦属双效血管紧张素受体与脑啡肽酶抑制剂,同时抑制脑啡肽酶和阻断血管紧张素Ⅱ型受体,可考虑用于伴左心室收缩功能障碍的症状性心衰的 1 岁以上患儿。炎症性心肌病患儿可给予大剂量免疫球蛋白和免疫抑制剂,如肾上腺皮质激素或环磷酰胺等。

心肌能量代谢药的应用同急性心衰治疗(表 2-2-4)。

成人 HFrEF 心衰治疗更新了指南指导的药物治疗(guideline-directed medical therapy,GDMT)一线用药方案。其中新增了钠 - 葡萄糖协同转运蛋白 2(SGLT2i),因此在既往药物治疗基础上提出了“新四联”方案:① RAS 抑制剂:包括血管紧张素受体脑啡肽酶抑制剂(ARNi)、血管紧张素转换酶抑制剂(ACEI)、血管紧张素(Ⅱ)受体阻滞剂(ARB);② β 受体阻滞剂;③醛固酮受体拮抗剂(MRA);④ SGLT2i。对于 HFrEF 患者,在无禁忌证的情况下,应尽早启动“新四联”治疗(ARNI/ACEI/ARB+SGLT2i+β 受体阻滞剂 +MRA)。

为尽早达成“新四联”,应优先联合药物治疗,但是由于“新四联”药物都具有一定程度的降压作用,因此患者基线血压水平决定了启动的模式。本共识提出收缩压 ≥100mmHg 为安全启动“新四联”的条件。为减少联合启动可能存在的低血压风险,共识强调小剂量药物联合启动;同时也强调在患者耐受的范围内及时递增药物剂量,尤其是 ARNI/ACEI/ARB 和 β 受体阻滞剂,一般建议在 4 周内递增至目标剂量或最大耐受剂量。除非耐受性不好,均推荐使用指南中的药物剂量滴定方法来达到 RCTs 中显示的目标剂量,以降低心血管死亡率和 HF 住院率。当 HFrEF 心衰患者进行个体化评估后及时确定启动和滴定 DGMT 的最佳方法。但是对于部分即使采用最小剂量仍不能耐受“新四联”药物同时启动的患者,则可以先启动 1~2 类药物,若患者能够耐受,则在 2~4 周内逐渐达成“新四联”,并逐步递增剂量至目标剂量或最大耐受剂量。HFrEF 心衰患者中不乏合并 2 型糖尿病或心肌梗死的患者,合并 2 型糖尿病的患者建议优先启动 SGLT2i，合并心肌梗死的患者则建议优先启动 ARNI/ACEI/ARB 和 β 受体阻滞剂。对合并蛋白尿或慢性肾病的患者：长期服用 ARNI/ACEI/ARB、SGLT2i 和 MRA 类药物具有降低蛋白尿和改善肾功能的作用，因此建议优先考虑这几类药物，但需要监测肾功能和血钾。

成人心衰治疗目前推荐 ARNi 作为 RAS 抑制剂的首选药物，RAS 抑制剂选择药物的顺序：先 ARNI，后 ACEI，最后 ARB。成人心衰治疗指南中"新四联"的治疗方案在儿童心衰患者中的副作用和耐受性、药物使用启动时间点和滴定时间点大部分还处于理论推导阶段，需要儿科临床医生全力积累临床经验数据，这或许也是值得儿科医生进一步研究的重要方向。

在指南中首次将 SGLT2i 纳入射血分数降低型心衰（HFrEF）的基础治疗方案，并作为 I 类推荐。SGLT2i 也成为首个被大型 RCT 研究证实可有效降低 HFpEF 患者心血管死亡或 HHF 风险的药物。

一方面，SGLT2i 介导的 Na^+ 减低在不影响心率的情况下降低动脉血压（幅度 3~5mmHg），减低心脏后负荷，同时降低动脉僵硬程度。这种降压效应在肾小球滤过率（GFR）下降的患者也依旧存在，提示 SGLT2i 可能降低心衰时 SNS 的过度激活状态。离体及在体研究都发现了去甲肾上腺素可以导致 SGLT2 表达水平的上调，从而促进近端小管对 Na^+ 和葡萄糖的重吸收。与此对应，SGLT2i 则降低酪氨酸羟化酶合成 CAs 的限速酶的活性，减少去甲肾上腺素的释放，从而促进排钠和排糖作用。因此，目前普遍认为 SGLT2i 所介导的排钠和排糖作用可以降低心脏前负荷，减少肺淤血及组织水肿。

另一方面，SGLT2i 可以增加脂肪酸和酮体的氧化代谢，减少对碳水化合物的利用，从而改善心衰患者心脏的能量供应。在心衰动物研究模型中发现恩格列净可以增加心肌对游离脂肪酸、酮体、支链氨基酸（branched-chain amino acids，BCAAs）的利用。因此，SGLT2i 介导的 Na^+ 减低可以改善左心室重塑，改善 LVEF。对于 HFpEF 患者，SGLT2i 有利于降低 HF 住院率和心血管死亡率，左心室射血分数接近 50% 的患者获益更大。

归纳 SGLT2i 在慢性心衰长期管理中的作用机制主要包括：

1) 血流动力学作用：通过减轻前负荷（慢性利钠及渗透性利尿作用）和后负荷（降低血压和改善血管功能），降低肺动脉压及肺毛细血管楔压，来改善患者血流动力学状态及心肺功能。

2) 代谢作用：通过增加胰岛素敏感性降糖和减重，通过增加肌肉游离脂肪酸摄取来减少全身和内脏脂肪、降低尿酸水平来改善患者代谢的作用。

3) 心脏直接作用：通过抑制钠氢交换体（NHE），改善心肌细胞离子稳态，改善心肌细胞能量代谢、心肌供氧和心肌纤维化，逆转心室重塑。

4) 肾脏作用：通过重塑管球反馈、降低肾小球内压来改善受损近端肾小球的结构和功能。

因此，无论患者是否合并糖尿病，推荐达格列净或恩格列净联合 ACEI/ARNI/β 受体阻滞剂及 MRA 用于 HFrEF 患者的临床治疗。SGLT2i 利尿/利钠的特性可为降低容量方面提供额外获益，并可能降低利尿剂的需求。当然，值得注意的是 SGLT2i 所介导的排钠作用会因为代偿机制而逐渐减弱，并最终达到稳定状态。

（2）非药物治疗：

1) 心脏再同步化治疗（cardiac resynchronization therapy，CRT）：可改善心室同步性紊乱患儿的心功能及症状，降低病死率。适应证：体循环左心室 EF<35% 合并完全性左束支传导阻滞、体循环右心室 EF<35% 合并完全性右束支传导阻滞、单心室 EF<35% 合并完全性束支传导阻滞、QRS 间期延长、NYHA 心功能 II~IV 级的患儿；高度房室传导阻滞导致 EF≤55% 需植入双腔起搏器者。

2) 植入式心律转复除颤器（implantable cardioverter defibrillator，ICD）：可预防慢性心衰所致室性心律失常引起的猝死。植入指征：心源性猝死（sudden cardiac death，SCD）幸存者；扩张型心肌病有中度及以上心衰且不明原因晕厥者，有 1 个以上 SCD 危险因素的肥厚型心肌病或致心律失常心肌病年长儿，或患有与 SCD 密切相关的遗传性心肌病患者；扩张型心肌病有心衰症状（NYHA 心功能 II~III 级）、EF<35% 的患儿、左心室心肌致密化不全合并心功能不全的年长儿；伴血流动力学改变

的室性心动过速发作史的心衰患儿或 CHD 外科术后不明原因晕厥者。

3）心室辅助装置（ventricular assist device, VAD）可部分或完全替代心脏的泵血功能，用于心脏移植或其他有效治疗手段实施前的过渡治疗，也可选择用于不适合移植的严重心衰终末期患者的长期辅助。

4）心脏移植：各种心肌病、复杂 CHD 术后及致死性心律失常等疾病，经药物或器械治疗仍不能控制症状的终末期心衰患儿，可行心脏移植。移植后排斥反应、感染和移植心脏冠状动脉病变是影响移植后患儿长期存活的主要因素。

2. HFpEF 的治疗　治疗目标是控制心率、血压和容量，治疗基础疾病，去除危险因素，预防或减缓心衰的发生、恶化和复发。

（1）药物治疗：

1）利尿剂：有液体潴留的患儿使用有利于维持正常的血容量，可预防或阻断伴有体循环高血压的 HFpEF 患儿心衰的进展。

2）成人心衰推荐考虑首选 SLGT2i，疗效较为明确，儿童临床应用依据尚有限。

3）ACEI 和 / 或 ARB：HFpEF 患儿不建议常规应用，但当存在该类药物的其他适应证时（如伴高血压）可选用，过程中需严密监控血流动力学和肾功能。

4）钙通道阻滞剂（calcium channelblockers, CCB）：不建议常规应用，除非用于以控制心率或降低血压

为目的，或有 β 受体阻滞剂应用禁忌者。若需控制心室率，可选用非二氢吡啶类 CCB。应用过程中均需根据血压、心率及心律调整剂量。

5）正性肌力药：不建议 HFpEF 患儿应用正性肌力药，但当合并心律失常需控制心房率时可应用洋地黄制剂，合并肺动脉高压时可选用磷酸二酯酶抑制剂。常规治疗效果不佳的肥厚型心肌病或限制型心肌病的舒张性心衰患儿，可试用口服儿茶素降低心肌细胞钙敏感性，改善心室舒张功能。

（2）非药物治疗：梗阻性肥厚型心肌病可选改良扩大 Morrow 手术或改良 Konno 手术治疗。经导管局部射频消融肥厚心肌也可作为年长儿梗阻性肥厚型心肌病的一种治疗选择。

3. 常见慢性心衰合并症的治疗

（1）心律失常：心衰治疗和随访过程中出现心律失常时，需纠正可能存在的电解质紊乱、洋地黄中毒和代谢异常，并根据心律失常的类型、心功能状况及耐受情况给予及时处理。

（2）感染：应尽快控制感染，细菌感染者应及早、足量、静脉给予抗菌药物。

（3）贫血：根据患儿的基础疾病、心功能状态、贫血程度等综合判断是否需要输血、补充铁剂和应用促红细胞生成素。血红蛋白量低于 70~80g/L 的患儿可输注浓缩红细胞。心衰程度越重，输血量越小、速度越慢，目标血红蛋白量不宜超过 110g/L。

（李　莉）

第三节
儿童心力衰竭的康复

心脏康复（cardiac rehabilitation, CR）旨在精准诊治、科学管理、有效康复，以降低心衰患儿死亡率，减少住院次数，改善生活质量。主要内容包括：医学评估、运动训练、心理咨询、营养咨询、教育及危险因素控制等方面的综合医疗。以改善心脏功能和生活质量为目的的心脏康复在心衰患儿中应该

得到进一步的普及。

心脏康复治疗在对孩子心肺功能、运动能力提升的同时，对青少年骨骼和肌肉的发育也有着积极影响。与此同时，先心术后心脏康复对孩子自信心的养成及精神状态的提升具有积极的作用。为此，应该加强医院 - 社区 - 家庭康复闭环管理模式，强

化患者的自我管理能力,增加患者自我管理的内容,提高对心脏康复治疗的认识和推广。

1. 多学科管理　由儿童心血管医师、物理治疗师、营养师、护士、心理咨询师组成心衰管理团队。对心衰患儿进行整体(包括身心、运动、营养、社会和精神方面)的治疗,以显著提高防治效果,改善预后。鼓励心衰患儿及家长加入,以降低心衰住院风险;建议采用医院 - 社区 - 家庭模式的儿童心衰管理方案,以实现优势整合、资源互补:①住院期间与患儿进行接触和宣教,鼓励患儿及其家属参与随访;②根据病情制订出院计划和随访方案;③出院后通过随访和对患儿及其家属教育,提高患儿依从性和自我护理能力,并进行药物调整、心理支持。

2. 生活质量及生长发育评估　可采用堪萨斯城心肌病患者生活质量表,定期评估心衰患儿特异性生活质量。心衰患儿多存在生长发育落后,需要定期评估其生长发育情况,需要儿童保健科和小儿内分泌科医生适时介入并给予家长个体化的指导建议。对于身高低于同龄儿 2 个标准差以上的心衰患儿,需要小儿内分泌科医生的综合评估,以决定是否给予重组生长激素治疗。

3. 预防感染及营养评估　感染是儿童心衰加重和反复住院的重要诱因。呼吸道感染(尤其下呼吸道感染)、消化道感染等是慢性心衰急性发作的主要原因,应教育家长及时给患儿接种呼吸道感染疫苗,如肺炎疫苗、流行性感冒疫苗,养成佩戴口罩等良好习惯,注意饮食的科学与卫生等。心衰患儿多存在营养障碍,尤其是病程较长的慢性心衰患儿,需要儿童营养师定期评估其营养状况,为心衰患儿制订个体化的饮食方案,并指导患儿家长给予患儿合理的饮食。

4. 运动康复管理　以运动为核心的心脏康复是以心衰儿童为主体,在家长及多学科参与下,经过科学评估,为患儿制订个性化的康复方案并实施治疗,以循序渐进的方式达到改善儿童的运动耐量的目的;根据运动耐量评估,专科医生根据评估结果开具运动处方,进行日常运动指导和营养指导是主要的方式。可显著改善慢性心衰患者的运动耐力,提高生活质量,改善抑郁情绪,降低死亡率和再住院率,对左心室重塑及舒张功能也有改善作用,

是心衰康复治疗过程中不可或缺的必要环节。

运动训练计划应根据患儿的能力和对运动的反应进行个性化设置。心衰患儿运动康复的重点是安全性,应注重评估运动训练计划的医学禁忌证,避免运动导致的猝死风险。有监督的运动计划应包括运动的频率、强度、时间和类型等。每次训练都应尽量让孩子做到主动接受运动训练,并征得患儿监护人的知情同意。心衰患儿的运动训练应由具有小儿运动生理学知识的专业人员和小儿心内科医师共同指导,运动全程监测生命体征并作好进行心肺复苏准备。运动处方的主要内容包括:运动方式、运动强度、训练安排、每日运动量、训练频率以及注意事项。

运动耐量评估是心脏康复的前提,目标在于掌握患儿整体状态、危险分层以及影响疗效和预后的各种因素,为患者制定优化治疗策略,实现心衰的全面、全程管理。目前儿童心衰患儿运动耐量评估建议包括以下内容:病史采集、生命体征和生化检测(心肌损伤标志物、BNP 等)、功能学检查(儿童较常采用的方式包括:心肺运动试验及 6 分钟步行试验)以及社会心理状态和生活质量评估。

心衰患儿在生命体征平稳情况下,除纠正诱发因素、优化药物治疗外,若患者不存在活动禁忌建议进行早期康复运动。待功能状态逐步改善、病情稳定后,进行再次康复评定,以进入到下一阶段。目前认为,多种运动负荷试验合理化地选择、呼吸肌训练及特殊慢性心衰运动处方内容是符合我国心衰心脏康复开展现状的内容。

5. 认知和社会心理评估与干预　应定期对心衰患儿进行情绪障碍筛查,包括焦虑、抑郁、适应障碍和睡眠障碍等,至少每年进行一次智力、语言和运动发育评估。慢性心衰年长儿平时已经存在长期病的心理压力,当病情变化需要住院治疗时会带来额外的心理压力,应及时评估并进行情绪管理、心理疏导和心理干预。同时,也应教育心衰患儿的家长做好自我心理疏导,避免过度紧张和焦虑,将不良情绪传递给患儿。伴有社交和 / 或认知功能障碍的心衰患儿应考虑进行脑成像等检查评估。一旦评估发现认知和社会心理障碍等情况,应早期干预。

（李　莉）

第四节
儿童心力衰竭的预防

心衰的预防策略主要取决于心衰的病因及进展阶段。儿童心衰的最主要病因是先天性心脏病，其次为心肌炎、心肌病。据统计全球 20 岁以下的心衰病者，此 3 类疾病占 80%，年龄越小，心衰病因构成比中先天性心脏病比例越高。此外还包括多种获得性病因，如感染、代谢性疾病、风湿性心脏病、结缔组织疾病、药物、毒物、放射线暴露及肾脏疾病等（见第一章）。高血压、肥胖、糖尿病、药物滥用等开始成为青春期儿童心衰的危险因素。

应根据不同的病因采取相应的手段预防心衰的发生。一级预防主要针对心衰风险期（A 期），避免心衰病因中的可变危险因素（modifiable risk factors）。将可能导致先天性心脏病的环境因素作为可变危险因素进行控制，如母孕早期预防病毒感染，避免摄入致畸药物、毒物、接触放射线等；对于使用有心脏毒性的化疗药物或放射线治疗的患儿，密切监测心脏形态及功能，及时调整治疗方案；对于肥胖患儿进行体重控制，鼓励体育锻炼；感染是心衰患儿反复住院的重要诱因，及时为患儿接种疫苗，教育其养成良好的卫生习惯，以减少感染发生，针对链球菌感染有风湿热风险的患儿，采用抗生素预防等。

二级预防作用于心衰前期（B 期），此期患儿虽无心衰症状，但患有心脏结构异常，如先天性心脏病、心脏功能不良或心肌标志物异常等，应尽量纠正心衰病因，去除诱因，避免患儿进入心衰症状期甚至晚期。要注意儿童心衰表现隐匿且不典型，婴幼儿更甚，生长发育落后是儿童心衰的特点，应关注患儿的生长发育情况，评估其营养状况，及时发现心衰。儿童保健科、营养科和内分泌科医生适时介入并给予家长个体化的喂养及营养方案建议，以保证患儿充足的能量供应。

在症状性心衰期（C 期）应进行心衰的三级预防，采取措施积极治疗，防止心衰进一步恶化至晚期（D 期），包括抗心衰及针对病因的治疗。先天性心脏病作为儿童心衰的最主要病因，大部分可通过手术得以治愈，从而去除病因，逆转心衰。这是与预后较差而不可逆的成人心衰的显著不同之处。

总之，应基于儿童心衰的特点、病因及心衰的发展阶段，及时调整预防策略，改善预后。

（张 蕾）

第五节
儿童心力衰竭治疗的未来发展

心衰的分期、分类对其治疗具有重要指导价值，然而目前儿童心衰缺乏较为清晰、公认的分期方法和分类管理模式；另一方面，心衰治疗的进展需要基础研究成果的转化，然而目前儿童心衰的基础与临床研究较为滞后。因此儿童心衰治疗进展缓慢，临床治疗仍主要依赖于成人心衰研究结果。对于目前儿童心衰药物治疗在《儿童心力衰竭诊断和治疗建议（2020 年修订版）》中已有详尽阐述，故本部分将重点围绕儿童心衰药物研发及未来治疗方向进行展开。

一、成人心衰成果的儿童转化

尽管儿童与成人心衰在病因、临床特点等层面有所不同，但如前文所述，两者在发生机制上亦有诸多共同之处。加之儿童心衰临床、基础研究相对滞后，因此成人成果的儿童转化仍是目前儿童心衰药物研发的主流方式。

（一）盐皮质激素受体拮抗剂

在成人心衰研究中发现盐皮质激素受体拮抗剂（mineralocorticoid receptor antagonists，MRA）（也称为醛固酮拮抗剂）在各种 HFrEF 患者中均显示可以有效改善心衰的全因死亡率、住院率和心源性猝死。依普利酮在成人心衰的治疗中显示出良好的效果。然而其在儿童中的研究相对较少。一项随机对照研究显示出其对进行性假肥大性肌营养不良相关心肌病具有一定治疗效果。同时，由于依普利酮对醛固酮受体的选择性较高，因此在服用依普利酮的患者中，男性乳房发育和阴道出血等不良反应的发生率低于服用螺内酯的患者。

（二）肾素 - 血管紧张素系统抑制剂

在儿童中血管紧张素转换酶抑制剂（angiotensin converting enzyme inhibitor，ACEI），如依那普利、赖诺普利和培哚普利，或血管紧张素受体阻断剂（angiotensin receptor blocker，ARB），如氯沙坦，具有逆转、降低全身血管阻力，改善血管顺应性的特征。儿童证据表明心肌功能障碍、瓣膜关闭不全、左向右分流先心病手术治疗后可推荐使用 ACEI 以减轻心肌重塑。由于缺乏 ARB 对于儿童心衰的相关数据，一般只在 ACEI 不能耐受的情况下使用。血管紧张素受体脑啡肽酶抑制剂（angiotensin receptor neprilysin inhibitor，ARNI），如沙库巴曲缬沙坦钠，具有同时抑制肾素 - 血管紧张素系统（renin-angiotensin system inhibitor，RAS）和脑啡肽酶的作用，除了阻断 RAS 促进心肌纤维化 / 肥大的作用，还可以同时激活抗纤维化 / 肥大的调控途径。这类药物比 ACEI 和 ARB 可以更好地保护肾功能，有效地控制血压，并改善心室 - 动脉耦合。

因此 ARNI 比单纯药物的独立使用更具优势。沙库巴曲 / 缬沙坦（valsartan）对住院 HFrEF 患儿效果优于单独使用缬沙坦。然而，PARAGON-HF 研究发现，沙库巴曲 / 缬沙坦并未降低 HFpEF 成人的死亡率或住院率。2019 年 10 月，美国 FDA 批准在 1 岁以上有症状的 HFrEF 儿童中使用沙库巴曲 / 缬沙坦。需要指出的是关于沙库巴曲 / 缬沙坦在 HFpEF 儿童中的作用尚无定论。

尽管针对心衰的治疗策略在过去 10 年间取得了长足的进展，但目前治疗方案仍集中于长期药物治疗、器械辅助及心脏移植。由于药物治疗的长期依赖性、器械治疗的并发症、心脏移植供体的缺乏，使得现有治疗方案均存在一定的缺陷，且未能在根本上改善衰竭心脏的分子生物学及细胞学特性，亟需新型治疗手段的出现。

（三）β 受体阻滞剂

成人数据表明，所有 HFrEF 患者均应在确诊时予以 β 受体阻滞剂（beta-blockers），且 β 受体阻滞剂所带来的临床获益在是否存在冠心病、糖尿病，以及老年或女性患者中没有差异。然而，不同类型的 β 受体阻滞剂对儿童心衰表型的影响不同于成人。因为在成人心脏中，发生心衰时主要是 β_1 受体下调；相比之下，儿童发生心衰时的 β_1 受体和 β_2 受体均下调。因此，尽管最新中国儿童心衰诊疗建议中明确推荐 β 受体阻滞剂，但其在儿童中的应用的前瞻性研究仍极为匮乏。

（四）正性肌力药物

正性肌力药物（inotropic agents），如地高辛、多巴胺、磷酸二酯酶抑制剂等虽已较为广泛应用于儿童心衰治疗。但其与 β 受体阻滞剂相似，其在儿童心衰中的前瞻性 RCT 多中心研究亦十分匮乏，其使用仍停留在专家共识、诊疗建议层面，缺乏指南层面的指导，即缺乏"指南指导的临床治疗（guideline-directed medical therapy，GDMT）"。

（五）伊伐布雷定

伊伐布雷定（ivabradine）减慢心率、改善心衰患者长期预后的作用已被临床研究证实。一项多中心研究证实伊伐布雷定对儿童扩张型心肌病治疗有效,用药 12 个月后,伊伐布雷定组患者的 LVEF 增幅更多(13.5% *vs.* 6.9%),NYHA 心功能分级和生活质量也有改善的趋势。基于此项研究,美国 FDA 批准其用于治疗 6 个月及以上年龄的儿童扩张型心肌病所致的稳定症状性心衰。其在儿童心衰中的应用前景仍有待验证。

(六)机械循环支持

机械循环支持(mechanical circulatory support, MCS)可用于药物治疗无法稳定的儿童心衰患者,通过外源性的做功以维持终末器官灌注。Berlin Heart Excor 装置现已获批可用于体重<20kg 的儿童终末期心衰患者。植入的 HeartWare(HVAD)已获准用于体重 17kg 或以上的儿童和体表面积超过 1m^2 的患儿。自 2013 年初以来,HeartWare 公司新开发的 MVAD 已在成人中进行了临床测试,并有望将其用于体重 10~15kg 的儿童。但需要指出的是,机械循环支持目前只能在少数儿童心脏中心开展,尚无法满足全球患者的需要。

二、基于遗传修饰治疗儿童心衰

(一)基因治疗

随着基因治疗技术的快速进步,依赖于调控机制的干预靶点筛选,可以极大地推进新型治疗手段的出现,目前多项研究已经提示了基因治疗(gene therapy)在心衰中的潜在作用。基因编辑通过对靶基因表达水平的调控实现基因治疗目的,如以 *SERCA2a* 为靶点的基因治疗已进入临床试验阶段;利用腺相关病毒载体携带外源性 *TAZ* 基因,治疗其突变所致的 Barth 综合征。随着 Crispr-Cas9 技术的快速应用及改良,并伴随着碱基编辑器(base editing)和先导编辑器(prime editing)的开发,使得研究者能够对大量的遗传性心血管疾病进行基因编辑。2022 年,利用脂质纳米颗粒为载体,基于碱基编辑器沉默 *PCSK9* 基因治疗家族性高胆固醇血症,从而进一步预防动脉粥样硬化和冠心病的新型基因治疗药物已经进入临床试验阶段。以上研究均为儿童心衰的治疗提供了新的思路和策略。

(二)多能诱导干细胞

除基因治疗外,随着多能诱导干细胞(induced pluripotent stem cell, iPSC)的发明及广泛应用,使得快速重建相应细胞组织成为可能。对于部分存在心脏结构缺陷的患儿,可以利用 iPSC 分化而来的心肌细胞构建组织,用于修复有缺损的心脏。同时,利用 iPSC 在特定环境下可以分化成心肌细胞的特性,部分研究也尝试了使用原位移植的方式来补充衰竭心脏可能丢失的心肌细胞。此外,利用 iPSC 结合组织工程,可以生产出具有一定收缩功能的心脏补片,这类补片可以有效改善心肌梗死和心衰心脏的收缩与电活动。

可以看出,儿童心衰的治疗目前存在着机遇和挑战。现有的治疗方案相较于成人心衰而言相对滞后,部分研究缺乏可信的儿童研究数据,限制了部分新型药物在儿童中的使用。此外,由于儿童心脏结构的特殊性,大部分成人置入器械不适合儿童使用,这也需要针对儿童疾病开发特殊的治疗器械。同时,多种新型治疗手段尚处于实验室或临床前研究阶段,这一类干预手段也对于儿童心衰的治疗有着十分积极的意义。

(李一飞　郭宇轩)

参考文献 ▶

1. PIEPOLI MF, ADAMO M, BARISON A, et al. Preventing heart failure: a position paper of the Heart Failure Association in collaboration with the European Association of Preventive Cardiology [J]. European Journal of Preventive Cardiology, 2022, 29 (1): 275-300.

2. 中华医学会儿科学分会心血管学组, 中国医师协会心血管内科医师分会儿童心血管专业委员会,《中华儿科杂志》编辑委员会, 等. 儿童心力衰竭诊断和治疗建议 (2020 年修订版)[J]. 中华儿科杂志, 2021, 59 (2): 11.

3. GRACIA E, HAMID A, BUTLER J. Timely Management of New-Onset Heart Failure: The Other Vulnerable Phase [J]. Circulation, 2019, 140 (8): 621-623.

4. MCDONAGH TA, BLUE L, CLARK AL, et al. European Society of Cardiology Heart Failure Association standards for delivering heart failure care [J]. European journal of heart failure, 2011, 13 (3): 235-241.

5. HEIDENREICH PA, BOZKURT B, AGUILAR D, et al. 2022 AHA/ACC/HFSA guideline for the management of heart failure: Executive summary: a report of the American College of Cardiology/American heart association joint Committee on clinical practice guidelines [J]. Journal of the American College of Cardiology, 2022, 79 (17): 1757-1780.

6. KANTOR PF, LOUGHEED J, DANCEA A, et al. Presentation, diagnosis, and medical management of heart failure in children: Canadian Cardiovascular Society guidelines [J]. Canadian journal of Cardiology, 2013, 29 (12): 1535-1552.

7. KIRK R, DIPCHAND AI, ROSENTHAL DN, et al. The International Society for Heart and Lung Transplantation Guidelines for the management of pediatric heart failure: Executive summary [J]. The Journal of Heart and Lung Transplantation, 2014, 33 (9): 888-909.

8. 中华医学会心血管病学分会心力衰竭学组, 中国医师协会心力衰竭专业委员会,《中华心血管病杂志》编辑委员会. 中国心力衰竭诊断和治疗指南 2018 [J]. 中华心力衰竭和心肌病杂志 (中英文), 2018, 2 (4): 30.

9. LIPSHULTZ SE, LAW YM, ASANTE-KORANG A, et al. Cardiomyopathy in children: classification and diagnosis: a scientific statement from the American Heart Association [J]. Circulation, 2019, 140 (1): e9-e68.

10. NAGUEH SF, SMISETH OA, APPLETON CP, et al. Recommendations for the evaluation of left ventricular diastolic function by echocardiography: an update from the American Society of Echocardiography and the European Association of Cardiovascular Imaging [J]. European Journal of Echocardiography, 2016, 17 (12): 1321-1360.

11. FARMAKIS D, AGOSTONI P, BAHOLLI L, et al. A pragmatic approach to the use of inotropes for the management of acute and advanced heart failure: An expert panel consensus. Int J Cardiol, 2019, 297: 83-90.

12. COX ZL, TESTANI JM. Loop diuretic resistance complicating acute heart failure. Heart Fail Rev, 2020, 25 (1): 133-145.

13. YANCY CW, JESSUP M, BOZKURT B, et al. 2017 ACC/AHA/HFSA Focused Update of the 2013 ACCF/AHA Guideline for the Management of Heart Failure: A Report of the American College of Cardiology/American Heart Association Task Force on Clinical Practice Guidelines and the Heart Failure Society of America. Circulation, 2017, 136 (6): e137-e161.

14. HEIDENREICH PA, BOZKURT B, AGUILAR D, et al. 2022 AHA/ACC/HFSA Guideline for the Management of Heart Failure: A Report of the American College of Cardiology/American Heart Association Joint Committee on Clinical Practice Guidelines. Circulation, 2022, 145 (18): e895-e1032.

15. BONNET D, BERGER F, JOKINEN E, et al. Ivabradine in Children With Dilated Cardiomyopathy and Symptomatic Chronic Heart Failure. J Am Coll Cardiol, 2017, 70 (10): 1262-1272.

16. ADORISIO R, CALVIERI C, CANTARUTTI N, et al. Heart rate reduction strategy using ivabradine in end-stage Duchenne cardiomyopathy. Int J Cardiol, 2019, 280: 99-103.

17. 中国康复医学会心血管病预防与康复专业委员会. 慢性心力衰竭心脏康复中国专家共识. 中华内科杂志, 2020, 59 (12): 942-952.

Theory and Practice of
**Pediatric
Heart Failure**

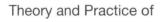

第三章

先天性心脏病与心力衰竭

先天性心脏病(简称先心病)发病率为活产新生儿的 0.8% 左右,是最常见的先天畸形之一。按照其血流动力学特点,可分为左向右分流型先心病、右向左分流型先心病、无分流型先心病,其病程中任何时候都可能发生心力衰竭(简称心衰),先心病是儿童心衰最常见的病因之一。

先心病患儿是否发生心衰取决于其心脏畸形的程度及年龄。危重先心病多在新生儿期发生心衰,例如左心发育不良综合征(hypoplastic left heart syndrome,HLHS)心衰多发生在生后 3~7 天,严重的主动脉缩窄(coarctation of aorta,CoA)心衰多发生在出生后 7~10 天。有些先心病直到肺血管阻力下降后才发生心衰,例如大室间隔缺损(ventricular septal defect,VSD)、房室通道(atrioventricular septal defect,AVSD)心衰多发生在出生后 1~3 个月,而有些先心病如房间隔缺损(atrial septal defect,ASD)3~5 岁才出现症状。先心病矫治手术后发生的心衰(例如单心室生理等)则往往见于年长儿及成人。不同年龄段的先心病患儿发生心衰的病因和病理生理不同,临床表现和处置方法也不尽相同。

一、新生儿先心病

分流性缺损占先心病的绝大部分,这一大类先心病在新生儿期处于稳定状态,并且在出生后 3 个月之内、生理性肺动脉高压下降之前一般不会出现充血性心衰的症状。危重先心病约占先心病的 15%~25%,是新生儿期急性心衰的最常见原因,占 1 岁以内婴儿死亡的 25%,是 1 岁以内婴儿的首位死因。

左心梗阻性先心病(占危重先心病 30%~40%)、完全型大动脉转位(占危重先心病 30%)、右心梗阻性先心病(占危重先心病 20%~30%)、心肌病或心律失常(极少)是出生后 1 周内急性心衰的常见病因,表现为充血性心衰和心源性休克。除了上述疾病外,危重先心病还包括梗阻型全肺静脉异位引流(total anomalous pulmonary venous connection,TAPVC)、共同动脉干合并共同动脉瓣重度关闭不全、体肺循环不平衡的单心室等。

胎儿循环生理包括胎盘循环(营养和气体交换)、高肺循环阻力(resistance of pulmonary circulation,Rp)、低体循环阻力(resistance of systemic circulation,Rs)、右向左分流的卵圆孔(foramen ovale,FO)和动脉导管(ductus arteriosus,DA)。在宫内胎儿循环状态下,绝大多数危重先心病患儿可以正常发育。出生后,新生儿由胎儿循环过渡到成人循环,此时的一系列改变包括胎盘循环终止、Rp 下降、Rs 上升、FO 和 DA 关闭,可以造成危重先心病患儿病情恶化甚至危及生命,而出生后 FO 和 DA 仍维持开放状态的危重先心病患儿则临床症状轻微。因此,在患儿出生后,继续维持其并行循环状态(维持 FO 和 DA 开放)就成为一些危重先心病患儿行手术或介入干预前必须达到的目标。药物维持 DA 开放或使 DA 再通是最常用的方法,而对药物低反应或无反应的患儿,可采用 DA 支架植入术,而维持 FO 开放则有房间隔球囊扩张术、房间隔支架植入术或房间隔造口术。新生儿危重先心病各类疾病特点及发生心衰的处置如下:

1. 左心梗阻性先心病　可累及所有左心结构,包括左心室流入道和流出道梗阻,可单发或多发(二尖瓣狭窄、主动脉瓣狭窄、主动脉弓中断、CoA、HLHS 等),右心室承担肺循环并通过 DA 承担全部或部分体循环功能。部分重症患儿冠状动脉和脑灌注完全依赖于 DA 的开放,一旦 DA 关闭就会造成危及生命的脑和心脏缺血。左心梗阻性疾病多合并肺淤血、水肿,因此往往出生后即可出现低氧血症和心源性休克。梗阻型 TAPVC 与此类似。临床症状取决于畸形程度,从急性心力衰竭到心源性休克表现不等,呼吸急促为早期、较显著的症状。症状无特异性,早期易误诊,需要与新生儿脓毒血症相鉴别。

处置要点:①DA 再通 / 维持 DA 开放;②减少舒张期通过 DA 的左向右分流;③避免一切可能造成 Rp 下降的因素,例如吸氧、过度通气等;④在保证适当循环灌注压的基础上,降低 Rs;⑤尽快转至有条件的心脏中心手术治疗。

合并心衰时首选扩张血管的药物,可以考虑早期应用磷酸二酯酶抑制剂(如米力农),其在增加心肌收缩力的同时减轻后负荷。儿茶酚胺类药物则应谨慎使用,因其可加快心率、缩短舒张期充盈时间、增加氧耗、对 Rp/Rs 有负性影响。

2. 右心梗阻性先心病和完全型大动脉转位(transposition of the great arteries,TGA)　青紫是 TGA 和右心梗阻性先心病患儿的突出症状,一些措施如呼吸支持、氧气吸入、气管插管、呼吸机辅助治疗等并不能显著改善血氧饱和度。临床上这类患儿虽然发绀明显,但是一般情况尚好,只有在氧分压<25mmHg 和 / 或血氧饱和度持续下降至<60% 和 / 或近期代谢性酸中毒明显时才会危及生命。

右心梗阻性先心病有右心室流入道或流出道的形态学梗阻,且大多合并动脉 - 肺血管的交通,如 DA 开放或体肺侧支形成。绝大部分需要在新生儿期手术或介入干预。

3. 复杂心脏畸形和少见病　另外还有一些复杂心脏畸形和少见病,在患儿出生后呈现与上述两类先天性心脏病类似的临床进程。其中梗阻型 TAPVC 患儿出生后数小时即出现明显青紫、呼吸急促、呼吸困难,呈现急性肺水肿表现;临床表现类似新生儿呼吸窘迫综合征,极易误诊;X 线示肺淤血、肺水肿。这类患儿保守治疗很少能真正稳定,需要紧急手术干预,否则病情将迅速恶化。

二、婴幼儿先心病

先心病是婴幼儿期心衰的主要病因(年长儿则是心肌病),造成婴幼儿心衰的因素有:①左心室或右心室容量负荷增加,例如大的左向右分流、瓣膜反流、体循环动静脉瘘等;②心室压力负荷增加,如左、右心室流出道梗阻、肺血管狭窄、CoA、动脉高压等;③肺静脉回流梗阻,如心下型 TAPVC、二尖瓣狭窄、三房心、肺静脉狭窄、合并二尖瓣闭锁的 HLHS 等;④心肌受损,如心肌炎症、冠状动脉灌注异常、其他原因引起的心肌缺血(代谢异常或弹力纤维增生症)等。

各种类型的先心病都可能在婴幼儿期发生心衰。在出生 1~3 个月之后,由于肺血管阻力下降,一些分流性先心病,如 VSD、AVSD、动脉导管未闭(patent ductus arteriosus,PDA)等左向右分流增加,造成左心室前负荷增加,成为心衰的主要病因。小婴儿的心衰常常为多发缺损,如同时存在 CoA、VSD、PDA 等。

婴幼儿先心病发生心衰病情重、诊断困难且往往与呼吸道感染有关,事实上也多继发于肺部感染,且通常是全心衰竭。常表现为气急、心动过速、喂养困难、发育不良、低体重、肝大、多汗、末梢灌注差和苍白。呼吸急促、心动过速是最常见的症状和体征。胸部 X 线片示心胸比 ≥60%,并有肺水肿征象。小婴儿因为有肺水肿而有干咳;较大的婴儿表现为嗜睡或易激惹、四肢发凉、苍白、多汗,有呼吸困难或青紫。右心衰竭的严重程度可通过肝增大的程度判定。婴幼儿颈部短粗难以判定颈静脉压力,每 24 小时体重超过 30g 提示有液体潴留。

处置要点:治疗并发疾病、减轻心脏负荷、调整影响心脏排血量的各种因素、为平稳过渡到手术治疗作好准备。

地高辛、利尿剂及减轻后负荷等措施对有充血性心衰的婴幼儿有效。有喂养困难和生长迟缓者,必须给予营养支持。应用有效的抗生素治疗肺部反复感染。患儿有时术前需要用呼吸机辅助和强心药支持,此时要检查有无合并主动脉瓣下狭窄、主动脉缩窄、动脉导管未闭或感染,以确定治疗无效的原因。

三、年长儿、成人先心病

近年来,得益于影像学诊断技术、手术、导管介入技术的进步以及术后高质量的多学科团队的协作,先心病包括许多危重复杂先心病得以早期诊断(新生儿期甚至胎儿期)、早期干预(新生儿期甚至胎儿期)、多次干预并存活至大年龄甚至成人期。据报道,欧美成人先心病(adult congenital heart disease,ACHD)数量已经超过了儿童先心病。心衰是 ACHD 的主要并发症,住院次数多、住院时间长、死亡率高;据统计约 20% 的 ACHD 死于心衰。我国情况类似,近年来年长儿、成人先心病心衰发病率逐年增加,由于基础解剖畸形各异、既往手术及干预方式多样,使得病情更为复杂多变。

年长儿、成人先心病心衰发病机制包括:①容量、压力超负荷等因素持续存在,使得一些未手术患儿随着年龄增长而发生心衰,如 CoA(压力超负荷)和 Ebstein 畸形合并严重三尖瓣反流(容量超负荷)等;②先心病患儿手术后有残余的解剖和血流动力学缺陷,造成压力和 / 或容量超负荷,最终发生心衰,如法洛四联症(tetralogy of Fallot,TOF)根治术后残余右室流出道压差、三尖瓣和肺动脉瓣大量反流,瓣膜手术后出现再狭窄或反流等;③其他,包括心肌缺血、心室肥厚、体循环右心室、Fontan 手术等。

年长儿、成人先心病心衰多发生在复杂先心病,预后差。患儿由于长期以来已经习惯于活动受限,所以发生心衰时往往无明显的临床症状,有时心律失常为其早期表现,客观证据包括 NT-proBNP 增高以及心肺运动试验峰值氧耗下降。房性心律失常、感染性心内膜炎、起搏器植入、体循环右心室、肺血管疾病、心内外分流、侧支和板障等与心衰相关。复杂先心病姑息或矫治术后急诊住院最常见的病因是单心室,其次是 TOF、共同动脉干、房室连接不一致的 TGA(TGA 心房调转手术后、矫正性 TGA)。

为方便个体化治疗,可将年长儿、成人先心病心衰分为不同亚组:①体循环为形态学左心室(left ventricule,LV)的心衰;②体循环为形态学右心室(right ventricule,RV)的心衰,如矫正性 TGA、TGA 心房调转术后等;③肺动脉下为形态学 RV 的心衰,如 TOF 术后肺动脉瓣大量反流,严重的 RV 梗阻等;④单心室生理的心衰,如 Fontan 术后;⑤发

绀型心衰,如艾森门格综合征等;⑥心肌缺血性心衰,如冠状动脉起源异常矫治术后;⑦心律失常引起的心衰;⑧心室收缩功能保留的心衰,如 Shone 综合征和 RV 限制性疾病等。

随着先心病患儿存活至年长儿、成人、成人晚期,心衰管理将持续成为先心病治疗非常重要的部分并需要长期关注。年长儿、成人先心病心衰治疗中最关键步骤是评估其解剖生理基础以及既往手术等干预情况,找出可逆或可治疗的残余解剖或血流动力学缺陷,即首先评估再干预的可能性,然后再考虑其他治疗。药物治疗循证医学资料有限,可根据需要、结合其解剖和血流动力学改变进行个体化治疗。对体循环为形态学 LV 的心衰可遵循 ESC 心衰指南,应用血管紧张素转换酶抑制剂(angiotensin converting enzyme inhibitor,ACEI)、血管紧张素受体 1(angiotensin receptor 1,AT$_1$)阻滞剂、β 受体阻滞剂、利尿药等治疗;对体循环为形态学 RV 的心衰,如果有症状,其治疗应遵循指南,如无症状可用 β 阻滞剂治疗;对肺动脉下 LV 或 RV 心衰,无症状不治疗,有症状者可联合利尿和降低肺动脉压力药物治疗;对 Fontan 循环出现症状及心衰,除遵循指南用药外,应用降低肺血管阻力药物,如磷酸二酯酶抑制剂或降低后负荷的 β 阻滞剂会大有获益,有液体潴留时可加用利尿剂。其他非药物治疗包括机械辅助和心脏移植,但需要有经验的专业团队实施。

(张惠丽)

第一节
左向右分流型先天性心脏病相关心力衰竭

【概述】先天性心脏病(简称先心病)是先天性畸形中最常见的一类,约占各种先天畸形的 28%,是指在胚胎发育时期由于心脏及大血管的形成障碍或发育异常而引起的解剖结构异常,包括出生后应自动关闭的通道未能闭合(在胎儿属正常)。

先心病约占出生活婴的 0.8% 左右,根据血流动力学分为无分流型(如肺动脉狭窄、主动脉缩窄)、左向右分流型(如房间隔缺损、室间隔缺损、动脉导管未闭)和右向左分流型(如法洛四联症、大血管错位),其中左向右分流型先心病约占所有先心病的

70%~80%,引起容量超负荷,是 6 个月以内小婴儿心衰最常见的病因。

左向右分流型先心病临床症状的轻重取决于分流量的大小,分流量越大、症状越重,而影响分流量的主要因素为分流口的大小和分流口两侧的压力阶差。左向右分流先心病左侧心腔压力高于右侧,血液经过异常通道自左向右分流,大量动脉血进入右心或肺动脉,肺循环血量增多,导致患儿易发生反复肺部感染;心腔内的左向右分流虽使体循环血量下降,但主动脉内血氧饱和度正常,因此患儿体格发育虽受影响但一般不出现青紫。肺循环血量增加初期,肺血管床随之扩大,肺小动脉压力可维持在正常水平;但当肺循环血量超过正常的 3~5 倍及以上时,肺小动脉痉挛收缩,肺动脉压力明显升高,称为动力型肺动脉高压;随着患儿年龄的增长,长时间的高肺循环血量使肺小血管管壁逐渐增厚、内膜增生、管腔狭窄,从而使肺动脉压力进一步升高,此时称为梗阻型肺动脉高压。随着肺动脉压力的升高,心脏压力超负荷,右心压力可接近或超过左心压力,非氧合血经分流口呈右向左分流,患儿出现青紫,即为艾森门格综合征。当分流量<体循环血量的 50% 时,患儿可无明显临床症状,心脏大小基本正常;当缺损处分流量>体循环血量 50% 时,患儿心脏可逐渐代偿性增大、心肌增厚、心率代偿性增快,维持高排血量;当分流量继续增多,长时间容量超负荷,继而出现心肌能量消耗增多,冠脉供血相对不足,心肌收缩速度减慢和收缩乏力,左心功能下降;而日趋严重的肺动脉高压,又增加压力负荷,使右心功能受到影响,全身血液回流受阻,心脏逐渐失代偿而出现心衰。早期一般射血分数正常,即射血分数保留的心衰;晚期出现射血分数下降,即射血分数降低的心衰。当合并肺部感染时,心衰出现更早更严重。

【临床特点】不同类型的左向右分流先心病具有反复呼吸道感染、生长发育落后、心脏杂音及易发生心衰等共同临床特点,但其心衰特点不同。

继发孔型房间隔缺损除大型房间隔缺损外,在儿童期很少引起心衰,其在儿童期可较好地被耐受,但在肺部感染时可出现心衰;继发孔型房间隔缺损在成人期可引发心衰,且可出现脑栓塞表现。

原发孔型房间隔缺损在儿童期极易发生心衰,尤其是合并肺部感染时;当房间隔缺损合并快速性房性心律失常时,如房性心动过速、心房扑动或颤动,也易发生心衰。

中大型室间隔缺损和粗大的动脉导管,因存在明显的左向右分流,儿童期可出现显著的肺动脉高压和容量超负荷,容易出现心衰,尤其是合并肺部感染时心衰症状迅速加重;<3 个月婴儿的中大型室间隔缺损和粗大的动脉导管,临床短期内极易出现严重肺淤血、心衰难以纠正,甚至出现心源性休克。早产儿的动脉导管未闭,因早产儿肺血管阻力下降较早和大量的左向右分流,可较早发生心衰(生后第 1 个月内),导致早产儿严重的呼吸困难或难以撤离呼吸机。室间隔缺损和动脉导管未闭合并感染性心内膜时,易诱发心衰。

完全性心内膜垫缺损(完全性房室间隔缺损),通常因存在严重的血流动力学紊乱,大多于生后 1~2 个月即发生心衰,且反复出现的肺部感染也可诱发或加重心衰。

【诊断】超声心动图是评估心脏结构和功能的首选方法。对于左向右分流先心病导致的心衰,超声心动图既可明确先心病类型,又可动态监测心功能,以辅助判断心衰的变化。心导管检查可精确测量心腔内压力和容积,精确定性和定量评估左、右心室的收缩和舒张功能,但非左向右分流先心病的常规检查手段,仅用于介入手术或严重肺动脉高压程度和性质的判定时。血脑钠肽或氨基末端脑钠肽前体是重要的心衰标志物,有助于心衰的诊断,但存在肺动脉高压时可影响对心衰程度的精确评估;动态监测血脑钠肽或氨基末端脑钠肽前体的变化是评估心衰严重程度、疗效和预后的重要手段。

【治疗原则】减少呼吸道感染是预防左向右先心病患儿发生心衰的重要措施。对于分流量较大的缺损,需根据相关指南及早行介入或手术治疗,以防其出现心衰。大型左向右分流先心病无手术年龄的限制,且合并肺炎、心衰难以控制时应及时手术,肺炎不是手术的禁忌证。

左向右分流型先心病心衰处理的重点是控制容量负荷,减轻压力负荷,首选血管紧张素转换酶抑制剂和利尿剂,洋地黄类强心药需根据患儿临床情况合理选择;对于合并严重肺动脉高压的心衰患者,降低肺动脉压力时需平衡考虑肺动脉压力下降所带来的左向右分流增加而导致的肺充血加重的问题,不能过度降低肺动脉压力。合并心源性休克患儿应及时给予正性肌力药物,需根据患儿情况合理选用肾上腺素、多巴胺、多巴酚丁胺、米力农和左西孟旦。合并肺部感染或感染性心内膜炎的左向右分流型先心病心衰患儿,尽快控制感染是控制心衰的关键之一,需静脉、足量、联合应用抗生素。

(毛成刚)

【附 病例 3-1】

室间隔缺损合并心力衰竭 1 例

(青岛大学附属医院 徐敏 毛成刚)

【病史】患儿,男,4个月4天,因"咳嗽2天,呼吸困难伴面色青紫3小时"入院。患儿病初出现咳嗽,喂药呛咳后病情突然加重。患儿平素哭闹时口周发绀,无多汗、水肿,无反复肺炎,生后未体检。患儿母亲孕期健康,无放射线、药物、毒物接触史。否认心脏病家族史,否认家族性遗传性疾病史。

【体格检查】体温36.7℃,呼吸56次/min,心率170次/min,血压78/50mmHg 经皮氧饱和度80%~89%,体重7.5kg。面容无特殊,营养状况良好,烦躁,面色发绀,呼吸急促,三凹征阳性,左肺呼吸音低,右肺呼吸音粗,未闻及干、湿啰音。心前区饱满,心脏浊音区明显增大,心音低钝,心律齐,未闻及杂音。肝右肋下约3cm,质地软,脾未触及。四肢尚暖、无水肿,甲床无发绀。

【辅助检查】胸部X线片示双肺纹理增重,模糊,左肺受压;心影球形增大,心胸比例0.78(图3-1-1A);肌酸激酶同工酶46.2U/L,脑钠肽(BNP)>5 000pg/ml。外周血白细胞计数13.94×10⁹/L,中性粒细胞比率74.8%,淋巴细胞比率17.5%,血红蛋白123g/L,血小板计数166×10⁹/L,C反应蛋白

5.01mg/L。

【初步诊断及分析】本例患儿为小婴儿,平素哭闹时发绀,喂药呛咳后病情突然加重,查体呼吸、心率明显增快,经皮氧饱和度降低,面色发绀,气促,心前区饱满,心脏浊音区增大,肝脏增大,胸部X线片提示心胸比增大,血气分析示代谢性酸中毒合并呼吸性酸中毒,因此患儿心力衰竭合并急性呼吸衰竭诊断明确。心力衰竭按照改良Ross评分法8分,为中度心力衰竭,其心脏增大的原因分析如下:

1. **心肌病** 患儿系小婴儿,呼吸道感染后查体发现心脏增大,心音低钝,未闻及杂音,胸部X线片提示心脏呈球形增大,需首先考虑,需进一步行超声心动图等检查。

2. **先天性心脏病** 患儿平素哭闹时口周发绀,查体心前区饱满,心脏浊音区增大,胸部X线片提示心影球形增大,需要考虑该病,但患儿生长发育好,无多汗、水肿的情况,无反复呼吸道感染病史,且心脏听诊未闻及杂音,需慎重诊断,进一步行超声心动图等检查。

3. **心肌炎** 患儿病史短,病情进展迅速,有前驱呼吸道感染,有心脏增大、心衰症状,需警惕该病,但患儿年龄小,且心肌酶正常,尚不支持,需进一步完善超声心动图协助诊断。

【进一步检查及结果】床旁超声心动图:全心增大,左室显著,膜周部VSD 8mm,双向分流,估测肺动脉收缩压75mmHg,LVEF 18%。

解析:根据超声心动图结果,患儿心脏明显增大,存在大型室间隔缺损,射血分数明显降低,肺动脉压力显著升高,初步诊断室间隔缺损、肺动脉高压、心力衰竭。但患儿左室射血分数极低,此在室间隔缺损时较为罕见,需治疗后复查,进一步明确是否合并心肌病。

【治疗及随访】根据患儿临床表现、实验室检查及超声心动图诊断为室间隔缺损、心力衰竭、急性呼吸衰竭、重度肺动脉高压、呼吸道感染,以及心肌病待排除。给予呼吸机辅助通气,抗感染,毛花苷丙强心,呋塞米利尿,硝酸甘油扩血管,多巴胺、多巴酚丁胺改善循环,以及合理补液维持酸碱平衡并纠正水电解质紊乱,丙种球蛋白免疫支持,磷酸肌酸钠等营养心肌治疗等。治疗第4天,患儿

通气功能改善,床旁胸部 X 线片心影较之前缩小(图 3-1-1B)。

治疗 1 周后,复查 BNP 降至 1 068.3pg/ml,房室腔较之前稍缩小,射血分数较之前升高;治疗 2 周后,房室腔进一步缩小,射血分数恢复正常;患儿 4 岁时行室间隔缺损修补术,术后 6 个月超声心动图示心脏大小恢复正常,心功能正常(表 3-1-1)。术后随访 4 年,患儿目前生长发育正常。

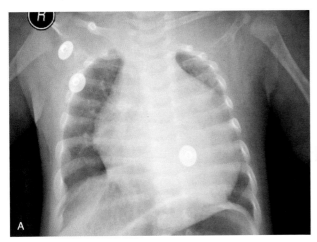 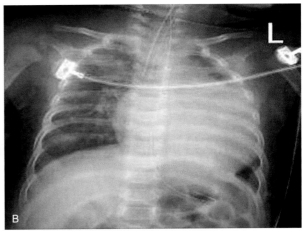

图 3-1-1　胸部 X 线片

心胸比例增大。A. 治疗前,心胸比 0.78;B. 治疗后,心胸比 0.65。

表 3-1-1　治疗前与治疗后的超声心动图

	治疗前 (4 个月 4 天)	治疗 1 周后 (4 个月 11 天)	治疗 2 周后 (4 个月 18 天)	手术后 (4 岁 6 个月)
LVD/mm	31	27	26	23
RV/mm	17	15	16	14
RA/mm	22 × 24	19 × 28	17 × 23	34 × 32
膜周部 VSD/mm	8	8	8	—
RVSP/mmHg	75	73	74	26
LVEF/%	18	32	50	64

【病例点评】室间隔缺损是儿童先天性心脏病中最常见的类型,根据病理类型可分为膜周部缺损、漏斗部缺损和肌部缺损,其中以膜周部缺损最常见;根据室间隔缺损大小又可分为小型缺损(<5mm,或缺损占主动脉根径横切面积<1/4)、中型缺损(5~10mm,或缺损占主动脉根径横切面积 1/2)和大型缺损(>10mm,或缺损占主动脉根径横切面积>1/2)。本例患儿就诊时已有重度肺动脉高压,呼吸道感染使肺动脉压力进一步升高,同时心力衰竭时心肌进一步收缩无力,超声心动图显示左右心室间的压力差仅 9~11mmHg,此时临床心脏听诊很难听到杂音,此乃本例临床漏诊的主要原因;另

外,本例患儿体格生长发育良好,是家长忽略病情且不配合早期检查的主要原因。

本例患儿左室射血分数极低,仅 18%,此在室间隔缺损的病例中较为罕见,需注意与心肌病和心肌炎相鉴别。本例患儿虽未做基因检测,但治疗后心功能迅速好转,且 4 岁手术后随访 4 年患儿心功能正常,可基本排除合并心肌病。分析本例患儿左室射血分数较低的原因可能为:一是患儿室间隔缺损面积较大,长期的血流动力学改变使左心室持续超负荷,诱发心力衰竭;二是合并呼吸道感染,呼吸衰竭导致的呼吸性酸中毒以及感染引起的代谢性酸中毒的双重因素,使心肌进一

步收缩无力。

超声心动图是发现室间隔缺损最主要的检查手段。多数大型室间隔缺损在孕期和生后即可发现,但受医疗水平及家属依从性影响,对于症状不典型的室间隔缺损,易发生漏诊的情况,从而错过最佳手术时机,因此其早期识别和诊断对治疗及预后尤为重要。

本例患儿系小婴儿,年龄小,基础心脏疾病未及时发现,发生呼吸道感染后诱发心力衰竭合并急性呼吸衰竭,险些危及生命。回顾本例患儿,仔细询问病史"哭闹时有口周发青",以及定期查体是本例患儿及早发现并筛查出的线索。因此,认真全面的病史采集,查体时发现的蛛丝马迹,是疾病诊断的关键所在。

第二节
右向左分流型先天性心脏病相关心力衰竭

【概述】右向左分流型先心病时,由于一部分未经氧合的静脉血分流进入动脉和/或泵入肺循环,导致参与"有效"氧合的血流明显减少,动脉血氧含量下降;当血液中的还原血红蛋白超过 5g/dl,动脉血氧饱和度低于 85% 时,临床可出现发绀,故又常称为发绀型先心病。临床最常见的右向左分流型先心病是法洛四联症(tetralogy of Fallot,TOF,约占 5%),其次是大动脉转位(transposition of the great arteries,TGA,约占 2%)。本节主要讨论主要解剖畸形上存在右向左分流型先心病相关的心力衰竭,而对于实为左向右分流(如全肺静脉异位引流)、原发疾病进展所致(如艾森门格综合征)的发绀型先心病未在本节中展开讨论。

在胎儿时期,右向左分流型先心病通常无症状。胎儿从胎盘接受含氧血液,经静脉导管绕过肝脏循环进入下腔静脉,并通过卵圆孔及动脉导管供应全身。由于肺循环阻力较高,此时进入肺动脉的血流量仅占心输出量的 8%~10%。在出生后,随着脐带结扎,胎盘循环终止,新生儿自身肺循环建立,心脏结构正常者右心室"缺氧"的静脉血应被全部泵入肺动脉(肺循环)进行有效的氧合后,变为"含氧"的动脉血回流入左心房、左心室,再泵入主动脉(体循环)供应全身脏器。如果被泵入肺循环的血液是含氧的动脉血,那这些肺血流是"无效的",因为肺部无法进一步为这些已含氧的血液提供氧气。当存在右向左分流时,未经氧合的静脉血在心

房、心室或者大动脉水平被分流进入体循环可导致动脉血氧含量下降。参与肺循环氧合交换的血流减少(如 TOF),或大量动脉血被泵入肺动脉进行无效肺循环(如 TGA),均可进一步加重低氧血症。

右向左分流型先心病往往合并多种心脏结构畸形,其血流动力学和临床表现亦是多种多样。根据肺循环血量多少,可分为肺血减少型,如 TOF、肺动脉瓣闭锁(pulmonary atresia,PA)、三尖瓣闭锁;肺血增多型,如 TGA、永存动脉干(truncus arteriosus,TA)及右心室双出口(Taussig-Bing 型)等。通常情况下,右向左分流因静脉血被分流入体循环可致肺血流量减少,心脏负荷不重。但某些特殊情况下,如心腔内存在较大分流,同时又无前向梗阻则可引起肺动脉高压、肺循环超载。胎儿时期及出生后不久的新生儿因肺循环阻力较高,临床症状可不明显。随着新生儿后期肺循环阻力下降、肺灌注增加,可致肺毛细血管充盈过多,肺间质水肿,心脏容量负荷增加,心脏扩大等一系列类似左向右分流型先心病所致的心力衰竭表现,如右心室双出口(Taussig-Bing 型)、TA、TGA 伴非限制性室间隔缺损等。反之,如合并肺动脉狭窄,则会在一定程度上限制肺血流量、保护肺血管床,此时心脏负荷不重,不易发生心力衰竭。但是,此类患者由于肺血少,通常会有比较明显的发绀,如 TOF、右心室双出口伴肺动脉狭窄、肺动脉闭锁伴室间隔缺损等。还有一些右向左分流型先心病如三尖瓣闭

锁(肺动脉闭锁/室间隔完整),由于右心前向射血受阻,导致强制性的心房水平右向左分流,肺血少又进一步加重缺氧,故通常发绀显著。循环的稳定依赖于心房水平的分流程度,如心房水平限制性分流,则患儿因右心房高压可出现右房扩张、腔静脉回流受阻、肝脏增大等右心衰竭表现。另一方面,肺循环血流量少,左心房回心血量少,可引起体循环低心排、外周脏器灌注不足,严重者可在出生后不久即发生严重心力衰竭。

【临床表现】

1. **症状** 中央型发绀是右向左分流型先心病的主要症状。根据解剖畸形不同,发绀程度不同。由于患儿存在低氧,容量超负荷或低心排,均可表现为喂养困难、体重增长不良、气促,年长儿可表现为运动耐量下降、运动后气促、心悸、发绀加重等症状。

2. **体征** 不同原发疾病相关的心力衰竭患儿可在查体时发现发绀、呼吸做功增加、心率增快、心音低钝、心脏杂音、肝大、脉搏搏动弱、低灌注或休克等体征。

【诊断】 患儿心衰的诊断需要在病史采集时注意有无激惹、喂养时多汗或哭闹不安、奶量下降、喂奶时间延长、体重增长不理想、呼吸增快或不规则、甲床及黏膜青紫等;对于年长儿需要注意有无活动耐力下降表现,如活动时气促、多汗、发绀或心悸等。右向左分流先心病的诊断需要依赖于心电图、胸部X线片、超声心动图,心脏增强CT和心脏磁共振,必要时行心导管检查。

1. **心电图** 可出现节律异常,心房或心室肥大、右位心、电轴偏移异常等情况。PA、三尖瓣闭锁患儿可出现电轴左偏(0~90°),TOF患儿可出现电轴右偏(90°~180°)。

2. **胸部X线片** 可提示肺部血量增多、正常或减少,心力衰竭严重者可见心脏明显扩大表现;一些特异性的心影形状还可提示特定疾病,如TGA患儿的胸部X线片可出现"蛋形心"、TOF可表现为"靴形心"。此外,胸部X线片也有助于排除肺源性疾病所致发绀。

3. **超声心动图** 是诊断右向左分流型先心病首选的重要检查,可确诊绝大部分右向左分流型先心病,还可用于评估分流量的多少、流出道有无梗阻等血流动力学参数。

4. **其他检查** 心脏增强CT可以清楚呈现心脏内外解剖的细节,可以较好地评估主动脉、肺动脉及其分支解剖和侧支血管分布。三维重建后的图像可获得良好的空间分辨效果。心脏磁共振可以进一步补充解剖细节,特别是对畸形的心室的收缩功能及容积的评估,对临床决策具有重要意义。如解剖畸形复杂,必要时可予心导管检查进一步明确畸形,同时还可提供肺动脉压力、跨梗阻段压力阶差等血流动力学参数,为进一步外科手术方式提供依据。

【鉴别诊断】 存在发绀患儿,首先应排除周围性发绀,其次需要与肺部疾病、肺高压、代谢性疾病、脓毒血症、血红蛋白病等鉴别。一般情况下,右向左分流型先心病无差异性发绀表现,如新生儿出现上半身发绀而下肢肤色正常,提示TGA伴主动脉弓梗阻可能;在这种情况下,左心室的含氧动脉血被泵入肺动脉经动脉导管灌注降主动脉,供应下肢。对于经皮氧饱和度筛查阳性者,需尽快进一步评估,可通过查体(如四肢血压)、心电图、超声心动图等检查予以鉴别。

【治疗】 对于宫内诊断的右向左分流型先心病,需要在有经验的中心进行分娩,并在出生后迅速对患儿情况进行评估。确诊后根据不同病变情况决定手术时机及方案。对于急性期心力衰竭管理,可考虑静脉血管活性药物维持外周灌注。肺血增多、容量负荷过重的心力衰竭患儿可给予利尿剂、洋地黄改善症状;肺血减少型给予静脉补液保证容量。发绀型先心病如合并肺动脉高压,其肺部病变进展较迅速,多数需要6个月内手术纠治。对于内科治疗无效的严重心力衰竭需考虑尽早手术。对于动脉导管依赖肺灌注的患儿,需注意限制吸氧并及时使用前列腺素 E_1 维持动脉导管开放,保证循环稳定,必要时行动脉导管内支架置入。对于梗阻严重的先心病(如三尖瓣闭锁、狭窄),可先给予房间隔造口术姑息治疗,以缓解右心房压力,使动静脉血充分混合,改善循环后择期再行根治术。部分特殊病变如TGA伴室间隔完整需在2周内实施外科手术治疗,以防新生儿后期肺阻力下降后左心室压力负荷下降,术后无法承担体循环压力负荷。在围手术期,还需积极纠正相关并发症如酸中毒、心力衰竭、呼吸衰竭、心律失常、肾功能不全、感染等。

随着诊治水平的提高,右向左分流先心病患儿生后一年存活率已有所提高。然而,总体死亡率仍然较高。大约75%的患儿可存活至1岁,大约69%出生时患有危重先心病患儿可望存活至18岁。这些患儿在生长过程或成年后出现生长发育迟缓、心律失常、心力衰竭、心搏骤停或脑卒中等方面仍存在一定风险。

(王 凯)

【附 病例3-2】

肺动脉闭锁/室间隔完整(PA/IVS)伴心力衰竭1例

(上海交通大学医学院附属上海儿童医学中心

王凯 高伟)

【病史】患儿,男,1月龄,因"发现心脏结构异常1个月,气促、青紫3天"入院。患儿母亲孕30周时,宫内超声提示患儿存在复杂型先天性心脏畸形,于孕36周[+1]剖宫产出生。患儿出生后因气促在当地医院就诊,查心脏超声提示复杂型先天性心脏畸形、肺动脉瓣闭锁、动脉导管未闭、卵圆孔型房间隔缺损(右向左分流为主)。予以前列地尔维持动脉导管开放,经皮氧饱和度波动于90%~93%,呼吸平稳后出院。出院后未予特殊治疗。入院前3天患儿口唇青紫明显,伴呼吸急促,奶量下降,3小时进奶50~60ml。精神软,无屏气、呼吸困难,无尖叫抽搐,无兴奋、激惹等表现。为进一步治疗来笔者医院,门诊遂收治入院。母亲孕期体健,无放射线、药物、毒物接触史。否认心脏病家族史,否认夭折、猝死家族史。

【体格检查】体温(腋温)36.8℃,脉搏150次/min,呼吸50次/min,血压65/32mmHg,身长/高55cm,体重3.8kg。神志清楚,精神萎靡,反应差,发育正常,无特殊面容。发绀,未吸氧下经皮氧饱和度45%。心率150次/min,心律齐,心音有力,胸骨左缘可闻及Ⅲ/Ⅵ级收缩期杂音;呼吸浅快,双侧听诊呼吸音清,未闻及啰音;腹稍胀,肝肋下3cm,质软,脾肋下未触及;双下肢轻度水肿,四肢肢端凉,CRT 3秒,外周动脉搏动弱。

【辅助检查】胸部正位X线片(DR)提示心胸比增大,肺纹理减少(图3-2-1)。血常规+CRP显示白细胞12.51×10⁹/L,淋巴41%,中性49%↓,血红蛋白137.0g/L↑,血小板计数349×10⁹/L。PCT 0.14ng/ml。C反应蛋白<1mg/L。

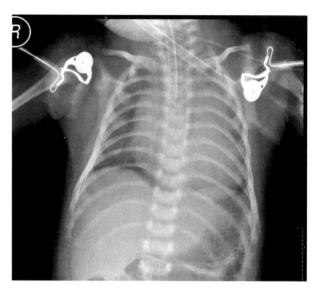

图3-2-1 胸部X线片
心影明显增大,肺纹理减少。

动脉血气分析显示pH 7.192↓,PaCO$_2$ 64.30mmHg↑,PaO$_2$ 35.60mmHg↓,O$_2$SAT 56.00%↓,K⁺ 4.7mmol/L,Na⁺ 135mmol/L,Ca²⁺ 1.40mmol/L,Cl⁻ 109mmol/L,GLU 6.0mmol/L,Lac 3.25mmol/L,HCO$_3^-$ 20.70mmol/L,SBE -3.80mmol/L。NT-proBNP 27 000pg/ml,CTnI 0.015μg/L,CK 75U/L,CK-MB 5.5ng/ml;肝肾功能、电解质均未见明显异常。

【初步诊断及分析】患儿在胎儿时期即发现复杂先心畸形,出生后确诊动脉导管依赖型先心病(肺动脉闭锁),曾予以前列腺素维持动脉导管开放,经皮氧饱和度可维持90%以上。目前1月龄,再次出现口唇发绀伴气促、奶量下降等症状,需考虑动脉导管趋于关闭的可能。需尽快完善心脏彩超进一步明确。患儿查体可见呼吸增快,心率快,血压偏低,肝脏增大,双下肢水肿,外周动脉搏动减弱,CRT 3 秒,胸部 X 线片提示心胸比增大明显,NT-proBNP 明显增高,诊断急性心力衰竭、心源性休克成立。入院后动脉血气分析提示 pH 降低,动脉氧分压下降,二氧化碳分压增高,乳酸增高,碱剩余负值增大,考虑诊断急性呼吸衰竭、失代偿性混合型酸中毒。

【进一步检查及结果】

1. **心脏超声**　心脏位置及连接正常。右房明显增大,右心室明显肥厚、腔小;左室壁收缩活动可。主动脉三叶瓣,活动可;左、右冠状动脉开口显示不清。右室流出道肌肉肥厚。肺动脉瓣叶无明显开放活动,左肺动脉内径 0.60cm,右肺动脉内径 0.50cm。二尖瓣环 1.36cm,三尖瓣环 1.07cm;三尖瓣腱索短、增粗,三尖瓣叶瓣尖均稍增厚、稍卷曲、活动度差,前向流速 1.2m/s,关闭点错位,中度反流,反流束宽 0.4cm,反流速 6.18m/s,压差 153mmHg。房间隔、室间隔均偏向左侧(图 3-2-2A)。房间隔缺损(Ⅱ)0.38cm,心房水平右向左分流(图 3-2-2B)。室间隔未见明显缺损。左位主动脉弓。动脉导管未闭,肺动脉端约 0.20cm,左向右分流速 2.0m/s。

2. **心电图**　可见窦性心动过速,右房肥大,Ⅰ、Ⅱ、AVL 导联 ST 段下移 0.075mV,Ⅲ、AVF 导联深 Q 波,右胸导联深 S 波。

【解析】通过初步的胸部 X 线片检查显示患儿心影明显增大,肺血少,结合胎儿时期即发现复杂先心畸形、生后不久即出现气促症状、经前列腺素开放动脉导管治疗后症状缓解,需考虑动脉导管

依赖型先心病。超声心动图是诊断心脏结构畸形首选的辅助检查,通过心脏彩超结果可见心脏各腔室的位置及连接正常,但右心房明显扩大,房间隔和室间隔均偏向左侧。心房水平右向左分流,提示前向射血受阻,右心压力增高。右心室发育小,但存在流出道。肺动脉瓣叶未见开放,结合心室水平无分流,提示室间隔完整型肺动脉闭锁。通常情况下,室隔完整的肺动脉闭锁患儿的肺动脉发育正常(膜性闭锁)。此类先心病由于室间隔完整,右心室高压无法通过心室水平的分流缓解,故均伴有三尖瓣发育异常,右心室通过三尖瓣反流(或者右心室 - 冠状循环)减压。动脉导管未闭和房间隔缺损是患儿赖以生存的必需通道,其大小往往决定患儿临床表现的轻重。前者是供应肺循环、参与氧合的通道,该患儿动脉导管细小(0.20cm),经动脉导管进入肺循环氧合的血流量少,左心回心血量少,故体循环缺氧、缺血明显。后者是右心系统血液分流、减压的唯一通道,该患儿房间隔缺损不大(0.38cm),心房水平右向左分流量少,加重了左心系统充盈不足及右心房 - 体静脉高压。心电图的结果提示右房肥大,与超声及该病的病理生理学相符。

【治疗及随访】患儿入院后因严重低氧、心力衰竭、呼吸衰竭、心源性休克收住 CICU,予以气管插管、常频呼吸机辅助通气(吸入氧浓度 21%)、生理盐水扩容、去甲肾上腺素维持外周灌注压、前列地尔静脉输注维持动脉导管开放、红细胞输注增加

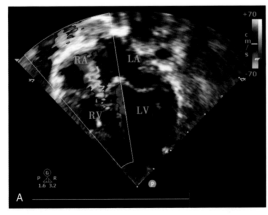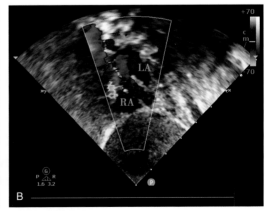

图 3-2-2　超声心动图

A. 四腔心切面示右心房增大,房间隔凸向左侧,三尖瓣中度反流,右心室发育小;

B. 剑突下双房切面示心房水平右向左分流。

血液携氧能力。入院第 2 日患儿酸中毒纠正，复查心彩超提示：动脉导管未闭肺动脉端 0.35cm，左向右分流速 4.14m/s。机械通气下，患儿经皮氧饱和度维持于 50%~60%，心率波动于 120~140 次/min。由于低氧血症改善不明显，故于入院第 3 日在心导管室行心导管检查，术中右心室测压 68/17mmHg，左心室测压 60/9mmHg，降主动脉测压 62/29mmHg。左心室造影显示左心室发育可，室间隔完整。左位主动脉弓，无主动脉缩窄，弓降部见一动脉导管未闭，肺动脉端 2.67mm，主动脉端 4.73mm；降主动脉造影可见经动脉导管分流显示左右肺动脉发育可；右心室造影可见右心室腔小，右室流出道狭窄，直径 3.67mm，肺动脉瓣膜性闭锁，肺动脉未见显影（图 3-2-3），延迟摄影未见明显窦状间隙开放。遂经右侧股静脉建立轨道行肺动脉瓣打孔，并先后选用 EV3 "4mm×30mm" 球囊（图 3-2-4A）、EV3 "6mm×30mm" 球囊（图 3-2-4B）依次行肺动脉瓣扩张术，扩张后肺动脉 - 右室连续测压 35/23/30mmHg-42/18mmHg。术后右心室再次造影可见肺动脉总干及分支显影（图 3-2-5）。手

术过程顺利，无手术相关并发症。术后患儿动脉氧饱和度上升至 85%，血压上升至 84/49mmHg，BNP 逐渐下降。于入院第 5 日顺利撤除呼吸机，并停用血管活性药物。入院第 7 日停用前列地尔，观察血氧稳定（SPO_2 75%~80%）转出 CICU，入院第 10 天患儿顺利出院。

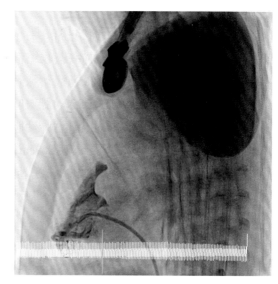

图 3-2-3　右心室造影

肺动脉瓣闭锁，未见肺动脉显影，右室流出道狭窄。

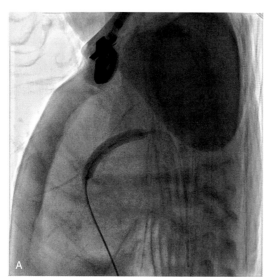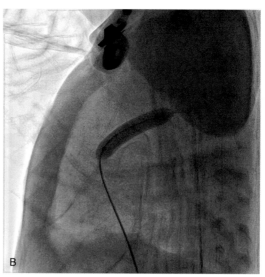

图 3-2-4　肺动脉瓣球囊扩张术

A. 选用 EV3 "4mm×30mm" 球囊进行扩张；B. 选用 EV3 "6mm×30mm" 球囊进行扩张。

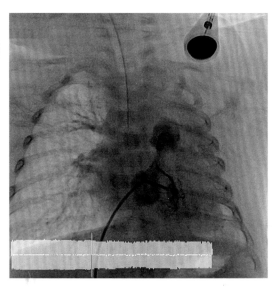

图 3-2-5　肺动脉瓣打孔并球囊扩张后再次
右心室造影，见肺动脉显影

【病例点评】肺动脉闭锁 / 室间隔完整（PA/IVS）约占活产婴儿的 0.083/1 000，1783 年由 Hunter 首次描述。PA/IVS 和肺动脉闭锁 / 室间隔缺损（PA/VSD）均为新生儿常见的发绀型先心病，无性别差异或者遗传易感性。其主要病理特征为右心室流出道膜性或肌性闭锁，但其右心室发育、流入道的功能可具有显著异质性。这类患儿的三尖瓣结构和功能很少正常（狭窄或者反流）。三尖瓣狭窄多见于右心室发育不良的患儿，而右心室扩大者则提示三尖瓣有严重反流。部分患儿胎内即可出现严重的三尖瓣反流，导致右心衰竭、胸腔积液、心包积液、腹水、肺发育不全甚至胎儿死亡。其次，心输出量受心房水平分流大小影响，如心房水平限制性分流，可导致心输出量减少、组织灌注不足及显著的代谢性酸中毒。此外，约 29% 的 PA/IVS 患儿可合并冠状窦隙开放，出现异常的冠状动脉循环（冠状

动脉血供由右心室的静脉血逆向供应），心肌缺氧进一步加重心脏负荷。

患儿出生后肺循环主要依赖动脉导管供应，主 - 肺动脉间侧支循环少见，出生后随着动脉导管功能或解剖关闭（往往比 PA/VSD 更早），出现进行性加重的低氧血症、酸中毒、低心排，可导致患儿在新生儿期死亡。因此，PA/IVS 的患儿出生后需尽早（姑息性）静脉输注前列腺素 E_1 以确保足够的肺血灌注。近年来得益于导管技术的提高，可通过动脉导管内支架置入以维持肺血。动脉导管支架置入虽可保证肺灌注、提高血氧，但对于降低右心室压力仍无获益，甚至可因体循环高阻、肺循环低阻，血液持续分流而影响下半身血液供应。房间隔造口术可缓解右心房压力，增加右向左分流，保证心输出量，但不增加肺血，无益于低氧血症。故对于未合并依赖右心室高压的冠状动脉循环的患儿可考虑右室流出道疏通，减轻右心压力，增加右心房血液回流入右心室，促进右心室发育，同时增加肺部血液供应，提高血氧并保证心输出量。但对于合并右心室依赖型冠状动脉循环，冠状动脉与主动脉间开口阻塞或明显狭窄的患儿，如通过手术或者介入方式疏通右室流出道，右心室压力下降，可导致心肌严重缺血、梗死甚至猝死，属禁忌证。这类患儿只能选择动脉导管支架置入或体 - 肺分流术。

PA/IVS 的患儿在新生儿期通过姑息术解决低氧和右心减压，顺利度过危险期后，择期可根据右心室发育情况行双心室纠治、1½（一个半）心室纠治或单心室生理性纠治（Fontan 手术）。对于右室依赖冠脉循环血供丰富的患者，其冠状动脉病变导致的猝死风险较高，最终可能需要进行心脏移植。

第三节
无分流型先天性心脏病相关性心力衰竭

【概述】无分流型先天性心脏病是指一类不存在心内或大血管水平分流或交通，但存在瓣膜或

血管狭窄等导致血流动力学改变的先天性心脏病，如肺动脉瓣狭窄、主动脉瓣狭窄、主动脉缩窄等。

该类疾病尽管无分流，但由于存在瓣膜或血管狭窄，可导致狭窄近心端因血流受阻，相应心室需提高收缩压方能泵血，其收缩压升高程度与狭窄或缩窄的严重程度呈正相关。若狭窄严重或持续时间较长，可引起心力衰竭。

无分流型先天性心脏病主要有两大类：一类是瓣膜狭窄，如主动脉瓣狭窄、肺动脉瓣狭窄；另一类为血管狭窄，如主动脉缩窄、分支肺动脉狭窄。瓣膜狭窄和血管狭窄可单独存在，亦可合并存在，也可合并其他心脏畸形。在主动脉瓣膜狭窄或肺动脉瓣狭窄中，因瓣膜狭窄，相应心室的血液在心脏收缩期进入相应动脉（主动脉或肺动脉）时受阻，从而导致相应血管无足够的血流，而相应心腔的血流前向受阻，导致相应心腔压力增加，因此出现心室与动脉之间的压力阶差。瓣膜狭窄越严重，则压力阶差越大。而相应心房也随之出现心房增大，压力增加。在早期或狭窄不严重时，心脏可代偿，可出现相应心室代偿性肥厚。若持续存在或狭窄严重，心脏不能代偿时，则出现心力衰竭，心脏扩大。在动脉缩窄或分支肺动脉狭窄中，由于血管狭窄，狭窄近心端压力升高，狭窄远心端则压力减低、狭窄越大，则压差越大。若狭窄持续或压差过大，超过机体代偿能力时，则出现心力衰竭。

【临床表现】可因狭窄或缩窄的严重程度和部位不同而临床表现各异。肺动脉瓣狭窄或周围肺动脉狭窄患儿主要表现为右心衰竭，而主动脉瓣狭窄及主动脉缩窄患儿则表现为左心衰竭。

肺动脉瓣或周围肺动脉狭窄时，轻度狭窄可无症状；中度狭窄在2~3岁内可无症状，但年长后劳动时即感易疲劳及气促；严重狭窄者中度体力劳动亦可呼吸困难和乏力，突发昏厥甚至猝死。亦有患者活动时感胸痛或上腹痛，可能由于心排出量不能相应提高，致使心肌供血不足或心律失常所致。生长发育多正常，狭窄严重者可有青紫，如伴有大型房间隔缺损可有严重青紫，并有杵状指/趾。颈静脉搏动明显者提示狭窄严重。心前区可较饱满，有心力衰竭时心脏扩大；左侧胸骨旁可触及右心室的抬举搏动，心前区搏动弥散，甚至可延伸到腋前线。胸骨左缘第2~3肋间可触及收缩期震颤并

可向胸骨上窝及胸骨左缘下部传导。听诊时胸骨左缘上部有宏亮的Ⅳ/Ⅵ级以上喷射性收缩期杂音，向左上胸、心前区、颈部、腋下及背面传导。第一心音正常，轻度和中度狭窄者可听到收缩早期喀喇音，狭窄越重，喀喇音出现越早，甚至与第一音重叠，使第一音呈"金属样"声音。喀喇音系增厚而仍具弹性的瓣膜在开始收缩时突然绷紧所致。第二心音分裂，分裂程度与狭窄严重程度成比例。主动脉瓣狭窄若程度较轻，一般无症状。狭窄严重者早期就开始出现乏力表现，甚至出现猝死。听诊胸骨右缘第2肋间可闻及粗糙Ⅱ~Ⅳ级喷射性收缩期杂音，并传导至颈部。心衰严重者，可表现肝大、水肿甚至黄疸表现。

主动脉瓣狭窄所引起的心力衰竭主要表现为左心衰竭，系左心流出道梗阻所致。其临床表现的轻重与狭窄程度及病程相关。狭窄较轻时可无症状。狭窄严重或年长儿可表现为活动耐力明显下降，运动性晕厥甚至猝死等。主动脉缩窄（coarctation of the aorta，CoA），可单独存在，但常合并室间隔缺损、动脉导管未闭、主动脉二瓣畸形等。临床表现取决于缩窄的严重程度，主要为婴幼儿的充血性心力衰竭和年长儿的上肢高血压。早期出现症状的导管前型患儿预后极差，不经治疗多在1岁内死亡。导管后型婴儿期可无特异症状，年长儿则有头痛、头昏、下肢阵痛等。死因大多为充血性心力衰竭、心肌梗死、心内膜炎、脑血管意外、主动脉瘤等。上肢血压增高，下肢血压明显降低，有时甚至测不到（正常下肢血压超过上肢20~40mmHg）；若缩窄累及锁骨下动脉开口处，则左侧脉搏较右侧明显减弱。桡动脉搏动强烈，而股动脉及足背动脉搏动却延迟、减弱或消失。心尖搏动强烈，心界向左下扩大；在胸骨左缘第2~3肋间隙可闻及柔和收缩中期喷射性杂音，在背部听诊更明显，常提示主动脉缩窄的部位；年长儿在肩胛骨附近、胸骨旁、腋窝处可听到侧支循环形成的连续性杂音；若同时伴主动脉瓣狭窄，则在胸骨右侧第2肋间听到粗糙Ⅱ~Ⅳ级喷射性收缩期杂音，并传导至颈部。

【辅助检查】心衰的诊断不难，原发病的诊断需要心电图、胸部X线检查、超声心动图、心血管

CT,必要时需要心导管和造影检查以确诊。

1. 心电图 肺动脉狭窄时显示右心房扩大、P波高耸,右心室肥大,右胸前导联显示R波高耸,电轴右偏,其程度取决于狭窄严重程度。狭窄严重时出现T波倒置、ST段压低。主动脉缩窄或主动脉瓣狭窄时,可正常或左心室高电压,左心室肥厚。标准各导联R波及左胸导联RV5、V6波均增高,T波可平坦、双向或倒置。

2. 胸部X线检查 肺动脉狭窄时轻、中度狭窄时心脏大小可正常,重度狭窄时如心功能尚可,心脏仅轻度增大;如有心力衰竭,则心脏明显增大,主要为右心室和右心房扩大。狭窄后的肺动脉扩张为本病特征性的改变,有时扩张延伸到左肺动脉,但婴儿期扩张多不明显。主动脉瓣狭窄或主动脉缩窄时心影可正常或增大,大多示左心室增大。肺动脉及肺血管影正常。升主动脉明显突出。有时有缩窄后扩张,食管吞钡时见降主动脉处形成"E"字形的两个切迹:第一切迹在缩窄前,另一切迹为缩窄后扩张所致,中间为缩窄部分。

3. 超声心动图 超声心动图为其重要的检查手段,可发现相应瓣膜或血管部位的狭窄或缩窄,可显示其狭窄程度,根据血流速度评估其压力阶差,也可评估心功能。

4. 心血管CT 肺动脉瓣狭窄或主动脉瓣狭窄一般不需心血管CT检查,肺动脉狭窄及主动脉缩窄往往需行螺旋CT检查以评估狭窄程度及长度。

5. 心导管检查及心血管造影是金标准,可进一步明确狭窄部位、程度及压力阶差等。

【治疗】严重主动脉瓣狭窄或肺动脉瓣狭窄胎儿期即可考虑胎儿介入治疗以缓解心衰。内科治疗的目的是尽可能控制心衰以争取手术时机。适当镇静对于烦躁哭闹患儿尤为重要。由于无分流型先心病所致的心力衰竭,均由瓣膜狭窄或血管缩窄引起,洋地黄类药物应尽量避免使用,可考虑使用非洋地黄类正性肌力药及血管活性药。对于内科治疗无效的严重心力衰竭需考虑尽早手术。在围手术期,还需积极纠正相关并发症如酸中毒、心力衰竭、呼吸衰竭、心律失常、肾功能不全、感染等。

球囊扩张瓣膜成形术是大多数肺动脉瓣狭窄

患儿的首选治疗方法。严重PS患儿应尽早接受治疗,如无介入治疗适应证,如合并肺动脉瓣环发育不良,则应接受外科手术。部分PS可伴有漏斗部肥厚、狭窄,但一旦PS解除,大多数漏斗部肥厚可逐渐消退。主动脉瓣狭窄压差较小时可不治疗,有症状或压差超过50mmHg时需治疗,单纯型主动脉瓣狭窄可考虑介入治疗,合并瓣上或瓣下狭窄则一般需外科手术。外科手术或介入治疗是解除主动脉缩窄的根本方法,缩窄两端压差超过30mmHg就具备适应证。对无症状患儿治疗年龄可在4~6岁,如有上肢高血压、心力衰竭或其他并发症可更早进行。

(李 谧)

【附 病例3-3】

先天性主动脉瓣狭窄致心衰1例

(重庆医科大学附属儿童医院 李 谧)

【病史】患儿,女,9岁,因"乏力、胸闷1年余,加重3个月,发热、咳嗽1天"入院。患儿于入院前1年余无明显诱因出现乏力、胸闷,以活动后明显,安静时有呼吸增快、唇周发绀、面色苍白、多汗,未予特殊处理。入院前3个月患儿上述症状加重,表现为爬3~4层楼出现上述症状且次数频繁。入院前1天患儿受凉后出现咳嗽,伴痰鸣,程度不剧,无喘息及进行性呼吸困难;伴发热,最高体温38.2℃,无畏寒、寒战及皮疹,可自行降至正常。病程中无腹痛、腹泻,无进行性面色苍白,无皮肤瘀斑、瘀点、鼻出血及牙龈出血,无头晕、头痛、视物模糊及惊厥发作等不适。患儿平素活动后有呼吸增快、乏力、胸闷、多汗、面色苍白、发绀等表现。母亲孕期无异常,无放射线、药物、毒物接触史。否认心脏病家族史,否认夭折、猝死家族史。

【体格检查】体温36.5℃,呼吸34次/min,心率125次/min,四肢血压:右上肢90/67mmHg,左上肢108/72mmHg,右下肢103/72mmHg,左下肢101/69mmHg。唇周可见轻微发绀;双肺可闻及少至中量粗中湿啰音;心率125次/min,心音有力,可闻及期前收缩,呈二联律,主动脉瓣听诊区可闻及Ⅲ/Ⅵ级收缩期杂音;腹软,肝脏肋下触及3cm,剑突下触及4cm,质软,边缘锐,表面光滑,无触痛,脾肋下未触及;双下肢无水肿,指端稍凉,余查体无特殊。

【辅助检查】血常规显示WBC 17.34×10^9/L,PLT 285×10^9/L,HB 141g/L,L 0.07,N 0.91,CRP<8mg/L。超敏肌钙蛋白I 0.309μg/L,BNP 4 010.5pg/ml。肝肾功、电解质、血凝五项、ESR均未见明显异常。

【初步诊断及分析】学龄期女性患儿,急性起病,有发热、咳嗽、呼吸增快等表现,双肺呼吸音粗,双肺可闻及少量中粗湿啰音,故临床诊断支气管肺炎明确,可进一步完善胸部X线片和病原学检查有助于诊断。同时,查体时发现患儿心律不齐,闻及期前收缩,且呈二联律,故心律失常诊断明确,其具体类型需心电图进一步明确。患儿在呼吸道感染的基础上出现呼吸增快、心率快,且平素有胸闷、乏力,查体肝脏明显肿大,BNP显著增高,心力衰竭诊断明确。患儿心衰的原因分析如下:

1. **心肌炎**　患儿为学龄期女性患儿,急性起病,有发热、乏力、胸闷、多汗等表现,查体示心率增快,心律不齐,肌钙蛋白增高,故需考虑。

2. **先天性心脏病**　患儿为学龄期女性患儿,平素活动后有呼吸增快、乏力、胸闷、多汗、面色苍白、发绀等表现,查体示主动脉瓣听诊区可闻及Ⅲ/Ⅵ级收缩期杂音,高度考虑先天性心脏病,需进一步完善心脏彩超等检查以明确诊断。

【进一步检查及结果】

1. **实验室检查**　肝肾功、电解质、自身抗体、风湿四项、甲状腺功能全套、病毒抗体、血凝五项、ESR等未见明显异常。

2. **心电图**　窦性心动过速,左心室肥大伴劳损,Q-T延长,不完全性左束支传导阻滞,心室预激(图3-3-1)。

3. **心脏超声**　左房、左室及右室增大(LVD 44mm,LVS 37mm,RV 13mm),室间隔及左室后壁稍增厚(11mm、10mm),动度降低(5mm、6mm);主动脉瓣狭窄、功能性二叶式主动脉瓣(主动脉瓣跨瓣压差70mmHg,EF 35%);二尖瓣反流(轻至中度);三尖瓣反流(轻度);左室收缩及舒张功能降低;左侧冠状动脉扩张,右侧冠状动脉未见明显扩张;心包积液(少量)。

4. **胸部X线片**　双肺未见明显异常,心影明显增大。

【诊断、治疗及随访】根据患儿病史、体格检查、心电图、胸部X线检查和超声心动图,患儿诊断为先天性心脏病,主动脉瓣狭窄,功能式二叶式主动脉瓣;慢性心功能不全急性发作,心功能Ⅳ级;心律失常,频发室性期前收缩,不完全性左束支传导阻滞,Q-T间期延长,预激综合征?肺炎。

入院后予以头孢唑肟等抗感染,米力农、多巴胺+多巴酚丁胺强心,对症支持治疗。患儿肺部感染及心衰控制后,行主动脉瓣狭窄球囊扩张术,术中见主动脉瓣增厚、开放受限,主动脉根部扩张,主

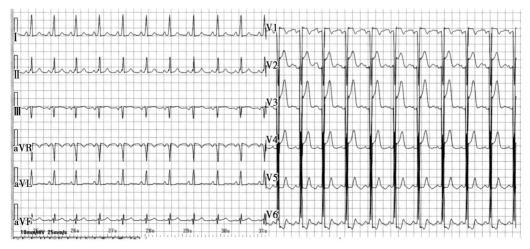

图3-3-1　患儿心电图
可见窦性心动过速,左心室肥大伴劳损,Q-T延长,不完全性左束支传导阻滞,心室预激。

动脉瓣跨瓣压差由术前 92mmHg 降至术后 70mmHg。术后患儿乏力、胸闷、心悸、多汗等明显缓解。出院后继续口服地高辛强心，螺内酯、呋塞米利尿，贝那普利改善心肌重塑等药物，规律随访。患儿主动脉瓣跨瓣压差逐渐增高伴室间隔及左室后壁厚度及左室大小明显增加，于出院 1 年后再次行 PBAV，术中主动脉瓣跨瓣压差由术前 133mmHg 降至术后 70mmHg。术后随访心脏彩超，主动脉瓣跨瓣压差较之前有降低，室间隔及左室后壁厚度及动度较之前好转，患儿无明显心悸、胸闷、乏力、多汗表现。

【病例点评】先天性主动脉瓣狭窄（congenital aortic stenosis，CAS）是儿童时期较罕见的先天性心脏病之一，发病率约占先天性心脏病的 3%~6%，男女发病率为（3~5）：1。根据瓣叶形态，可分为单叶、二叶、三叶及四叶畸形，其中以二叶畸形最常见，约占正常人群的 1%~2%，动脉瓣病变的 65%，而已有明确的报告显示二叶式主动脉瓣畸形有明确的遗传背景，本病属于左心室流出道梗阻性疾病，大多为单纯型主动脉瓣狭窄，但约 15%~20% 的患儿可合并存在动脉导管未闭、主动脉缩窄、室间隔缺损等其他先心病。AS 为进展性疾病，轻度狭窄者可无明显不适，多以发现心脏杂音为首要症状，而无明显血流动力学变化，而随着年龄及病情进展，逐渐引起左心室肥厚，心功能不全，进而出现乏力、胸痛、运动耐力降低、恶性心律失常、心力衰竭等表现。故一旦发现心脏杂音，均应完善超声心动图检查，而经胸超声心动图作为诊断 AS 的首选方法，它不仅能显示主动脉瓣的形态、结构及狭窄程度，也能评估心功能损害情况，为下一步介入或外科手术治疗提供依据。

主动脉瓣狭窄严重影响儿童的生长发育甚至生命，尽早纠正畸形是唯一有效的方法，既往 AS 均采用外科手术治疗，但儿童处于生长发育阶段，意味着 1 次外科手术可能并不能彻底解决问题，故其缺点是创伤大、恢复慢，可能需多次手术等。而至 1984 年，Lababidi 和他的同事引入经导管球囊主动脉瓣成形术（percutaneous balloon aortic valvuloplasty，PBAV）后，且随着心导管技术的不断发展，PBAV 已成为治疗单纯性 AS 的首选治疗方式，可以有效延缓 CAS 外科干预时间。目前国际认为 PBAV 的即刻和短期疗效与标准的外科瓣膜切开术相比无明显差异，且有文献报道了其 5 年、10 年及 15 年生存率分别可达 95%、89%~93%、81%~88%。但其术后再次干预率高达 40%，而再次干预的高危因素包括 PBAV 术后中度以上反流、残余压差大等。

【附 病例 3-4】

儿童主动脉瓣狭窄术后心脏移植 1 例

（中国医学科学院阜外医院 周宇子 张惠丽）

【病史】患儿，女，4 岁 3 个月，因"先心病术后 2 年余、腹胀 6 个月"入院。患儿出生后即发现心脏病，诊断为"先天性心脏病、主动脉瓣二瓣化畸形、主动脉瓣狭窄"。患儿平素无症状，活动量可，口唇无青紫，无晕厥史。生长发育及智力水平与同龄儿无明显差异。1 岁 8 个月复查发现"主动脉瓣重度狭窄、左心功能显著减低"，LVED 42mm，LVEF 20%，NT-proBNP 35 000pg/ml，遂行"主动脉瓣成形术"。术后恢复顺利，出院后长期规律服用强心利尿药，随访期间 LVEF 曾一度升至 43.8%，NT-proBNP 曾由 15 108~35 000pg/ml 一度降至 4 155pg/ml，但期间仍经常因"呼吸道感染、心力衰竭"等反复住院治疗。3 岁 8 个月时出现腹胀、食欲缺乏、活动量受限、严重时不能平卧，不伴双下肢水肿，复查超声心动图示 LA 33mm、LVED 59mm、LVEF 20.6%，诊断为"先心病术后，主动脉瓣成形术后，心脏扩大，心功能 Ⅲ~Ⅳ 级"，列入心脏移植等待名单。

患儿父亲 12 岁时行"室间隔缺损修补术"，29 岁时因"主动脉瓣二瓣化畸形、主动脉瓣狭窄、主动脉瓣关闭不全、主动脉瓣下隔膜、二尖瓣狭窄、二尖瓣关闭不全、持续性心房颤动、心功能 Ⅲ 级"行"二尖瓣机械瓣置换术、主动脉瓣机械瓣置换术"。母亲的孕产史无特殊。

【体格检查】体温 36.6℃，呼吸 26 次 /min，血压 110/56mmHg。神志清楚，精神可，口唇无发绀，双肺呼吸音清，未闻及干、湿啰音；心尖搏动位于左侧第 5 肋间外 1.5cm，未触及震颤，心率 98 次 /min，心律齐，胸骨右缘第 2 肋间可闻及Ⅱ/Ⅵ级收缩期杂音；腹软，肝肋下未触及，双下肢无水肿。

【辅助检查】

1. **心电图**　异常 Q 波，V5 R/S<1。

2. **胸部 X 线片**　两肺轻度淤血，肺动脉段饱满，心影明显增大，左室显著，胸骨可见金属钢丝影。

3. **心脏超声**　主动脉瓣流速 1.7m/s，左室收缩功能明显减低，LVED 59mm，LVEF 20.6%。

4. **NT-pro BNP**　17 743pg/ml。

5. **心脏 CT**　左室明显增大，横径 66mm；左室侧壁及下壁心肌增厚；主动脉瓣右瓣较小，与无冠瓣融合，瓣上未见狭窄，升主动脉前壁可见钙化；左肺下叶背段部分肺组织膨胀不全。

【初步诊断及分析】患儿先天性瓣膜性心脏病诊断明确，为主动脉瓣二瓣化畸形及重度狭窄，不合并其他的心内畸形，并于 2 年前行"主动脉瓣成形术"。此次入院患儿有腹胀、食欲缺乏、不能平卧病史，活动受限；查体发现心脏大；胸部 X 线片示肺淤血、心影增大；超声心动图示左室增大，射血分数减低，结合 CT 检查和 NT-proBNP 检测，慢性心力衰竭、心功能Ⅲ~Ⅳ级诊断明确。

【进一步检查和治疗】入院后给予阿司匹林抗血小板，卡托普利改善心肌重塑，联合强心、利尿等治疗。患儿心衰症状改善，可半卧位安睡，腹胀症状较之前好转。完善心脏移植术前检查和准备，包括免疫学检查、血液、生化、内分泌检测，心脏、肺、胃肠道、泌尿系统检查，细菌、病毒血清学检查等；同时召集心脏移植伦理委员会进行术前评估和讨论，审核通过心脏移植申请。

患儿于 4 岁 4 个月时行心脏移植手术。患儿体重 13.5kg，供体为 5 岁男孩（供受体体重比为 1.14）。术中见心脏扩大，左心为著，心脏收缩无力。手术过程顺利，于术后 55 小时脱离呼吸机辅助呼吸，未出现明显的感染及免疫排斥反应，术后 21 天出院。免疫诱导为巴利昔单抗，免疫维持为他克莫司 + 赛可平 + 泼尼松。

心脏病理检查报告：肉眼见心脏球形增大，表面粗糙；双心室肥厚，左室扩张显著，肌小梁扁平；心壁切面未见瘢痕，心腔内未见血栓；主动脉根部可见一切口，主动脉瓣二叶畸形，无冠瓣与右冠瓣融合，左冠瓣与无冠瓣间轻度粘连（瓣膜成形处）；冠状动脉三大主支管腔通畅。心脏测量数据为左室壁厚 1.0cm，右室壁厚 0.7cm，室间隔 1.0cm，主动脉瓣环周径 4.0cm，二尖瓣瓣环周径 6.0cm，肺动脉瓣环周径 5.5cm，三尖瓣瓣环周径 7.5cm。镜下见心肌细胞肥大、空泡变性，以心内膜下心肌为著，少量间质纤维组织增生；主动脉瓣少量纤维组织增生。病理诊断：（受体心脏）瓣膜性心脏病，主动脉瓣二叶化畸形，主动脉瓣成形术后，双室肥厚，左室扩张（图 3-3-2）。

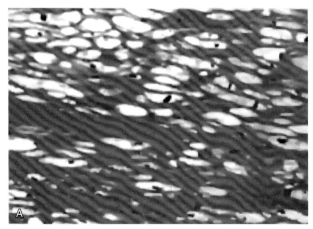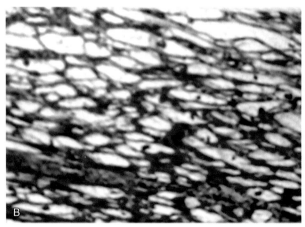

图 3-3-2　病理检查报告

可见心肌细胞肥大、空泡变性，以心内膜下心肌显著，少量间质纤维组织增生；主动脉瓣少量纤维组织增生。

A. HE 染色，×10；B. Masson 染色，×10。

【随访】出院后继续予以利尿、降肺动脉压力、免疫抑制剂等治疗,维持他克莫司血液浓度在8~10ng/ml。定期随访,包括询问病史,进行体格检查、心电图、超声心动图、胸部X线片、血常规、血生化、淋巴细胞亚群、他克莫司浓度、NT-proBNP等检查,关注有无免疫排斥征象、感染、冠状血管病变、肿瘤等移植后并发症,并根据复查结果调整药物。随访期间逐渐减停了利尿药、降肺动脉压药物,泼尼松减至5mg,每天1次,长期服用。随访至术后6年,患儿生长发育基本正常,容易患呼吸道感染,活动量大,术后多次复查超声心动图显示心脏大小及功能正常。

【病例点评】先天性主动脉瓣狭窄发病率较低,重度主动脉瓣狭窄属于危重先心病。出生后早期由于存在开放的动脉导管和生理性肺动脉高压,患儿的体循环包括脑、心脏、腹腔重要脏器的血液灌注均可以由肺动脉经动脉导管获得,此时临床可以无明显症状。一旦动脉导管闭合,就会出现脑、心、重要脏器灌注不足,表现为急性心力衰竭或心源性休克,往往于新生儿期死亡。因此重度主动脉瓣狭窄患者最好在动脉导管闭合之前、新生儿期即行手术治疗。另外,婴幼儿由于心脏功能储备差,心脏后负荷增加能很快出现心脏扩大、心功能不全,此时用单纯内科药物治疗效果不好,应该首先治疗心脏基础疾病。

本例患儿出生后已经明确诊断,但是具体狭窄程度不详,有可能刚诊断时主动脉瓣狭窄尚属轻度。主动脉瓣二瓣化畸形引起主动脉瓣狭窄是一个逐渐加重的过程,随着患儿主动脉瓣狭窄逐渐加重,1岁8个月再次就诊时已经出现心脏明显增大、心室收缩功能低下。经手术治疗后,该患儿虽然主动脉瓣开放改善,但是由于患儿正处于婴幼儿期,术后经常呼吸道感染、反复心力衰竭,规律的药物治疗未能阻止心脏的持续扩大,只能考虑心脏移植。中国医学科学院阜外医院近十几年来成功实施了600多例心脏移植手术,其中18岁以下儿童病因主要为心肌病,本例为第一例先心病术后行心脏移植的患儿。

自2015年1月1日起,公民自愿捐献成为器官移植的唯一来源,儿童供体来源困难,国内5岁以下儿童心脏移植仅为个例报道。小体重儿童心脏移植手术难度大、围手术期处理也相对困难。本例患儿的供体为5岁8个月因"病毒性脑炎"脑死亡的患儿,供受体比为1.14。心脏移植术采用双腔静脉法,术后恢复顺利,未出现明显的感染及免疫排斥反应,术后21天出院。其免疫诱导为白介素Ⅱ受体阻断剂巴利昔单抗,免疫维持方案采用他克莫司 + 吗替麦考酚酯 + 醋酸泼尼松。术后6年来随访心脏大小及功能正常、无活动受限、患儿生长发育正常,远期疗效有待于进一步随访观察。

第四节
冠状动脉起源异常相关心力衰竭

【概述】冠状动脉起源异常(anomalous origin of coronary artery,AOCA)包括冠状动脉主动脉起源变异和冠状动脉起源于肺动脉。冠状动脉主动脉起源变异是指冠状动脉不起源于正常的左冠窦和右冠状窦,但是仍起源于主动脉。当冠状动脉开口过高时可能会导致舒张期冠状动脉血流量减少,临床出现心肌缺血表现;冠状动脉异常起源于对侧冠状窦者,因异常起源的冠状动脉走行于主动脉和肺动脉之间,易受压导致冠状动脉狭窄和闭塞,诱发心绞痛、心肌梗死、晕厥,甚至猝死。冠状动脉起源于肺动脉是指部分或全部冠状动脉从肺动脉发出,而非从正常的主动脉根部冠状窦发出,该畸形占先天性心脏结构异常的0.4%,其中约90%病例为左冠状动脉起源于肺动脉(anomalous origin of left coronary artery from the pulmonary artery,ALCAPA),7%~8%病例为右冠状动脉起源于肺动脉,双侧冠状动脉均起源于肺动脉者极为罕见。冠状动脉起源于肺动脉可引起进行性心肌缺血缺氧,最终导致缺血性心肌病,故所有病例均需手术治疗。

根据左右冠状动脉间交通支情况,冠状动脉起源于肺动脉分为婴儿型和成人型两种。婴儿型的左右冠状动脉间交通支缺如或很少,异常起源的冠状动脉血液主要来自于氧饱和度较低的肺动脉血流,且其灌注压较低,故患儿在新生儿或婴儿期即会出现严重的心肌缺血和心力衰竭表现;而成人型的左右冠状动脉间交通支丰富,异常起源的冠状动脉的血液可通过交通支由灌注压较高的对侧冠状动脉供应,造成其病情早期心肌缺血不明显,但因肺动脉压力低,灌注压较高的对侧冠状动脉供应给异常起源的冠状动脉血流可通过交通支进入肺动脉,从而出现"冠脉窃血"现象,故随年龄增长仍导致心肌进行性缺血。

【临床表现】

1. 症状　冠状动脉起源于肺动脉婴儿型患儿可早期出现心力衰竭,患儿常有吃奶费力或中断、面色苍白、多汗、水肿、少尿等;部分患儿可有阵发性面色苍白、大汗、哭闹不安等"婴儿心绞痛综合征"表现。冠状动脉起源于肺动脉成人型患儿心力衰竭出现相对较晚,临床可出现类似左向右分流型先天性心脏病的表现,如反复肺炎、慢性充血性心力衰竭。

2. 体征　无特异性体征,大部分左冠状动脉起源于肺动脉患儿心脏增大,心脏杂音常不明显,部分左右冠状动脉间交通支丰富的患儿可在心尖区闻及连续性杂音。

【诊断】临床表现为心力衰竭、查体发现心脏增大者,需做心电图、超声心动图,必要时给予螺旋 CT 冠状动脉血管成像(CTA)和/或心导管造影检查。

1. 心电图　可提示心肌缺血。左冠状动脉起源于肺动脉的典型心电图改变为电轴左偏,I、avL、V4~V6 导联可见病理性 Q 波和 S-T 段压低,T 波倒置等。

2. 超声心动图　四腔心切面常是左冠状动脉起源于肺动脉超声心动图检查中的首要超声切面,此切面可见左室不规则扩张,室壁运动显著减低且不协调,局部心内膜增厚、回声增强、二尖瓣腱索、乳

头肌回声增强,乳头肌萎缩,二尖瓣瓣叶脱垂并轻至中度反流等。胸骨旁大动脉短轴切面,可见扩张的右冠状动脉(RCA/AO>0.21)内血流丰沛流速增快,此切面显示左冠状动脉似乎连接主动脉,而彩色多普勒超声检查(color Doppler ultrasonography,CDS)则显示舒张期左冠状动脉内呈逆向血流,此时应高度怀疑 ALCAPA,并立即沿逆行的左冠状动脉血流追踪其在肺动脉的开口即可初步超声确诊;降低血流速度标尺后如发现不同程度左、右冠状动脉间侧支血流交通,则证据更为充分。

3. CTA　可进行冠状动脉三维重建,能清楚显示冠状动脉的起源和走行,是年长儿冠状动脉发育异常的重要检查手段。CTA 可清楚显示左冠状动脉起源于肺动脉,可伴有左心室扩张与右冠状动脉扩张,有时可见右冠状动脉向左冠状动脉供血的侧支循环血管。但因婴幼儿心率过快,影响三维重建效果,故临床应用受限。

4. 心导管造影　是诊断左冠状动脉起源异常的金标准,首先在主动脉根部造影,可显示主动脉根部无正常左冠状动脉开口且左冠状动脉最初不显影,而右冠状动脉显影且内径增宽,如双侧侧支血管丰富,延迟显影会发现左冠状动脉延迟显影,最终肺动脉显影。如左冠状动脉显影不满意,可加做选择性右冠状动脉造影。如双侧侧支血管较少,左冠状动脉不能显影的小婴儿,可加做肺动脉根部造影。

【鉴别诊断】左冠状动脉起源异常可引起心肌缺血、心脏增大、心内膜继发性增厚,故临床考虑原发性心内膜弹力纤维增生症或原发性扩张型心肌病的患儿,须注意鉴别是否存在冠状动脉起源异常。如心脏彩超未发现冠状动脉起源异常,但心电图有局部定位意义的缺血性改变,建议进一步行 CTA 或/和心导管造影检查。

【治疗原则】内科治疗主要针对慢性心力衰竭治疗,可给予利尿剂减轻心脏负荷,正性肌力药物强心,ACEI 类改善心肌重塑。确诊后应早期外科手术行根治治疗,目前手术方式主要有冠状动脉旁路移植术和冠状动脉去顶术。

(孙慧超)

【附 病例3-5】

左冠状动脉起源异常引起继发性心内膜增厚伴心力衰竭1例

（重庆医科大学附属儿童医院
孙慧超 刘晓燕 田杰）

【病史】患儿，女，3个月10天，因"少吃、少动2天，发现气促半天"入院。病程中无发热、咳嗽、吐奶和呛奶，胸部X线片提示"心影明显增大"。患儿平素即有吃奶费力、吃奶中断现象，且多汗，尿少但无水肿。生后至今无反复肺炎病史。母亲孕期前3个月内有"感冒"病史（具体不详），无放射线、药物、毒物接触史。否认心脏病家族史，否认夭折、猝死家族史。

【体格检查】呼吸65次/min，心率158次/min，经皮氧饱和度95%，无特殊面容，安静状态下无发绀，双肺呼吸音粗，无干、湿啰音。心前区饱满，最大左心界位于第6肋间左锁骨中线外侧2cm；心律齐，心音低钝，胸骨左缘3~4肋间可闻及2/6级收缩期杂音，无传导。腹软，肝右肋下4cm，质地中，边缘钝，脾脏左肋下未触及。双下肢无水肿，甲床无发绀。

【辅助检查】胸部X线片示肺血增多，心影增大，心胸比为0.65。

【初步诊断及分析】患儿为小婴儿，平素有吃奶费力、吃奶中断、多汗，查体有气促，心前区饱满，心脏增大，肝大，胸部X线片提示心胸比增大，故慢性心力衰竭诊断明确，按照改良ROSS评分法7分，为中度心力衰竭；其心脏增大的可能原因分析如下：

1. 心肌病 患儿起病早，平素有吃奶费力、吃奶中断、多汗、尿少等表现，查体心脏增大，心音低钝，故需首先考虑，进一步行超声心动图检查。

2. 先天性心脏病 患儿平素有吃奶费力、吃奶中断、多汗等表现，查体显示心脏增大，胸骨左缘3~4肋间可闻及2/6级收缩期杂音，胸部X线片提示肺血增多，因此需考虑该病；但患儿平素无哭闹后发绀，年龄小，但临床心衰症状和体征明显，不完

全支持先天性心脏病的诊断，需行超声心动图以明确诊断。

3. 心肌炎 患儿有心脏增大和心衰症状，家长提供的病史时间较短，因此需警惕心肌炎的诊断，但患儿年龄较小，且发病前无呼吸道或消化道感染病史，可能性较小。

【进一步检查及结果】

1. 心脏超声 显示心脏与大血管连接正常，房、室间隔完整；左房、左室明显增大，左室呈球样（左室舒张末期内径36mm），右室增大（右室内径13mm），室间隔舒张期厚度5mm，动度减低（3mm），左室后壁舒张期厚度5mm，动度降低（3mm）；左室心内膜增厚2.6mm，回声增强，前间隔及心尖区可见粗大肌小梁，其内可见蜂窝状间隙，非致密层心肌（3.3mm）与致密层心肌（3.1mm）厚度的比值为1.06，二、三尖瓣轻度反流。双侧冠状动脉未见明显扩张。左室射血分数37%，短轴缩短率18%，左心收缩功能降低，舒张功能未见异常。

解析：根据超声心动图结果，心脏明显增大，动度减低，心内膜增厚，提示心内膜弹力纤维增生可能，但同时存在心肌不紧合，尚不能明确诊断，需进一步结合心电图检查，必要时需进一步完善心脏MRI、心脏CTA检查。

2. 心电图 电轴左偏，左室肥大，广泛ST-T改变，表现为Ⅰ、Ⅱ、aVL导联T波倒置，aVF导联ST段压低，V1~V3导联ST段水平抬高，V4~V6导联可见Q波，T波倒置，ST段水平压低（图3-4-1）。

解析：原发性心内膜弹力纤维增生症可以有非特异性定位的心电图ST-T改变，该患儿心电图提示前侧壁心肌缺血可能，定位局限，不符合常见原发性心肌病的常见心电图改变，提示需警惕冠状动脉异常可能，建议做冠脉CTA或冠状动脉造影。

3. 心导管造影 因患儿年龄小，心率快，CTA检查成像质量差，不能明确显示冠状动脉，为明确诊断经与家长沟通后行心导管造影。术中先行主动脉根部造影，发现右冠状动脉起源于右冠窦，显影正常；左冠窦处未见即时显影。选择性右冠状动脉造影，发现左、右冠状动脉间交通支丰富，左冠状动脉显影延迟，且肺动脉显影，明确诊断为左冠状动脉起源于肺动脉（图3-4-2）。

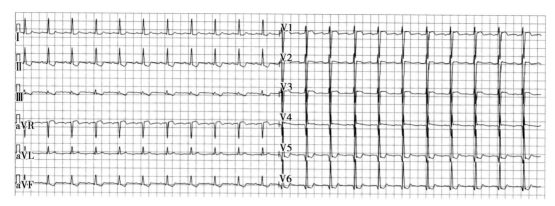

图 3-4-1　电轴左偏,左室肥大,广泛 ST-T 改变

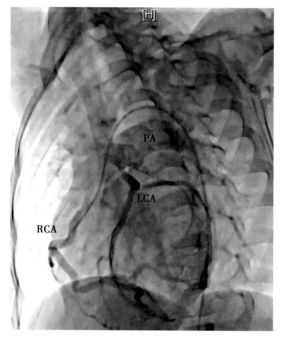

图 3-4-2　选择性右冠状动脉造影

造影剂经丰富的交通支使左冠状动脉延迟显影,
且肺动脉显影。

解析:一般冠状动脉 CTA 可显示冠脉的开口及走行,心率过快时会严重影响成像质量,可能导致伪影,影响判断,故冠状动脉造影术是确诊的金标准。怀疑冠状动脉起源异常的患者应首先在主动脉根部造影,了解双侧冠状动脉是否开口正常,是否有异常扩张、狭窄,然后进行选择性冠状动脉造影。

【治疗及随访】综合患儿临床表现及辅助检查结果,明确诊断为:①左冠状动脉起源于肺动脉;②慢性心力衰竭,遂转入心外科行冠状动脉旁路移植术,术中发现左冠状动脉起源于肺动脉,并绕行于主动脉侧后方,术中将异位起源的左冠状动脉重新连接至主动脉,术后继续口服利尿剂 3 个月。术后 3 个月超声心动图显示左室大小正常,心内膜厚度 2mm 以下;术后 6 个月时超声心动图显示左心收缩功能正常(表 3-4-1),复查心电图示广泛 ST-T 改变较之前明显好转(图 3-4-3)。

表 3-4-1　术后心脏超声随访情况

时间	大小 /mm		动度 /mm		厚度 /mm			LVEF /%	LVFS /%
	LVD	RV	IVS	LVPW	IVS	LVPW	心内膜		
术后 1 个月	36	10	3	4	5	5	2.4	40	19
术后 2 个月	36	10	3	4	5	5	2.4	39	18
术后 3 个月	33	10	3	4	5	5	2.1	40	19
术后 6 个月	28	11	4	7	7	7	2.2	62	32

注:LVD,左心室舒张末期内径;RV,右心室舒张期内径;IVS,室间隔;LVPW,左室后壁;LVEF,左室射血分数;LVFS,左室短轴缩短率。

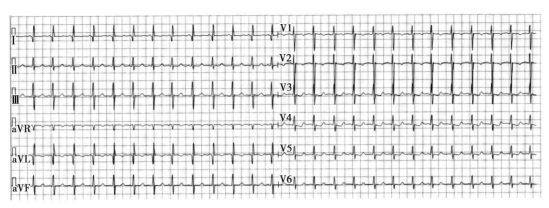

图 3-4-3 心电图(术后 6 个月),广泛 ST-T 改变较之前明显好转

【病例点评】冠状动脉起源异常发病率较低,且由于冠状动脉二维超声心动图检查的局限性,小儿冠脉起源异常临床诊断困难,误诊率高。本例病初超声心动图在主动脉短轴切面发现有双侧冠状动脉开口,结合有心内膜增厚,误诊为原发性心内膜弹力纤维增生症,但实际上超声心动图所显示的冠脉开口为伪影,并非真正的冠脉开口;同时本例心电图示广泛 ST-T 改变,ST 段水平抬高或压低,V4~V6 导联尚有异常 Q 波,在鉴别诊断时忽视了冠脉异常造成心肌缺血的情况,也是本例误诊的原因之一。

文献中冠状动脉起源异常误诊为心内膜弹力纤维增生症的病例并不少见,建议临床诊断为心内膜弹力纤维增生症的患儿出现下列情况之一时,需进一步行 CTA 或 / 和心导管造影检查以除外冠状动脉起源异常:① 12 导联心电图示 Ⅰ、aVL、V4~V6 导联发现异常 Q 波,同时有 ST-T 改变者,尤其是 aVL 导联有异常 Q 波和 T 波倒置者;②超声心动图发现一侧冠状动脉明显扩张,尤其是发现对侧冠状动脉开口与主动脉窦显示不清者;③超声心动图显示左右冠状动脉间有丰富交通者;④超声心动图提示有心肌缺血表现者。心导管造影是确诊本病的金标准。

【附 病例 3-6】

双侧冠状动脉起源异常伴心功能不全 1 例
(苏州大学附属儿童医院 王波 侯淼 孙凌)

【病史】患儿,男,5 个月 10 天,因"咳嗽 3 天伴喘息、气促 1 天"入院。当地医院摄胸部 X 线片提示心影增大、两肺纹理增粗模糊,心脏彩超提示左心扩大,左室收缩功能下降(EF=30%),二尖瓣中重度反流,予以毛花苷丙、呋塞米静脉推注、维生素 B$_1$ 肌内注射后急诊转诊至笔者医院。病程中,患儿纳奶下降约 1/2 左右,精神欠佳,睡眠欠安,尿量较平时亦有减少。患儿平素吃奶较慢、易出汗,体重增长欠佳,无明显气促表现,无水肿。

【体格检查】体温 37.7℃,呼吸 60 次 /min,心率 175 次 /min,经皮氧饱和度 91%(鼻导管给氧,氧流量 2L/min),体重 5.5kg,无特殊面容,轻度吸气性三凹征,双肺呼吸音粗,可及湿啰音、喘鸣音。心前区无明显隆起,最大左心界位于第 5 肋间左锁骨中线外侧 2cm,心音低钝,节律整齐,胸骨左缘可及 2/6 级收缩期杂音。腹软,肝肋下 2.5cm,质中缘钝,脾脏肋下未及。双下肢无水肿,甲床无发绀。

【辅助检查】血常规:WBC 10.7×10^9/L,L 45%,嗜酸性粒细胞 0.1%,Hb 117g/L,PLT 279×10^9/L。

心肌三项(2017-02-11):CK-MB 9.4ng/ml,cTnI 0.57ng/ml(≤0.04),肌红蛋白 113.8ng/ml。

肝肾功能、电解质、凝血功能基本正常。

【初步诊断及分析】

1. 心脏增大原因待查 患儿为小婴儿,咳嗽喘息病程中病情变化,出现气促,最大左心界位于第 5 肋间左锁骨中线外侧 2cm,胸部 X 线片提示心胸比例增大,心脏彩超提示左心扩大,左室收缩功能下降(EF=30%),二尖瓣中重度反流,可能的原因分析如下:

(1)心肌病:心内膜弹力纤维增生症? 患儿起

病年龄小,平素吃奶慢,体重增长欠佳,呼吸道感染病程中病情变化,查体心脏增大,心音低钝,胸骨左缘 2/6 级收缩期杂音,心脏彩超提示左心扩大,左室收缩功能下降(EF=30%),二尖瓣中重度反流,需考虑。

(2)心肌炎？患儿呼吸道感染病程中病情变化,有心功能不全症状:气促、纳奶减少、尿少,查体有心脏增大、肝脏增大,入院急查心肌酶谱 CK-MB 及肌钙蛋白 I 增高,胸部 X 线片提示心影增大,心脏彩超提示左心扩大,左室收缩功能下降(EF=30%),二尖瓣中重度反流,需考虑进一步完善心电图检查,并动态观察患儿病情,必要时进一步行心脏磁共振或心肌活检协助诊断。

(3)先天性心脏病？患儿年龄小,平素即有吃奶较慢、易出汗,体重增长欠佳,需考虑先天性心脏病,但患儿临床无发绀,查体未闻及心脏杂音,不支持,需进一步行心脏彩超检查协助诊断。

2. 心力衰竭(轻度) 患儿有心脏病变、心脏增大的基础,平素吃奶慢,体格生长受限,尿量减少,安静时头颈部多汗,吃奶时头部及躯干多汗,入院查体有气促,呼吸 60 次/min,心率 175 次/min,肝脏增大至肋下 2.5cm,按照改良 ROSS 评分法 6

分,判断为轻度心力衰竭。

3. 支气管肺炎 患儿有受凉诱因,咳嗽喘息有痰,伴有气促,入院查体有气促,轻度吸气性三凹征,两肺听诊可及湿啰音、喘鸣音。胸部 X 线片提示右肺纹理增粗、模糊。诊断成立。

【进一步检查及结果】

1. 心脏超声 左室增大,左心收缩功能下降(EF=31%),双侧冠脉起源显示不清。

解析:右冠状动脉起源于左冠状动脉,类似于单支冠状动脉,如有壁内走行,在运动、情绪激动时可能引起局部心肌缺血引起胸痛、晕厥甚至猝死。患儿年龄小,心脏增大、心功能下降明显,不支持右冠状动脉起源于左冠状动脉,需行心电图检查了解有无心肌缺血表现。

2. 心电图 窦性心动过速,左房、左室大,左前分支传导阻滞,I、aVL、V4、V5 见异常 Q 波,部分导联 ST-T 改变(图 3-4-4)。

解析:心电图 I、aVL、V4、V5 导联 Q 波提示心脏前侧壁缺血,考虑左冠状动脉异常可能,与心脏超声结果不符,进一步行冠脉 CTA 检查。

3. 心血管 CTA 左冠起源于肺动脉,右冠起始部显示不清。

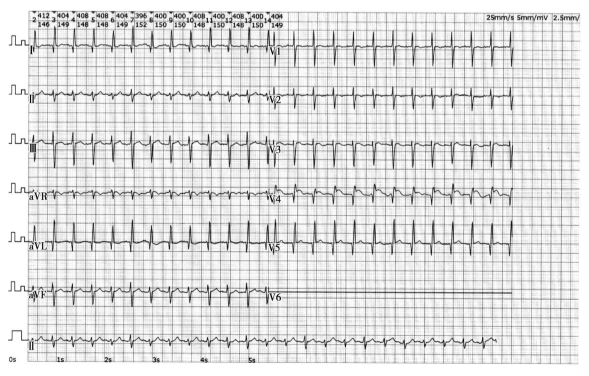

图 3-4-4　心电图

解析:左冠状动脉起源于肺动脉,可引起供应范围内心肌缺血,与心电图结果相符,但右冠状动脉开口仍显示不清,需进一步行心导管造影检查。

4. 心导管造影 左冠状动脉起源于肺动脉,右冠状动脉起源于左冠窦,无冠瓣脱垂(图3-4-5、图3-4-6)。

【治疗及随访】给予地高辛强心,呋塞米、螺内酯利尿及抗感染治疗,病情稳定后转入心胸外科行 ALCAPA 纠治 + 右冠开口去顶术。术中诊断为左冠状动脉异常起源于肺动脉(ALCAPA),右冠状动脉异常起源于左冠窦伴壁内走行(AAORCA,intramural course),见解剖示意图(图3-4-7)。

术后即刻胸部 X 线片见图3-4-8A,可见心影明显增大。术后1周撤呼吸机,术后3周好转出院。术后继续地高辛、呋塞米、螺内酯、氯化钾口服,定期门诊复诊,6个月停药。术后1月余心电图示窦性心动过速,双室大,左前分支阻滞,Ⅰ、aVL、V4、V5、V6 见异常 Q 波,T 波改变(图3-4-9)。术后1年胸部 X 线片心脏大小较之前明显缩小(图3-4-8B),心电图 Ⅰ、aVL 异常 Q 波改善,心脏彩超示心脏大小基本恢复正常,左心收缩功能明显改善(EF>60%)。术后3.5年心电图显示窦性心律不齐,电轴左偏(图3-4-10)。该患儿现已术后5年余,随访心脏彩超左心较之前明显回缩,二尖瓣轻度反流(较之前明显减轻),左室射血分数明显改善。

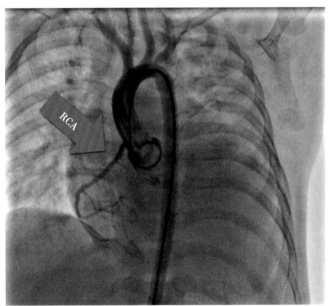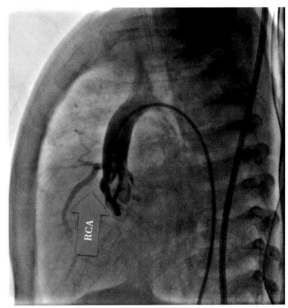

图 3-4-5　主动脉根部造影,可见右冠状动脉从左冠窦发出

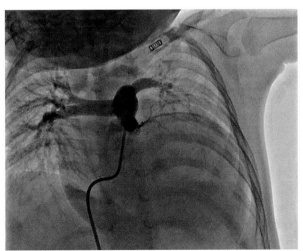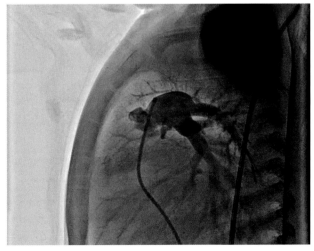

图 3-4-6　肺动脉造影,可见左冠状动脉显影

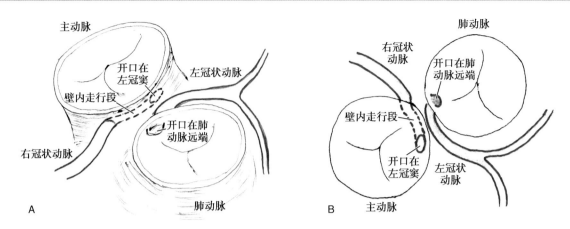

图 3-4-7　该病例冠状动脉异常起源示意图

A. 前面观；B. 横截面观（为苏州大学附属儿童医院心胸外科李炘主任手绘）。

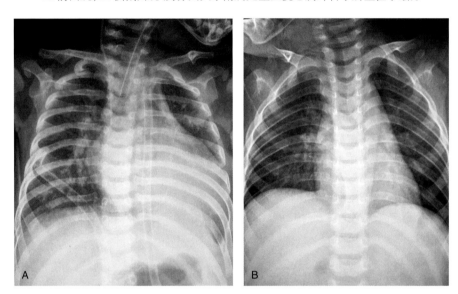

图 3-4-8　胸部 X 线示心影变化

A. 术后即刻；B. 术后 1 年。

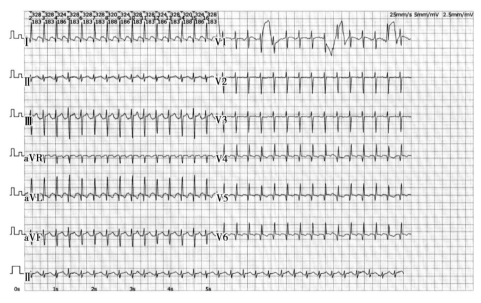

图 3-4-9　术后 1 个月心电图

可见左前分支阻滞，Ⅰ、aVL、V4、V5、V6 见 Q 波，T 波改变。

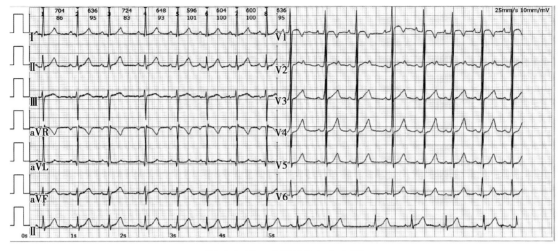

图 3-4-10　术后 3.5 年心电图

表 3-4-2　心脏彩超随访数据

时间	左冠起始段内径 /mm	右冠起始段内径 /mm	左房 /mm	左室舒张末内径 /mm	左室收缩末内径 /mm	EF/%	FS/%
术前	异常红色血流	2	21.4	51.4	43.9	31	15
术后 1 周	2.5	2.3	23.9	47.6	41.3	34	16
术后 6 个月	2.4	2.3	24.4	44.7	37.4	35	16
术后 1 年	2.7	2.5	24.7	43.7	34.6	43	21
术后 2 年	3.0	2.6	22.7	38.3	23.6	69	38
术后 3 年	3.0	2.6	22.6	38.6	23.6	70	39

【病例点评】对于首诊左心大、左心收缩功能不全的小年龄组患儿，除了考虑心肌炎、心肌病外，要警惕冠状动脉起源异常的可能。ALCAPA 的人群总体发病率并不高，而双侧冠脉同时起源异常并且存在可能的冠脉灌注功能异常则更为罕见。

该例患儿出现典型的 ALCAPA 心电图表现，而未见右冠供血区域缺血表现，分析系患儿年龄小、发病早，壁内走行段压迫缺血尚不明显。ALCAPA 引起的心力衰竭内科治疗以强心、利尿等对症为主，不论何种类型，理论上一旦明确诊断，即使临床无症状，都应立即行外科手术治疗，促使其恢复左心功能。ALCAPA 的部位以及与升主动脉的距离决定了外科手术方式的选择。如起源于肺动脉或肺动脉主干后壁、右壁，与升主动脉距离较近，可行冠脉直接移植；如果起源于肺动脉窦或肺动脉主干左壁，距离升主动脉距离较远，则需行冠脉延长管道移植术。本例患儿手术方式为冠状动脉直接移植术，即将异常 LCA 开口"纽扣样"切取，直接移植在主动脉上，从而恢复异常 LCA 的供血。同时行右冠开口去顶术，解除壁内走行段可能引起的压迫。ALCAPA 患者常合并二尖瓣关闭不全，其是否应进行同期处理存在较大的争议。目前，较为主流的观点办法是对轻、中度二尖瓣关闭不全患者仅行 LCA 移植术，而对于二尖瓣重度反流发生不可逆病变时则需同期行二尖瓣成形术。

第五节
复杂先心病术后(Fontan 术后)心力衰竭

【概述】典型的单心室以及多种功能性单心室,如三尖瓣闭锁、右心室双出口合并房室间隔缺损、左心发育不良综合征等,都以全腔肺吻合术,即 Fontan 手术作为治疗方式。Fontan 循环系患者由一个功能性心室供给体肺循环血流,其特点是上下腔静脉的血流直接回流入肺动脉,肺动脉失去前向的搏动性血流而被动充血,导致长期的静脉压增高和心排血量减少。研究显示 Fontan 术后心衰的早期发病率为 10%~20%,晚期的发病率约 50%。单心室术后长期的心功能状况,与心室的解剖特征有关,解剖右心室支持体循环的耐久性存在问题,左室型单心室的预后好于右室型单心室。此外,房室瓣反流、心律失常等因素是导致心力衰竭的常见原因;Fontan 术后发生快速性心律失常的比例逐年增加,与心力衰竭互为因果。

区别 Fontan 术后心力衰竭是收缩功能保留还是下降很重要,因为根据收缩功能的不同,治疗方案、预期反应和长期结果可能不同。心室可能因为收缩舒张功能障碍导致充盈压升高,也可能因为前负荷不足及肺血管阻力升高而心室收缩功能保留。有研究显示射血分数保留的心衰预后更差。在 Fontan 患者接受移植的一项研究中,EF 保留的患者比 EF 下降的患者预后更差,这表明在前者中除了收缩功能障碍外还有其他重要机制导致了心力衰竭。

Fontan 术后的长期并发症如肝淤血、肝硬化、腹水、静脉曲张综合征,可能加重心衰。

【临床表现】

1. 症状　Fontan 术后的心力衰竭患儿可有乏力、面色苍白、多汗、水肿、少尿等临床表现;部分患儿可有心律失常表现,部分患儿尤其是术后较晚发生的心力衰竭,临床可出现慢性充血性心力衰竭的临床表现。

2. 体征　无特异性体征,可有心脏扩大,合并房室瓣反流者或者心室流出道梗阻者可有心脏杂音,也有部分患儿杂音不明显,可以有四肢水肿、肝脏增大等体循环充血的体征。部分患儿可出现胸腔积液、心包积液等。心房板障开窗的患儿可能有轻微的血氧饱和度降低。

【诊断】由于 Fontan 手术的复杂性、基础疾病的异质性,需要先心病专家进行长期管理,在术后的长期随访中对于是否出现心力衰竭应进行定期的随访和评估。其中评估心衰的潜在可逆原因尤为重要,如是否存在心律失常、Fontan 通路阻塞、残余分流和瓣膜功能障碍。进一步的评估应包括动态心电图监测、心脏超声、磁共振或计算机断层扫描成像。应尽早考虑心导管等有创检查,进行解剖和血流动力学评估,特别是在无创性评估中未明确心衰的原因时。评估内容应该包括:有无心室收缩功能下降、有无心律失常、有无 Fontan 循环管路的血栓形成、有无失蛋白肠病、有无瓣膜功能不全、残留的右向左分流如何、有无心室流入流出道梗阻或者限制性室间隔缺损或房间隔缺损可能影响心室功能、有无体循环血管阻力升高、有无体循环静脉压力和肺血管阻力升高、有无塑型性支气管炎(plastic bronchitis,PB)等。

1. 心电图　可能发现各种类型的心律失常。

2. 超声心动图　超声心动图检查无创伤,易重复,可清晰显示有无心室流入及流出道梗阻、房室瓣反流程度、心房板障开窗的大小及血流方向及速度,也可以通过初步评估腔肺吻合口的血流频谱形态及速度以帮助判断 Fontan 循环回流有无梗阻、有无血栓形成等。同时应注意有无限制性的室间隔缺损或房间隔缺损等影响心室功能的结构异常。

3. CTA　可清晰显示左右肺动脉及腔肺吻合口的形态，以及 Fontan 循环有无血栓形成。

4. MRI　可清晰显示左右肺动脉及腔肺吻合口的形态，也可通过三维重建计算射血分数等反映心功能的指标。

5. 心导管检查　可以测量腔静脉、肺静脉压力；左、右肺动脉及心室的压力，测量 Fontan 循环的肺血管阻力及体循环阻力，帮助寻找心力衰竭原因。

【鉴别诊断】Fontan 术后可能合并蛋白丢失性肠病，也易导致疲劳、周围水肿、渗出、腹水等类似于心衰的症状，应注意鉴别。临床有腹泻症状、有明显低蛋白血症时尤其应考虑到失蛋白肠病的可能性。失蛋白肠病死亡率高达 46%~62%。

【治疗原则】Fontan 术后心力衰竭的治疗不容乐观，如能明确心力衰竭的原因，治疗可以具有针对性。单心室及 Fontan 术后尚无明确的心衰药物策略。研究表明 RAAS 系统活性在单心室心衰中可能不占优势，使用 ACEI 后患者系统性血管阻力、心排血指数、运动耐量无明显改善、心室大小、Ross 心功能分级、BNP 水平、EF、12 个月后死亡和 / 或移植率无明显差异。小样本研究显示，β 受体阻滞剂在单心室患者中表现为负性或中性效果。尽管临床症状有所改善，目前尚无证据支持利尿剂和地高辛可使单心室心衰患者获益。肺血管扩张剂理论上来说可使心衰患者获益，研究显示磷酸二酯酶抑制剂可提高运动中体肺循环血量及循环供氧，改善患者心肌性能指数和收缩期心房和心室弹性。

对于明确存在解剖结构异常者，治疗以外科手术纠治为主，如房室瓣反流者可以考虑瓣膜整形或者换瓣治疗。存在心室流入道或者流出道梗阻者，应通过手术解除梗阻。此外，对于部分可能行双心室循环的患儿，也可以考虑恢复双心室循环来治疗心力衰竭。

对于药物控制心力衰竭不理想者，或者手术效果仍不理想者，可以考虑心脏移植。

（武育蓉　陈笋）

【附 病例 3-7】

右心室双出口、室间隔缺损行 Fontan 术后伴心力衰竭 1 例

（上海交通大学医学院附属新华医院
武育蓉　陈笋）

【病史】患儿，男，9 岁，因先心病术后 5 年余，间断气促、水肿 4 年余入院。患儿 5 年前因先心病行 Fontan 术，术后 1 年出现气促、乏力、运动不耐受、双下肢水肿等，且活动受限随年龄增长逐渐加重。心脏专科门诊予以长期利尿剂以及波生坦口服。自发病以来，患儿精神尚可，胃纳不佳，无发热、咳嗽，无呕吐、腹泻。

患儿于生后 9 个月因生长发育落后、反复呼吸道感染、心脏杂音就诊，经心脏超声、心导管检查确诊为右心室双出口、室间隔缺损（远离大动脉型、限制性分流）、主动脉瓣下狭窄、肺动脉高压。患儿于 1 岁时行肺动脉环缩术（Banding 术）、房间隔扩大术，术后外周 SpO_2 在 75% 左右。术后心脏超声示肺动脉环缩处内径 7.3mm，流速 4.85m/s，压差 94.2mmHg；房间隔缺损（6.4mm，双向分流）；室间隔缺损（7.5mm×9.2mm，远离大动脉，限制性分流）。1 岁 4 个月时行右侧 Glenn 术，术后心脏超声示右侧腔肺吻合口无梗阻，外周 SpO_2 在 75%~85% 之间；随访期间一般情况好，生长发育逐渐追赶，无明显活动受限。3 岁 3 个月时行 Fontan 术，术中探查主动脉瓣下无狭窄；VSD 远离主动脉，限制性分流，直径 8mm，行双室修补困难，将 VSD 扩大后行心内外管道 Fontan 术，管道开窗 4mm。术后心脏超声提示腔肺吻合口无梗阻；管道开窗右向左分流，流速 2.04m/s。

【体格检查】身高 133cm，体重 22kg，体温 36℃，脉搏 76 次 /min，呼吸 18 次 /min，血压 92/52mmHg，血氧饱和度 90%。神志清楚，对答切题，体型消瘦；口唇红，呼吸平稳，颈静脉充盈；双肺呼吸音清，两肺未闻及啰音；心律齐，胸骨左缘 2~4 肋间可闻及 3/6 收缩期杂音，未及心包摩擦音；腹软，无压痛，无反跳痛，肝脏肋下 3cm，质中，无触痛，脾脏肋下未触

及;四肢活动可,双下肢水肿,杵状指/趾不明显。

【辅助检查】

1. **心脏超声** Fontan 各吻合口无梗阻;心房板障开孔右向左分流,分流速度 1.76m/s;残留室间隔缺损(膜周部)6.9mm,限制性左向右分流(图 3-5-1);主动脉瓣下狭窄;房室瓣开放活动可,未见明显反流;主动脉、肺动脉均从右心室发出,主动脉位于右前方,肺动脉位于左后方。

2. **心脏 CT** Fontan 各吻合口无梗阻,未见血管及心腔内明显血栓形成;主动脉肺动脉均从右心室发出,主动脉位于右前方,瓣下狭窄,肺动脉位于左后方;室间隔缺损(图 3-5-2)。

【解析】心脏超声及 CT 均提示 Fontan 循环各吻合口通畅;无房室瓣反流;室间隔缺损呈限制性分流;主动脉从右心室发出,主动脉瓣下狭窄;左右心室发育良好。

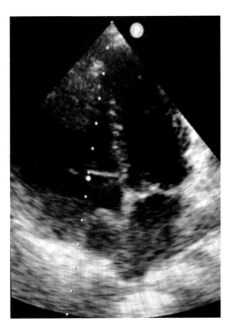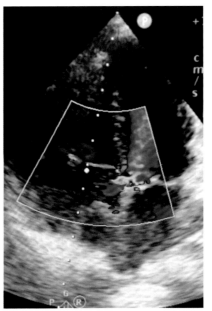

图 3-5-1 超声心动图
室间隔缺损,心室水平分流呈限制性,L-R 分流速度 4m/s。

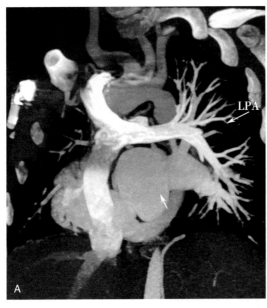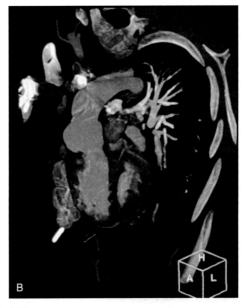

图 3-5-2 心脏大血管 CTA
A. CTA 显示 Fontan 循环无明显梗阻;B. CTA 显示主动脉从右心室发出,主动脉瓣下狭窄。

【初步诊断及分析】Fontan 手术是单心室以及功能性单心室畸形的根治性手术，包含多种术式。心力衰竭是 Fontan 术后常见的并发症之一，常见的原因包括严重的房室瓣反流、心室流出道梗阻、快速性心律失常、肺动脉压力和肺血管阻力偏高、Fontan 循环管道血栓形成等，对于右室型单心室或解剖右心室承担体循环的心脏畸形来讲，术后远期更容易出现心力衰竭。本患儿 Glenn 术后临床症状好转，但是 Fontan 术后一年出现心力衰竭，没有房室瓣反流、Fontan 管道梗阻、心律失常等可能导致心力衰竭的常见原因。其解剖特点是右心室与主动脉连接且存在主动脉瓣下梗阻，室间隔缺损是左心室的唯一出口但存在限制性分流，左、右心室收缩期负荷过重，同时右心室承担体循环，可能是导致心力衰竭的主要原因。解除流出道梗阻、恢复双心室循环可能是治疗心力衰竭的重要方法。

【治疗及随访】患儿入院后完善相关检查，考虑到患儿 Fontan 术后心力衰竭，循环衰竭，长期依赖扩血管药物及利尿剂，血氧饱和度偏低，心功能差，原因可能与解剖结构上存在室间隔缺损，呈限制性分流，以及主动脉瓣下狭窄有关。术前讨论时需准备两套手术方案，即单纯室间隔扩大术或 Fontan 转双心室手术。术中探查发现室间隔缺损扩大后可建立心内隧道，于是选择 Fontan 拆除手术，并行右心室双出口纠治术；术中切开室间隔扩大室间隔缺损至 16mm，建立心内隧道将主动脉隔入左室；拆除原 Fontan 心内管道，将肺动脉残端切开，与左右肺动脉缝合重建肺动脉，并取人工血管将上腔静脉引入右房。手术后早期患儿有胸腔积液、肝功能损害等并发症，经对症支持治疗 1 个月后明显好转，予以出院。

患儿出院后定期随访，术后 1 年安静状态下无气促、乏力，无水肿，无明显运动受限，能参加同龄儿童一般活动，可以正常上学，活动耐力较之前明显改善，目前仍在随访中。查体肝肋下未及，未吸

氧下血氧饱和度 96% 以上，心脏超声检查提示双心室修补术后无残余分流、无明显残余梗阻。

【病例点评】Fontan 系列术式对于功能性单心室患儿在改善缺氧发绀、减轻心泵做功方面有不错的治疗效果。目前改良 Fontan 手术的 10 年生存率超过 90% 以上。但几乎所有患者在步入成年后，活动耐力均出现不同程度的下降，最终出现胸腔积液、蛋白丢失性肠病、肝纤维化等单心室循环衰竭问题，远期随访效果不佳。其根本原因在于：Fontan 术后体循环和肺循环形成"并联"组合，缺少了右心室的泵推，腔静脉血直接引入肺动脉；肺循环阻力的轻微变化即可影响肺静脉回流，回心血量减少，加之全身静脉阻力升高，导致体循环灌注不足，最终出现循环衰竭，这些患儿最终只能通过心脏移植延续生命。而且 Fontan 循环衰竭的发病机制复杂，药物治疗效果不佳。

Fontan 术式固有的缺点和远期并发症在最近 10 年逐渐引起重视，而受早年外科技术的局限性，提倡双心室方式矫治功能性单心室的观点普遍较少，特别是在心室分隔和建立内隧道技术较为困难时，许多临床医师为了避免房室传导阻滞、左心室流出道狭窄等并发症，选择了相对操作简单的单心室姑息手术，特别是对于低年龄、低体重的婴幼儿，心室腔空间较小、分隔心室较为困难等客观因素亦使操作相对简单的姑息性手术成为不少心脏中心的首选。

这个病例是一个典型的、因幼时手术困难、可能造成心室流出道梗阻等并发症而选择单心室修补的案例，加之本身存在限制性的室间隔缺损、主动脉瓣下狭窄等解剖异常，因此术后 1 年即出现 Fontan 循环衰竭的临床表现，长期抗心力衰竭药物治疗无好转，经改为双心室纠治后，患儿心功能逐渐好转，避免了过早心脏移植。因此，经准确评估解剖异常，在施行双心室修补可能性时，拆除 Fontan 循环而转为双心室纠治，不失为一种治疗 Fontan 循环衰竭的新选择。

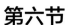

第六节
其他先天性心血管结构异常相关心力衰竭

一、主动脉 - 左室隧道相关心力衰竭

【概述】主动脉 - 左室隧道是指位于主动脉根部异常连接升主动脉与左心室的心外通道，可合并主动脉瓣病变或冠状动脉畸形。此病比较罕见，约占所有先天性心脏畸形的 0.1%。1963 年 Levy 等首次描述了该畸形的病变，指出该病的基本病理改变是主动脉与左心室之间存在异常的瓣膜旁通道。隧道的主动脉端口绝大部分在右冠窦区域，在左冠窦区域的很少。隧道从主动脉端口沿室间隔上部向下跨越右室流出道的后壁，在右冠窦或无冠窦下开口于左心室。主动脉也可经隧道与右心室、右心房连接，但较少见。隧道的主动脉部分通常扩大，甚至呈瘤状。隧道的心室内部分较窄或呈管状。位于右室流出道后方的隧道若扩大可导致右室流出道梗阻。隧道的存在使得主动脉瓣周围失去了结构上的支撑，以及瓣膜局部的涡流等因素都可导致主动脉瓣反流。新生儿、幼婴儿存在主动脉瓣反流时需仔细探查是否存在主动脉 - 左心室隧道。Hovaguimian 等将主动脉 - 左室隧道分为 4 型：Ⅰ型为单一主动脉左室隧道，主动脉端开口较小，通常不伴有主动脉瓣损害；Ⅱ型主动脉端开口呈卵圆形，相应的主动脉窦壁呈瘤样扩张，伴或不伴有主动脉瓣损害；Ⅲ型通道在心腔内室间隔端呈瘤样扩张，伴或不伴有右室流出道梗阻；Ⅳ型为Ⅱ型和Ⅲ型的混合型。

主动脉 - 左室隧道的血流动力学变化与主动脉瓣关闭不全相似但更严重。由于主动脉与左心室间存在这种无瓣膜的直接通道，收缩期时血流经主动脉瓣及隧道流向主动脉，舒张期时血流从主动脉经隧道流反流至左心室，从而左心室容量负荷增加，左心室扩大并可合并心力衰竭。多数患儿在早期即出现心力衰竭甚至猝死。

【临床表现】症状及体征取决于隧道大小及主动脉瓣反流的严重程度。大多数患儿在新生儿期即有充血性心衰表现。体征包括因主动脉关闭不全引起舒张压降低的脉压增大，左心室、左心房扩大，左心室搏动增强。在主动脉瓣听诊区可以闻及响亮的往返杂音。

【诊断】根据上述临床表现以及如下辅助检查进行诊断：

1. 心电图　显示不同程度的左心室增大，可以同时伴有左心房肥厚的表现。

2. 胸部 X 线片　显示心影增大，可以同时伴有肺淤血等充血性心力衰竭的表现，可显示不同程度的主动脉增宽。

3. 心脏超声　是确诊主动脉 - 左室隧道最常用的检查手段。胎儿超声心动图表现为左室肥大和扩张、左室短轴缩短率降低、主动脉根部不对称性扩张等，彩色多普勒超声可见主动脉瓣周围往返的血流信号。患儿出生后，通过不同切面可以显示直接连接主动脉及左心室的隧道。二维超声心动图的左室长轴切面可发现隧道一端开口于主动脉根部，另一端开口于主动脉瓣下的左室。多普勒超声及彩色血流显像可清楚地显示主动脉与左心室之间经隧道的血流，即收缩期血流自左心室向主动脉，而舒张期血流自主动脉逆向左心室；还可探及主动脉瓣反流的异常血流信号。

4. 心脏 CT 或 MRI　可较精准地探查是否存在主动脉根部异常连接升主动脉与左心室的心外通道。

5. 心导管检查　在升主动脉造影可以显示舒张期的反流，此反流起源于主动脉壁而非来自于主动脉瓣。

【鉴别诊断】

1. 主动脉窦瘤破裂　鉴别的要点在于主动脉

窦瘤通常无主动脉窦的扩张,亦无隧道样结构。另外主动脉-左室隧道通常位于主动脉窦的前方,而主动脉窦瘤需向后方才能破入左心室。

2. 主动脉瓣反流　在舒张期时,主动脉-左室隧道自主动脉逆向左心室的逆向血流在主动脉瓣旁,不通过主动脉瓣,此可与主动脉瓣反流区别。但需要注意的是,主动脉及左心室的隧道可以合并主动脉瓣反流。

3. 冠状动脉瘘　主动脉-左室隧道患儿的冠状动脉开口及宽度正常,此可以与冠状动脉瘘相鉴别。

4. 右冠状动脉-左室瘘　通常有右冠状动脉扩张。主动脉血流舒张期经右冠状动脉进入左室,左室的开口很少位于主动脉瓣下。

【治疗原则】主动脉-左室隧道由于可以引起左心室容量超负荷、心脏扩大、充血性心力衰竭和主动脉瓣变形,因此一旦确诊应尽早手术治疗。术前心功能状态和术后主动脉瓣反流是影响患者预后的主要因素。治疗主要靠外科手术治疗,手术修复的原则包括关闭主动脉侧和心室侧开口、恢复主动脉瓣功能、确保正常的冠状动脉灌注和缓解右室或左室流出道梗阻。目前常用的外科手术方式有三种:①直接缝合隧道的主动脉端开口,适用于Ⅰ型患者;②补片闭合隧道的主动脉端开口,避免瓣叶或冠状动脉口的扭曲和移位;③补片同时闭合隧道的主动脉瓣端开口与左心室内开口;对于冠状动脉起源于隧道者,闭合两侧开口同时行冠状动脉再植术。外科手术后通常会遗留不同程度的主动脉瓣反流。另伴有主动脉瓣异常或冠状动脉异常的患者有较高的手术风险,需长期评估主动脉瓣矫治效果及冠状动脉灌注效果。

内科治疗主要是控制心衰症状,合适病例亦可选择介入封堵治疗。治疗原则为封闭异常左心室与主动脉的相通,并最大程度地保护主动脉瓣。

二、主动脉窦瘤破裂相关心力衰竭

【概述】主动脉窦瘤在儿童中较少见,发病率约为0.14%~0.35%。在胚胎发育过程中,由于主动脉瓣窦的基部发育不全,窦壁中层弹性纤维和肌肉组织薄弱或缺失,使主动脉壁中层与主动脉瓣纤维环之间缺乏连续性,造成主动脉瓣窦的基底部存在薄弱点,主动脉血流的压力将主动脉瓣窦的薄弱区逐渐外推膨出,形成主动脉瘤样膨出,并逐渐向下突入压力较低的心腔,发生破裂即形成主动脉瓣窦动脉瘤破裂。主动脉窦瘤可破入右心房、右心室、肺动脉、左心室或心包腔。主动脉窦瘤的大部分瘤体源自右冠窦(80%),少数源自无冠窦(20%)。当瘤体破裂时形成瘘道,瘘道多数与右心室相通(75%),少数与右心房相通(25%)。主动脉窦瘤的位置决定了其影响的心腔。右冠状窦瘤或无冠状窦瘤破裂后,主动脉与右心房或右心室相通而导致左向右分流,而左冠状窦瘤破裂造成的瘘口使主动脉与左心房或左心室相通。主动脉窦瘤可以单发,也可伴发其他畸形。据报道,大约有30%~50%的主动脉窦瘤合并室间隔缺损。

【临床表现】主动脉窦瘤如果不发生破裂,通常没有临床表现。主动脉窦瘤可突入右心室流出道造成梗阻,也可使主动脉瓣扭曲形成主动脉反流,亦可压迫相邻心腔、传导系统或冠状动脉造成传导异常和心肌缺血。由于这些症状通常与主动脉窦瘤大小有关,而主动脉窦瘤的扩张较为缓慢,因此临床症状在婴儿和儿童期较少见。

主动脉窦瘤的破裂可以由胸部外伤或者剧烈运动而诱发。其突然破裂可产生撕裂样疼痛,特征性表现为突发胸痛、气促,胸骨左缘或右缘可闻及连续性杂音,水冲脉,临床出现急性心力衰竭。但若主动脉窦瘤破裂产生的分流量小,可无临床表现,较长时间后才会逐渐出现心功能不全的表现。主动脉窦瘤破裂的临床表现与瘘口的大小及瘘入的位置有关。临床上以右冠动脉窦瘤破入右心室更为常见,可以产生不同程度的左向右分流,具有类似心室水平急性左向右分流的临床表现。主动脉窦瘤破入左心室则左向右分流不明显。在少数情况下,动脉窦瘤破裂可延伸入左心室或左心房,延伸入左心室时可出现类似于主动脉瓣关闭不全的表现。主动脉窦瘤若破入心包腔可因急骤发生的心脏压塞而迅速引起死亡。

如果主动脉窦瘤破口不大,在胸骨左缘第三、四肋间可闻及一个类似于动脉导管未闭的连续性杂音。如果主动脉窦瘤破入右心房,杂音最响亮的位置可以出现在胸骨右缘。瘘口分流量较大时,可出现舒张压降低、脉压增宽、水冲脉、枪击音、毛细血管搏动征等表现。主动脉窦瘤破入左心室时,若瘘口较大,可以出现类似于主动脉反流的往返样杂音。

【诊断】根据上述临床表现结合如下辅助检查进行诊断:

1. **心电图**　主动脉窦瘤破裂在心电图上可以出现相应心腔增大的征象,少数情况下由于窦瘤的压迫可以出现心肌缺血或传导阻滞的表现。

2. **胸部 X 线片**　可以显示肺血增多或者心力衰竭的相应征象,根据窦瘤破裂位置不同,出现相应心腔肥大的征象。

3. **超声心动图**　是诊断主动脉窦瘤及其破裂的重要方法。二维超声心动图可以直接显示主动脉窦增大,局部有囊状物膨出,结合彩色多普勒超声和脉冲多普勒可以显示流经裂口的血液分流及其破裂的位置。根据心腔大小可以评估分流量的多少。

4. **心导管造影**　是诊断主动脉窦瘤的"金标准"。在主动脉根部造影可以显示窦瘤破口的位置及破入的心腔。右心导管检查可发现在右心房、右心室或肺动脉水平有左至右分流,同时该心腔压力增高。经动脉的逆行选择性升主动脉造影可显示出瘤囊(若未破裂),或窦瘤破裂时可见造影剂从升主动脉进入右心房、右心室或肺动脉,从而可判定主动脉窦瘤破入心腔的部位所在。

5. **CT 和 MRI**　可有助于显示主动脉窦瘤及窦瘤破口的位置。

【鉴别诊断】

1. **动脉导管未闭、主肺动脉间隔缺损**　此两类疾病都可闻及机器样连续性杂音,与部分主动脉窦瘤破裂杂音相仿,但其位置通常位于胸骨左缘第二肋间。超声心动图检查显示在主动脉与肺动脉之间存在左向右分流,必要时进行心导管检查及主动脉造影术即可明确诊断。

2. **室间隔缺损合并主动脉瓣关闭不全**　此疾病收缩期和舒张期往返性杂音部位在左侧第二、三肋间,超声心动图检查显示心室间隔存在回声缺失

和心室腔内存在左向右分流,并可显示主动脉瓣关闭不全的征象。

3. **冠状动脉瘘**　此疾病为左、右冠状动脉与心腔或冠状静脉存在异常交通,可闻及连续性杂音,以舒张期为主。超声心动图检查或逆行主动脉造影可显示冠状动脉扩张,并可见造影剂由冠状动脉流向心腔内。

【治疗原则】治疗主要需要进行外科手术对主动脉窦瘤进行修补,包括切除动脉瘤和闭合瘘管、闭合主动脉窦缺损以防止动脉瘤复发,并修复其他合并的相关异常。若主动脉窦瘤虽然未破裂,但产生了血流动力学紊乱,则也需手术治疗。

内科的治疗原则主要是减轻心脏的前后负荷,控制心功能不全。另外,对于冠状动脉受压或有心肌缺血证据的患者,维持正常心率和正常血压以保证冠状动脉灌注非常重要。部分患者可以应用心导管介入的方法,利用堵塞装置封闭破口,但需保证堵塞装置不会造成新的主动脉反流。

(孙淑娜)

【附 病例 3-8】

长期误诊为扩张型心肌病的主动脉 - 左室隧道 1 例

(复旦大学附属儿科医院　梁雪村　刘芳)

【病史】患儿,女,15 岁 9 个月,因"发现心脏杂音合并心脏扩大 15 年余"入院。患儿 15 年前因咳嗽体检时发现心前区 Ⅲ 级杂音,当地完善心脏超声显示左室内径呈球形扩张,室壁活动减低,二尖瓣及主动脉瓣轻度反流,诊断为"扩张型心肌病",予依那普利及倍他乐克治疗,但随访心影逐渐增大。患儿生后早年无喂养困难,平素无明显气促、多汗、乏力,无发绀,无蹲踞,上学后未参加体育活动,一般活动后无明显不适,无反复下呼吸道感染史。患儿否认遗传性疾病、心脏病以及猝死家族史。

【体格检查】呼吸 20 次 /min,心率 60 次 /min,经皮氧饱和度 99%。神志清楚,反应可,肤色红

润,无青紫,无黄疸,皮肤弹性可,浅表淋巴结无肿大。双肺呼吸音清,心前区未见隆起,心前区无抬举,心尖搏动位于第6肋间左锁骨中线外0.5cm,未及震颤,心律齐,心音稍低钝,胸骨旁可闻及Ⅱ~Ⅲ/6级SM,Ⅱ/6级DM。末梢循环正常,肌张力正常,神经系统查体未见异常。

【辅助检查】

1. 胸部X线片　心影重度增大,左房、左室为主,双房影明显。

2. 心电图　左室增大伴心肌劳损。

3. 血肌钙蛋白<0.01μg/L,B型脑利钠肽(BNP)1 659pg/ml。

【初步诊断及分析】患儿心脏重度扩大,心音低钝,外院多次心脏超声提示心功能不全,故诊断心功能不全明确;结合患儿平素不上体育课,日常无明显气促、多汗、乏力,心功能分级评估为NYHA Ⅱ级。患儿自幼发现心脏增大,外院多次心脏超声显示左室呈球形扩张,入院查体心界扩大至第6肋间左锁骨中线外0.5cm,胸部X线片显示心影重度增大,以左房、左室为主。患儿心功能不全、心脏增大的可能病因初步考虑如下:

1. **先天性心脏病**　患儿自幼以发现心脏杂音起病,入院体检胸骨旁可闻及Ⅱ~Ⅲ/6级SM,Ⅱ/6级DM,自幼存在的杂音是先天性心脏病最常见的临床表现,虽外院多次心脏超声仅提示轻度主动脉瓣及二尖瓣反流,但仍应高度警惕是否存在冠状动脉瘘、瓣膜双病变等可导致双期杂音的先天结构异常,待进一步完善心脏影像学检查,如心脏超声等协助诊断。

2. **心肌病**　患儿自幼出现心脏扩大,入院查体心界扩大、心音稍钝,入院胸部X线片显示心影重度增大,外院多次心脏超声显示心脏扩大、心功能不全;需考虑心肌病的可能。患儿病初因咳嗽查体发现心脏扩大及心功能不全,是否存在心肌炎后心肌病或其他继发性心肌病尚待明确,待进一步完善免疫功能、自身抗体、甲状腺功能、血尿串联质谱及心脏影像学,如心脏超声和心脏磁共振等检查协助诊断。

3. **心肌炎**　心肌炎常存在心脏扩大及心功能不全的情况,但多为急性病程。患儿自幼起病,呈

长期慢性病程,且无心源性休克、阿-斯综合征、心电传导异常等表现,肌钙蛋白正常,心电图无心肌炎特征性改变,暂不支持此诊断。

4. **内分泌遗传代谢性病**　如甲减、甲亢等内分泌疾病及糖原、脂肪酸或氨基酸代谢异常,如糖原贮积症、肉碱缺乏、同型半胱氨酸血症等,均可导致心肌的受损而出现类心肌病样损害,但多表现为多系统多脏器(如神经、肾脏、皮肤、血液等)受累,此患儿一般状况可,且无其他系统异常,暂不支持此诊断。

【进一步检查及结果】

1. **实验室检查**　ANA-ENA系列自身抗体均阴性;免疫功能、甲状腺功能、血尿串联质谱检查均在正常范围。

2. **超声心动图**　左室明显增大,主动脉根部可见隧道样改变伴往返血流(图3-6-1),LVEF 46%,符合主动脉-左室隧道伴心功能不全。

解析:超声心动图是确诊主动脉-左室隧道最常用的检查手段。此患儿超声心动图探及主动脉根部存在隧道样改变以及伴有往返血流,且左心室明显增大,LVEF下降;提示存在主动脉-左室隧道并伴有心功能不全。还需完善心脏CT或者MRI进一步明确。

3. **心脏MRI**　左心室增大,左室近间隔面见一股粗大异常血流与主动脉根部右冠窦区相连(图3-6-2)。连续动态扫描可显示舒张期与收缩期往返血流。

解析:此病例心脏MRI显示主动脉根部右冠窦区有异常的收缩期和舒张期往返血流与左心室相连,明确诊断为主动脉-左室隧道。

【进一步诊断及治疗随访】结合患儿临床表现及上述辅助检查结果,考虑患儿目前诊断为主动脉-左室隧道,继发性扩张型心肌病,心功能不全(NYHA Ⅱ级)。给予地高辛强心,呋塞米、螺内酯利尿,依那普利改善心肌重塑;在排除手术禁忌证后行左室-主动脉隧道修补术+主动脉瓣成形术,术中证实主动脉-左室隧道位于无冠窦与右冠窦交界侧方(图3-6-3),术中曾发生2次室颤,电除颤复律。术后复查超声心动图提示心功能改善,后予以出院。

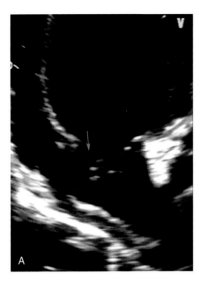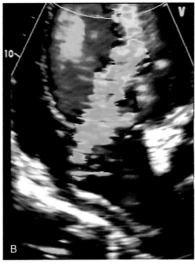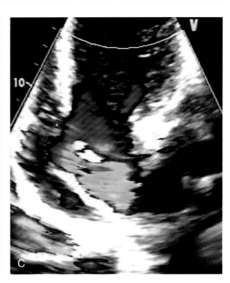

图 3-6-1　超声心动图

A.心尖五腔心切面示主动脉右冠窦右侧隧道样管腔回声；B.示舒张期大量主动脉血流通过该隧道样回声反流入左心室；
C.示收缩期主动脉血流通过正常瓣口及该隧道注入升主动脉。

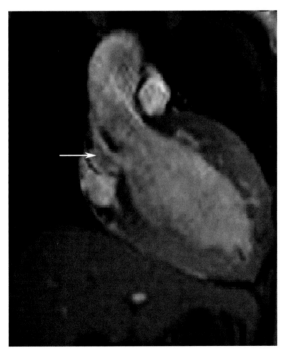

图 3-6-2　心脏磁共振成像

左心室增大，箭头处显示主动脉根部右冠窦区管道样
结构连接左心室与升主动脉。

出院后继续地高辛强心，呋塞米、螺内酯利尿，依那普利改善心肌重塑。术后 5 年复查心脏超声心功能基本正常，复查胸部 X 线片心影饱满；予停用地高辛，继续呋塞米、螺内酯利尿及依那普利治疗。

【病例点评】主动脉 - 左室隧道是一种少见的先天性心脏畸形。本例患儿符合 Hovaguimian 分型中的 Ⅱ 型。主动脉 - 左室隧道临床的严重程度与左室容量负荷增加的程度相关，左室容量负荷的增加程度，一方面取决于与通道大小相关的左室舒张期经通道反流血量的多少，另一方面取决于合并存在的主动脉瓣的损害程度。

主动脉 - 左室隧道极易被误诊，文献报道有如同本病例被长期误诊为扩张型心肌病者，也有被误诊为主动脉关闭不全、瓣周脓肿、主动脉窦破裂、主动脉瓣下孤立性左室憩室等患者，提高对本病的认识是避免误诊和漏诊的关键。主动脉 - 左室隧道的特征性临床表现是充血性心力衰竭和胸骨旁往返双期杂音。主动脉 - 左室隧道的特征性超声心动图表现是在主动脉长轴切面可显示主动脉瓣周有一无回声腔与左室流出道相通，在主动脉根部短轴切面可显示主动脉窦与主动脉壁之间裂隙状或卵圆形无回声腔，彩色多普勒超声显像可在该无回声腔内探及往返血流信号。

主动脉 - 左室隧道保守治疗预后极差，一旦确诊即应尽早手术以避免充血性心力衰竭的发生，甚至进展为如同本例的继发性扩张型心肌病。本病例说明早期诊断及早期治疗的重要性。提高此病患儿生活质量和远期生存率的关键在于选择正确的手术方式和积极处理相关并发症。

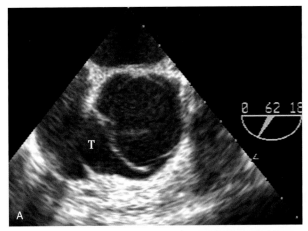
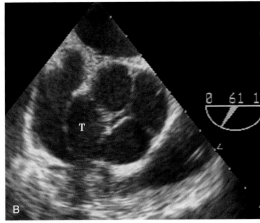
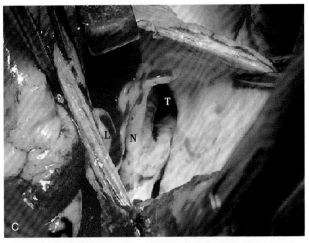

图 3-6-3　主动脉 - 左室隧道的食管超声心动图和术中所见

A. 食管超声心动图示收缩期主动脉根部正常开放的瓣口和隧道口(T); B. 食管超声心动图示舒张期主动脉瓣关闭,
隧道(T)仍呈管道回声且内径较舒张期稍增加; C. 术中隧道位于右冠窦与无冠窦交界的侧方。

综上所述,主动脉 - 左室隧道属于一种罕见的先天性心脏病,影像学类似扩张型心肌病的改变,易被漏诊或误诊。对于心脏扩大合并心力衰竭的患者需要寻找所有可以导致心脏扩大和心力衰竭的可能继发性原因,根据具体原因进行诊治。若临床上患者心力衰竭表现以及左室射血分数与扩张型心肌病影像学严重程度不符,尤其是心前区存在收缩期和舒张期杂音,需要警惕主动脉 - 左室隧道的存在。

【附 病例 3-9】

主动脉窦瘤破裂导致心力衰竭 1 例

(首都医科大学附属北京安贞医院
梁云婷　梁永梅)

【病史】患儿,女,16 岁,因"间断心悸、憋气 23

天"入院。患儿 23 天前爬山后出现胸闷、憋气,持续数小时,休息后逐渐缓解,不伴胸痛、晕厥等。发病前无发热、咳嗽等不适,就诊于当地医院,心肌酶大致正常,B 型脑利钠肽(BNP)升高达 2 200ng/ml,未予进一步检查。此后患儿仍有间断胸闷、憋气,活动后加重,伴夜间不能平卧,双下肢轻度水肿,活动量受限,可爬 2 层楼梯,无尿少、胸痛及晕厥。患儿既往史及家族史等皆无异常。

【体检】呼吸 21 次 /min,心率 90 次 /min,经皮氧饱和度 96%。神志清楚,精神反应可,口唇无发绀。双肺呼吸音粗,未闻及明显干、湿啰音,心脏浊音界稍大,心律齐,心率 90 次 /min,未闻及杂音。肝肋下 2cm,脾脏未触及。双下肢轻度可凹形水肿。腹部及神经系统等查体未见异常。

【辅助检查】心脏超声:主动脉窦瘤破裂入右心房。

【初步诊断及分析】

1. **主动脉窦瘤破裂** 患儿主要以活动后胸闷憋气为主要症状,逐渐加重,伴夜间不能平卧,查体提示心脏浊音界稍大,心律齐,心率 90 次 /min,未闻及杂音。肝肋下 2cm,双下肢轻度可凹形水肿。心脏超声提示全心轻度增大,紧邻三尖瓣前瓣及隔瓣下方主动脉右冠窦形成囊袋样结构破入右房。考虑诊断为主动脉窦瘤破裂。

2. **急性心力衰竭,心功能Ⅲ级(NYHA 分级)** 患儿急性起病,低于日常体力活动后有胸闷、憋气表现,活动量受限,查体心脏增大,肝大,下肢可呈凹性水肿,考虑诊断急性心力衰竭,心功能Ⅲ级(NYHA 分级)。

【进一步检查及结果】

1. **胸部 X 线片** 显示:双肺纹理增粗,心胸比增大为 0.59。

解析:主动脉窦瘤破裂可出现肺血增多以及相应心腔肥大的征象。此患儿双肺纹理增粗,提示肺血增多,心胸比例为 0.59,高于正常值。

2. **心电图** 窦性心律,大致正常。

解析:主动脉窦瘤破裂在心电图上可以出现相应心腔增大的征象。此患儿心电图大致正常,提示分流量可能无显著增多。

3. **心脏超声** 全心轻度增大(左室舒末径 53mm,射血分数 77%),紧邻三尖瓣前瓣及隔瓣下方主动脉右冠窦,形成囊袋样结构破入右房,大小约 15mm × 11mm,瘤颈部宽约 7.5mm,顶端见多个破口,较大破口约 3.9mm,CDFI:可见左室与右房间左向右分流信号,Vmax 521cm/s,PG 109mmHg;超声提示为主动脉右冠窦破入右房(图 3-6-4)。

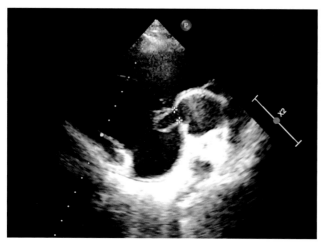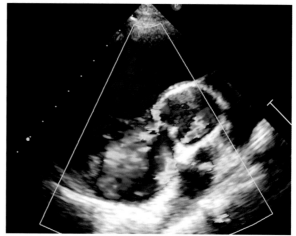

图 3-6-4 超声心动图
紧邻三尖瓣前瓣及隔瓣下方主动脉右冠窦形成囊袋样结构破入右房。

解析:心脏超声对于诊断主动脉窦瘤及其破裂具有重要价值,超声显示主动脉右冠窦形成囊袋样结构破入右房,诊断为主动脉右冠窦瘤破入右心房。必要时可行心导管造影,进一步探查窦瘤破口的位置以及破入右心房的情况。

【治疗及随访】 入院后明确诊断,嘱患者绝对卧床,予呋塞米、螺内酯利尿,并立即行外科手术治疗。术中发现右房和右室增大,主动脉右冠窦破裂,经膜周、三尖瓣破入右房,肺动脉压力轻度增高;术中予牛心包缝合修补窦部缺口。

术后恢复良好,术后 10 天出院,出院前患儿胸闷憋气等症状明显好转,夜间可平卧。随访至术后 3 个月时患儿无特殊症状,体力活动耐力正常,复查心脏超声提示心脏大小恢复正常,血 BNP 恢复正常(表 3-6-1)。

【病例点评】 主动脉窦瘤是一种少见的心脏畸形,其多为先天性,由主动脉壁局部发育不良、缺乏中层弹性组织致局部管壁薄弱、高压血流冲击下逐渐膨出而形成,也可继发于动脉周围炎、动脉粥样硬化、挫伤及主动脉夹层。主动脉窦瘤未破裂时常无明显症状,一旦破裂,可迅速发展至严重的心功能不全。破裂最常见于右冠窦,其次为无冠窦。

本例患儿为右冠窦破裂。除破入右心外,少数破入左心室、左心房、肺动脉等。东方人主动脉窦瘤破入右心室的概率较西方人明显增加。临床上需要注意以下情况:

表 3-6-1 患者手术前后超声心动指标变化

	术前	术后 3 天	术后 1 个月
左心室舒张末内径 /mm	53	42	44
左室射血分数	0.77	0.68	0.71
主动脉内径 /mm	28	26	25
左心房内径 /mm	28	28	24
右心室前后径 /mm	19	22	18

1. 主动脉窦瘤合并室间隔缺损时,主动脉右窦窦瘤常从室间隔缺损处破入右室,因此显示的室间隔缺损内径比实际小甚至不易显示。

2. 室间隔缺损合并主动脉瓣脱垂时,脱垂的主动脉瓣可呈瘤样结构突出,通过室间隔缺损进入右心室,并出现与窦瘤相类似的多普勒表现;需警惕被误诊为主动脉窦瘤破裂。

3. 主动脉瓣穿孔时,主动脉窦扩张并堵塞室间隔缺损处,此处分流完全消失,穿孔引起的血流动力学改变该处的血流频谱与主动脉窦瘤破裂一致;需警惕被误诊为主动脉窦瘤破裂。

有学者主张主动脉窦瘤破裂导致的急性心力衰竭患者,内科保守治疗无效时应立即进行急诊手术以挽救患者生命。目前传统的治疗方法是外科开胸心内直视下手术修补。随着医疗技术的不断进步,主动脉窦瘤破裂的介入治疗也逐步得到开展。主动脉窦瘤破裂较为理想的介入适应证为主动脉右冠状动脉窦至右心室水平左向右分流,窦体未累及瓣环或主动脉瓣,窦瘤破口边缘至主动脉瓣环距离 ≥7mm,且窦瘤破口距右冠状动脉开口 ≥5mm,心功能可耐受手术,排除其他严重心脏畸形患者。只要严格掌握介入手术适应证,术中规范操作,可提高手术成功率,减少并发症的发生。主动脉窦瘤破裂介入治疗不需要全身麻醉、开胸和体外循环,手术时间短、并发症发生率低,可不用输血。外科开胸修补手术创伤大、术后可出现并发症;但外科手术的适应证较宽,且可同时纠正其他心脏畸形。

综上所述,主动脉窦瘤破裂在儿童心力衰竭中很少见,但此病进展迅速,甚至可引起急性心衰和猝死,临床医生应予以充分的认识和重视。可通过超声心动图明确诊断。一旦诊断明确,应在内科抗心力衰竭的前提下尽快手术治疗。手术方法可以根据窦瘤破裂的直径和位置选择介入封堵或外科手术。

参考文献

1. KHALIL M, JUX C, RUEBLINGER L, et al. Acute therapy of newborns with critical congenital heart disease [J]. Transl Pediatr, 2019, 8 (2): 114-126.

2. HINTON RB, WARE SM. Heart failure in pediatric patients with congenital heart disease [J]. Circ Res, 2017, 120 (6): 978-994.

3. KONSTAM MA, KIERNAN MS, BERNSTEIN D, et al. Evaluation and management of right-sided heart failure: a scientific statement from the American Heart Association [J]. Circulation, 2018, 137: e578-622.

4. SABANAYAGAM A, CAVUS O, WILLIAMS J, et al. Management of heart failure in adult congenital heart disease [J]. Heart Fail Clin, 2018, 14 (4): 569-577.

5. AMAERT S, MEESTER PD, TROOST E, et al. Heart failure related to adult congenital heart disease: prevalence, outcome and related factors [J]. ESC Heart Fail, 2021, 8 (4): 2940-2950.

6. ZENGIN E, SINNING C, BLAUM C, et al. Heart failure in adult with congenital heart disease: a narrative review [J]. Cardiovasc Diagn Ther, 2021, 11 (2): 529-537.

7. Myung K. Park. 实用小儿心脏病学 [M]. 6 版. 桂永浩, 刘芳, 主译. 北京: 科学出版社, 2017: 159-188; 455-469.

8. 刘芳, 赵趣鸣. 先天性心脏病治疗进展 [J]. 中国实用儿科临床杂志, 2019, 34 (13): 980-985.

9. 中华医学会儿科学分会心血管学组, 中国医师协会心血管内科医师分会儿童心血管专业委员会, 《中华儿科杂志》编辑委员会. 儿童心力衰竭诊断和治疗建议 (2020 年修订版)[J]. 中华儿科杂志, 2021, 59 (02): 84-94.

10. DESAI K, RABINOWITZ EJ, EPSTEIN S. Physiologic diagnosis of congenital heart disease in cyanotic neonates [J]. Current opinion in pediatrics, 2019, 31 (2): 274-283.

11. GALVIS MMO, BHAKTA RT, TARMAHOMED A, et al. Cyanotic heart disease [M]//StatPearls [Internet]. StatPearls Publishing, 2022.

12. LEVY PT, THOMAS AR, WETHALL A, et al. Rethinking Congenital Heart Disease in Preterm Neonates [J]. NeoReviews, 2022, 23 (6): e373-e387.

13. ROHIT M, RAJAN P. Approach to cyanotic congenital heart disease in children [J]. The Indian Journal of Pediatrics, 2020, 87 (5): 372-380.

14. TOUTOUZAS K, STATHOGIANNIS K, LATSIOS G, et al. Biomarkers in aortic valve stenosis and their clinical significance in transcatheter aortic valve implantation [J]. Current medicinal chemistry, 2019, 26 (5): 864-872.

15. AULD B, CARRIGAN L, WARD C, et al. Balloon aortic valvuloplasty for congenital aortic stenosis: a 14-year single centre review [J]. Heart, Lung and Circulation, 2019, 28 (4): 632-636.

16. DONALD JS, WALLACE FRO, D'UDEKEM Y, et al. Congenital Aortic Valve Stenosis: To Dilate or Operate？[J]. Heart, Lung and Circulation, 2019, 28 (4): 519-520.

17. VERGNAT M, ASFOUR B, ARENZ C, et al. Aortic stenosis of the neonate: a single-center experience [J]. The Journal of Thoracic and Cardiovascular Surgery, 2019, 157 (1): 318-326. e1.

18. SINGH GK. Congenital aortic valve stenosis [J]. Children, 2019, 6 (5): 69.

19. MOLOSSI S, MARTINEZ-BRAVO LE, MERY CM. Anomalous Aortic Origin of a Coronary Artery [J]. Methodist Debakey Cardiovasc J, 2019, 15 (2): 111-121.

20. MEMON M, AMANULLAH M, ATIQ M. Anomalous Left Coronary Artery from Pulmonary Artery: An Important Cause of Ischemic Mitral Regurgitation in Children [J]. Cureus, 2019, 11 (4): e4441.

21. KAHRAMAN Y, NIYAZI KT, MURAT Ö, et al. Diagnosis and treatment of abnormal left coronary artery originating from the pulmonary artery: A single-center experience [J]. Anatol J Cardiol, 2019, 22 (6): 325-331.

22. STYLIANOS K, KONSTANTINOS A, CHARALAMBOS V, et al. Overview of coronary artery variants, aberrations and anomalies [J]. World J Cardiol, 2018, 10 (10): 127-140.

23. RYCHIK J, ATZ AM, CELERMAJER DS, et al. Evaluation and management of the child and adult with Fontan circulation: a scientific statement from the American Heart Association [J]. Circulation, 2019, 140 (6): e234-e284.

24. KING G, AYER J, CELERMAJER D, et al. Atrioventricular valve failure in Fontan palliation [J]. Journal of the American College of Cardiology, 2019, 73 (7): 810-822.

25. ATZ AM, ZAK V, MAHONY L, et al. Longitudinal outcomes of patients with single ventricle after the Fontan procedure [J]. Journal of the American College of Cardiology, 2017, 69 (22): 2735-2744.

26. GOLDBERG DJ, ZAK V, GOLDSTEIN BH, et al. Results of the FUEL trial [J]. Circulation, 2020, 141 (8): 641-651.

27. MARATHE SP, IYENGAR AJ, BETTS KS, et al. Long-term outcomes following Fontan takedown in Australia and New Zealand [J]. The Journal of Thoracic and Cardiovascular Surgery, 2021, 161 (3): 1126-1135.

28. KHALIL M, JUX C, RUEBLINGER L, et al. Acute therapy of newborns with critical congenital heart disease [J]. Translational pediatrics, 2019, 8 (2): 114.

29. WONG AR, FNHAM AA, ZAIN MRM, et al. Left aorto-ventricular tunnel: A differential diagnosis to aortic regurgitation [J]. Med J Malaysia, 2022, 77 (1): 101.

30. WEBER EC, RECKER F, HERBERG U, et al. Aorto-Left Ventricular Tunnel-Prenatal Diagnosis and Outcome [J]. Ultraschall Med, 2022 May 5.

31. ARCARIO MJ, LOU S, TAYLOR P, et al. Sinus of Valsalva Aneurysms: A Review with Perioperative Considerations [J].

Journal of Cardiothoracic and Vascular Anesthesia, 2021, 35 (11): 3340-3349.

32. JASWAL V, KUMAR V, THINGNAM SKS, et al. Surgical repair of ruptured sinus of Valsalva aneurysm: 13-year single center experience [J]. Journal of Cardiac Surgery, 2021, 36 (4): 1264-1269.

33. 王志斌, 郭建军, 李镭, 等. 主动脉窦瘤破裂介入治疗的临床疗效及安全性 [J]. 中华胸心血管外科杂志, 2019, 035 (004): 250-251.

34. 肖家旺, 朱鲜阳, 王琦光, 等. 经导管封堵主动脉窦瘤破入右心房的临床疗效及长期随访结果 [J]. 中国介入心脏病学杂志, 2017, 25 (003): 127-132.

35. 邓毅权, 王广阔, 蔡丽霞, 等. 42 例主动脉窦瘤破裂急诊手术的临床经验 [J]. 中国心血管病研究, 2018, 016 (001): 53-56.

Theory and Practice of

Pediatric
Heart Failure

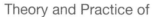

第四章

心肌病与心力衰竭

心肌病是以心脏增大和急慢性心功能不全为主要表现的一组异质性很强的心肌疾病，其最早的概念于 1957 年由 Brigden 提出；1980 年世界卫生组织（World Health Organization，WHO）/ 国际心脏病协会将特发性心肌病定义为"病因未明的心肌疾病"，并将其分为扩张型心肌病（dilated cardiomyopathy，DCM）、肥厚型心肌病（hypertrophic cardiomyopathy，HCM）、限制型心肌病（restrictive cardiomyopathy，RCM）、特异性心肌病及未分类心肌病 5 大类。1995 年 WHO 修订了心肌病的定义，将其定义为"与心脏功能异常相关的心肌疾病"，分为 DCM、HCM、RCM、致心律失常性右室心肌病（arrhythmogenic right ventricular cardiomyopathy，ARVC）、特异性心肌病及未分类心肌病。2006 年，美国心脏协会专家组制定了心肌病定义和分类的专业共识，将其定义为"一组由不同原因（多为遗传）引起的异质性心肌疾病，与心脏的机械和 / 或电活动障碍相关，多表现为不适当的心室肥厚或扩张，病变可局限于心脏本身，亦可为全身系统性疾病的心脏表现，常导致心源性死亡或进行性心力衰竭相关功能障碍"，并首次将离子通道病纳入了心肌病范畴。2008 年欧洲心脏病协会将心肌病定义为"非冠状动脉疾病、高血压、瓣膜病和先天性心脏缺陷导致的心肌结构和功能异常"，依据形态及功能特点分为 HCM、DCM、ARVC、RCM 和未分类心肌病，各型又逐一分为家族性（遗传性）及非家族性（非遗传性），进而分为已知突变基因的疾病亚型与基因缺陷未明的特发性心肌病，将诊断重心从以排除诊断为主转向寻找积极的、有逻辑性的诊断指标。小儿心肌病的病因、诊断、治疗和预后与成人有很大不同，有关儿童心肌病的定义和分类国内外均存在争议。因缺乏儿童心肌病分类和诊断的相关循证依据，2019 年美国心脏协会发表了儿童心肌病的分类和诊断科学声明而非临床指南，该声明对文献中报道的可能导致儿童心肌病的病因进行了全面的讨论，强调并坚持在形态功能分类系统下的分级分类，首先将心肌病根据形态功能学特征分为 DCM、HCM、RCM、左室致密化不全（left ventricular non-compaction，LVNC）和 ARVC，然后每型再根据病因进行分类。儿童心肌病的病因众多，有时很难明确，可能需要多学科专家，如电生理学、遗传学、生化遗传学、线粒体代谢和内分泌学等方面的专家，参与明确诊断。

儿童心肌病的发病情况缺乏可靠的数据，国外资料显示儿童人群中原发性心肌病的年发病率为 1.13~1.24/10 万。国内缺乏儿童心肌病的流行病学资料，2019 年中华医学会儿科学分会心血管学组儿童心肌病精准诊治协作组调查了国内 33 家医院 2006—2018 年 4 981 例心肌病住院患儿，发现儿童心肌病占同期儿科住院患儿的 0.09%，其中 71.23% 的患儿入院时呈现心力衰竭（简称心衰）状态，其中急性心衰占 40.0%，慢性心衰占 60.0%。

不同类型儿童心肌病的症状和体征不同，但心衰是其最常见的表现，除此之外还可出现心律失常、栓塞，甚至晕厥、猝死，同时也可出现一些病因学特征表现。儿童心肌病相关的心衰症状有鲜明的年龄特点，婴幼儿以呼吸困难、多汗、烦躁、喂养困难及生长发育落后为主要表现；而儿童及青少年则以运动后气促、乏力、食欲缺乏和腹痛为主。儿童心肌病相关的心衰多为射血分数下降型心衰（收缩功能衰竭），但也可出现射血分数保留型心衰（舒张功能衰竭），或者两者均具有；既可以左心衰竭为主，也可以右心衰竭为主，或者两者均具有。心肌病患儿可以"急性心力衰竭、心源性休克"为首发表现，如 DCM、心内膜弹力纤维增生症（endocardial fibroelastosis，EFE）、RCM 及 LVNC 等；但 HCM 以心衰起病者少见，<1 岁的 HCM 婴儿患者，或合并出现感染性心内膜炎或严重贫血的 HCM 患者，或 HCM 终末期患者亦可出现典型的、严重收缩功能衰竭表现。心肌病患儿还可以呼吸道或消化道感染、心律失常、心脏杂音、胸痛、晕厥或猝死、栓塞起病，但绝大多数患儿均伴有程度不同的心衰表现。

心肌病患儿的诊断依靠完整的病史、体检，详细的实验室检查，有重点、有目的的心血管影像学检查；对可能存在的心血管系统外的表现的关注有助于病因诊断和病情评估，此对于婴幼儿患者尤为重要。除血常规、动脉血气、电解质、肝肾功能、血糖、血乳酸、甲状腺激素水平等作为心肌病患儿初诊时的常规检查项目外，还应检测 B 型利钠肽或 N 末端 B 型利钠肽原水平,测定肌钙蛋白 I 或 T、肌酸激酶同工酶 MB 水平。细胞因子水平检测、免疫学指标及病原学检查有助于免疫性或炎症性心肌病的病因诊断。心肌病患儿应常规行 12 导联心电图检查,必要时行 24 小时动态心电图检查,其有助于心肌病病因诊断、预后评估及药物监测。胸部 X 线片有助于对心脏大小、形态及肺充血情况的评估,并可鉴别肺部疾病或其他引起呼吸困难的疾病。心脏超声是儿童心肌病诊断、病情随访和预后评估的重要手段,可方便地提供心脏形态结构和功能上的准确、无创和全面评估;且随着新的超声技术的快速发展更能全面精确地评估儿童心肌病患儿心肌整体和局部运动功能。心脏磁共振可通过多参数、多平面、多序列成像同时对心脏解剖结构、运动功能、血流灌注和组织特性进行 "一站式" 评估,其在心肌病病因诊断、危险分层及预后判断上具有独特价值,已成为心肌病最理想的无创检查手段。联合应用液相色谱 - 串联质谱和气相色谱 - 质谱是诊断儿童心肌病重要病因之一的先天性代谢缺陷(inborn errors of metabolism,

IEM)的主要手段;而基因检测对明确家族性心肌病患儿的诊断非常重要。由于儿童心肌病致病基因缺乏特异性,在临床表型不典型时,候选基因检测或常规心肌病检测芯片较难提供精确、特异性的诊断,此时可考虑采用全外显子组基因测序,可提高早期、罕见、不典型心肌病的精准诊断水平。

儿童心肌病相关心衰的治疗有赖于其精准诊断,不同类型心肌病伴发心衰的治疗方法不同。儿童 HCM 出现收缩功能衰竭时治疗非常困难,尤其是婴儿期 HCM 出现心衰与高病死率密切相关,其治疗非常棘手,但目前尚无公认的方案。针对 RCM 舒张功能衰竭的治疗多是经验性的,可选择利尿剂、β- 受体拮抗剂及血管紧张素转换酶抑制剂(angiotensin converting enzyme inhibitors,ACEI)。对伴有心脏扩大、心衰的原发性心肌病,除给予病因治疗、免疫治疗和并发症处理外,临床均需给予指南或共识指导的抗心衰药物治疗。

(李自普)

第一节
扩张型心肌病相关心力衰竭

【概述】扩张型心肌病(dilated cardiomyopathy,DCM)是以心腔扩大、心脏收缩功能降低、附壁血栓形成为主要表现的心肌结构及功能异常;病情进展时出现明显心力衰竭(简称心衰),是儿童慢性心衰最主要的病因之一,也是儿童心脏移植的主要原因。美国和澳大利亚儿童心肌病的年发病率为 1.13/10 万 ~1.24/10 万,其中 DCM 为 0.57/10 万,占 51%~58.6%;DCM 男童发病稍高于女童。国内目前缺乏儿童自然人群 DCM 的发病率资料。

原发性 DCM 包括家族性、获得性和特发性 DCM。家族性 DCM 中 30%~50% 有基因突变和家族遗传背景,80%~90% 为常染色体显性遗传,少数为常染色体隐性遗传或 X 连锁隐性遗传,相

关致病基因主要包括细胞骨架蛋白、肌小节蛋白、核外膜蛋白、离子通道蛋白及线粒体基因等 60 多个;获得性 DCM 包括免疫性 DCM、心动过速性心肌病、预激性心肌病等;特发性 DCM 约占 DCM 的 50%,原因不明。继发性 DCM 是指全身性系统性疾病累及心肌,心肌病变仅为系统性疾病的一部分,其病因包括遗传代谢性疾病(如脂肪酸代谢障碍、线粒体病、原发肉碱缺乏症、糖原贮积症、溶酶体贮积症等)、内分泌性疾病(如甲状腺功能减退症、甲状旁腺疾病、嗜铬细胞瘤、糖尿病)、结缔组织病、营养紊乱性疾病(硫胺素缺乏、克山病)、尿毒症、肿瘤浸润、贫血、毒物暴露及药物毒性(如铁超载、铅中毒、钴暴露、砷中毒、蒽环类药物等)等。儿

童 DCM 中 66.0% 原因不明,仅 34.0% 病因明确,其中 16.0% 为炎症性。

【临床表现】DCM 主要临床特征为心功能不全、心律失常和附壁血栓。

根据 DCM 的临床表现分为儿童型和婴儿型。儿童型主要见于年长儿,起病缓慢;早期心功能尚可,随着心功能减退进行性加重,出现心音低钝、第三心音或第四心音,心尖区可闻及二尖瓣反流杂音,心功能为 Ⅱ~Ⅲ 级。晚期出现明显心衰,心脏扩大,心功能 Ⅲ~Ⅳ 级;常闻及奔马律及二尖瓣反流性杂音;伴肺动脉高压者肺动脉瓣区第二心音亢进;多数有心律失常,肺底常闻及细湿啰音,肝大,可伴腹水及黄疸,下肢水肿;栓塞者占 20%,如脑栓塞、下肢栓塞及肺栓塞。婴儿型表现为急慢性心衰,心脏扩大,心音低钝,可有奔马律、二尖瓣反流杂音,生长发育迟缓,体重不增,食欲缺乏等;少数为暴发型起病,多为 6 个月以下婴儿,多死于心源性休克。

儿童 DCM 的心衰多表现为慢性心衰,但小婴儿可以急性心衰起病,甚至表现为心源性休克;感染、大量运动或代谢危象等常为 DCM 患儿慢性心衰急性发作或心衰恶化的诱因。

【诊断】根据心脏扩大和心室收缩功能障碍,在排除生理或病理因素的血流动力学原因(包括脓毒血症、主动脉缩窄导致的前后负荷增加、心脏冠脉异常导致的心肌缺血)后,从形态功能学方面诊断 DCM 不难,但 DCM 的病因诊断较为复杂,需要多学科共同参与。

心脏超声主要表现为心脏各房室腔明显扩大,以左房左室为主,左室流出道增宽,以年龄及体表面积校正后的左心室舒张末期内径>112%(2 个 SD,即 z 值>2),若>117%(2 个 SD+5%)则诊断 DCM 的特异性提高;室间隔和左室后壁运动幅度减低,二尖瓣前叶开放幅度小,如合并乳头肌功能不全,二尖瓣前后叶呈钻石样改变;收缩功能和舒张功能降低,以收缩功能减低为主;部分病例可见心腔内附壁血栓(图 4-1-1)。心电图、动态心电图是 DCM 患儿常用检查方法,可见各种类型心律失常、ST-T 改变、Q-T 间期延长、QRS 低电压等,但胸部 X 线无特异性表现。心脏磁共振可准确评估心脏的形态及功能异常,且对 DCM 患

儿病因诊断具有重要意义;心肌核素显像可评估心室功能和心肌缺血状况。心导管检查有助于评估心脏结构及功能,冠状动脉造影 /CT 血管成像用于排除冠脉起源异常及其他缺血性心肌病。心内膜心肌活检对 DCM 的诊断、分期及鉴别诊断具有重要价值。

B 型利钠肽或 N 末端 B 型利钠肽原水平可评估心功能,肌钙蛋白 I/T(cardiac troponin I/T,cTNT/cTNI)、肌酸激酶同工酶 MB(creatine kinase isoenzyme MB,CK-MB)水平有助于了解心肌损伤;细胞因子水平、免疫学指标及病原学检查,有助于明确免疫性或炎症性病因;串联质谱和气相色谱检测有助于明确先天性代谢缺陷;基因检测有助于家族性 DCM 的病因诊断。

【鉴别诊断】儿童 DCM 需与病毒性心肌炎、心内膜弹力纤维增生症、左室心肌致密化不全、左冠状动脉异常起源等鉴别。

1. **病毒性心肌炎** 心肌损伤标志物 CK-MB、cTNT、cTNI 常显著增高,心肌核素显像呈炎症或坏死显像,心内膜心肌活检可确诊。

2. **心内膜弹力纤维增生症** 大多见于婴幼儿,生后早期(多于 1 年内)发生心衰;心脏超声特征为心内膜明显增厚,回声增强,心内膜活检可明确诊断。

3. **左室心肌致密化不全** 临床可表现为心衰、心律失常及心腔内血栓形成,心脏超声可见心室内多发肌小梁,受累心室壁呈双层结构及小梁间隐窝,收缩末期致密化不全心肌层与致密化完全心肌层比值>2.0,彩色多普勒超声血流显像示隐窝内血流信号与心室相通,但与冠状动脉无交通。

4. **左冠状动脉异常起源于肺动脉** 常生后 2 周~6 个月内起病,其心电图特征性表现为 Ⅰ、aVL 导联 S-T 段压低、T 波倒置和宽深 Q 波;心脏超声是诊断该病的主要方法,多层螺旋 CT 和磁共振可直观显示异常畸形,冠状动脉造影是诊断的金标准。

【治疗原则】主要目标是保护心肌,控制心衰,抑制心肌重塑,改善症状,预防并发症和阻止或延缓病情进展,提高生存率。

控制心衰是 DCM 患儿治疗的关键。儿童抗心衰药物治疗可供参考的建议、共识或指南较少,

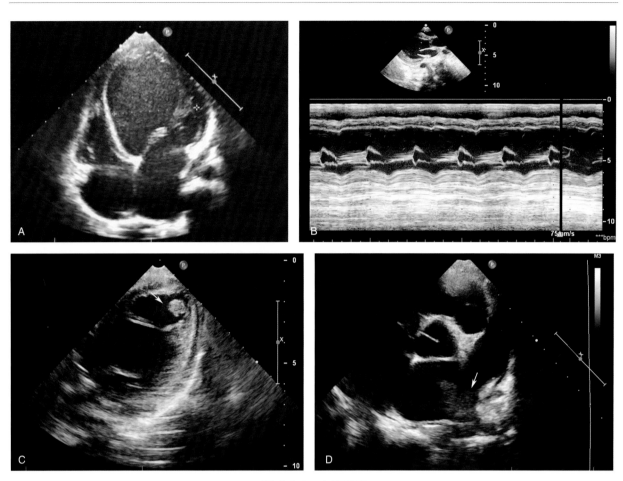

图 4-1-1 心脏超声

A. 心脏各房室腔明显扩大；B. 室间隔和左室后壁运动幅度减低，二尖瓣前叶开放幅度小，

前后叶呈钻石样改变；C. 左心室腔内血栓；D. 左心耳血栓。

但利尿剂作为容量负荷过重心衰患儿治疗的Ⅰ类推荐已成为共识。血管紧张素转换酶抑制剂（angiotensin converting enzyme inhibitor，ACEI）可用于所有 DCM 患儿，小婴儿首选卡托普利，2 岁以上者可选用依那普利，年长儿可选择雷米普利和培哚普利；对不能耐受或因其他原因不能使用或接受 ACEI 者可给予血管紧张素Ⅱ受体抑制剂；血管紧张素受体/脑啡肽酶双效抑制剂沙库巴曲/缬沙坦可用于≥1 岁伴左室收缩功能障碍的症状性心衰患儿。β 受体阻滞剂需在应用 ACEI 基础上，于心衰症状稳定时使用，且应从小剂量开始，逐渐达最大耐受量并长期使用，需持续用药 2~3 个月后才能逐渐起效；长期应用者，若发生急性心衰，不宜骤停，可酌情减量或渐停，病情稳定后可再用；常用卡维地洛和美托洛尔。醛固酮受体拮抗剂可用于肾功能正常或仅轻度受损、NYHA 心功能Ⅱ级及以上的 DCM 患儿。洋地黄在儿童 DCM 心衰治

疗中仍具有积极作用，而伊伐布雷定适用于窦性心律且心率正常或心动过速的 NYHA 心功能Ⅱ~Ⅳ级的 DCM 心衰患儿，可与 β 受体阻滞剂、ACEI 和利尿剂联合，或用于 β 受体阻滞剂禁忌或不耐受的 DCM 心衰患儿。

DCM 患儿的免疫治疗主要用于继发于病毒性心肌炎的早期 DCM；对于严重心衰，LVEF<35%，合并左束支阻滞的 DCM 患儿可考虑心脏再同步化治疗。心脏移植是儿童 DCM 终末期心衰的最佳方案，移植后 1 年、5 年和 10 年生存率分别为 97%、95% 和 88%。由于移植器官供体有限，因此近年来左心室辅助装置（left ventricular assist device，LVAD）在终末期心衰患者的应用越来越广泛，既可作为移植前的过渡，也可作为永久性最终治疗，能延长患儿的生存期。

（王娟莉）

【附 病例 4-1】

儿童扩张型心肌病合并心力衰竭、肾衰竭 1 例

（西安交通大学附属儿童医院　雷茜　王娟莉）

【病史】患儿,女,11 岁 4 个月,因"间断咳嗽 1 月余,胸闷、乏力 1 周"入院。入院前 1 个月出现咳嗽,无发热,伴呕吐,治疗后咳嗽好转,仍呕吐,并出现胸闷、乏力,轻微活动后气促明显。既往史、个人史及家族史无特殊。否认心脏病家族史,否认夭折、猝死家族史。

【体格检查】呼吸 25 次 /min,心率 88 次 /min,血压 110/70mmHg,体重 40kg。无特殊外貌,营养中等;神志清楚,精神欠佳;面色欠红润,口周无发绀;呼吸稍促,双肺呼吸音粗,未闻及干、湿啰音;心尖搏动弥散,心界向左下扩大,心率 88 次 /min,心律齐,心音低钝,各瓣膜听诊区未闻及杂音。腹部平软,无压痛,肝右肋下约 3cm,质软,缘锐,脾肋下未触及;双下肢无水肿,神经系统检查未见异常。

【辅助检查】胸部 X 线片示双肺纹理增粗,心影明显增大(心胸比 0.65),膈肌未见明显异常;十二导联心电图示窦性心律,电轴右偏,ST 段改变;血常规大致正常。

【初步诊断及分析检查】患儿 11 岁余,近期有明显胸闷、气促及乏力症状,轻微活动后即有上述明显症状,且查体心脏向左下扩大,心音明显低钝,胸部 X 线片示心影明显增大,心力衰竭诊断应该考虑,根据 NYHA 心功能分级为 Ⅲ 级。患儿心脏扩大、心衰的原因分析如下:①心肌炎? ②心肌病?

1. **心肌炎**　患儿病初有呼吸道感染,后出现乏力、气促等心功能不全表现,心电图示 ST 段改变,故应首先考虑急性心肌炎可能,需尽快完善心脏彩超、高敏肌钙蛋白及心肌酶助诊。

2. **心肌病**　患儿有明显心功能不全表现,查体心界扩大,心音低钝,但未闻及心脏杂音,且胸部 X 线片示心影明显增大,故需考虑心肌病,需尽快完善心脏彩超等检查。

【进一步检查及结果】血、尿、大便常规正常,凝血功能、血沉、降钙素原、甲状腺功能正常,自身抗体系列阴性,肝肾功能、电解质大致正常。肌酸激酶同工酶 MB 质量法(CK-MB mass)0.88ng/ml;氨基末端脑利钠肽前体(NT-pro BNP)4 140pg/ml;血、尿有机酸代谢分析结果未见异常。

心脏超声示心脏位置及连接正常,全心扩大、左房左室扩大为著、左室室壁变薄,室壁活动减低;左室收缩功能减低,双平面法测左室射血分数(LVEF)31%,短轴收缩率(FS)14.7%;彩色多普勒超声血流示二尖瓣关闭不全,中量反流;左位主动脉弓,左右冠脉起源及内径未见明显异常(图 4-1-2)。

解析:根据心脏超声结果,心脏明显增大,室壁动度减低,无瓣膜异常及冠状动脉异常,NT-pro BNP 明显升高,但肌酸激酶同工酶无显著升高,不符合心肌炎、缺血性心脏病、瓣膜病、代谢性疾病

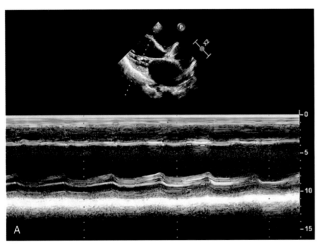
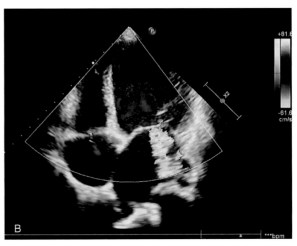

图 4-1-2　心脏超声

A. 全心扩大,室壁活动减低;B. 二尖瓣中量反流。

等,考虑原发性心肌病可能性大,以左室腔扩大为主,无双房扩大、室间隔及左室壁增厚表现,舒张功能无明显异常,形态学上更倾向于扩张型心肌病,诊断上不难明确,但需进一步结合心电图、心脏磁共振明确病因诊断,但家属拒行心脏磁共振检查。

心电图示窦性心动过速,电轴不偏,Ⅱ导联、aVF 导联、V5、V6 导联 ST 显著压低,V5、V6 导联 T 波倒置(图 4-1-3)。

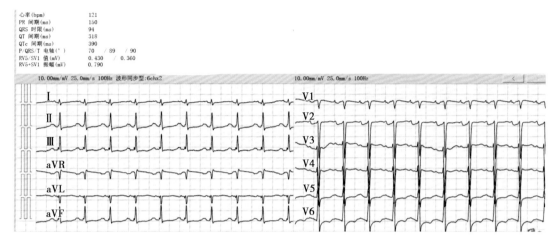

图 4-1-3 心电图 V5、V6 导联 ST 段压低及 T 波倒置

解析:扩张型心肌病的心电图无特异性,多表现为非特异定位的 ST-T 改变,该患儿心电图提示心内膜下心肌损伤、侧壁心肌缺血,考虑与左室扩大有关。

【治疗及随访】结合患儿临床表现及上述辅助检查结果,目前考虑诊断扩张型心肌病、慢性心力衰竭(心功能Ⅲ级)。给予卧床休息、限盐饮食、避免感染,同时给予地高辛、米力农、多巴胺及利尿剂(呋塞米及螺内酯)改善心功能,坎地沙坦抑制心室重塑,磷酸肌酸钠营养心肌治疗以及吸氧、补钾等对症治疗。经上述治疗 10 天后患儿好转出院,出院后继续口服地高辛、利尿剂、坎地沙坦、枸橼酸钾,回当地医院间断复查,期间患儿一般情况尚可,家属曾间断停用部分药物,并口服中药治疗(具体药物名称及成分不详)。

出院 7 个月后患儿出现呕吐,少尿,血清尿素 14.1mmol/L,血清肌酐 208μmol/L,考虑肾衰竭,在当地医院给予"利尿及血液透析(6 次)"治疗,病情稍好转,再次来笔者医院。入院查体精神欠佳,面色口唇欠红润,双肺呼吸音粗,未闻及干、湿啰音;心尖搏动弥散,心界向左下扩大,心率 112 次 /min,律不齐,可闻及期前收缩 2~3 个 /min,心音低钝,各瓣膜听诊区未闻及杂音;腹胀尚软,无压痛,肝右肋下约 1cm,质软缘锐,脾肋下未触及,移动性浊音阳性;双下肢无水肿,神经系统检查未见异常。入院后查血气分析大致正常;肌酸激酶 12 223U/L、CK-MB 147U/L;尿素 10.64mmol/L,肌酐 150μmol/L,谷丙转氨酶 1 419U/L;血清钾 3.01mmol/L,血清钠 132.9mmol/L、血清氯 96.5mmol/L;NT-pro BNP 12 422pg/mL,CK-MB mass:62.74ng/ml。腹部超声显示双肾体积稍大(左肾 103mm×40mm×38mm,右肾 102mm×38mm×36mm),实质回声稍增强;双侧输尿管及膀胱未见明显异常;肝静脉增宽,肝实质回声及脾胰未见异常;腹腔积液(最大深度约 40mm)。心脏超声左室舒张末期内径(LVDd)77mm,左室收缩末期内径(LVDs)62mm,左房 74mm×53mm,右心房 87mm×54mm,左心室 79mm×52mm,右心室 74mm×38mm,LVEF 37%,FS 18%;二尖瓣中至大量反流,三尖瓣少量反流;心包腔可见液性分离,左室前壁约 3mm,左室侧壁 3mm;左室乳头肌水平以下室壁肌小梁增多(图 4-1-4)。

第 2 次入院后予以米力农、口服地高辛强心、小剂量多巴胺联合多巴酚丁胺及硝普钠改善肾脏灌注及心功能、卡托普利抑制心肌重塑,磷酸肌酸钠及辅酶 Q10 营养心肌及保肝、补钾等治疗,肾功能明显好转且较稳定,病情好转出院。出院后

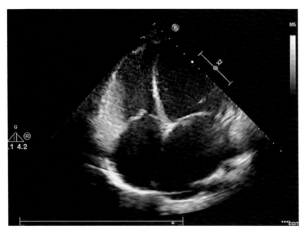

图 4-1-4　心脏超声(合并肾衰竭时)全心扩大,
左室收缩功能减低

继续口服地高辛片、卡托普利、托伐普坦、呋塞米、螺内酯治疗。出院 1 个月后(确诊 8 个月时)患儿一般情况可,无水肿、少尿及腹腔积液,无气促,活动耐量下降明显,以卧床为主;查体心界仍大,心音低钝。复查肾功轻度异常,尿素 8.2mmol/L,肌酐 105μmol/L,NT-pro BNP 10 0330pg/ml;心脏

超声示 LVDd 65mm,LVDs 54mm,左心房 58mm × 53mm,右心房 59mm × 52mm,左心室 86mm × 60mm,右心室 84mm × 44mm,LVEF 34.2%,FS 16.7%;心肌回声稍增强,室壁运动减低,运动欠协调;三尖瓣反流束宽约 6.3mm,二尖瓣反流束宽 6.7mm,二尖瓣 Vmax 356cm/s,PG 51mmHg,二尖瓣 Vmax 233cm/s,PG 22mmHg,二、三尖瓣重度反流。出院 3 个月后(确诊 11 个月时)复查肝肾功大致正常,NT-pro BNP 22 023pg/ml,心脏超声示 LVIDd 76mm,LVIDs 61mm,右心室舒张末期内径 30mm,左心房 69mm × 50mm,右心房 64mm × 50mm,左心室 75mm × 55mm,右心室 60mm × 28mm,LVEF 38%,FS 19%;左心室室壁搏幅减低约 3~4mm,左心收缩功能减低(双平面法测 EF 34%),二、三尖瓣关闭欠佳,彩色血流示二、三尖瓣中至大量反流,测三尖瓣反流束 Vmax 276cm/s,PG 30mmHg;心包腔内可见液性暗区,测左室后壁 3mm,左侧房室沟 5.6mm(图 4-1-5)。

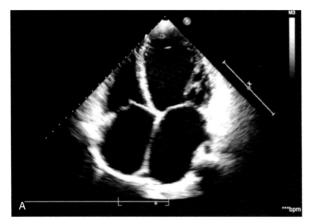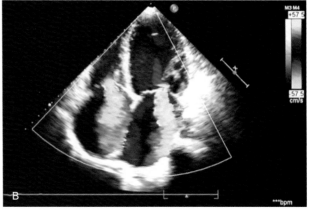

图 4-1-5　心脏超声(病后 11 个月)
A. 全心扩大;B. 二、三尖瓣中至大量反流。

　　【病例点评】该例患儿起病表现为慢性心力衰竭,临床诊断为扩张型心肌病,病初无肝肾功等脏器损害,予以强心、利尿及改善心室重塑治疗后临床心功能不全好转。病情进展中出现少尿,监测肾功提示肾衰竭,予以透析治疗后好转,但心功能仍进行性加重,BNP>100 000pg/ml,后予以内科药物综合治疗,心功能 EF 值维持在 30% 左右,肾功能损害逐渐恢复正常,现继续口服药物治疗。心肾综合征(cardiorenal syndrome,CRS)是指心脏和肾

脏两个器官中一个器官的急、慢性功能不全导致另一个器官的急、慢性功能障碍,最终导致心肾功能均受损的临床综合征。根据共识目前将心肾综合征共分为五型,其中对 2 型 CRS 的定义是指以心功能慢性异常为特征,导致肾损伤或功能障碍。该例属于 2 型 CRS。

　　心衰导致肾衰竭的原因包括:①心功能不全、心输出量减少可导致血压下降,有效循环血量不足,肾小球灌注下降,静脉血流瘀滞。②肾小管损伤,对

利尿剂反应下降。③肾素 - 血管紧张素 - 醛固酮系统(renin-angiotensin-aldosterone system,RAAS)及交感神经系统都过度激活,增加肾素释放,进一步增强钠潴留和肾血管收缩,心肌及肾间质逐渐纤维化,最终丧失器官功能。④药物因素:RASS 阻滞剂有升高肌酐的不良反应,用药后短期内肌酐上升>10%,则发生肾衰竭的风险明显。其他加重肾损伤因素有:①ACEI 基础上使用 ARB 或直接肾素抑制剂,会增加尿肌酐和高血钾症的风险;②非甾体消炎止痛药主要作用于入球小动脉,可导致肾血流量和肾小球滤过率(GFR)的降低;③钠盐限制,过度摄入盐分可加重水钠潴留,增加利尿剂的使用及对肾脏损害。指南建议通过稳定的饮食摄入钠,且不超过 6g/d。本例患儿出现肾衰竭除要考虑以上原因外,也不排除家长间断停用抗心衰药物及口服不明成分的中药有关。

儿童扩张型心肌病合并心力衰竭为慢性病,需长期综合治疗,肾功能受损是心衰最重要的预后指标之一,需密切关注肾功能的变化。心衰治疗过程中应定期检查肌酐、尿素、血电解质,监测患者的循环血量、肾小球滤过率及肾小管功能(尿量,尿比重),注意控制钠的摄入,避免利尿剂、ACEI/ARB、醛固酮拮抗剂等药物用量过大;避免使用非甾体消炎止痛药。对已经合并急性肾衰竭或尿毒症的患者,可采用血液净化疗法。

【附 病例 4-2】

孤立性儿童右室扩张型心肌病致心力衰竭 1 例

(华中科技大学同济医学院　张莎莎　温宇)

【病史】患儿,男,6 岁 10 个月,因"发现心脏增大 6 年余,水肿 7 天"入院。患儿 8 月龄时查体发现心脏扩大。平素患儿喜静,安静时无呼吸急促,活动时伴有口唇发绀,休息后可缓解,无水肿。2 岁 4 个月时因"肺部感染、面部水肿"就诊,心脏彩超示右心明显扩大,三尖瓣重度反流,右室游离壁运动幅度明显减低,右室收缩功能减低,考虑右室心肌病。入院前 1 周,患儿颜面部水

肿逐渐加重,伴心慌气促,偶有咳嗽。患儿足月出生,出生体重 3.2kg,3 岁前多次肺部感染,母亲孕期及健康状况可,否认药物食物过敏,否认乙肝、结核传染病接触史。否认心脏病家族史,否认夭折、猝死家族史。

【体格检查】T 36.5℃,P 100 次 /min,R 30 次 /min,血压 105/60mmHg,体重 20kg。神志清楚,精神欠佳,双眼睑水肿,颈静脉怒张。双肺呼吸音粗,未闻及干、湿啰音;心律齐,心音遥远,心尖部可闻及 Ⅱ/Ⅵ吹风样收缩期杂音。腹软,肝右肋下 3cm,质中,脾左肋下 4cm;肝颈回流征阳性,移动性浊音阳性,双下肢无水肿。

【辅助检查】心电图示窦性心律,全导低电压,左房肥大,右室肥大,T 波异常(图 4-1-6)。肝胆脾胰彩超示肝脏淤血肿大;心肌肌钙蛋白 I 0.10ng/ml,氨基末端脑钠肽前体(NT-proBNP) 1 230pg/ml。

解析:患儿有体循环淤血表现,血 NT-proBNP 高,心电图提示左房、右室肥大,伴 T 波异常,肝胆脾胰彩超提示淤血肝,结合病史考虑存在慢性心力衰竭,需进一步完善心脏彩超检查。

【初步诊断及分析】患儿自婴儿期发病,平素活动时伴口唇发绀,入院时有心慌、气促、尿少,体检存在体循环淤血表现,同时心音遥远,心尖部可闻及收缩期 Ⅱ/Ⅵ吹风样杂音;NT-proBNP 1 230pg/ml;心电图示左房及右室肥大。根据上述特点,结合病史慢性心力衰竭(心功能Ⅳ级)诊断明确。其心脏增大、心力衰竭的可能原因分析如下:

1. 心肌病　患儿起病早,8 月龄时即发现右心扩大,活动时伴口唇发绀,休息后可缓解。当地心脏彩超提示右心扩大,故需首先考虑该诊断,须进一步行心脏彩超等检查。

2. 先天性心脏病　患儿有慢性心衰表现,活动时伴口唇发绀,入院查体心尖部可闻及收缩期 Ⅱ/Ⅵ吹风样杂音,且 8 月龄时心脏彩超示有卵圆孔未闭,因此需进一步除外复杂性先天性心脏病。

3. 病毒性心肌炎　患儿有心脏增大伴心衰症状,但患儿病程长,且既往即有右心扩大病史,故暂不考虑。

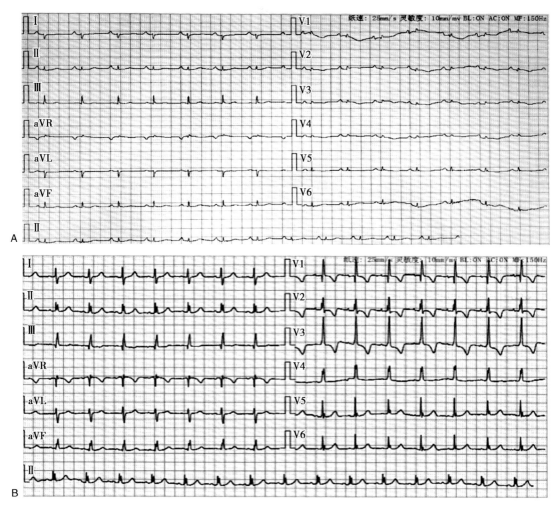

图 4-1-6 心电图

A.(第 1 次住院)左房、右室肥大,全导低电压,T 波异常;B.(心脏移植术后 6 个月)窦性心律。

【进一步检查及结果】

1. 心脏超声 示主动脉根部 16mm,升主动脉近端 18mm,主动脉瓣回声正常,开放可;左房 16mm,左室舒张末期内径 31mm,右房横径 51mm,右室横径 47mm,右室流出道 39mm;肺动脉主干 15mm;二尖瓣前叶活动呈双峰,前后叶呈逆向运动,瓣膜回声正常,开放可。室间隔 8mm,左室后壁 7mm,两者呈逆向运动,未见节段性室壁运动异常。心包积液,左室后壁后方 6mm,右室前壁前方 8mm。多普勒血流频谱示二尖瓣口左房侧收缩期可见轻度反流血流信号及湍流频谱,三尖瓣口右房侧收缩期可见重度反流血流信号及湍流频谱(PFV 1.1m/s,PG 5.2mmHg),二尖瓣口舒张期血流频谱(E 峰 84cm/s,A 峰 58cm/s);左室射血分数 57%;组织多普勒示室间隔二尖瓣环处 E′ 6cm/s,A′ 10cm/s,S 5cm/s。提示:右心扩大,三尖瓣重度反流,心包积液(图 4-1-7)。

解析:根据病史,结合心脏彩超结果,右房右室扩大伴三尖瓣重度反流,诊断右室心肌病明确,患儿起病早,可能存在基因问题,需进一步完善基因检测以明确病因。

2. 基因检测 经医院伦理委员会批准,行基因检测,发现 2 个可能与疾病相关的基因杂合突变位点。RBM20 基因杂合突变(chr10:112572406),来源于母亲,关联疾病为扩张型心肌病 1DD 型,AD,蛋白结构预测结果为有害;TTN 基因杂合突变(chr2:179450069,来源于母亲;chr2:179437655 来源于父亲),关联疾病为扩张型心肌病 1G 型,AD,蛋白结构预测结果为有害。

解析:RBM20 基因及 TTN 基因杂合突变均为扩张型心肌病常见致病基因,结合心脏彩超结果,左心功能正常,考虑患儿为基因突变引起的孤立性右室扩张型心肌病。

【治疗及随访】结合患儿临床表现、体检、心脏超声及基因检测结果,考虑患儿诊断为孤立性右室扩张型心肌病,慢性心力衰竭(心功能Ⅳ级)。给予强心(地高辛)、利尿(双氢克尿噻、螺内酯)、舒张血管(卡托普利片)、营养心肌等治疗后6天,患儿心力衰竭症状控制。出院后继续口服药物地高辛、双氢克尿噻、螺内酯及卡托普利片治疗。

出院1年后(7岁10个月)患儿再次因"水肿1月余,咳嗽1周"住院。入院时经皮氧饱和度58%,精神反应差,口唇发绀,呼吸困难,颜面水肿,双眼可见脓性分泌物,双眼球结膜充血;双肺可闻及湿啰音;心音遥远;全腹膨隆,移动性浊音阳性,阴茎及阴囊水肿,双下肢水肿。入院后床边心脏彩

超示右心扩大(右房横径50mm,右室横径45mm);三尖瓣中至重度关闭不全;心包积液(左室后壁后方14mm,右室前壁前方4mm);床边肝胆脾胰彩超示肝静脉、下腔静脉增宽,脾大;肺部CT示右房右室明显增大,心包积液,双侧胸腔积液,左肺膨胀不良,右肺尖钙化灶,双侧腋窝淋巴结增多稍大。入院后给予吸氧、抗感染、正性肌力药(米力农)、利尿(呋塞米)、补充白蛋白及对症治疗。入院8天后复查心脏超声示右心扩大(右房横径60mm,右室横径57mm),三尖瓣中至重度关闭不全,心包积液(左室后壁后方10mm,右室前壁前方6mm),左室射血分数65%(图4-1-7)。患儿病程长,右心功能逐渐恶化,反复肺部感染,慢性心力衰竭急性加重,内科治疗预后差,建议行心脏移植。

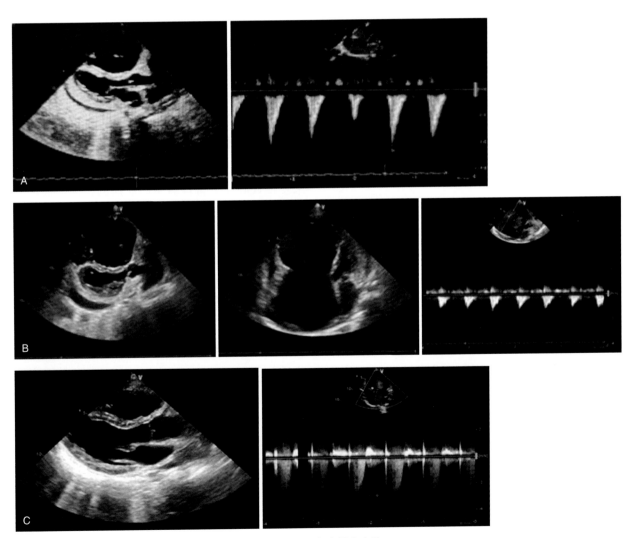

图 4-1-7　心脏超声变化

A.(第1次住院)右心扩大,左房左室无扩大,三尖瓣重度反流,左室射血分数57%;B.(第2次住院)右房右室明显扩大,三尖瓣中至重度关闭不全,心包积液,左室射血分数65%;C.(心脏移植术后6个月)心脏形态及瓣膜活动未见明显异常。

患儿 8 岁时在笔者医院行心脏移植,术中取材"右心室壁"送病理检查,镜下见部分心肌纤维退行

性变,横纹消失,少许心肌胞质内出现空泡,间质纤维组织增生,结合临床,符合心肌病改变(图 4-1-8)。

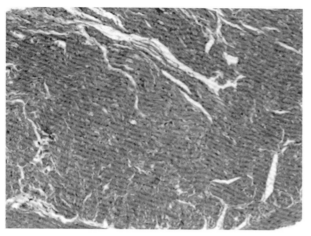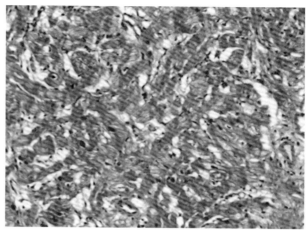

图 4-1-8　右心室壁活检:心肌纤维退行性变,横纹消失,间质纤维组织增生

解析:心肌活检是诊断心肌病的金标准,患儿口服药物控制心衰效果欠佳,行心脏移植术后取心肌活检,病理结果进一步证实患儿为孤立性右室扩张型心肌病。

患儿移植术后定期随访,规律口服他克莫司;术后 6 个月复查心电图(图 4-1-6)和心脏彩超(图 4-1-7)正常。目前一般情况可,无心慌、无气促等不适。

【病例点评】扩张型心肌病是以一侧或双侧心室扩大伴收缩功能障碍为特征的心肌病,是儿童心肌病中最常见的类型,常以左心增大或全心增大为多见,孤立性右室扩张型心肌病较为少见。孤立性右室扩张型心肌病需与致心律失常性右室心肌病鉴别,后者是一种以室性心律失常及心源性猝死风险增加为特征的遗传性心肌病,其病理特征是右室心肌呈渐进性纤维脂肪化,早期常无明显临床症状或仅有轻微心律失常。本例患儿生后 8 个月即有右心增大,右室收缩功能减低,左心功能正常,但临床无心律失常发作,基因检测发现 2 个可能与疾

病相关的基因杂合突变位点 *RBM20* 基因杂合突变和 *TTN* 基因杂合突变,两者均为扩张型心肌病常见突变位点,而非致心律失常性右室心肌病的突变位点,故本例患儿孤立性右室扩张型心肌病诊断明确。心肌活检是诊断心肌病的金标准,本例患儿后期心脏移植术后心肌病理检查可见部分心肌纤维退行性变,间质纤维组织增生,符合心肌病改变,而未发现致心律失常性右室心肌病的特征性病理变化——纤维脂肪组织。因此,从病理方面也支持患儿为右室扩张型心肌病。

扩张型心肌病治疗上以积极改善心衰症状为主,给予正性肌力药物(米力农)、利尿(双氢克尿噻、螺内酯)、扩张血管(卡托普利片)、洋地黄类强心药、营养心肌等治疗,合并感染后反复难治性心衰最终需心脏移植。心脏移植治疗可显著改善患儿的生存率。本例患儿在右室心肌病、慢性心力衰竭基础上合并肺部感染,病情急剧加重,危及生命,在症状控制后行心脏移植,术后心衰症状消失,复查心脏彩超正常,生活质量明显提高。

第二节
肥厚型心肌病相关心力衰竭

【概述】肥厚型心肌病（hypertrophic cardiomyopathy，HCM）是指在没有心肌异常负荷增加（如体力活动、先天性心脏病、高血压、主动脉瓣狭窄或其他全身疾病等）的情况下出现的心室壁肥厚，一般不伴有心室腔扩张，是青少年运动员猝死的主要原因；各种形态的左室壁肥厚（left ventricular hypertrophy，LVH）为其典型特征，可累及右室。成人 HCM 发病率约为 1/500，国外 HCM 患儿的估计年发病率为（0.3~0.5）/10 万，国内 HCM 患儿的发病率尚缺乏确切的资料；但在心肌病中 HCM 发病率仅次于扩张型心肌病，约占所有儿童心肌病病例的 25%~50%。近 1/4 的 HCM 患儿于 1 岁内发病，男孩稍多见；其临床表现多样，多数年长儿可长期无症状，部分患儿也可出现心衰，严重者可发生心脏性猝死（sudden cardiac death，SCD）。

儿童 HCM 病因高度异质性，原发性 HCM 多由心脏肌节蛋白相关基因突变所致，而继发性 HCM 常伴发于先天畸形综合征（如努南综合征、Costello 综合征等）、先天性代谢缺陷（如糖原贮积症、溶酶体贮积症等）、线粒体疾病及神经肌肉疾病。HCM 患儿的预后也因潜在的病因和诊断时的年龄有很大的差异，但对于大多数 HCM 患者来说，LVH 并非进行性的，临床病程相对良好。生后 2 年内是 HCM 患儿死亡的第 1 个高峰，其中以 1 岁内确诊的 HCM 患儿预后最差，尤其是原发性 HCM 以及继发于先天性代谢缺陷、先天畸形综合征的 HCM 患儿，其死亡的常见原因是充血性心衰；青春期是 HCM 患儿死亡的另一个高峰，但其死亡的最常见原因是心脏性猝死。在确诊 HCM 时，若患儿合并有心功能不全或左室短轴缩短率下降，则其预后往往较差。

【临床表现】

1. HCM 常见症状和体征　婴儿 HCM 常于查体时发现心脏杂音和 / 或充血性心衰，如呼吸困难、喂养困难、多汗（额头凉汗）、生长发育迟缓、面色苍白、口周发绀等；年长儿 HCM 可长期无症状，也可伴有胸痛、心悸、心律失常、晕厥和活动能力下降、心电图异常和心脏杂音，甚至以心脏性猝死为首发表现；部分患儿在家系 HCM 筛查时发现。儿童肌节基因突变的 HCM 多无症状或症状轻微，常在家族筛查、常规查体闻及心脏杂音或发现心电图异常时获得诊断，伴发综合征或全身性疾病的患儿可能在筛查时引起医生的注意而得到诊断。

儿童 HCM 多无特异性体征，但梗阻性 HCM 患儿可在心尖部和胸骨左缘下段闻及粗糙的收缩中晚期喷射性杂音，杂音可向腋窝和心底放射，可伴震颤，改变前、后负荷可改变杂音强度，如 Valsalva 动作或突然站立时杂音增强，握力运动或蹲位时杂音减弱；畸形综合征、先天性代谢障碍和神经肌肉疾病伴发的 HCM 可有特殊面容、身材矮小、肌无力或步态异常等体征；如努南综合征常有身材矮小、眶距过宽、眼下斜和低位耳，Friedrich 共济失调患儿可有肢体和步态共济失调，而婴儿型 Pompe 病患者全身肌无力。值得注意的是 HCM 患儿症状和体征的出现与是否存在左室流出道梗阻（left ventricular outflow track obstruction，LVOTO）以及 LVH 程度均无密切关联。

2. HCM 相关心衰的特点　HCM 患儿心脏超声检查多有舒张功能异常，但很少出现相关症状和体征。HCM 患儿出现典型充血性心衰表现或以充血性心衰为首发表现时常见于以下情况：①婴儿期起病的 HCM，尤其病因为畸形综合征、先天性代谢障碍和线粒体肌病的 HCM 婴儿常以充血

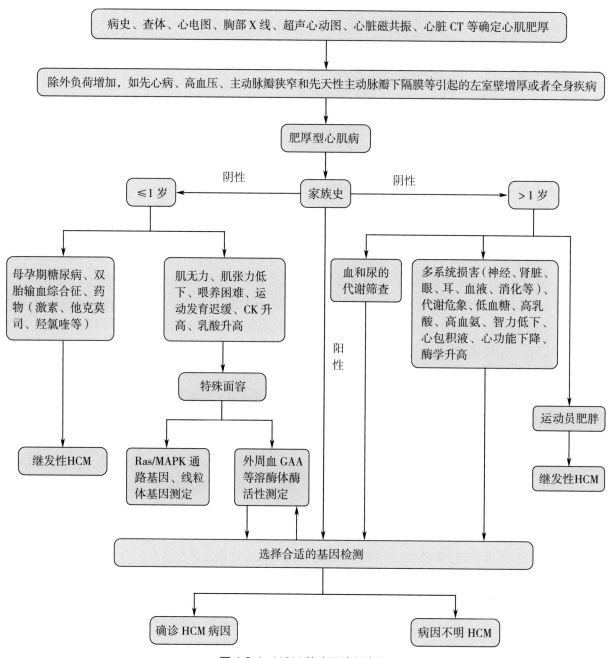

图 4-2-1　HCM 的病因诊断流程

性心衰起病或以充血性心衰为突出表现,充血性心衰为此类患儿死亡的主要原因;②HCM 晚期出现充血性心衰,此时药物治疗困难,手术切除肥厚心肌或心肌消融治疗也难以纠正心衰,预后极差,需要尽快心脏移植;③HCM 患儿合并感染性心内膜炎或严重贫血,此时多具有感染或贫血原发病的表现;④部分先天性代谢障碍 HCM 患儿在酶替代治疗过程中出现充血性心衰表现,此时可根据有无LVOTO 谨慎选择利尿剂和强心剂。

【诊断】当发现患儿左室壁厚度增加超过同年龄、同性别和同体表面积儿童左室壁厚度平均值加 2 个标准差(即 Z 值>2.5),并除外负荷增加,如先天性心脏病、高血压、主动脉瓣狭窄和先天性主动脉瓣下隔膜等引起的左室壁增厚或全身性疾病时即可诊断 HCM。所有怀疑 HCM 的患者在初次就诊时应进行全面的 SCD 危险因素分层。

HCM 的病因诊断比较困难(图 4-2-1),需综合心电图、心脏超声、胸部 X 线、心脏磁共振、心导管检查及造影、心内膜下心肌活检以及相关基因检测结果。心电图是 HCM 的常规诊断检查,超过 90% HCM 患儿存在心电图改变，包括电轴左偏、异常 P 波、病理性 Q 波或 Q/T 分离，部分心电图异常具有病因学诊断意义，如短 PR 间期、QRS 波群异常高大和广泛 T 波倒置三联症的出现提示可能为婴儿型庞贝病。X 线检查无特异性，心脏超声是 HCM 最重要的无创诊断方法，是诊断 HCM 的金标准之一；心脏磁共振的钆对比剂延迟强化是反映心肌纤维化最有效的检查。基因诊断对于家族性 HCM 有明确的诊断价值，心内膜心肌组织活检可为 HCM 的病因鉴别诊断提供重要的依据。

【鉴别诊断】需排除其他引起心脏负荷增加的疾病，如先天性心脏病、高血压、主动脉瓣狭窄、肺血管病变、内分泌疾病、风湿和免疫疾病（如系统性红斑狼疮、心肌淀粉样病变）、心脏毒性暴露（如蒽环类）等疾病。

【治疗原则】HCM 的治疗侧重于减轻症状，降低左室流出道压差，保留左室功能，预防猝死以及延长生存期。对无症状、无 LVOTO、无心律失常者仅需定期随访，无需药物治疗，但应避免剧烈运动，尤其是竞技性运动。对经药物治疗无效或不能耐受，且在有 LVOTO 情况下持续存在心衰症状者可行手术切除肥厚心肌，部分患儿需行心脏移植。对于 SCD 幸存者或具有室性心律失常和 SCD 高风险的 HCM 患者，需植入埋藏式心脏转复除颤器。

HCM 相关充血性心衰的处理比较困难，病因治疗是控制心衰的关键。儿童肌小节基因突变型可试用肌凝蛋白抑制剂 mavacamten（Myk461），部分儿童非肌小节基因突变型 HCM 可用酶替代疗法、鸡尾酒疗法等。对于婴儿期起病的 HCM，尤其病因为畸形综合征、先天性代谢障碍和线粒体肌病的 HCM 婴儿可选用利尿剂，但对严重左室流出道梗阻的患儿应慎用，同时应注意保持有效循环血量的稳定；血管紧张素转换酶抑制剂需根据患儿的血压和心室流出道梗阻情况合理选择；洋地黄应用需慎重，只有无心室流出道梗阻的患儿才能给予。对于 HCM 晚期出现的充血性心衰，此时药物治疗困难，手术切除肥厚心肌或心肌消融治疗也难以纠正心衰，需尽快心脏移植。对于 HCM

患儿合并感染性心内膜炎或严重贫血而诱发的心衰，积极快速控制感染和尽快纠正贫血对心衰的缓解至关重要，前者临床处理极为困难，利尿剂选择需慎重，后者可常规给予利尿剂，但洋地黄无需给予。对于先天性代谢障碍 HCM 患儿在酶替代治疗过程中出现的充血性心衰，可根据有无 LVOTO 谨慎选择利尿剂、血管紧张素转换酶抑制剂和强心剂。

（彭 茜）

【附 病例 4-3】

糖尿病母亲新生儿肥厚型心肌病合并心力衰竭、呼吸衰竭 1 例

（青岛大学附属妇女儿童医院
王本臻　单光颂）

【病史】患儿，女，1 小时，因"发现心功能减低、心肌肥厚 30 分钟"入院。患儿系第 3 胎第 2 产，胎龄 39 周 $^{+2}$ 于本院剖宫产娩出。无宫内窘迫史，无胎膜早破史，出生体重 3 600g，羊水清，脐带正常，胎盘正常，生后 Apgar 评分 1 分钟 9 分，给予吸痰、吸氧，5 分钟 9 分，10 分钟 10 分。出生后患儿逐渐出现呼吸急促，氧合不能维持，完善心脏超声检查示全心扩大、心肌肥厚、心功能不全（左室射血分数 35%）、二尖瓣及三尖瓣关闭不全、卵圆孔未闭、动脉导管未闭、肺动脉高压，遂收入监护室。患儿生后未开奶，未排大小便。

患儿产前胎儿超声显示卵圆孔早闭，建议生后复查。父亲健康，母亲孕期产检诊断妊娠期糖尿病（空腹血糖 7.0mmol/L，餐后 1 小时血糖 12mmol/L，餐后 2 小时血糖 9.2mol/L），予积极血糖管理，效果欠佳。父母非近亲婚配。有 1 个哥哥，5 岁，体健；否认心脏病家族史，否认夭折、猝死家族史。

【体格检查】体温 36.7℃，心率 150 次 /min，呼吸 50 次 /min，体重 3.60kg，身长 50cm，头围 34cm，胸围 33cm，腹围 33cm，经皮氧饱和度 80% 左右（未吸氧）。发育好，营养可，反应一般。面色欠红润，呼吸急促，哭声较响亮，皮肤黏膜无皮疹，

毳毛少,前囟平坦,大小约 1.5cm×1.5cm,胸廓无异常,三凹征阳性,双肺呼吸音粗,可闻及少许湿啰音。心前区无隆起,心律齐,心音欠有力,未闻及心脏杂音。腹软,肝右肋下 3cm,质地中,边缘钝,脾左肋下未触及。双下肢无水肿,四肢肌张力、肌力可,腱反射存在。甲床无发绀,毛细血管再充盈时间 2 秒左右。

【辅助检查】

1. 胸部正位 X 线片 双肺可见斑片状影,心胸比约 0.73(图 4-2-2)。

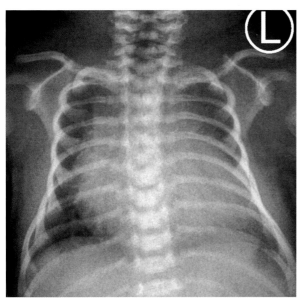

图 4-2-2 胸部正位 X 线片双肺可见斑片状影,心胸比约 0.73

2. 心脏超声 全心腔扩大,左心显著(左室舒张末期内径 27mm),降主动脉经未闭的动脉导管(肺动脉端内径约 1mm)与主肺动脉分叉处相通,见左向右连续低速分流。主肺动脉及主动脉未见明显异常,全心肌肥厚(室间隔厚度 5mm,左室后壁厚度 5mm),房间隔卵圆孔处见双向细束分流,分流束宽度约 1.5mm。二尖瓣收缩期见中度反流,三尖瓣收缩期见轻度反流,主动脉弓降部未见异常,降主动脉及腹主动脉血流正常。左室壁整体运动幅度减低,左室射血分数 35%,估测肺动脉收缩压 60mmHg(图 4-2-3A)。

3. 颅脑超声 未见明显异常。

4. 动脉血气分析 pH 7.29、二氧化碳分压 63mmHg、氧分压 57mmHg、血红蛋白 126g/L、乳酸 7.6mmol/L、血糖 1.6mmol/L。

5. 氨基末端脑钠肽前体(N-terminal pro-brain natriuretic peptide,NT-proBNP)>35 000pg/ml。

【初步诊断及分析】 结合患儿家族史、病史及辅助检查,目前有以下诊断线索:患儿母亲患妊娠期糖尿病,患儿生后出现低血糖;生后出现呼吸急促,血气分析提示氧分压降低、二氧化碳分压升高,胸部 X 线片提示肺渗出及心影增大;肝大,循环状态差,NT-proBNP 显著升高,心脏超声示心脏扩大、心肌肥厚、心功能减低及瓣膜关闭不全。综合上述证据,初步考虑诊断:糖尿病母亲婴儿(infants of diabetic mothers,IDM)、Ⅱ型呼吸衰竭、急性心力衰竭(改良 Ross 评分 7 分)、新生儿低血糖症、肥厚型心肌病、新生儿湿肺、二尖瓣关闭不全(中度)。其心肌肥厚、心力衰竭、呼吸衰竭的可能原因分析如下:

1. **先天性心脏病** 患儿产前超声提示卵圆孔提早闭合,生后短时间内出现心肌肥厚、心力衰竭、呼吸衰竭及肺动脉高压,需警惕主动脉弓离断、重度主动脉缩窄等严重先天性心脏病,目前超声未发现明显心脏结构畸形,但仍不能除外,必要时完善心脏 CT 血管造影检查以明确诊断。

2. **HCM** 患儿起病早,心脏超声示心肌肥厚,伴有心功能下降,需考虑畸形综合征合并 HCM 可能,需注意观察患儿是否存在特殊面容及其他系统受累;同时患儿母亲孕期合并妊娠期糖尿病,且患儿生后即出现低血糖,不除外糖尿病母亲婴儿综合征引起的新生儿 HCM 可能,须经治疗后进一步观察心肌肥厚的情况以做评估。

3. **心肌炎** 患儿生后即合并严重心衰,NT-proBNP 显著升高,不除外胎儿心肌炎可能,需完善病毒学相关检测,同时要注意母亲免疫功能异常所致的免疫介导胎儿心肌炎可能,需进一步完善患儿及母亲免疫相关指标筛查。

4. **遗传代谢病** 患儿生后即出现呼吸衰竭、心力衰竭、低血糖等多系统受累,虽无明确家族史,仍需考虑遗传代谢病可能性大,需完善串联质谱等代谢检查以除外脂肪酸代谢障碍、有机酸或氨基酸代谢障碍,必要时进一步完善全外显子、线粒体相关基因检测。

【进一步检查及结果】

1. 血液学检查　尿有机酸及血串联质谱、抗核抗体、ENA 抗体谱、血沉、甲状腺功能、优生四项(弓形虫、单纯疱疹病毒、巨细胞病毒以及风疹病毒 IgM 抗体)、血氨、α- 葡糖醛酸酶活性测定未见明显异常。

2. 母亲血液学检查　甲状腺功能及甲状腺相关抗体、抗核抗体、ENA 抗体谱、血沉、抗心磷脂抗体未见明显异常。

解析：综合患儿及其母亲免疫相关指标，暂不考虑母体抗体介导的心肌炎可能；患儿血氨、α- 葡糖醛酸酶活性正常，暂不考虑庞贝病及尿素循环代谢异常相关疾病。

3. 心脏 CT 血管造影　全心肌肥厚，以室间隔显著，左右冠状动脉起源未见异常；室间隔完整，肺动脉稍增宽，主动脉及其分支未见明显狭窄。

解析：影像学检查未提示明显心脏结构畸形，建议尽早行基因检测以除外可能的遗传病可能。

4. 基因检测　在获得患儿父母知情同意后，患儿接受了全外显子组及线粒体基因组基因测序，结果未发现与临床表型相关的可疑基因异常。

解析：患儿基因检测未见明显异常，暂不考虑基因所致 HCM、心力衰竭及呼吸衰竭可能。

【治疗及随访】结合患儿母亲妊娠期糖尿病病史及患儿生后低血糖等特点，根据 2019 年发布

的《中国儿童肥厚型心肌病诊断的专家共识》中的 HCM 诊断流程，考虑糖尿病母亲新生儿肥厚型心肌病可能性大，治疗原则以对症治疗为主，根据治疗情况及时调整治疗。疾病急性期给予有创呼吸机支持，米力农强心、呋塞米利尿，磷酸肌酸、辅酶 Q10 营养心肌、左卡尼汀改善心肌代谢及适当营养支持治疗。5 天后复查心脏超声提示左室射血分数升至 45%，NT-pro BNP 降至 21 500pg/ml，血气分析提示内环境稳定，条件允许撤离呼吸机。后逐步停用静脉药物，逐步加用血管紧张素转换酶抑制剂、β 受体阻滞剂，继续营养心肌等治疗。患儿病情恢复顺利，3 个月后复查心脏超声提示房室腔大小正常、未见心肌肥厚(室间隔厚度 3.5mm，左室后壁厚度 3mm)、左室射血分数 67%(图 4-2-3B)；NT-pro BNP 降至 2 320pg/ml。根据病史及治疗后恢复情况，确诊为糖尿病母亲新生儿肥厚型心肌病合并心力衰竭、呼吸衰竭。

【病例点评】根据 2019 年发布的《中国儿童肥厚型心肌病诊断的专家共识》，<1 岁儿童继发性 HCM 常见于 IDM、双胎输血综合征以及药物应用(常见于激素、他克莫司等)，该类继发性 HCM 在去除病因及对症治疗的基础上，大部分是可逆的，所以临床病史的采集是极其重要的，对于新生儿，母体因素的分析是此类患儿有效诊疗的前提。本例

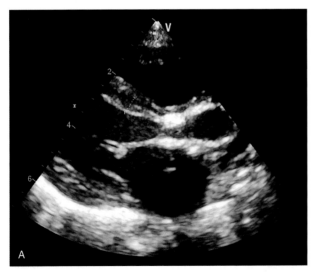 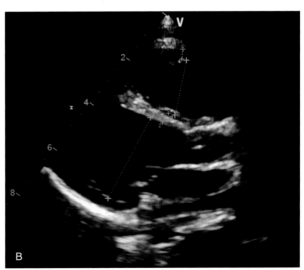

图 4-2-3　心脏超声

A. 胸骨旁长轴切面显示全心腔扩大，左心为著(左室舒张末期内径 27mm)，全心肌肥厚(室间隔厚度 5mm，左室后壁厚度 5mm)，左室壁整体运动幅度减低，左室射血分数 35%；B. 3 个月后复查提示各房室腔大小正常、室间隔厚度 3.5mm，左室后壁厚度 3mm，左室射血分数 67%。

患儿根据该流程最终诊断为糖尿病母亲新生儿肥厚型心肌病合并心力衰竭、呼吸衰竭。

糖尿病母亲婴儿（infants of diabetic mothers，IDM）是指孕前糖尿病或妊娠期糖尿病母亲所生的婴儿。IDM 在宫内高血糖 / 高胰岛素血症以及多种因素的作用下，易导致新生儿出现生长发育异常、电解质及内分泌紊乱等表现，在儿童期甚至成年期可能出现肥胖、糖尿病、心血管疾病等远期问题。IDM 先天性心脏病发生率升高，约为 3%~9%，可包括大动脉转位、主动脉缩窄、室间隔缺损、房间隔缺损等。IDM 可出现 HCM，其发病机制尚不清楚，早期研究考虑为高血糖可促使糖原、蛋白质、脂肪合成增加，进一步导致心肌肥厚。近年研究提示与胰岛素、生长激素、内源性儿茶酚胺、神经性生长因子有关的异常水平相关，其中研究显示发现婴儿室间隔肥厚程度与母亲糖化血红蛋白（HbA1c）水平呈正相关。IDM 相关 HCM 多数无临床症状，也可表现为心脏增大、心肌酶异常，严重者可导致心功能不全、心力衰竭，部分患儿可因心功能异常出现呼吸困难，临床上可被误诊为新生儿呼吸窘迫综合征，上述心功能不全需数月即可恢复正常。

该患儿为 IDM，生后即发现 HCM、心力衰竭，经积极治疗，3 个月后心肌厚度、功能恢复正常，一般情况稳定，预后良好。

【附 病例 4-4】

PTPN11 基因突变致儿童肥厚型
心肌病伴心力衰竭 1 例

（青岛大学附属妇女儿童医院
王本臻　李自普）

【病史】患儿，男，6 月龄，因"发现心肌肥厚 6 个月"收入院。6 个月前，患儿因"早产生后呼吸困难 19 小时"入院，系 G_2P_2，胎龄 30 周，在家自产娩出，出生体重 1.4kg，断脐处理后转运至当地医院。入院时患儿青紫、呻吟，查体示心率 40 次 /min、呼吸 50~60 次 /min，予气管插管、有创呼吸机支持

等治疗。因"早产、出生体重低、生活能力低下"，于气管插管下转运至笔者医院。入院后反应差、瞳孔反应减弱、皮肤花纹明显、毛细血管再充盈时间延长，考虑"呼吸窘迫综合征、休克"，给予肺表面活性剂、抗感染、扩容、强心及营养支持等治疗，其间完善心脏超声示室间隔肥厚、卵圆孔未闭、动脉导管未闭、心功能减低（左室射血分数 50%），给予辅酶 Q10、磷酸肌酸钠、左卡尼汀等营养心肌治疗，患儿病情稳定后出院并心内科门诊随访。出院后 2 个月复查心脏超声示左室心肌肥厚。患儿父亲智力落后，既往心脏超声提示心肌肥厚（未见具体报告），体格发育正常；母亲体健；祖父平素活动耐力减低；有一哥哥，3 岁，体健；否认其他遗传性疾病家族史，否认夭折、猝死家族史。

【体格检查】体温 36℃，心率 122 次 /min，呼吸频率 35 次 /min，血压 70/34mmHg，体重 5.5kg，身长 55cm。发育落后，营养一般，反应可，面色红润，眼距宽，鼻梁低平，左侧眼睑下垂，前囟平坦，大小约 1.5cm × 1.5cm，胸廓对称，三凹征阴性，双肺呼吸音粗，未闻及明显干、湿啰音，心律齐，心前区可闻及较广泛的 2/6 级收缩期杂音，腹软，肝脾肋下未触及，双侧隐睾，四肢肌张力减低，毛细血管再充盈时间 <3 秒。

【辅助检查】

1. 心脏超声　左心室心肌肥厚，室间隔显著，室间隔厚度约 8.7mm，左室后壁厚度约 4mm，左室流出道狭窄，收缩期最大压差 40mmHg，右室流出道狭窄，收缩期最大压差 27mmHg。左室腔偏小，余房室腔大小正常。右室前壁心肌厚度正常，房间隔卵圆孔处见左房 - 右房细束分流，分流束宽度约 1mm，各瓣膜形态结构未见异常，左室射血分数 68%（图 4-2-4）。

2. 心电图　PR 间期 0.13 秒，窦性心律、电轴右偏、异常 Q 波（Ⅱ、aVF 导联）。

3. 胸部正位 X 线片显示心胸比 0.60，双肺纹理增多。

4. 血串联质谱及尿有机酸分析为阴性。

5. 氨基末端脑钠肽前体（N-terminal pro brain natriuretic peptide，NT-proBNP）5 250pg/ml。

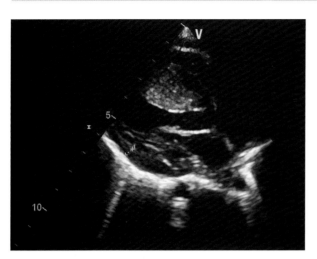

图 4-2-4　心脏超声

左心室心肌肥厚,室间隔为著,室间隔厚度约 8.7mm,
左室后壁厚度约 4mm,左室腔偏小。

【初步诊断及分析】患儿为小婴儿,生后即出现呼吸循环衰竭,且心脏超声提示心肌肥厚、心功能减低,虽后续复查一般状态可,但心肌肥厚仍显著,考虑肥厚型心肌病(hypertrophic cardiomyopathy,HCM)诊断明确,心力衰竭亦诊断明确,生后为急性心力衰竭,NYHA 心功能Ⅳ级,本次入院一般情况及心功能稳定。其心肌肥厚、心力衰竭的可能原因分析如下:

1. 畸形综合征伴 HCM　畸形综合征可引起全身多系统的功能异常,其中绝大多数合并心血管系统异常,包括结构性心脏病、心肌病、心律失常等,其中畸形综合征伴发的 HCM 占儿童 HCM 的 10%,包括 RAS 心肌病群、Friedreich 共济失调

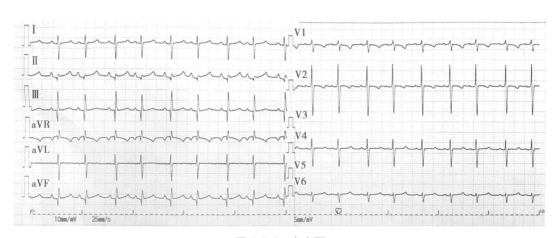

图 4-2-5　心电图

PR 间期 0.13 秒,窦性心律、电轴右偏、异常 Q 波(Ⅱ、aVF 导联)。

及 Swyer 综合征等。该类患儿可同时合并特殊面容、精神和 / 或运动发育迟缓、骨骼发育异常、生殖系统畸形等。该患儿存在发育落后、眼距宽、鼻梁低平、眼睑下垂、隐睾等多系统受累,且父亲存在智力发育落后、肥厚型心肌病,考虑畸形综合征可能性大,该类疾病绝大多数为常染色体显性遗传,建议进一步完善全外显子、线粒体相关基因检测以助诊。

2. 先天性心脏病　患儿生后即出现心肌肥厚,且存在流出道梗阻,需除外引起后负荷增加的先天性心脏病可能,需进一步完善心脏 CT 血管成像以明确诊断。

3. 遗传代谢病　患儿存在发育落后、面容异常等多系统受累表现,需考虑遗传病可能,结合该

患儿父亲智力发育落后、心肌发育异常,需考虑遗传性代谢性疾病可能,患儿已完善串联质谱等代谢检查,未见明显异常,可进一步完善全外显子、线粒体相关基因检测以助于诊断。

【进一步检查及结果】基因检测:基于患儿临床特点及家族史,与其家属沟通,同意首先完善患儿基因检测。在获得患儿父母知情同意后,患儿接受了全外显子组基因测序,其父母和哥哥行 Sanger 验证,结果显示患儿携带 PTPN11 基因杂合变异(c.1391G＞C),Sanger 测序表明该变异来自于父亲,母亲及患儿胞兄均未携带该基因变异(图 4-2-6)。上述变异多次在 LEOPARD 综合征和努南综合征Ⅰ型患者中检出,且呈常染色体显性遗传,同时通过对该变异位点的功能学预测、

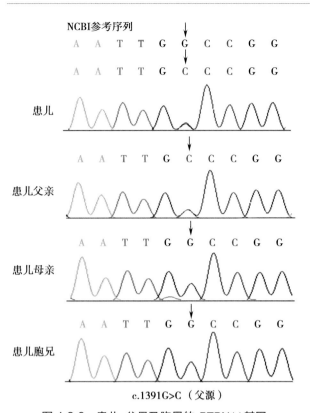

NCBI参考序列

患儿

患儿父亲

患儿母亲

患儿胞兄

c.1391G>C（父源）

图 4-2-6 患儿、父母及胞兄的 *PTPN11* 基因
Sanger 测序图

患儿及患儿父亲为 *PTPN11* 基因 c.1391G>C 杂合突变，
患儿母亲及患儿胞兄该位点无变异。

实验及模式生物研究中发现，该变异可以降低蛋白酶活性，该变异未出现在正常人群数据库中，PolyPhen2、SIFT 及 Mutation_Taster 均预测该变异可能有害。根据美国医学遗传学和基因组学学会（American College of Medical Genetics，ACMG）指南将变异分类标准归类为"致病性"变异。

解析：该患儿 *PTPN11* 基因存在杂合变异，按照 ACMG 确定为"可能致病"变异，结合该患儿临床特点及家族史，明确 *PTPN11* 基因突变导致 HCM，该基因存在两种疾病表型，分别为努南综合征（Noonan syndrome，NS）和 LEOPARD 综合征，两种表型同属于 RAS 心肌病综合征，LEOPARD 综合征以多发性皮肤雀斑，皮肤改变可随年龄的增长出现加重，目前该患儿无明显皮肤改变，需进一步动态观察，故考虑诊断努南综合征。

【治疗及随访】RAS 心肌病群目前尚无特效治疗，仍以对症处理为主。现常规应用 β 受体阻滞剂改善心室顺应性、减缓心肌重塑。定期门诊复

诊。现患儿已随访 3 年，无反复呼吸道感染，存在轻度智力及运动发育迟缓，心脏超声显示室间隔厚度 20mm，左室后壁厚度 4mm，左室流出道收缩期最大压差 34mmHg，右室流出道收缩期最大压差 16mmHg，左室射血分数 66%。

【病例点评】根据 2019 年发布的《中国儿童肥厚型心肌病诊断的专家共识》，本例 HCM 患儿的病因诊断流程在明确家族史、发病年龄后，依据特殊面容、肌张力低等证据，直接选择 RAS 病基因检测流程，极大缩短了 HCM 的病因诊断时间，避免了更多不必要的辅助检查，为更规范、有效的 HCM 随访管理提供了基础。

PTPN11 是 NS 最常见的致病基因，约占其 50%，*PTPN11* 基因异常的患儿临床上通常表现为肺静脉狭窄、房间隔缺损、身材矮小和隐睾等，也可见 HCM 和严重认知缺陷。NS 也是 RAS 心肌病群最常见的一种，该类疾病是由编码 Ras/ 丝裂原活化蛋白激酶（mitogen-activated protein kinase，MAPK）信号通路的基因发生变异引起，可影响细胞的增殖、分化而致病。NS 患儿中约 80%~90% 合并心血管疾病，早发性 HCM 和 / 或肺动脉狭窄最常见，HCM 的自然病史存在明显差异，NS 相关 HCM 在生后早期即可出现，且 NS 合并 HCM 容易发生心力衰竭，可伴有双心室流出道梗阻，心力衰竭也是其死亡的主要原因。NS 患儿的心外表现包括特殊面容、消化系统、泌尿生殖系统、神经系统、血液系统及骨骼系统异常等不同系统的受累。其基因型与表型具有一定相关性，但严重程度可出现明显差异，如患儿及患儿父亲具有明显不同的自然病程，该患儿早期即出现面容异常、HCM、生长发育落后等情况，而其父亲除外存在智力发育异常及 HCM，未见其他临床表现。

NS 相关 HCM 患儿出现心衰时禁用洋地黄制剂，此类患儿多存在左室流出道或左右心室流出道梗阻，洋地黄可加重病情。β 受体阻断剂和钙离子通道制剂可根据患儿的心功能状态予以选用，在保证有效血容量的前提下合理给予利尿剂，根据血压情况选用血管紧张素转换酶抑制剂；但梗阻严重者需手术切除肥厚的心肌。

第三节
限制型心肌病相关心力衰竭

【概述】限制型心肌病（restrictive cardiomyopathy，RCM）指由多种因素导致心肌纤维化，心肌舒张功能减低，心室充盈障碍，继而心房扩大，腔静脉压和体静脉压升高，临床上表现为气促、颈静脉怒张、肝脏增大等右心衰竭征象而往往不伴有心室扩大、肥厚和收缩功能障碍的一类心肌疾病。

儿童 RCM 以原发性为主。目前发现肌小节基因、非肌小节基因、肌小节相关蛋白基因突变均可导致 RCM，已报道的相关基因包括 *MYH7*、*MYL3*、*TNNI3*、*TNNT2*、*ACTC1*、*TPM1*、*MYL2*、*MYPN*、*TTN*、*MYBPC3*、*TNNC1*、*ACTN2*、*TMEM87*、*CRYAB*、*LMNA*、*BAG3*、*DCBLD2*、*FLNC* 和 *Desin*。引起 RCM 的继发因素较多，包括但不限于以下疾病：①浸润性疾病，心肌淀粉样变性、硬皮病、结节病等；②溶酶体贮积性疾病：黏多糖病、糖原贮积症、铁超载、法布里病等；③心内膜纤维化疾病：嗜酸性细胞性心内膜炎、自身免疫性疾病、心内膜弹力纤维增生等；④各种感染、恶性肿瘤、药物或毒物影响等。

RCM 在儿童时期并不多见，约占儿童心肌疾病的 3%~5%。RCM 在临床上易发生血栓栓塞、心源性猝死、严重肺动脉高压不能心脏移植等严重事件，致使 RCM 临床结局很差，确诊后 2 年内死亡率高达 50%，严重威胁儿童健康。

【临床表现】RCM 的典型临床特征为心房扩大而心室大小、厚度及收缩功能基本正常，右心衰竭症状和体征显著。RCM 易在 1~3 岁的幼儿期出现症状，约 30% 儿童原发性 RCM 有心血管事件家族史，在病史采集时应注意询问。

RCM 早期症状为乏力、气促、运动不耐受、呼吸困难或胸痛，逐渐进展至下肢水肿、腹水、颈静脉怒张、肝大等体循环淤血表现；少部分患者因肺循环淤血出现呼吸困难、咯血、肺底可闻中细湿啰音等左心衰竭表现，甚至一部分患者表现血栓栓塞、心律失常或猝死。

【诊断】临床出现右心衰竭表现伴双心房明显扩大而心室不大时应高度怀疑 RCM，以下辅助检查有利于 RCM 的诊断。

1. **心脏超声** 左右心房扩大而心室内径及室壁厚度正常的特征性改变为诊断 RCM 所必备，其他表现包括舒张功能不全，二尖瓣流入道多普勒示 E 峰流速加快、减速时间缩短、E/A 比值升高；左室收缩功能直至疾病终末期仍正常或仅轻度降低，部分患者可见心房内血栓形成。心包无增厚。

2. **心脏磁共振** 在 RCM 诊断、鉴别诊断以及预后评估中占据重要的位置，其对心包的检测较超声更为敏感，有助于 RCM 与缩窄性心包炎（constrictive pericarditis，CP）的区别。RCM 时心包厚度一般不超过 4mm。CMR 增强扫描可发现心肌和心内膜下不同程度、不同形态的强化灶，对 RCM 病因诊断具有重要的鉴别意义。

3. **一般检查** 胸部 X 线片可发现心房扩大，肺血增多，有助于 RCM 时肺充血情况的评估；心电图可出现心房增大的特征性 P 波改变以及各种类型心律失常，其中 *Desin* 基因突变所致 RCM 易出现高度房室传导阻滞。脑钠肽（BNP）或氨基末端脑钠肽（NT-pro BNP）有助于 RCM 心衰严重程度、疗效及预后的评估；肌钙蛋白及肌酸激酶同工酶 MB 有助于判断有无心肌损伤。

4. **特殊检查** 病原学检测，包括各种细菌学培养、特殊抗体检测以及宏基因检测，可探寻有无感染导致 RCM 的可能性；细胞因子、自身抗体谱、免疫学指标筛查可用于了解有无免疫性因素导致 RCM 的可能性；当怀疑 RCM 与代谢性疾病相关时，可筛查血乳酸、血氨、血酮、游离肉碱、黏多糖、低聚糖及尿有机酸等。

5. **基因检测** 有利于遗传性疾病的发现，推荐全外显子基因二代测序。

6. 心导管检查及心内膜心肌活检　为有创性检查。心导管检查可定量检测肺动脉压力和左右心室舒张末压,并可通过心内膜心肌活检发现特定病因,一般用于 RCM 与 CP 鉴别有困难和心脏移植的术前术后评估。

【鉴别诊断】

1. CP　CP 临床可出现呼吸困难、水肿、腹水、肝大、颈静脉怒张等右心淤血表现,与 RCM 临床表现高度相似。但 CP 多由感染、心脏手术、结缔组织疾病等后天因素导致,家族性发病概率小,缺乏心血管事件阳性家族史;胸部 X 线或 CT 发现心包钙化有利于 CP 诊断;心脏超声可发现心包增厚,正常心包腔隙消失,心包呈直线运动,而室间隔随呼吸反向运动,吸气时摆向左室,呼气时摆向右室;CMR 可发现心包厚度超过 4mm。心导管检查时 CP 患儿心室压力波形为特征性的"平方根征"(舒张压早期快速下降,之后快速上升达到高的舒张期平台),左右室舒张压差不超过 5mmHg。CP 患儿对心包切除术反应良好,手术后 75% 患者症状可得到缓解。

2. 肥厚型心肌病(HCM)　某些肥厚型心肌病在早期心肌肥厚不明显,表现为限制性心功能受损的 HCM。而某些时候,RCM 也有轻度的心肌肥厚,致使两者鉴别困难。反复多次的超声监测有利于鉴别。

【治疗原则】RCM 治疗手段有限,多为支持治疗。可使用钙离子通道阻滞剂提高心室舒张期顺应性,使用抗凝药和抗血小板药预防血栓形成。利尿剂短期使用可改善体循环淤血。不主张使用地高辛。血管紧张素转换酶抑制剂在不增加心排血量的基础上降低体循环血压,亦应避免使用。由继发因素导致者应针对原发病因进行治疗。绿茶提取物儿茶素 EGCG 可改善 RCM 心肌顺应性,但需更多的 RCT 实验以证实。心脏移植可提高存活率,但某些全身性疾病导致的 RCM 心脏移植后也可复发,移植前需严格评估 RCM 病因及肺高压情况,慎重做出心脏移植的决策。

(沈 兴)

【附 病例 4-5】

儿童限制型心肌病心脏移植 1 例

(中国医学科学院阜外医院　周宇子　张惠丽)

【病史】患儿,女,4 岁,因"间断全身性水肿 2 年,加重 10 个月"入院。2 年前患儿无明显诱因出现眼睑水肿,腹围增大、双下肢水肿,外院诊断为"限制型心肌病、缩窄性心包炎待除外"。其间间断口服利尿剂等治疗,水肿反反复复。外院进一步行心脏 CT、心脏 MRI 等检查,诊断同前;遂于 2017 年 5 月 31 日行"开胸探查术",术中取心包活检,除外了缩窄性心包炎,明确诊断为限制型心肌病。入院前 10 个月,患儿逐渐出现全身水肿,腹围增大明显,口服利尿剂效果不明显。患儿无心肌病家族史,母亲孕产史及患儿既往史无特殊。

【体格检查】体温 36.5℃,心率 121 次/min,呼吸 30 次/min,血压 95/65mmHg。神志清楚,慢性病容,因腹部膨隆明显,不能行走,不能平卧。口唇发绀,颈静脉怒张,肝-颈静脉回流征阳性。双肺呼吸音清,未闻及干、湿啰音。心尖搏动位于第五肋间左锁骨中线交点,心率 121 次/min,心律齐,胸骨左缘第 Ⅴ 肋间可闻及 Ⅲ/Ⅵ级收缩期吹风样杂音。腹部膨隆,呈蛙腹状,腹壁静脉曲张明显;肝右肋下平脐,质中等,脾左肋下可触及;腹部移动性浊音阳性。双下肢水肿明显。

【辅助检查】

1. 心电图　电轴右偏,p 波异常,不完全右束支阻滞,右心室肥厚。

2. 胸部 X 线片　双肺淤血,右侧透光度减低,右侧胸腔积液,心影增大。

3. 心脏超声　左心房内径 LA 31mm,左心室收缩末期内径 18mm,左心室射血分数 55%;双心房内径明显增大,双心室内径偏小;室壁运动僵硬,增厚不显著,舒张受限;三尖瓣瓣环扩张,瓣膜关闭欠佳;心包腔探及液性暗区;三尖瓣大量反流,二尖瓣少量反流。

4. 腹部超声　肝瘀血、肝脾增大。

5. **氨基末端脑钠肽前体**（NT-proBNP）20 896pg/ml。

6. **心脏MRI** 心包无增厚，心包内少量积液信号；双房明显扩大、增宽，右室内径高限，左室不大；左室各壁厚度正常或高限，左、右室整体收缩功能可、舒张功能减低。二尖瓣少量反流，三尖瓣中大量反流；右室流出道增宽，前后径约27mm，主肺动脉径约12mm，右侧胸腔少量积液。心肌首过灌注未见明显减低；延迟扫描左室心肌未见明确异常强化；肝脏体积增大，延迟扫描见不均匀强化。左心功能：LVEF 67%，CO 0.8L/min，EDV 10ml，EDVi 20ml/m²。右心功能：RVEF 48%，CO 1.3L/min，EDV 23ml，EDVi 46ml/m²。印象：① 双房明显增大，左、右室舒张功能减低，符合限制型心肌病表现；② 三尖瓣相对关闭不全（中重度）；③ 心包少量积液，右侧胸腔少量积液；④ 肝淤血。

7. **基因检测** 外院多次检测未见致病基因。

【**初步诊断及分析**】患儿病程中最突出的临床表现是体循环及肺循环淤血，辅助检查包括心电图、心脏超声、CT及MRI均提示心脏舒张功能不全，双侧心房增大，心室收缩功能尚可。故应高度警惕限制型心肌病及缩窄性心包炎的可能。因院外心包活检已除外了缩窄性心包炎，因此限制型心肌病诊断明确。代谢筛查及其他系统检查等除外了限制型心肌病的继发性病因可能。虽然多次基因检测未发现相关的致病基因，但鉴于目前限制型心肌病已报道的致病基因仍然较少，故该患儿仍然考虑原发性限制型心肌病可能性大。

患儿发病已2年多，口服药物效果不好，进一步需心脏移植。移植前需进行肺动脉压力和全身各系统评估，包括肝肾功能检查、人类白细胞抗原，群体免疫抗体检测、痰、尿细菌培养、巨细胞病毒感染检测等，以评估有无移植条件。

【**进一步检查**】右心导管：肺动脉压力（pulmonary artery pressure，PAP）14/10/12mmHg，右心室15/11/12mmHg，右心房27/28/27mmHg，肺动脉-右心室连续测压无明显压差。

【**治疗及随访**】肺动脉压力及全身系统评估等符合心脏移植条件，经伦理委员会审核批准心脏移植后，患儿接受巴利昔单抗行免疫诱导并积极

辅以其他移植前准备工作。于4岁1个月时采用双腔静脉法行心脏移植。移植时患儿体重11.5kg，供体为5岁男孩（供受体体重比为1.4），移植手术顺利。术后心脏病理检查示心室各壁心肌间质广泛纤维组织增生，呈网格样；左室部分心肌细胞肥大、空泡变性，心内膜纤维组织增生（图4-3-1）。

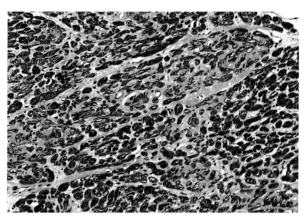

图4-3-1 心脏病理切片
心肌间质纤维化，Masson三色染色，×400。

移植术后采用大剂量甲泼尼龙琥珀酸钠冲击治疗并逐渐减量，术后10天加用他克莫司和赛可平，并根据血药浓度、免疫指标等调整药量，出院前将静脉甲泼尼龙琥珀酸改为口服醋酸泼尼松片。由于患儿基础条件差，加之免疫抑制剂使用，致使术后出现呼吸道感染，呼吸机辅助时间长；经反复调整免疫治疗方案及抗感染方案，于2个月后顺利脱机出院。

出院后予以他克莫司联合麦考酚酯，醋酸泼尼松片免疫维持治疗，同时应用降肺动脉高压药物、血管紧张素转换酶抑制剂、倍他乐克、利尿剂等治疗，定期随访，关注有无免疫排斥征象、感染、冠状血管病变等移植后并发症，并根据复查结果调整药物，逐渐减停利尿药、降肺动脉高压药物，醋酸泼尼松减至5mg，每天1次，长期服用。目前已随访3年余，多次超声动图示心脏大小及功能正常；患儿活动量明显增大，心功能I级，生长发育逐渐赶上同龄儿童。

【**病例点评**】目前针对限制型心肌病患儿舒张功能不全的药物治疗有限，同时机械辅助措施可选择性也少，因此限制型心肌病预后极差。未行心脏移植的限制型心肌病患儿1年和5年生存率分

别为 48% 和 22%；而心脏移植可大大提高生存率，移植后 1 年和 5 年生存率分别为 89% 和 77%，10 年生存率与其他类型的心肌病相同。鉴于目前缺乏预测限制型心肌病恶化或猝死的指标，因此推荐对于诊断限制型心肌病尤其是伴 C 期心衰和反应性肺动脉高压患儿，一旦有合适的供体应该早期考虑心脏移植。

相较于其他移植，儿童限制型心肌病心脏移植术前尤应注意评估以下几个方面：①肺动脉压力和肺血管阻力的评估：受体的肺动脉高压是心脏移植的一个高危因素，供心的右心室与受体的肺动脉高压不相适应，导致移植后急性右心衰竭，是移植后早期常见的严重并发症，所以术前右心导管检查非常重要。②肝脏评估：由于长期右心衰竭，限制型心肌病患儿肝脏评估很重要，必要时需肝活检以明确有无肝纤维化。如果出现晚期肝纤维化和肝硬化，可能还需要心 - 肝联合移植。③对限制型心肌病病因仔细地鉴别：如糖原贮积症等会影响心脏移植效果。该患儿术前右心导管检测肺动脉压力不高，全身系统评估及组织相容性评估等也符合移植要求，这些都为患儿的成功移植提供了条件。

大多数儿童心脏移植推荐双腔静脉法，该方法可保留正常心房结构、窦房结功能和瓣膜功能，减少心律失常发生和起搏器植入。如本例患儿采取了该法行心脏移植。但小年龄供心心脏移植或合并部分性肺静脉畸形引流的心脏移植，推荐双房法（标准原位心脏移植法），可减少人工管道植入和远期吻合口狭窄的发生，且有利于心脏畸形矫治。

心脏移植免疫诱导治疗可选择多克隆抗体（抗胸腺细胞抗体）或单克隆抗体——抗白介素 2 抗体。免疫维持治疗方案包括三类药物：钙调磷酸酶抑制剂（环孢素或他克莫司）以及增殖信号抑制剂（西罗莫司 / 雷帕霉素、依维莫司）；干扰细胞代谢合成（吗替麦考酚酯 / 赛可平、硫唑嘌呤）；糖皮质激素。各个心脏移植中心免疫维持方案不尽相同。

心脏术后并发症有：①排斥反应，包括超急性排斥反应、急性排斥反应、慢性排斥反应。②感染：术后 1 个月主要为细菌感染；晚期感染（移植后 2 个月 ~1 年）多为病毒、真菌、分枝杆菌、诺卡菌、弓形虫感染等。③冠状动脉血管病变：一旦出现，移植器官 5 年衰败率为 50%。④肾衰竭：与移植时年龄有关，婴幼儿发生率较青少年低。⑤恶性肿瘤：约 18% 受者移植 15 年后出现恶性肿瘤，淋巴瘤最多见。⑥再移植：72% 再移植情况出现在首次移植 3 年后。因此术后应规律随访，密切监护评估有无并发症发生。该患者移植后 3 年余，心功能逐渐恢复，生长发育也追赶上同龄儿童。提示心脏移植可大大改善限制型心肌病患者的预后。

【附 病例 4-6】

限制型心肌病合并心力衰竭 1 例

（重庆医科大学附属儿童医院　全珺珺　田杰）

【病史】患儿，男，8 岁 2 个月，因"活动后气促 2 年"入院。入院前 2 年无明显诱因而出现活动后气促，伴有活动耐量下降，偶有心累，无胸闷、心痛、心悸，无少尿、双下肢水肿，无夜间阵发性呼吸困难、端坐呼吸和咳粉红泡沫痰等，家长未予以重视。入院前 2 天患儿行走后出现面色口唇苍白，无大汗淋漓及面色青灰，于当地医院就诊，心脏超声提示"心内膜弹力纤维增生症？"患儿幼时无吃奶中断、多汗等表现。否认心脏病家族史，否认夭折、猝死家族史，否认既往心肌炎病史。

【体格检查】呼吸 31 次 /min，心率 89 次 /min，血压 100/64mmHg。唇红，唇周无发绀，胸骨向前突起，呈鸡胸畸形，双肺呼吸音粗，无干、湿啰音。心前区饱满，心界有扩大，心尖搏动弥散，无抬举样搏动，无震颤，心音低钝，心律齐，未闻及杂音。腹软，肝脏肋下 7cm，质地偏硬，边缘钝，肝 - 颈静脉回流征阳性；脾脏肋下 2cm，质地中，指 / 趾甲床无青紫，无杵状指，双下肢无水肿。

【辅助检查】

1. 心脏 + 腹部彩超（院外）　双房增大，左室心内膜增厚，回声增强，中度肺动脉高压，心包腔内少量积液，左室收缩及舒张功能降低，提示心内膜弹力纤维增生症可能。肝脏淤血改变，胆囊、胰腺、脾脏、肾脏未见异常。

2. 心电图（院外）　窦性心律,右房异常改变,下壁、前侧壁异常 Q 波。

3. 脑钠肽（BNP）（院外）　1 479.7pg/ml。

【初步诊断及分析】患儿活动后气促、肝脏明显增大,肝 - 颈静脉回流征阳性,BNP 明显增高,院外心脏超声提示双房增大,双心室无明显改变,心力衰竭的诊断明确,其可能的原因分析如下:

1. 限制型心肌病　学龄期儿童,起病隐匿、病程长,以心功能不全为主要表现,心界有扩大、院外心脏超声提示双房增大,故初步考虑,进一步需复查心脏超声和心脏磁共振检查以协助诊断。

2. 缩窄性心包炎　患儿以心功能不全为主要表现,心界有扩大,心前区饱满,心脏超声提示双房增大;虽患儿既往无心包炎疾病史,无长期低热、生食螃蟹史、游走性包块等病史,不支持该诊断,但该病往往起病隐匿,早期症状不典型,故仍需警惕,进一步心脏彩超和心脏磁共振了解心包是否增厚。

3. 心内膜弹力纤维增生症　患儿为学龄期儿童,以心功能不全为主要表现,院外心脏超声提示左室心内膜增厚、回声增强,需警惕心内膜弹力纤维增生症可能。但该病常于 1 岁内发病,心脏改变以左室增大为主,与该患儿表现不符,不支持诊断,复查心脏超声以除外。

【进一步检查及结果】

1. 心脏超声　心脏与大血管连接正常,房、室间隔完整。肝静脉增宽,上、下腔静脉增宽(上腔静脉内径 23mm、下腔静脉内径 21mm),左、右房增大(左房内径 LA 37mm、右房内径 RA 43mm),左、右室大小正常,室间隔与左室后壁呈逆向运动,双侧房室沟回声增强。心包腔内见无回声区,右房顶部 11mm,左室后壁 11mm,心包膜未见确切增厚及钙化征象。左室射血分数(EF)68%,短轴缩短率(FS)37%,E/A 比值 1.5,等容舒张时间(IVRT)118 毫秒。中度三尖瓣反流,轻至中度二尖瓣反流(图 4-3-2)。

解析:心脏超声示双心房增大,限制型心肌病可能性大,但缩窄性心包炎不能除外,需进一步行心脏磁共振检查以明确诊断。

2. 心脏磁共振　心影外周见弧形长 T_2 信

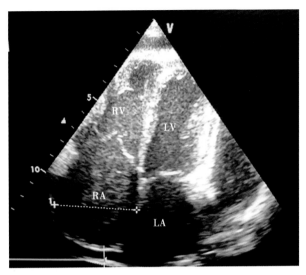

图 4-3-2　心脏超声,四腔心切面示双心房增大

号;心影增大,以左右心房为主;心室壁稍厚,以左室壁及室间隔明显,未见明显异常信号。房室连接一致,室间隔尚连续,扫描层面主动脉、双侧肺动脉未见明显异常,双侧肺静脉回流通畅。电影序列示双心室壁运动度稍降低;少量心包积液(图 4-3-3)。

解析:心肌壁稍厚,双房增大为主,心包未见增厚和钙化,电影序列示双心室壁运动稍降低,结合临床形态学上可以诊断限制型心肌病。心脏磁共振对于明确和鉴别诊断限制型心肌病有一定临床价值,该患儿未提示心包问题,故缩窄性心包炎可能性较小。

3. 基因二代测序　为明确限制型心肌病病因,在父母双方知情同意的情况下行全外显子基因二代测序,发现患儿携带 cTnI R192C 自发突变,ACMG 评级为致病突变,患儿父母及弟弟均未携带该突变(图 4-3-4)。

【治疗及随访】结合测序结果及辅助检查,患儿明确诊断为原发性限制型心肌病(cTnI R192C 基因突变)、慢性心力衰竭(重度)。复查心脏彩超示 EF 46%,FS 22%,E/A 0.53,IVRT 203 毫秒;大量心包积液,右室壁受压,左、右房明显增大(LA 39mm、RA 48mm)。胸部 X 线片提示右侧大量液气胸,肺部受压明显(约 95%),左肺广泛炎症。腹部 B 超肝稍大,回声增强;肝左、中、右静脉内径测值稍增宽;脾脏稍大,中至大量腹腔积液。肺炎、气胸、多浆膜腔积液(心包、胸腔、腹腔)诊断明确。

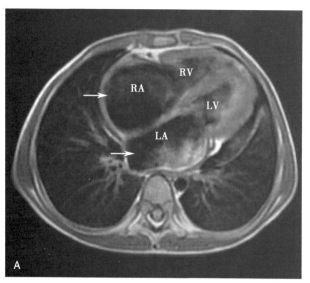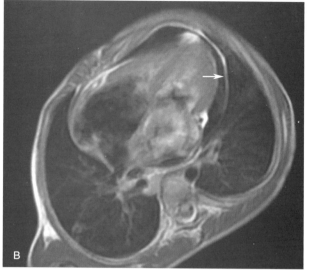

图 4-3-3 心脏磁共振

A. 心脏横轴面示心影增大,箭头示以双心房为主增大;B. 心脏横轴面,箭头示正常心包膜,
未见心包膜增厚、钙化,可见少量心包积液。

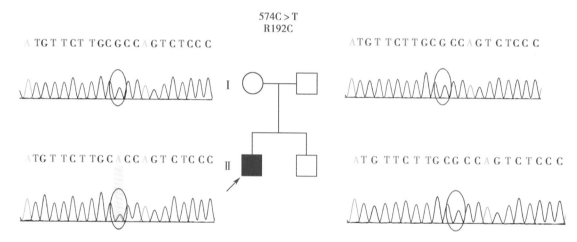

574C > T
R192C

ATGT TCT TGCGCCAGTCTCCC

ATGT TCTTGCG CCAGT CTCCC

I

ATG TCT TGC ACCAGT CTC CC

ATG TTCT TG CG CCAGT CTCCC

II

图 4-3-4 基因家系分析示患儿携带 *cTnI R192C* 致病突变

限制型心肌病无特效治疗,针对心衰采用氢氯噻嗪、螺内酯利尿,贝那普利改善心肌重塑。同时给予抗感染、多浆膜腔穿刺引流术等对症支持治疗;患儿心衰症状好转,但仍端坐呼吸,不能平卧,气促明显,自动出院。出院后继续予氢氯噻嗪 20mg,b.i.d.;螺内酯 20mg,b.i.d.;洛汀新 3mg,q.d.,口服治疗,同时加用儿茶素(50mg/kg)并定期随访。患儿心衰症状逐渐好转,端坐呼吸改善,可平卧,气促明显改善,2 年后心脏超声示收缩和舒张功能较之前有所改善,EF 53%,FS 27%,E/A 1.16,IVRT 69 毫秒,但左房、右房较之前更为增大(LA 43mm、RA 47mm),右室增大,左室后壁动度降

低。由于限制型心肌病药物治疗不可能根治,建议家属等待合适机会心脏移植。

【病例点评】限制型心肌病病因多样,但儿童多为特发性。随着现代分子遗传学的发展,发现限制型心肌病的发病与基因缺陷有关,其中以编码肌小节蛋白的基因突变最为常见。本例患儿通过基因二代测序确定病因为编码心肌肌钙蛋白 I 的 *TNNI3* 基因突变。有研究显示 *TNNI3* 基因致病突变可引起心肌细胞对钙离子的敏感性增加,继而心肌细胞舒张能力下降,最终导致心脏舒张功能障碍甚至舒张性心衰的发生。临床上,除常规检查项目外,基因检测的开展将有助于提高限制型心肌病的

病因诊断。

目前尚无针对限制型心肌病的根治性治疗方法，以姑息性的对症处理为主。洋地黄类正性肌力药物对舒张性心衰效果不佳，不推荐使用；利尿剂可用于改善淤血症状，必要时可给予抗心律失常及抗血栓治疗。鉴于无特效药物，约有 50% 的患儿在确诊 2 年后死亡。心脏移植是唯一被证实可改善限制型心肌病预后的治疗方法，但因供体有限，开展困难。寻找新的治疗方法可能是改善这些患儿预后的希望。

儿茶素为绿茶提取物，已是美国 FDA 批准上市的保健品，安全性好，其中表没食子茶素没食子酸酯（epigallocatechin gallate，EGCG）为最主要活性成分，有研究表明其可直接作用于心肌肌丝系统，降低心肌细胞的钙敏感性。本例患儿前期仅使用利尿剂效果不佳，加用儿茶素治疗后，其临床症状在一定程度上得到减轻，舒张功能障碍得到一定的改善，提示儿茶素有望为患有舒张功能障碍的限制型心肌病患儿的心脏移植争取过渡时间，但其疗效还需进行多中心大样本的临床对照试验进行验证。

【附 病例 4-7】

氧障体感染引起的限制型心肌病合并心衰 1 例

（青岛大学附属妇女儿童医院

王本臻　单光颂　李自普）

【病史】患儿，男，3 岁 8 个月，因"发现心脏扩大 2 年"收入院。患儿 1 岁 6 月龄时，因"腹胀 12 天"于外院就诊，完善血常规、铜代谢检测、幽门螺杆菌抗体、尿液分析等未见异常；生化全套示谷草转氨酶 81.4U/L、谷丙转氨酶正常、总胆红素 33.55μmol/L、直接胆红素 7.52μmol/L、间接胆红素 26.03μmol/L；腹部超声提示肝大、脾形态饱满、腹腔积液（大量）、小肠增厚水肿；胸部正位 X 线片提示心影饱满、心胸比 0.67；胸部 CT 示心影增大、右后上纵隔稍低软组织密度影；胸部增强 CT 示右上纵隔低密度影，CT 值与心包积液相仿，未见明显强化（图 4-3-5）；心脏超声示双房内径重度增大（左心

房 46mm×35mm，右心房 34mm×40mm），左右心室内径正常，室间隔及左室后壁轻度增厚，室间隔回声增强，少量心包积液（右室前壁约 6.2mm），心包膜回声强，无增厚，无心包缩窄征象，上、下腔静脉内径增宽，左室射血分数（LVEF）64%，双心室舒张功能减低，左右冠状动脉起源正常；心脏磁共振示双房内径重度增大，室间隔轻度增厚，双心室舒张功能减低，心室充盈峰值增高，心室充盈达峰时间缩短，延迟强化未见明显异常；颅脑磁共振示双顶叶皮层下多发点状髓鞘化不良，额颞顶叶脑沟增宽、增深，脑外间隙增宽侧脑室扩大；磁共振血管成像未见异常。综合上述表现，外院考虑"限制性心肌病（restrictive cardiomyopathy，RCM）？缩窄性心包炎？"予适当利尿、卡托普利及营养心肌等治疗，患儿一般情况可，家属办理出院。

2 岁时，于外院复诊，生化全套示总胆红素、间接胆红素、谷草转氨酶升高；肌酸激酶、肌酸激酶同工酶 MB、肌钙蛋白 I、肾功能、血沉、ENA 抗体谱、结核分枝杆菌抗体、结核感染特异性 T 细胞检测（T-SPOT）、凝血常规、外科常规未见明显异常；血串联质谱及尿有机酸分析示游离肉碱、C16、C18、C18：1、C18：2 升高，提示长链脂肪酸代谢不畅，多种肉碱升高；血浆脑钠肽（brain natriuretic peptide，BNP）4 630pg/ml；氨基末端脑钠肽前体（N-terminal pro brain natriuretic peptide，NT-proBNP）12 500pg/ml；碳水化合物抗原 125（carbohydrate antigen 125，CA 125）683U/ml（正常值 0~35U/ml）；医学全外显子及线粒体基因测序未发现与疾病相关致病基因；心脏超声示双侧心房显著增大，双心室内径及收缩功能大致正常，心包脏层及壁层显著增厚，回声明显增强（脏层心包厚度房室沟侧约 10mm，左室后壁侧 10mm，右房顶侧 11mm；壁层左室侧壁 8mm），大量心包积液（右室游离壁约 12mm，左室游离壁约 17mm，左室后壁约 24mm），胸腔积液（大量），腹腔积液（大量），三尖瓣反流（重度），二尖瓣反流（轻度）；胸部 CT 仍提示右上纵隔局部外凸。综合考虑诊断"缩窄性心包炎"可能性大，完善术前检查行"开胸探查术 + 心肌活检术"；术中见心包质地可，无明显增厚，可见淡黄色浆性心包积液，可见显著扩大的左右心房；取少许右室

心肌瘤做病理检查示心肌细胞排列尚整齐,部分心肌变性,心肌间可见灶状淋巴细胞浸润,未见明显纤维化及坏死,病理诊断考虑淋巴细胞性心肌炎。综合考虑诊断"RCM"。给予利尿、改善心肌代谢及"鸡尾酒"疗法治疗并定期随访约1年,其间腹部超声提示大量腹水,心脏超声持续提示RCM改变、左室壁及室间隔增厚、LVEF 49%,建议进行心脏移植,家属拒绝。

患儿近2年活动耐力欠佳,出汗稍多,无呼吸急促,无反复呼吸道感染,生长发育落后于同龄儿,智力发育正常。入院前2周,神志清楚,反应可,饮食睡眠尚可,大、小便未见明显异常。患儿系孕3产2,足月剖宫产娩出,生后否认窒息及缺氧史;1周岁左右会走,发病前同正常同龄儿,发病后生长发育迟缓。患儿父亲为环卫工人,体健;母亲体健,孕期健康。父母非近亲婚配,两者心脏超声、心电图均未见异常。有1个姐姐,12岁,体健。祖父有"肺结核"病史。

【体格检查】 呼吸23次/min,心率109次/min,经皮氧饱和度96%,体重8kg,身高82cm,四肢血压:右上肢71/42mmHg、左上肢82/48mmHg、右下肢96/57mmHg、左下肢86/47mmHg。重度营养不良,发育落后,神志清楚,反应可,面色及全身皮肤呈青灰色,皮肤黏膜未见皮疹,前胸正中可见长约7cm纵行陈旧手术瘢痕。双侧颈静脉怒张,肝-颈静脉回流征阳性,呼吸平稳,双肺呼吸音清,未闻及干、湿啰音。心前区隆起,未触及震颤,心音低钝,心律齐,未闻及心脏杂音与心包摩擦音。腹部显著膨隆,腹围62cm,腹壁静脉显露,脐部膨出,肝右肋下5cm,质韧,脾左肋下未触及。双下肢无水肿,双侧阴囊显著肿胀,透光试验阳性,四肢纤细,四肢肌张力、肌力正常,四肢末梢凉,毛细血管再充盈时间<2秒。

【辅助检查】

1. 血液学检测 总胆红素47.27μmol/L、直接胆红素30.79μmol/L、乳酸脱氢酶307.57U/L;NT-proBNP 6 786pg/ml;CA125 369.90U/ml(显著升高)、CA199 42.45U/ml;CA153、甲胎蛋白、神经元特异性烯醇化酶、铜蓝蛋白、结核分枝杆菌抗体、ANCA无明显异常;细胞因子检测提示IFN-α 46.9pg/ml(参考值为<1pg/ml);T-SPOT示淋巴细胞培养+干扰素测定B: 6 SFCs/2.5×10^5,提示存在结核感染。

2. 心电图 窦性心律、PR间期延长、P波异常,提示双心房明显扩大。

3. 影像学检查 ①心脏超声(图4-3-6):双房明显扩大,双室偏小,全心肌增厚,二、三尖瓣舒张期过瓣流速不随呼吸变化,二尖瓣收缩期见轻微反流,三尖瓣收缩期见轻度反流,二尖瓣频谱示E/A>2,Em>Am,LVEF 58%。②腹部超声:肝脏增大,右肝斜径123mm,肝回声均匀,肝内胆管无扩张,门静脉内径约7mm,肝静脉及下腔静脉扩

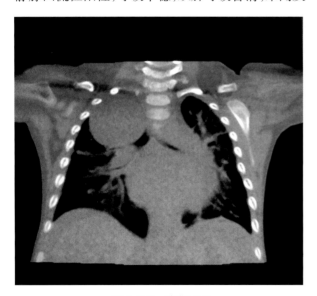

图4-3-5 胸部CT

右后上纵隔稍低软组织密度影。

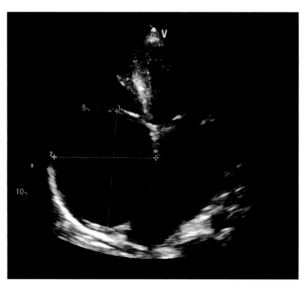

图4-3-6 心脏超声检查

心尖四腔心切面提示双房明显扩大,双室偏小,全心肌增厚。

张,下腔内径约 13mm,肝静脉最大内径约 11mm,走行清晰,内径正常,血流充盈好。腹腔内见弥漫性液性暗区,最大深度约 113mm,内见点絮状回声。③胸部 CT:纵隔占位消失,心影增大,左右心房增大为主,右心房显著,上、下腔静脉,冠状静脉窦扩张,心包积液,肺内少许间质改变,腹水。④肾血管超声:左肾静脉内径约 5.5mm,右肾静脉略增宽;左肾动脉峰值流速 0.85m/s,阻力指数 0.89,右肾动脉峰值流速 0.46m/s,阻力指数 0.85。

【初步诊断及分析】患儿幼儿时期发病,以严重腹水为首发表现,查体存在明显的体循环淤血表现,如肝大、腹水、鞘膜积液、末梢循环差等,心脏超声提示双心房显著增大,心室大小基本正常,心脏收缩及舒张功能均出现下降,故慢性心力衰竭诊断明确,NYHA 心功能分级 Ⅲ 级。结合临床特点及辅助检查结果,分析如下:

1. RCM　是以舒张功能异常为特征,表现为限制性充盈障碍的心肌病。以单或双心室充盈受限,舒张期容积缩小为特征,但心室收缩功能及室壁厚度正常或接近正常。该患儿形态学符合限制性心肌病表现,心肌活检提示心肌细胞异常,虽磁共振无明显延迟强化及纤维化表现,但仍考虑该病可能性大。从病因角度分析,患儿无相关家族史,基因检测未发现典型 RCM 相关致病基因,在不除外原发性 RCM 基础上,需警惕继发性 RCM 可能。

2. 缩窄性心包炎　是由于心包慢性炎症所导致心包增厚、粘连甚至钙化,使心脏舒张、收缩受限,心功能减退,引起全身血液循环障碍的疾病,多数由结核性心包炎所致,可出现发热、胸痛、肝大、颈静脉怒张、腹水等表现。该患儿幼儿期起病,病程中心脏超声多次提示心包增厚、回声增强,且伴有多浆膜腔积液,具有结核流行病学史及 T-SPOT 阳性,CA125 显著升高,不除外该病可能,尤其是结核性心包炎可能,但手术未发现心包增厚的证据,不支持该诊断。

3. 扩张型心肌病　本病主要特征为心脏扩大,收缩功能不全,发生心力衰竭,各年龄儿童均可受累,但多见于 2 岁以上小儿,大多起病隐匿、缓慢,多为全心增大,主要表现为充血性心力衰竭。该患儿超声提示心房扩大为主,左室内径及收缩功

能尚可,暂不考虑典型扩张型心肌病。

4. 心肌炎　患儿病史时间较长,发病前无明确感染病史,但病理结果提示心肌淋巴细胞浸润,不除外淋巴细胞浸润性心肌炎可能,需进一步寻找心肌感染证据可能,特别是对少见病原体的寻找。

5. 遗传代谢病　患儿血串联质谱提示极长链脂肪酸代谢异常,该类代谢障碍的临床表现有明显异质性,最常见的一种类型主要是在新生儿和婴儿早期发病,常有心肌受累,又称心肌病型,表现为低血糖、新生儿猝死、肥厚型和扩张型心肌病、心包积液、心律失常、肌酸激酶水平升高,该患儿存在心脏相关表现,但该病为常染色体隐性遗传,目前无遗传学证据,必要时动态复查血串联质谱观察脂肪酸代谢水平变化。

【进一步检查及结果】

1. 腹水检查　腹水呈黄色稍混浊液体,腹水常规示体液白细胞数 $66 \times 10^6/L$,腹水生化未见明显异常;腹水 CA125 为 394.10U/ml;结核分枝杆菌 DNA、一般细菌培养、涂片革兰染色镜检、涂片抗酸染色镜检均呈阴性。

解析:CA125 最常见于恶性肿瘤患者,非恶性肿瘤患者可见于子宫内膜异位症、盆腔炎、胰腺炎、肝炎、肝硬化等,感染性疾病如结核性腹膜炎也可引起 CA125 显著升高。该患儿腹水提示白细胞计数明显升高,提示感染可能性大,CA125 结果与血液学检查类似,呈明显升高。回顾分析既往病史:祖父结核接触史,T-SPOT 检测呈阳性,胸部影像学可发现短时间消退的不明原因占位,心包积液、心包增厚等可疑包炎表现,脑室扩大等颅内受累表现,综合分析不除外结核感染的可能,需要全面寻找结核感染证据,以期可对因治疗,改善预后,故建议完善纤维支气管镜检查、脑脊液检查、腹水检查,进一步寻找可疑病原体,同时完善病原宏基因组检测(metagenomics next generation sequencing,mNGS),以提高病原体检出水平。

2. 脑脊液检查　脑脊液常规检测、生化、免疫球蛋白大致正常;涂片细菌革兰染色、直接涂片抗酸染色、结核/非结核分枝杆菌核酸检测均呈阴性。

3. 纤维支气管镜检查　术中右肺上叶、左肺

下叶可见黏膜粗糙、红肿，可见少量白色黏痰附着于管壁，生理盐水灌洗可吸引出白色黏痰、糜烂黏膜。肺泡灌洗液直接涂片抗酸染色、肺泡灌洗液结核/非结核分枝杆菌核酸检测、肺泡灌洗液肺炎支原体 DNA 均呈阴性。

4. mNGS 结果　肺泡灌洗液 mNGS 检出高度致病病原体，为惠普尔养障体（tropheryma whipplei，TW），相对丰度 98.68%，序列数 1031225，提示高度致病可能；脑脊液 mNGS 未检出致病病原体；腹水 mNGS 检出惠普尔养障体，相对丰度 5.02%，序列数 22。

解析：TW 为革兰阳性菌，在环境中广泛存在，为条件致病菌，是引起惠普尔病（Whipple disease，WD）的病原体。惠普尔病是一种少见的慢性复发性累及多系统的全身感染性疾病。该病临床表现多样，缺乏特异性。前驱期表现为多发性关节炎、疲劳、体重减轻和贫血，接着发展为腹痛、腹胀、脂肪泻和恶病质。其他临床表现包括心内膜炎、心肌炎、心包炎和神经系统病症等。肺泡灌洗液及腹水 mNGS 显示 TW 的存在且序列数极高，除外标本污染的可能性，且患儿符合 WD 的典型临床表现，考虑 WD 诊断可能性大。复习文献，WD 经典确诊依据为十二指肠活检标本 PAS 染色呈阳性，脑脊液、脑活检组织、关节液、淋巴结、心脏瓣膜等也可阳性；其他确诊依据还有电子显微镜检查或特殊方式培养。该患儿利用肺泡灌洗液进一步完善 PAS 染色。

5. 肺泡灌洗液 PAS 染色　发现有 PAS 阳性颗粒的巨噬细胞浸润（图 4-3-7）。

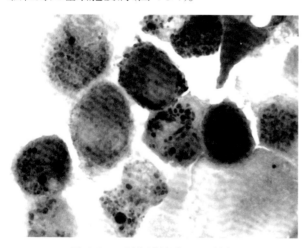

图 4-3-7　肺泡灌洗液 PAS 染色
PAS 阳性颗粒的巨噬细胞浸润。

解析：肺泡灌洗液 PAS 呈阳性，与文献报道相一致，WD 诊断明确。

【治疗及随访】明确 WD 诊断，复习国内外文献，该病在抗菌药物出现以前是一种致死性疾病，近年来研究提出静脉注射美罗培南或头孢曲松，随后口服复方磺胺甲噁唑治疗，可显著改善预后，且大部分均能治愈。遂给予患儿美罗培南抗感染，因腹水量极大，故给予间断放腹水操作，同时补充白蛋白、适当营养支持及维持电解质平衡等治疗，经静脉用药治疗 2 周，患儿一般情况平稳，腹水明显减少，腹围自 62cm 减小至 51cm，鞘膜积液基本消退，但心脏超声无明显变化，复查腹水 mNGS 未发现 TW，肺泡灌洗液 mNGS 提示 TW 序列数明显下降，相对丰度 3.40%，序列数 79，提示治疗有效。遗憾的是患儿因呼吸道感染出现发热、呕吐等病情变化，出现呼吸心搏骤停，结合心电监护表现，考虑恶性快速性心律失常发作，经抢救无效死亡。

【病例点评】WD 是由 TW 引起的可累及多系统病变的慢性感染性疾病。WD 临床表现多样且无特异性，易造成误诊与漏诊。TW 在环境中广泛存在而 WD 患者少见，提示可能与患病机体免疫功能的病理状态相关。TW 可引起急性或慢性感染，也可出现无症状携带状态。WD 可累及绝大部分器官，累及消化系统，可出现如腹泻（脂肪泻）、腹痛、消瘦、腹部淋巴结肿大、肝脾大、腹水等，肠道脂肪代谢障碍通常是累及胃肠道的最常见的临床表现；累及心肺器官，心脏可出现血培养阴性的感染性心内膜炎、心包炎、心肌炎等，肺部可出现肺炎、慢性咳嗽、胸痛、呼吸困难、胸膜粘连等；累及骨骼可出现关节痛和关节炎，常表现为慢性多发性关节炎的急性发作症状；神经系统是最严重的情况，可出现认知改变、嗜睡、多尿、烦渴、食欲旺盛等；其他还可累及眼部出现葡萄膜炎、角膜炎、视网膜炎、脉络膜炎、视神经炎等，累及皮肤可出现色素沉着、非血小板减少性紫癜、皮下结节等皮肤症状，部分患者还可合并甲状腺功能减退症、附睾炎、睾丸炎及肾脏受累等。本例患儿存在严重腹水、脂质代谢障碍、脑膜炎（脑室扩大）、心脏形态变化、心肌炎性改变、心包炎改变、肺炎、不明原因纵隔占位、色素沉着，活检证据及分子生物学证据确切，病因确诊 WD,心脏的形态学改变符合典型限制型心肌病改变,限制型心肌病诊断亦明确。

　　WD 是一种罕见病,但该患儿的诊断过程对于临床实践具有更大意义。限制型心肌病在临床上少见,且预后极差,如有明确的病因诊断,对于患儿预后具有至关重要的作用。请参照图 4-3-8 中诊断流程,该患儿诊断的第一个难点是 RCM 与缩窄性心包炎的鉴别诊断,手术未发现心包增厚证据,心肌活检未提示明显心包炎症,故除外典

型缩窄性心包炎,进而从遗传的角度分析是否存在基因相关性原发性 RCM 可能,继发性 RCM 病因应从感染性疾病、浸润性疾病相关 RCM(如结节病、心脏淀粉样变性)、贮积病相关性 RCM(如法布里病、铁超负荷心肌病等)、纤维化疾病相关RCM(如心肌心内膜纤维化等)多角度分析。该患儿疾病的诊断也得益于 mNGS 的应用,新型诊断技术的日新月异可让心肌病的诊疗得到进一步完善。

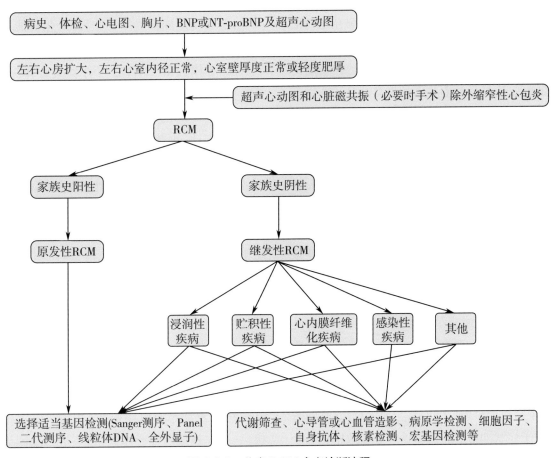

图 4-3-8　儿童 RCM 参考诊断流程

第四节
心肌致密化不全相关心力衰竭

　　【概述】心肌致密化不全(noncompaction of the ventricular myocardium,NVM)是以心室内异常增多的粗大肌小梁及与心室腔交通且深陷的

小梁隐窝(心内膜下非致密心肌层)为特征的心肌病变。既往,NVM 曾被称为海绵状心肌、窦状心肌持续状态以及胚胎样心肌等;因病变主要累

及左心室,较少累及右心室,也常被称为左室过度小梁化或左室心肌致密化不全(left ventricular noncompaction,LVNC)。WHO将本病归类于不定型心肌病。LVNC可孤立存在,也伴发于各类先天性心脏病、各类心肌病、心律失常及心室负荷显著增加者。LVNC发病机制尚未完全明确,目前多认为是胚胎发育时期心室心肌致密化进程异常停止所致,可能与基因突变有关;大量研究还显示本病具有家族高聚集性。由于LVNC临床表型差异大,且多年来缺乏统一的诊断"金标准",故尚无本病准确的发病率。近年来的临床研究显示LVNC与心衰、心律失常及血栓栓塞等密切相关;且对于LVNC与心衰的关系,也随着近年临床诊疗及随访实践的增加、影像学诊断技术的提高及分子生物学手段不断的更新而有了更进一步的客观认识。

【临床表现】1990年Chin等首次将本病命名为心肌致密化不全并总结分析了8例具有不同临床症状的孤立性LVNC,指出心衰、心律失常及体循环栓塞是本病合并的三个主要临床表现。LVNC临床表现多样,从无症状到严重的心衰、心律失常甚至猝死等均可见到,且其临床表现在儿童与成人患者中也有所不同。

1. 心衰　LVNC成人患者一般表现为心脏扩大,射血分数保留或减低的慢性心功能不全。儿童患者的心衰发生率高达83%,且不同年龄阶段发病特点有所不同。婴幼儿常表现为急性心衰,经紧急救治后转为相对稳定的慢性心衰阶段;而学龄儿童及青少年患者的心衰与成人相似,常隐匿进展,并于症状加重后就医获诊。心肌致密化不全形态学改变(心室肌小梁化的程度,累及心室壁范围)与心衰严重程度及预后相关。心肌致密化不全仅累及心尖部分的患者,虽可发生较重的心衰,但也有部分患者可长期保持心脏大小及功能正常,也有患者发生渐进性的心脏扩大而射血分数维持在正常低限值或轻度减低,致使心衰症状不明显;当心肌致密化不全累及左室多个节段和室壁时,心脏扩大和心功能减低相对更显著,且治疗效果不确定,常可在该类患者中发现基因突变。LVNC伴发心衰长期治疗效果不满意的,心脏呈进行性扩大,室壁变薄(心肌纤维化改变),心室收缩功能持续减

低,出现需要心脏移植或左室辅助装置植入的严重症状。有研究显示LVNC容易发生心衰的原因可能与下列因素有关:①心肌致密化不全导致心内膜下冠状微循环形成障碍有关,心室壁心肌灌注不良,造成慢性心肌缺血,心肌收缩功能下降;②增多的粗大小梁化心肌内层引起室壁主动弛张障碍和室壁僵硬度增加,顺应性减低,左室舒张末压力继而增加;③小梁化的肌层(非致密化心肌)和致密化心肌间的机械失同步可导致整体左室功能障碍。LVNC合并心衰时,左室不仅可有收缩功能减低,舒张功能同样受损,同时伴舒张功能不良的LVNC临床表现更为严重。

2. 心律失常　LVNC可伴各类心律失常,包括室性心律失常,如室性期前收缩、室性心动过速等;一些患儿可出现房性心律失常,如房性期前收缩,心房颤动;少数患者可出现各种类型的传导阻滞,如房室传导阻滞,束支传导阻滞,窦性心律不齐或心动过缓等,尤其当LVNC累及双侧心室时。患者合并心律失常时,可表现为反复心悸,甚至晕厥、猝死。究其机制,可能因致密化不全的心肌段肌小梁呈不规则分支状连接,导致心肌电生理不稳定;同时,心脏等容收缩期室壁压力增加,使局部冠状动脉血供受损,从而引起电传导延迟,而诱发潜在的异位心律失常。LVNC还常见于一些遗传性心律失常,多见离子通道病,如长Q-T综合征,儿茶酚胺敏感性多形性室性心动过速等可致死性心律失常。对于LVNC的患者需定期进行常规心电图检查及动态心电图监测,并询问患者相关症状,一旦发现危险性心律失常,应进行基因诊断并采取预防措施。

3. 心内膜血栓形成　心肌致密化不全的心室内膜下层心肌由遍布交织的肌小梁网构成,血液在深陷的小梁隐窝间隙与心腔间缓慢流动,尤其当心脏高度扩大、心功能明显减低时,心腔内血流速度缓慢,交织的小梁网内或粗大小梁间可有瘀滞血流,易于形成附壁血栓;血栓脱落时,可引起体循环栓塞,严重的可导致脑梗死、心肌梗死和其他功能障碍。儿童LVNC导致栓塞事件的发生率约为0~38%,发生栓塞的风险随着心室收缩功能减低的严重程度而增高,而严重的血栓事件直接影响预后

及患者的生活质量。

【诊断】临床尚无诊断 LVNC 的公认"金标准"，主要依据影像学检查明确其心肌形态学改变并评估心功能。心脏超声具有无创、操作简便、显示直观且经济等优点，是目前临床首选诊断 LVNC 的无创影像学检查手段，心脏磁共振成像技术也是重要的确诊手段，能更清晰地展示 LVNC 心肌小梁化改变，还可更精准地测量非致密心肌层（non-compacted，NC）和致密心肌层（compacted，C）。

1. 心脏超声　1990 年 Chin 等提出了二维超声定量描述 LVNC 心肌形态学的方法，其后 Jenni 和 Stöllberger 等团队提出了改进的超声诊断标准，主要包括对心腔内增多的肌小梁层和小梁隐窝等形态学改变的描述，小梁与心腔间慢速血流交通的观察，并增加了心功能的评价。目前诊断孤立性 LVNC 依据最多的是 2001 年 Jenni 团队的诊断标准：①排除其他先天性心脏病或获得性心脏病（孤立性心肌致密化不全）；②受累心室壁呈双层结构，内层为非致密化心肌（厚且疏松），外层为致密化心肌（薄且致密），于心室短轴切面测量收缩末期非致密心肌层（NC）与致密心肌层（C）的厚度比值 NC/C≥2；③心室中段至心尖段的侧壁，下壁病变情况最为显著，较少累及室壁基底段（一旦累及基底段病情更重）；④心腔内可见粗大、增多的肌小梁和深陷的小梁隐窝，隐窝间隙可见与心室腔相通的低速血流。然而这一诊断标准的提出，是基于严重心衰后死亡的 7 例成人 LVNC 的尸检标本测量，与超声影像测量对比研究的结果，而 NC/C>2 的诊断标准不能完全适用于对儿童 LVNC 的诊断；后期有研究推荐儿童 LVNC 的形态学超声诊断标准可参考 NC/C>1.4，但这个建议同样缺乏临床大样本研究的支持，未被临床推广采用。除确认 LVNC 的心肌形态学外，心脏超声应仔细评价 LVNC 的心肌功能，除应用传统 M 型和二维评估外，尚需应用辛普森双平面法、组织多普勒、二维及三维心肌应变技术等评估，以尽早发现潜在的心肌功能减低，更早预防心衰的发生。

此外，LVNC 广泛发生于各类先天性心脏病中，超声在诊断先天性结构异常时，如发现 LVNC，应在报告中提示临床医生，因为此类患者在体外循环术后更易发生灌注损伤和心功能减低，严重者还可能是单心室患者远期心衰的原因。

2. 心脏磁共振成像　在显示非致密心肌层（小梁层）和致密心肌层时，磁共振较心脏超声有更高的分辨率，因而可更清晰地展示肌小梁的形态特点、程度及病变范围。磁共振诊断 LVNC 的标准也在逐渐更新中。2005 年 Petersen 等提出新的 LVNC 的磁共振诊断标准：心室舒张末期 NC/C>2.3，且至少连续累及两个心室节段，可诊断 LVNC。2010 年 Jacquier 建议磁共振计算 LVNC 心肌层的质量与致密心肌层质量比值，当比值>20% 可诊断 LVNC。磁共振还可提供更多信息，如是否存在心肌炎症、水肿，是否存在慢性进行性纤维化、钙化及坏死等。磁共振晚期钆增强和心肌 T_1 映射是预测 NVM 心脏事件的有效指标。

3. 其他辅助检查　作为 LVNC 的辅助检查手段，必要但无特异性诊断意义。①心电图约 85%~87% 存在异常，可发现左室肥大、ST-T 改变、T 波倒置等心电异常，还可见心动过速、心动过缓、心律不齐及各类传导阻滞。LVNC 的患者应注意心电图改变，同时每 6 个月应进行一次动态心电图检查，监测可能导致心衰或猝死的心律失常。②心肌酶、心肌肌钙蛋白（cTn）、B 型利钠肽等实验室检查。

虽然上述检查手段可检出 LVNC 患者，但近年的研究进展提示，并非心脏超声及心脏磁共振确认了左心室腔内增多的肌小梁即可诊断为心肌致密化不全性心肌病。很多受检者左心室腔有不同程度的肌小梁增多，但连续随访临床症状、心脏超声和心电图，始终未发现不适症状，未出现心脏扩大、心功能减低和心电异常，提示这种单纯的心室肌小梁增多（过度小梁化）人群也许只是心室肌小梁形态学改变的良性人群，可能终生不会出现恶性心脏事件，不应该被临床过度诊断为心肌致密化不全性心肌病而过度担心其预后不良。从近年关于 LVNC 的报道中可以看出，研究者们已逐渐认识到，LVNC 心室肌形态学改变不能等同于心肌致密化不全心肌病的诊断，必须结合病史、临床表现和多种检查手段综合作出判断。心肌致密化不全性心肌病的诊断可参照流程见图 4-4-1。

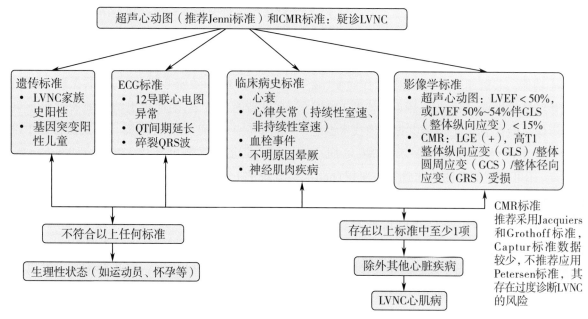

图 4-4-1 LVNC 临床诊断流程图

【鉴别诊断】

1. **心内膜弹力纤维增生症** 多于婴儿期起病,与 LVNC 合并心衰的临床表现类似,超声检查可以发现仅有左心室心内膜增厚,且病变内膜多光滑连续。

2. **冠状动脉异常起源于肺动脉或左冠状动脉主干闭锁** 可于婴儿期起病,临床上表现为心衰,心脏超声可确认左心室增大变形,节段性室壁运动异常,心功能减低,心内膜、腱索、乳头肌缺血改变,冠状动脉起源于肺动脉或近端闭锁。

3. **遗传性疾病及代谢性心肌病** 如糖原贮积症、黏多糖病、线粒体功能障碍等,影像学诊断常发现合并 LVNC,但需要依靠代谢筛查或基因检测确诊,多有心外临床表现。

【治疗原则】 影像学检查中达到 LVNC 诊断标准的无症状者,无心血管相关事件者不需特殊治疗,可定期随访。合并心衰的 LVNC,主要是控制心衰、减轻心脏负荷及心室逆重塑的药物治疗,通常需要较长的治疗和康复时间。合并危险性心律失常(如室性心动过速、室颤、高度房室传导阻滞等)是导致 LVNC 患者晕厥甚至猝死的重要原因,需用抗心律失常药物治疗,必要时根据具体情况施行起搏或植入心律转复除颤器等治疗。终末期患者需行心脏移植。对存在房颤及其他血栓形成风险的患者应给以预防性抗凝治疗。

(梁永梅 丁文虹)

【附 病例 4-8】

左室心肌致密化不全致心力衰竭 1 例

(首都医科大学附属北京安贞医院
刘炘翰 梁永梅)

【病史】 患儿,女,3 个月 11 天,因"食欲缺乏、哭声弱 20 余天,发现心脏扩大 2 周"入院。入院前 20 天,患儿无明显诱因出现食欲缺乏,伴哭声细弱,无抽搐、哭声尖直及声调异常,偶有咳嗽,无发热、呕吐、排稀便。入院前 2 周,患儿症状持续不好转,当地医院心脏超声示左心扩大、收缩功能减低(LVEDD 38mm,EF 46%),给予强心利尿及营养心肌治疗 10 天后症状稍有好转。既往史、家族史无特殊,足月顺产,围产期无异常,已接种卡介苗及第 1 针乙肝疫苗。

【体格检查】 体温正常,脉搏 140 次/min,呼吸 36 次/min,血压 76/52mmHg,身长 60cm,体重 6kg,神志清楚,精神可,无皮疹及出血点,口唇无发绀,前囟平软,未见三凹征,双肺呼吸音粗,未闻及干、湿啰音,心前区无隆起,心脏浊音界扩大,心率140次/min,心律齐,心尖部可闻及2/6级收缩期杂音,无心包摩擦音。腹软,肝右肋下3cm,脾左肋下未触及,肠鸣音正常,四肢活动可,下肢无水肿,末梢暖。

【辅助检查】外院(入院前2周)血常规、C反应蛋白正常,肝肾功能电解质大致正常;心损标志物肌酸激酶同工酶MB(CK-MB)41U/L,肌钙蛋白T(cTnT)0.37ng/ml,氨基末端脑钠肽前体(NT-proBNP)8 348pg/ml;体液免疫功能正常,抗核抗体谱未见异常,血和尿代谢筛查未见异常;EB病毒抗体、肺炎支原体抗体均阴性,巨细胞病毒、柯萨奇病毒IgG阳性,IgM阴性。心电图示窦性心动过速,ST-T改变,左室肥厚;Holter示窦性心律,全程ST-T改变。

【初步诊断及分析】患儿为小婴儿,食欲缺乏、哭声弱,安静时头颈部多汗,吃奶时头部及躯干多汗,查体心界扩大,肝脏增大;心脏超声示心脏扩大,心脏收缩功能明显降低,NT-proBNP显著升高,慢性心力衰竭诊断明确。按照改良Ross评分法6分,其可能的原因分析如下:

1. **心肌病**　患儿起病早,平素食欲缺乏,吃奶费力、中断,多汗,尿少;查体心界扩大,心脏超声见左心明显扩大,心脏收缩功能明显降低,NT-proBNP显著升高,故需首先考虑,进一步行心脏彩超检查。

2. **先天性心脏病**　患儿平素食欲缺乏,有吃奶费力、吃奶中断,多汗,尿少等表现,查体心脏增大,需考虑本病可能;但患儿无发绀,无明显心脏杂音,可行心脏超声明确诊断。

3. **冠脉起源异常**　可于婴儿期起病,心功能不全是常见表现,心脏超声可有左冠探查不清、肺动脉异常血流束及乳头肌纤维化及心内膜增厚表现。

4. **遗传性疾病及代谢性心肌病**　如糖原贮积症、黏多糖病、线粒体功能障碍等,需要依靠代谢筛查或基因检测确诊,多有心外临床表现。

【进一步检查及结果】入院后血常规、尿常规、C反应蛋白正常,生化大致正常。心损标志物CK-MB 4.3ng/ml,肌钙蛋白I(cTnI)0.07ng/ml,

BNP 88pg/ml;TORCH阴性,地高辛血药浓度1.22ng/ml。心电图大致同前;胸部X线片示肺血增多,心影呈二尖瓣型,心胸比0.65。心脏超声显示左室增大、收缩功能轻度减低(LVEDD 37mm,EF 42%),左室心尖部心肌致密化不全(非致密/致密心肌=14/5.6),心内膜不厚、回声增强,二尖瓣轻至中度反流;冠脉起源未见异常,大动脉形态及关系未见异常(图4-4-2)。

解析:根据患儿心脏超声表现,心室肌可见致密层和非致密层双层心肌结构,且非致密层/致密层心肌厚度比值为14/5.6,>2∶1,根据Jenni诊断标准,心室肌致密化诊断明确。

【治疗及随访】入院后给予口服地高辛强心、呋塞米及螺内酯利尿、卡托普利改善心室重塑、果糖及左卡尼汀营养心肌治疗,病情稳定后给予患儿丙种球蛋白冲击治疗(2g/kg,分3天)。患儿规律口服上述药物,并分别于首次丙球冲击治疗后1个月、2个月、5个月、8个月和11个月再次用丙种球蛋白冲击治疗。患儿临床症状于丙种球蛋白冲击治疗1个月后缓解,第12个月时复查心脏超声示左室轻大、收缩功能轻度减低(LVEDD 32mm,EF 54%),左室心尖部心肌致密化不全(非致密/致密心肌=8.6/4.1)(图4-4-3,表4-4-1)。定期随诊。

【病例点评】心肌致密化不全缺乏特异性临床表现,其临床诊断较困难,需结合临床表现及形态学检查,其中以形态学标准为常用手段,尤其是心脏超声诊断。CMR对NVM诊断有较好的敏感性(86%)和特异性(99%),可用于当心脏超声诊断不明确的情况。心肌致密化不全主要与各类心肌病鉴别,如肥厚型心肌病、扩张型心肌病、心内膜弹力纤维增生症和致心律失常型右心室发育不良心肌病。此外,各种可导致后负荷增加的先天性心血管疾病(如主动脉瓣狭窄、主动脉弓缩窄、各种继发性高血压)、缺血性心肌病、心脏易位等也可导致左心室肌小梁增多,都是需要考虑的鉴别诊断,其鉴别要点在于严格遵循诊断标准:NVM收缩期(超声标准)或舒张期(CMR标准)非致密心肌/致密心肌≥2,其他原因造成的左室肌小梁粗大往往达不到此标准。

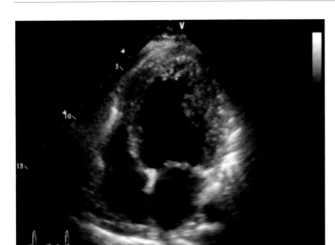
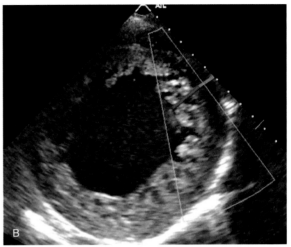
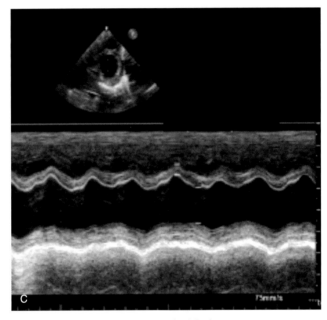

图 4-4-2　心脏超声

A. 四腔心切面示左心明显扩大，心尖部可见肌小梁增多；B. 左室短轴切面示心尖部致密化心肌 /
非致密化心肌比值 14/5.6；C. 左室心尖部心肌致密化不全（非致密 / 致密心肌 =8.6/4.1）。

表 4-4-1　丙种球蛋白冲击治疗后心脏超声的变化

	LVEDD/mm	NC/mm	C/mm	EF/%	FS/%
第 1 次丙种球蛋白治疗	37	14	5.6	42	19
第 2 次丙种球蛋白治疗	37	9.7	3.3	38	18
第 3 次丙种球蛋白治疗	36	10	4.1	40	19
第 4 次丙种球蛋白治疗	33	8.7	3.1	43	23
第 5 次丙种球蛋白治疗	31.7	8.3	3.8	51	25
第 6 次丙种球蛋白治疗	32	8.6	4.1	54	27

注：LVEDD，左室舒张末期内径；NC，非致密心肌；C，致密心肌。

对于心肌致密化不全目前无特殊治疗,主要是针对心衰、心律失常以及合并心脏畸形的对症治疗,抗心衰药应用可参照扩张型心肌病的治疗方案。

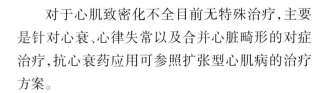

【附 病例4-9】

双心室心肌致密化不全伴早发心力衰竭1例

(苏州大学附属儿童医院 左梦颖 孙凌)

【病史】患儿,男,13小时,因"生后气促、呻吟10余小时"入院。患儿系G_2P_2,胎龄40周$^{+1}$,于08:26在当地医院经阴道顺产娩出,羊水清、量偏少,无胎膜早破,生后Apgar评分10分-10分-10分,出生体重4 480g。患儿出生后20分钟出现气急、呻吟、皮肤发绀,转入当地医院新生儿科治疗,于10:30出现呼吸困难加重,血氧饱和度不能维持正常,予"气管插管,呼吸机辅助呼吸,气管内滴入固尔苏240mg,多巴胺、多巴酚丁胺等治疗",后转入笔者医院。入院时患儿有可疑抽搐症状,表现为四肢抖动,双眼紧闭,持续约2分钟,自行缓解,拟诊断"新生儿肺炎"收入笔者医院。病程中,患儿精神、反应欠佳,未开奶,大、小便未解。

个人史:母孕期定期产检,未诉明显异常,否认放射线、药物、毒物接触史。

家族史:父母体健,非近亲婚配,否认心脏疾病及其他家族遗传性疾病史、传染性疾病史。有一个5岁姐姐,体健。

【体格检查】呼吸60次/min,心率160次/min,经皮氧饱和度92%(呼吸机辅助通气),血压63/24mmHg,体重4.48kg,身长52cm,头围37cm,胸围36cm。面容未见明显异常,外观无畸形,反应欠佳,全身皮肤无皮疹,呼吸急促,可及吸气三凹征,两侧胸廓不对称,右侧胸廓外突,双肺呼吸音粗,可及少许湿啰音。心律齐,心音有力,未及异常杂音。腹软,肝脾肋下未及,肠鸣音正常。四肢肌张力可,末梢暖。

【辅助检查】

1. 13小时血气分析 pH 7.483,钙0.86mmol/L,钠132mmol/L,钾4.4mmol/L,氧分压138mmHg,PCO_2 20.4mmHg,ABE −4.5mmol/L,乳酸4.5mmol/L,葡萄糖2.4mmol/L。

血常规:白细胞27.5×10^9/L,中性粒细胞77.2%,Hb 199g/L,血小板167×10^9/L。

2. 胸腹联片 两肺少许絮片影,炎症考虑;心影饱满;右侧锁骨骨折考虑;肠管积气不均匀。

3. 心脏超声(外院) 右室增大,部分心肌杂乱呈室壁瘤样改变,中度肺动脉高压,心功能减低,动脉导管未闭,卵圆孔未闭,提示复杂先天性心脏病可能。

【初步诊断及分析】

1. 先天性心脏病 患儿因"生后气促、呻吟10余小时"入院,病程中有发绀,外院心脏彩超提示复杂先天性心脏病可能,患儿查体未及明显心脏杂音,可能与患儿系新生儿,所以右心室占优势致分流不明显有关,但不排除外院检查误差可能,入院后完善心脏彩超检查进一步明确。

2. 急性心功能不全 患儿因"生后气促、呻吟10余小时"入院,查体发现呼吸急促、心率快,外院心脏彩超提示心功能减低,故考虑诊断。

3. 新生儿肺炎 患儿因"生后气促、呻吟10余小时"入院,查体发现呼吸急促,可及吸气三凹征,双肺呼吸音粗,可及少许湿啰音,胸部X线片提示两肺少许絮片影,故考虑诊断。

4. 呼吸衰竭 患儿因"生后气促、呻吟10余小时"入院,病程中有发绀,查体呼吸急促,可及吸气三凹征,血氧饱和度不能维持正常,故考虑诊断。

5. 心肌病 患儿生后即出现气急、呻吟等心功能不全症状,胸部X线片提示心影饱满,外院心彩超提示右室增大,部分心肌杂乱呈室壁瘤样改变,心功能减低,需警惕致心律失常型右室型心肌病等可能,待笔者医院完善心彩超进一步明确诊断。

6. 心肌炎 新生儿心肌炎可表现为不典型症状如气急、呻吟等,患儿外院心彩超提示右室增大、心功能减低,需警惕,但新生儿生后即出现心肌炎较少见,待完善心肌酶谱、心电图、心彩超等检查进一步排除。

7. 遗传代谢病 患儿起病早,生后即发现气急、呻吟等心功能不全症状,胸部X线片提示心影饱满,外院心彩超提示右室增大,部分心肌杂乱呈室壁瘤样改变,心功能减低,需警惕遗传代谢疾病,如线粒体脑肌病、溶酶体贮积症,导致心肌发育异常,但患儿查体未及特殊面容,待完善肌酸激酶(CK)、遗传代谢筛查等进一步辅助诊断。

【进一步检查及结果】

1. **心肌三项(出生当天)** CKMB 质量检测33.8ng/ml(0~3.7ng/ml)、肌钙蛋白(cTnI3)0.16ng/ml(0~0.09ng/ml)、肌红蛋白 223.7ng/ml(28~72ng/ml);CK146.3U/L(25~225U/L)。

解析:患儿心肌酶谱提示心肌损伤,考虑原发病有关,需进一步结合心脏彩超、心电图等检查明确诊断。

2. **心脏超声(出生当天)** 右房、右室增大,右室增大明显,右室壁心肌近心尖处条索丰富,右室肌稍薄,运动不明显。左室肌分层不明显,心肌回声稍增强,运动幅度下降,测心功能:EF=40%、FS=18%。左室中下段近心尖心肌可见小隐窝,疏松层厚4.5mm,致密层1.6mm。降主动脉和主肺动脉间见一导管相通,导管于肺动脉端内径约3.3mm,CDFI示降主动脉内血流经导管流向肺动脉,CW 为双向分流。房间隔见卵圆孔未闭,大小约 2.4mm,左向右分流。多普勒探测三尖瓣见轻度反流、压差约 35mmHg,二尖瓣见轻微反流。印象:致心律失常型右室型心肌病? 左室肌稍疏松伴收缩功能下降;动脉导管未闭;卵圆孔未闭;肺动脉高压。

解析:该患儿心脏彩超提示左心室心肌致密化不全伴收缩功能下降,同时右心室明显增大伴心肌条索丰富,心肌病可初步诊断,心肌致密化不全同时累及双心室少见,生后即出现左心功能不全亦少见,右心室增大可能与新生儿以右室负荷为主有关,需密切随访心脏彩超并进一步完善血尿串联质谱、心脏磁共振检查等明确病因。

3. **血尿串联质谱(生后 3 天)** 未发现遗传代谢疾病特异性指标改变。

解析:该患儿血尿串联质谱未发现明显异常,可初步排除代谢性心肌疾病,需进一步随访心脏彩超,必要时完善基因检测明确病因。

4. **自身抗体(生后 3 天)** 均阴性。

解析:患儿自身抗体未及异常,暂不考虑自身免疫性疾病引起心肌病变。

5. **心电图(生后 2 周)** 窦性心律,窦性心动过速,部分导联 ST-T 改变(图 4-4-3)。

解析:心肌致密化不全可存在 ST-T 改变等心电图异常,不具有特异性。

6. **心脏超声(生后 2 周复查)** 左房、左室增大(左室测值 Z 值约为 3.2),左室后壁、下壁运动幅度明显减弱,左室收缩功能下降。左室后壁及侧壁见小房、小梁形成。疏松层厚约 5.5mm,致

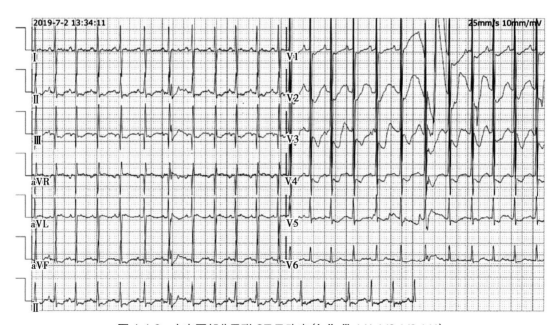

图 4-4-3 心电图部分导联 ST-T 改变(Ⅰ、Ⅱ、Ⅲ、V1、V2、V3、V4)

密层厚约 2.4mm。右房、右室较之前明显缩小，右室壁疏松、肥厚，右室壁心肌近心尖稍扩张。测心功能：EF=54%，FS=27%。Simpson 法测心功能：EF=41%。房间隔中部见卵圆孔未闭，约 2.0mm，多普勒探测左向右分流。多普勒探测二尖瓣轻度反流、三尖瓣轻微反流。组织多普勒显示：二尖瓣环室间隔侧运动幅度 E′峰、A′峰呈单峰。印象：左房、左室增大；左室心肌致密化不全伴右室肌疏松；左室收缩功能稍降低；卵圆孔未闭。

解析：该患儿生后 2 周复查心脏彩超提示右心室较之前缩小，但右室壁仍疏松，左心室较之前增大且心肌致密化不全仍可见，左心功能已好转，需考虑心肌致密化不全累及双心室，最初右心室增大可能与新生儿以右室负荷为主有关。

7. 心脏磁共振（生后 3 周） 心房心室收缩舒张可，三尖瓣见反流征象，房间隔中部少量分流，左右心室心尖及外侧壁略显疏松，左心室后壁及侧壁心肌非致密层与致密层比值>2.0，左右心室流出道未见狭窄。心室大动脉连接一致，左弓未见明显动脉导管未闭及主动脉缩窄，肺动脉主干及左右肺动脉发育可，未见明显局部心肌运动异常。房间隔缺损；左心室后壁及侧壁心肌致密化不全；二尖瓣反流。

解析：该患儿生后 3 周查心脏磁共振提示左心室以心肌致密化不全为主，右心室未见扩大且疏松较之前好转，左心功能已恢复，与典型心肌致密化不全病程不符，必要时仍需完善基因检测辅助诊断。

【治疗及随访】 结合患儿临床表现及上述辅助检查结果，患儿确诊为双心室、心肌致密化不全、急性心功能不全、新生儿肺炎和呼吸衰竭，给予米力农、多巴胺及多巴酚丁胺改善循环（急性期），地高辛强心、卡托普利扩张血管、螺内酯及呋塞米片口服利尿，以及呼吸机辅助通气、吸氧、白蛋白、丙种球蛋白（2g/kg，分 2 次使用）等支持治疗，磷酸肌酸、维生素 C 营养心脏及抗感染治疗。

经上述治疗 25 天患儿病情稳定后出院，出院后继续口服地高辛、卡托普利、呋塞米片、螺内酯、左卡尼汀、果糖，定期予丙种球蛋白（2g/kg，分 2 天，间隔 1~2 个月 1 次，共 6 次）治疗，起病后 3 月

余，加用醋酸泼尼松片［1.5mg/（kg·d），分 3 次服用］口服。患儿右室逐渐缩小，3 月余后右室壁疏松肥厚渐恢复正常，但左室心肌致密化不全及心功能不全渐加重，总体治疗效果欠佳。其间全外显子基因测序（父母、姐姐因个人原因未检测）结果提示患儿 *MYH7* 基因存在"错义变异 c.1612T>C，p.Cys538Arg（杂合）"（图 4-4-4）。随访过程中发现，患儿生长发育迟缓，6 个月大时体重仅 5kg，仍不会抬头，不会翻身，哭声弱，四肢肌张力低，其间（5 个月大）康复科会诊建议完善头颅磁共振及线粒体基因检测，随后查头颅磁共振未及明显异常，线粒体基因未及异常（父母、姐姐因个人原因未检测），定期于康复科随访，生长发育情况亦未见明显好转。患儿 9 月龄时因高热、抽搐入当地医院就诊，后放弃治疗，死亡。

解析：患儿全外显子基因测序发现患儿 *MYH7* 基因存在"错义变异 c.1612T>C，p.Cys538Arg（杂合）"，*MYH7* 基因编码心肌 β-肌球蛋白重链亚单位，该基因突变可引起心肌致密化不全，但患儿父母、姐姐因个人原因未送样，该检测结果难有定论。

【病例点评】 NVM 是胚胎期心内膜小梁致密化过程异常终止，导致过度肌小梁突出和深陷隐窝的心肌病，主要累及左心室，少见累及双心室或右心室。2006 年美国心脏协会及 2008 年欧洲心脏病学会均将其归类为遗传型心肌病，年发病率为 0.05%~0.25%，自胎儿到老年均可发病，临床表现高度多变，从无症状到表现为严重心功能不全、恶性心律失常或血栓栓塞，甚至猝死。

NVM 尚无诊断金标准，心脏超声是目前首选的诊断方法，与心脏超声相比，心脏磁共振成像的时间和空间分辨力更高，心导管检查可准确显示心内膜边界和评估室壁运动。约 85%~87% NVH 存在心电图异常，但不具有特异性。

NVM 仍缺乏有效及特异性的治疗，治疗上主要针对其心力衰竭、心律失常和血栓等并发症做对症治疗。本病具有一定的遗传异质性，一旦发现患病，应重视家庭成员的临床筛查。越来越多的基因突变被发现可导致 NVM，如肌节蛋白基因 *MYH7*、*ACTCl*、*TPMl*、*TNNT2*、*MYBPC3* 等，引起离子通道异常的基因 *ANK2*、*KCNH2*、*KCNE3* 等。致

表 4-4-2　药物治疗过程中随访心脏彩超情况

时间	大小 /mm						左室 N/C	右室肌描述	EF%	FS%
生后	LVIDd	LVIDs	LA	IVSd	LVPWd	RVOT	(mm/mm)			
1 天	24.7	20.1	13.9	5.4	3.6	24.2	4.5/1.6	肌肉稍薄,运动不明显	40	18
1 周	21.5	18.1	10	3.7	4.8	17.9	6.2/3.3	右室肌薄,运动薄弱	36	16
2 周	26.8	19.6	13.9	4.8	4.8	18.4	5.5/2.4	右室较之前缩小,室壁疏松,肥厚	54	27
3.5 周	27.3	20.7	10.0	5.0	5.1	17.7	6.4/3.6	室壁疏松、肥厚	50	24
2 个月	36.7	29.1	15.9	4.5	4.3	15.9	5.8/2.2	室壁疏松、肥厚	43	21
3.3 个月	34.8	29.1	15.3	4.1	6.5	16.5	7.0/2.2	未见明显异常	35	16
5 个月	37.9	32.5	13.7	4.8	4.3	12.7	7.3/2.4	未见明显异常	31	14
6.7 个月	38.4	33.9	20.8	3.5	4.3	14.1	7.1/2.0	未见明显异常	31	14

注:N 表示非致密化心肌层,C 表示致密化心肌层。

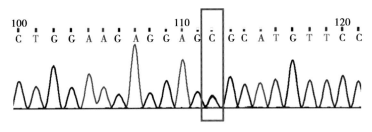

图 4-4-4　全外显子基因测序显示 *MYH7* 基因存在错义变异 c.1612T>C

病突变的存在是 NVH 不良预后的独立危险因素,儿童 NYM 常合并罕见的 X 连锁遗传病、染色体异常或线粒体缺陷,其临床表现更重,易合并心力衰竭、神经肌肉体征及成年后冠心病,预后也相对更差。

孤立性右心室 NVM 十分罕见,多合并左心室 NVM,而双心室 NVM 往往预后不良,可合并其他严重心脏畸形,常致心功能不全。心肌致密化顺序是由心外膜至心内膜,由基底段至心尖部,由右室至左室,最后完成致密化的部位是左室心尖部,这也是 NVM 好发于此部位的原因,目前右心室 NVM 的胚胎发育尚未形成共识,推测心脏在胚胎发育早期即受影响,因此更易致双心室同时致密化不全。

针对本病例,患儿生后即起病,起初双心室均有累及,以累及右心室显著,随年龄增长后,渐由右心室累及左心室,该特点的文献报道少见,值得进一步思考和研究。考虑原因可能新生儿以右室负荷为主,故起病初以累及右室显著,但既往文献报道新生儿心肌致密化不全未见该特点,因此也可能与该病本身存在个体间异质性有关。同时,本例患儿虽经早期诊断及治疗,但预后仍差,婴儿期即死亡,一方面与患者本身存在可疑基因突变预后不良有关,另一方面,该患儿同时合并生长发育迟缓及肌张力异常,可能存在其他如遗传代谢性疾病、线粒体肌病等病因,而因检查技术有限未被发现,今后需进一步提高检测手段,做到精准诊断及治疗。

第五节
致心律失常性右室心肌病相关心力衰竭

【概述】致心律失常性右室心肌病（arrhythmogenic right ventricular cardiomyopathy，ARVC）是一种少见的原发性心肌病，其在普通人群中的患病率约为1/5 000；以男性居多，大多发生于20~50岁，<12岁起病者罕见；国外报道的最小年龄为2岁，复旦大学附属儿科医院心内科收治过的最小年龄病例为一例3岁8个月男孩。

ARVC主要病理改变是右室游离壁心肌组织被纤维组织或纤维脂肪组织所替代，病变可从心外膜延及心内膜，主要累及右室漏斗部的前部、心尖及下后壁之间的区域，即"三角形发育不良"。右室局部或整体扩大、运动障碍，可出现类似室壁瘤的改变。左室亦常有受累。心肌细胞可呈现淋巴细胞或组织细胞炎性浸润、局灶性坏死和凋亡。

ARVC多与遗传因素有关，33%~63%的ARVC可检出编码桥粒蛋白的基因突变，包括 *PKP2*、*DSG2*、*DSP*、*DSC2* 及 *JUP* 基因等，其中最多见的是 PKP2（plakophilin 2，亲脂蛋白2）。桥粒基因突变的外显率低，在先证者家族携带桥粒基因突变的亲属中，只有1/3的亲属最终被诊断为 ARVC。约50%的ARVC患者有阳性家族史。此外，一些编码非桥粒蛋白的基因与ARVC表型相关，如 *CTNNA3*、*CDH3*、*LMNA*、*TTN*、*SCN5* 等。

【临床表现】

1. 症状　常见有心悸、胸痛、劳力后晕厥等，甚至心搏骤停、心源性猝死。不同年龄和病程阶段患者的临床症状差异较大，其病程可分为几个阶段："隐匿期"多无症状，但可发生心源性猝死，尤其在劳力后；"电活动期"可出现有症状的心律失常，影像学检查发现右室形态异常；"后期"发展到双心室功能衰竭，此时可伴有或不伴有室性心律失常，临床表型类似于扩张型心肌病。一部分患者首发症状可为劳力后晕厥、心搏骤停，甚至猝死等。

儿科患者的起病症状表现多样，小年龄患儿可能起病隐匿而不典型，待出现症状并被诊断时大多已进入青少年期。青少年ARVC患者常见的临床症状有心悸、晕厥或心衰，其中大多数可检出室性期前收缩、室性心动过速。ARVC除右室受累外，左室受累亦十分常见，表现为左室扩张和功能减低、下侧壁导联T波倒置、右束支阻滞图形的室性心律失常、磁共振左室壁延迟强化信号等。

根据左、右心室受累的情况，ARVC分为3种：①经典型，即单纯右室受累或右室受累更显著，临床以右心衰竭和体循环淤血表现为主；②左室为主型，即左室受累早而显著，右室受累轻，临床以左心衰竭和肺循环淤血表现为主；③双心室型，即两个心室同等受累，其心衰出现早及表现较重，兼有左心衰竭和右心衰竭造成的体循环淤血和肺循环淤血表现。青少年患者中1/2为经典型，且发生心搏骤停和室性心动过速者更多，而双室型患儿的起病年龄更小，可能与其临床表现更早出现有关。

2. 体征　无特异性体征。心衰患儿查体可发现心衰的相应体征，如心脏扩大、心率增快、心音低钝、呼吸急促、肝大、水肿等。室性心律失常的患儿心脏听诊可及期前收缩或心动过速。室性心律失常是ARVC重要的临床特征之一，表现为频发室性期前收缩、室性心动过速，甚至心室颤动，并以肾上腺素诱发或加重为特征，可在运动中或运动后立即发生。发生致命性心律失常的风险在21~40岁最高，高危因素包括男性、晕厥史、合并房颤、持续性单形室性心动过速及诊断后仍参加剧烈运动等。

【诊断】欧洲心脏病学会心肌和心包疾病国际工作组2010年提出了ARVC修订版诊断标准，目前仍被广泛应用，包括：①整体或局部功能不全和结构改变，指标包括心脏超声、心脏磁共振或右室造影显示和测量的右室形态、容积、右室流出道内径等；②心肌组织病理表现，指标是根据心肌活检中≥1个样本中右室游离壁心肌被纤维化替代，形态学分析残存心肌的比例；③复极异常，主要指心电图中右心前区导联（V1~V3）的T波倒置；④去极化/传导异常，指心电图中右心前区导联出现Epsilon波（即QRS波结束和T波起始之间重复出现的低幅信号波），或出现心室晚电位的改变；⑤心律失常，包括非持续性或持续性的室性心动过速，为左束支阻滞形态伴传导方向向上的或右室流出道来源的室性心动过速，或24小时动态心电图中室性期前收缩的数目>500个；⑥家族史，包括一级亲属中ARVC患病史、与ARVC可能相关的致病基因突变、一级亲属中可疑与ARVC相关的早发心源性猝死病史等。每个大项均包括主要标准和次要标准，如满足了来自不同大项的2条主要标准，或1条主要+2条次要标准，或4条次要标准，可确诊为ARVC。

该诊断标准为基于成人研究提出，可能不完全适用于12岁以下儿童。在诊断儿童ARVC时全导联心电图、心脏超声、磁共振检查显示的室壁局部运动障碍及右室舒张末容积测量值的价值更大，当遇到可疑病例时基因检测十分重要；而磁共振影像显示的脂肪浸润和纤维化诊断价值有限，心律失常和心肌活检病理的阳性结果亦不明显。

【鉴别诊断】

1. 扩张型心肌病　ARVC患者左室受累十分常见，表现为左室形态的扩张和功能减低，临床上亦可出现心衰。扩张型心肌病也可合并室性心律失常，其后期亦可出现右心增大、全心增大改变，与ARVC相似。临床上需结合心脏超声和磁共振改变、心电图特征性改变、室性心律失常来源、家族史或基因检测结果等综合判断进行鉴别。

2. 单纯室性心律失常　ARVC在儿童期可能隐匿起病，影像学改变早期可能不明显，仅表现为室性心律失常，因此对于频发室性期前收缩、室性心动过速患儿，尤其是右室来源的室性心律失常，需注意鉴别是否为ARVC。

【治疗原则】

1. 生活方式的改变　一旦确诊，应禁止参加体育运动，尤其是竞技、耐力性运动。对于有ARVC家族史但为健康携带者或携带未知基因型的人，即使尚无临床症状，亦需限制竞技性运动。

2. 药物治疗　包括β受体阻滞剂、改善心功能药及抗心律失常药等。β受体阻滞剂被推荐用于所有有临床症状者，可预防劳力诱发的心律失常及用于合并慢性心衰治疗，并可延缓ARVC进展。有心衰表现者，可给予利尿剂、血管紧张素转换酶抑制剂（ACEI）或血管紧张素受体拮抗剂（ARB）或ARNI。抗心律失常药用于频发室性期前收缩或非持续性室性心动过速者，或植入式心律转复除颤仪（implantable cardioverter defibrillator，ICD）的辅助治疗。对于有心腔或血栓史者，应长期口服抗凝药物。

3. 射频消融　用于无休止室性心动过速发作者或在大剂量药物治疗下仍频繁发作室性心动过速者，但无法替代ICD预防ARVC猝死。

4. 安装ICD　根据患者发生严重心律失常事件的主要和次要危险因素，ARVC可分为高危、中危和低危，对应发生严重心律失常事件的预测风险分别为>10%/年、1%~10%/年和<1%/年，分别为安装ICD的Ⅰ类指征、Ⅱ类指征和Ⅲ类指征。

5. 心脏移植　对于经治疗无反应的严重心衰者，或在有经验的心脏中心ICD治疗中，经射频消融治疗后仍反复发作室性心动过速、室颤者，心脏移植是最终治疗选择。

（储　晨）

【附　病例4-10】

致心律失常性右室心肌病伴心力衰竭1例

（复旦大学附属儿科医院　储晨　刘芳）

【病史】男，13岁，因"反复腹痛2月余，发现心脏扩大1天"入院。入院前2个月，无明显诱因反复腹痛，伴呕吐，休息1~2天后可缓解。入院前2天，阵发性腹痛伴食欲减退；入院前1天，持续腹痛，上腹部为主。无发热，无咳嗽、气促，无呕吐、腹泻,无抽搐。当地医院 X 线检查示心影增大,心脏超声示"右心、左室增大,伴左室壁运动普遍性减弱,左室收缩功能减退,射血分数(EF)26%,三尖瓣重度关闭不全,少量心包积液"。发病后患儿的精神食欲不佳,尿量尚可。近 6 个月运动耐力有所下降。既往史、出生史和生长发育史均无特殊。患儿父亲有骨结核史,患儿母亲 20 岁时曾行房间隔缺损修补术,患儿妹妹 12 岁,体健;否认其他家族遗传疾病史,否认家族中晕厥、猝死等病史。

【体格检查】体温 36.6℃,脉搏 95 次 /min,呼吸 22 次 /min,血压 105/72mmHg,体重 46kg。神志清楚,精神欠佳,反应可,双下肢轻度水肿,面色苍黄,双颊偏红,甲床稍苍白,无发绀,无杵状指 / 趾。双肺呼吸音粗,未及啰音。心前区隆起,搏动弥散,心尖搏动位于 5~6 肋间左锁骨中线外 2cm;心音低钝,偶闻及期前收缩,未闻及杂音。腹软,有不固定压痛,右肝肋下 4cm,脾左肋下未及;四肢末端凉,下肢明显,四肢动脉搏动对称、尚有力,CRT 3 秒。

【辅助检查】外院心脏超声示右心、左室增大,伴左室壁运动普遍性减弱,左室收缩功能减退(射血分数 26%),三尖瓣重度反流,少量心包积液;胸部 X 线片示心影显著增大,双侧胸腔积液。

【初步诊断及分析】患儿为青少年,近 6 个月活动耐力下降,近 2 个月出现反复腹痛、呕吐、食欲缺乏等消化道症状,查体面色苍黄,下肢轻度水肿,心前区隆起,心界扩大,心音低钝,肝大,胸部 X 线片示心影显著增大,外院心脏超声提示左室、右心增大、三尖瓣重度反流、心功能不全,故慢性心衰诊断明确,纽约心脏协会(NYHA)心功能分级 Ⅳ 级。其心衰的可能原因分析如下:

1. 心肌病　患儿为青少年,出现明显症状的时间为 2 个月左右,追问病史近 6 个月已有活动耐力下降,查体有心功能不全表现,胸部 X 线示心影显著增大,外院心脏超声示心脏增大、心功能不全,故首先考虑心肌病可能。外院心脏超声报告左室增大、左室收缩功能明显减低,似扩张型心肌病(DCM)改变,但同时有右心明显增大、三尖瓣重度反流,故需考虑可能为 DCM 晚期,累及全心改变,或为累及右心为主的心肌病,如致心律失常性右

室心肌病(ARVC),需进一步完善相关检查以协助诊断。

2. 心肌炎　患儿心脏增大、心功能不全,重症心肌炎需考虑。但患儿为慢性起病,起病前无明显感染诱因,既往体健,否认心肌炎等相关病史,故急性心肌炎或心肌炎后心肌病均可能性不大。进一步完善心脏超声、心电图、心肌酶、肌钙蛋白及心脏 MR 等以协助排查。

3. 冠状动脉疾病　冠脉疾病可致心肌缺血,发生缺血性心肌病,如先天性冠脉起源异常、后天性疾病导致冠脉瘤、血栓、狭窄等;所有出现心脏增大、心功能下降患者均需常规排查冠脉问题。该患儿起病年龄较大,先天性冠脉起源异常可能性小,虽既往无川崎病、慢性 EB 病毒感染等病史,但仍需通过心脏超声探查冠脉情况,必要时行冠脉CT 以明确。

【进一步检查及结果】

1. 血常规、尿常规、粪常规、血生化及心肌酶基本正常,超敏肌钙蛋白 Ⅰ 24.3ng/L,氨基末端脑钠肽(NT-proBNP)1 526pg/ml;柯萨奇病毒抗体、呼吸道病原全套、微小病毒、EB 病毒、巨细胞病毒均阴性、抗 "O"、梅毒 HIV、结核、细菌培养等均阴性。自身抗体、免疫功能、甲状腺功能、血尿串联质谱检查等均无明显异常。

2. 心脏超声　全心增大,以右房、右室显著,右室游离壁薄,胸骨旁大动脉短轴切面(parasternal short-axis,PSAX)右室流出道(right ventricular outflow tract,RVOT)内径 35.2mm(经体表面积校正值为 25.5mm/m²)。左室舒张末期内径 44mm,心脏冲动减弱,左室射血分数 19%。二尖瓣轻度反流,三尖瓣重度反流,反流压差 27mmHg。左、右冠状动脉起源未见异常。少量心包积液。下腔静脉、肝静脉扩张(图 4-5-1)。

解析:心脏超声示全心增大,但以右房右室更为显著,右室流出道明显扩张,三尖瓣重度反流,体静脉扩张,均提示右心受累更严重;同时左心功能亦严重下降。故需考虑累及右心为主的心肌病,代表性疾病为 ARVC。同时,由于 DCM 发展至晚期亦可表现为全心受累、右心增大、显著右心衰竭,故 DCM 晚期亦无法除外;需再结合心电

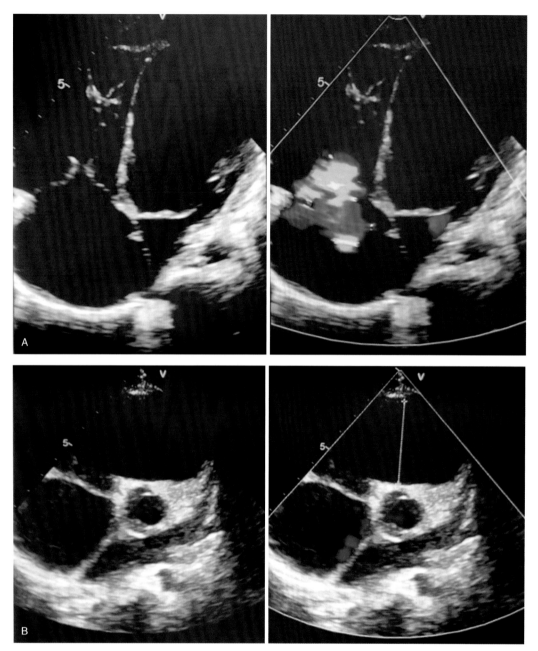

图 4-5-1　心脏超声
A. 全心增大,右房右室增大为主,三尖瓣关闭不全,收缩期可见重度反流;
B. 胸骨旁大动脉短轴切面可见右室流出道显著扩张。

图、动态心电图、心脏 MRI、基因检测结果等综合诊断。

3. 心电图　窦性心律,右房增大,Ⅰ、avL、V3、V5、V6 导联 Q 波增深,V1~V3 及 V3R 导联可见Epsilon 波。多源性室性期前收缩,一种为左束支传导阻滞图形,QRS 波在 Ⅱ、Ⅲ、aVF 导联呈负向,aVL 导联呈正向;另一种形态为右束支传导阻滞图形,QRS 波在 Ⅱ、Ⅲ、aVF 导联呈正向,aVL 导联

呈负向(图 4-5-2)。

解析:患儿心电图亦提示右房增大,右心前区导联可见特征性的 Epsilon 波,并发现室性期前收缩。多次心电图中见室性期前收缩形态不一,为多源性室性期前收缩,且形态符合 ARVC 诊断标准。需完善 24 小时动态心电图以评估有无室性心动过速。另外心电图中部分导联 Q 波增深,主要分布于侧壁导联,提示心肌缺血可能,需除外冠

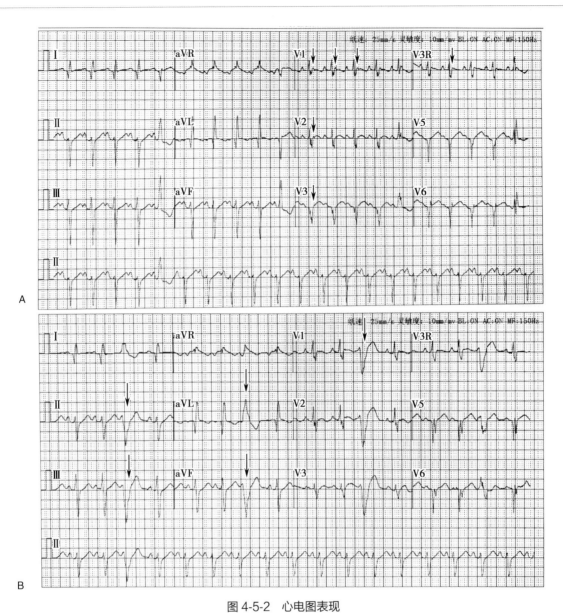

图 4-5-2　心电图表现

A. 右心前区导联(V1、V2、V3 及 V3R 导联)均可见 Epsilon 波(箭头所指);B. 室性期前收缩,为左束支传导
阻滞图形,期前收缩 QRS 波在 Ⅱ、Ⅲ、aVF 导联呈负向,aVL 导联呈正向(箭头所指)。

脉问题。但有不少心肌病患者的心电图也可表现为 Q 波增深,该患儿心脏超声所见左右冠脉起源未见异常,可进一步完善冠脉 CTA 以明确有无冠脉异常。

4. 动态心电图　窦性心律,平均心率 82 次 /min,房性期前收缩 13 次,室性期前收缩 22 233 次(多形性),占总心搏数 19.6%;室性心动过速 214 阵,成对室性期前收缩 1 885 对;ST-T 未见明显异常改变。

5. 冠状动脉 CTA　左、右冠状动脉起源、走行及形态未见明显异常。

6. 心脏磁共振　心脏增大,右室明显扩张,室壁变薄,部分区域见脂肪信号。右室流出道和左室扩张。左室和室间隔心肌局部变薄。延迟增强后左、右室心肌可见高信号。左右室搏动减弱,局部收缩舒张异常。左室标化舒张末期容积 116.1ml/m^2,左室射血分数 4.7%;右室标化舒张末期容积 221ml/m^2,右室射血分数 4.6%(图 4-5-3)。

解析:心脏磁共振亦提示右室和右室流出道扩张明显,伴局部运动异常。右室标化舒张末期容积和右室射血分数均符合 ARVC 诊断标准第 Ⅰ 大项中的磁共振改变的标准。延迟增强高信号通常

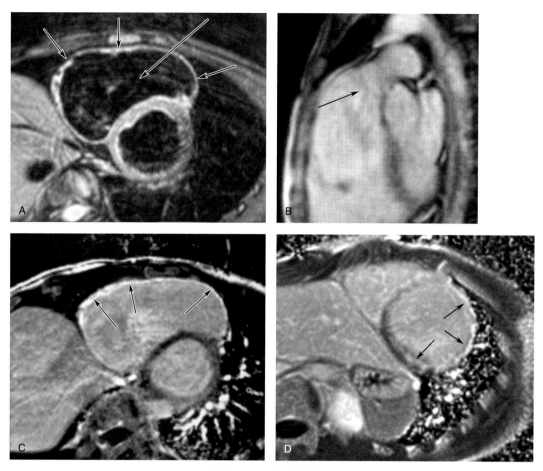

图 4-5-3 心脏磁共振

A. 右室腔明显扩张(长箭头),右室壁明显变薄(短箭头); B. 右室流出道明显扩张(箭头所指部位);
C. 延迟增强后右室壁心肌可见高信号(箭头所指); D. 延迟增强后左室壁心肌可见高信号(箭头所指)。

提示为心肌陈旧性损伤、纤维化、瘢痕,符合心肌病的改变,且该患儿左、右心室同时受累。磁共振测量的左室射血分数亦重度减低,与心脏彩超测量的左室功能低下相一致。

【治疗及随访】 根据欧洲心脏病学会心肌和心包疾病国际工作组 2010 年提出的 ARVC 修订版诊断标准,结合各项辅助检查结果,该患儿符合 3 大项中的主要标准(第 I、IV、V 项),临床诊断为 ARVC。住院期间患儿家系 WES 基因检测结果发现 PKP2 基因复合杂合突变(父源 PKP2 基因 12 号外显子突变和母源 PKP2 基因 3 号外显子突变),符合 ARVC 诊断标准,至此患儿 ARVC 确诊。

患儿入院后除一般治疗外,先后予以米力农、多巴胺、多巴酚丁胺静脉维持,根据心衰的临床状况调整合用药物及剂量,病情好转后逐渐减停;予

静脉托拉塞米、口服螺内酯利尿,随病情改善静脉托拉塞米改为口服,后改为口服呋塞米联合螺内酯;患儿血压稳定后加沙库巴曲缬沙坦口服,继续监测血压并逐渐向目标值加量;加用胺碘酮口服控制室性心律失常,阿司匹林口服预防血栓。经治疗后患儿生命体征稳定,精神、进食好转,水肿消失,尿量可,查体发现肝脏较入院时明显缩小;多次复查胸部 X 线片示心影增大较之前改善;多次复查心脏彩超示左心增大有改善,左室射血分数逐渐升至 35%~40%,但右心增大仍显著,三尖瓣反流由重度变为中度;复查动态心电图示室性期前收缩及室性心动过速发作明显减少。考虑患儿尽管经对症治疗后临床状况有所改善,但原发病无有效根治方法,最终治疗为心脏移植,与家长充分交流病情后,予行移植登记流程后出院,带药为呋塞米、螺内酯、沙库巴曲缬沙坦、胺碘酮、阿司匹林和奥美

拉唑。

出院后 3 个月门诊随访,患儿一般情况尚可,NYHA 心功能Ⅲ级,复查心脏超声、心电图,与出院时相仿,左室射血分数 40%,三尖瓣中度反流。患儿临床心功能状况比较稳定,予加用小剂量美托洛尔口服,余药物继续服用。

【病例点评】ARVC 大多为青少年期或更晚发病,儿童期发病少见。尽管该病名为"右室心肌病",但累及左室并不少见,可导致左室扩大、收缩功能减低,临床出现左心衰竭表现,与 DCM 十分相似,初诊时较难鉴别。但大部分 ARVC 病例不论左心是否受累,右心仍表现出明显扩张和功能减低。本例患儿尽管心脏超声示左室明显扩大,左室射血分数重度减低,易首先想到 DCM 可能,但心脏超声中同样可见右室、右室流出道增大明显,而肺高压不重,无法完全用 DCM 晚期心脏改变解释,此时应想到 ARVC 可能,并进一步完善其他影像学、心电检查等以协助诊断。

成人 ARVC 患者起病常见症状有心悸、胸痛、劳力后晕厥等,多与室性心律失常发作有关;而儿童患者中虽不少以心衰起病,但心电图、动态心电图中仍可发现该病的一些较特征性的改变,如 Epsilon 波、特殊形态的室性期前收缩或室性心动过速、特定导联的 T 波倒置等。本例患儿起病主要表现为心衰,但心电图有 Epsilon 波和特殊形态的室性心律失常。

不同于其他类型心肌病以心脏超声为主要检查方法,ARVC 的诊断依据各项辅助检查的综合判断,包括心脏超声、心脏磁共振、心电生理检查、心肌活检、家族史和基因诊断。本例患儿正是在完善了心脏超声、心脏磁共振及心电生理检查等各项检查后,根据诊断标准临床诊断为 ARVC,而之后回报的基因检测结果提示为该病最常见的致病基因 *PKP2* 突变,从而进一步明确了 ARVC 的诊断。由于儿童期 ARVC 可能起病隐匿或症状不典型,或与 DCM 类似,因此在临床上对于怀疑心肌病的患儿,尤其是初发患儿,详细而全面的检查评估是十分必要的,包括:家族史的采集,现病史及既往情况的询问,细致的查体,各种辅助检查的完善,有条件的单位可行心肌活检病理检查。当遇到具有特征性的心脏超声、磁共振等影像学改变、心电图改变、心肌病理改变的患儿时,应想到该病可能,并应用诊断标准进行综合判断。此外,随着基因检测在遗传性心肌病诊断中的应用,对于所有未发现明确病因的心肌病患儿,均建议完善基因检测。

第六节
其他心肌病相关心力衰竭

【概述】随着心肌病相关基础、转化和临床研究的进展,尤其是基因组学技术所推动的精准医疗的发展,越来越多的不明原因的心肌病被揭开了神秘的面纱,从而对心肌病的病因有了更为深入的认识,并为心肌病的诊疗策略带来了新的变化。自 1995 年以来,世界卫生组织(WHO)/国际心脏病协会(International Society and Federation of Cardiology,ISFC)、美国心脏协会(American Heart Association,AHA)、欧洲心脏病学会(ESC)先后修订和 / 或制订了心肌病的分类方案,中华医学会心血管病学分会于 2007 年制订了国内的《心肌病诊断与治疗建议》。随着近年来心肌病遗传学研究的飞速发展,上述分类方案已不能充分满足当前心肌病诊治的需要;2013 年国际上一些临床心脏病、心脏移植、遗传学和心脏影像学专家联合提出了一种新的心肌病分类法——MOGE(S)分类法,即心肌病表型 - 基因型对应分类法,但由于其命名复杂,尚未得到普遍应用。

儿童心肌病与成人心肌病在病因、诊断、治疗和预后方面又有很大不同,有时很难确认为某一种单纯的病因,可能需要多学科专家,如电生理学、遗传学、生化遗传学、线粒体代谢和内分泌学等方面的专家参与明确诊断。在临床工作中经常遇到一些尚不能归入上述分类或病理生理学的独特的心肌病,如心内膜弹力纤维增生症、应激性心肌病、克山病、中毒性心肌病(重金属、农药等)及药物性心肌病(他克莫司、激素、羟氯喹、阿霉素、柔红霉素等),本节将重

点就此类心肌病造成的心力衰竭予以描述。

【临床表现】心内膜弹力纤维增生症、应激性心肌病、克山病、中毒性心肌病及药物性心肌病主要临床特征与扩张型心肌病类似,心力衰竭发作为其典型特征,可为暴发性起病,或急性起病,或慢性病程起病,但不同类型的心肌病其临床特点有差别(表 4-6-1)。

表 4-6-1 一些少见心肌病的临床特点

疾病	临床特征
心内膜弹力纤维增生症	主要表现为充血性心衰,分为三型:①暴发型:多见于 6 个月内婴儿,起病急骤,突然出现呼吸困难、口唇发绀、烦躁不安,心音低钝,可闻及奔马律,一般无杂音;少数出现心源性休克。②急性型:起病较快,并在 1~2 周内加重,部分因心腔内附壁血栓脱落发生脑梗死。③慢性型:多于 6 月龄后发病,症状渐加重
应激性心肌病	严重应激状态后以急性冠脉综合征起病,胸痛明显,一部分患儿出现急性心衰,甚至心源性休克
克山病	在克山病流行区连续生活 6 个月以上,具有克山病发病的时间、人群特点,临床主要为心功能不全和心律失常,按起病情况,可分为急型、亚急型、慢型和潜在型四型
药物性心肌病	接受某些药物或毒品后出现类似扩张型心肌病的表现,常见药物如蒽环类药,如多柔比星、柔红霉素、米托蒽醌、表柔比星和脂质体;分子靶向治疗药(针对 HER-2/neu 原癌基因产物的人/鼠嵌合单抗,如曲妥珠单抗);抗血管内皮生长因子抑制剂,包括舒尼替尼、贝伐单抗和索拉非尼等;蛋白酶体抑制剂,如硼替佐米和卡非佐米等;急性早幼粒白血病患儿应用三氧化二砷注射液诱导,白血病中药治疗中使用含有砷的中药,如青黄散、人工牛黄丸、雄黄、砒霜等
中毒性心肌病	明确的毒物接触史后出现多系统损害表现,多为急性起病,以急性心力衰竭多见,可见心律失常

心内膜弹力纤维增生症多为婴儿期发病,尤其以急性呼吸道感染后出现心衰表现,而临床听诊无心脏杂音。应激性心肌病发病突然,有明显的应激性刺激史;克山病有地方性流行性病史以及在克山病流行区连续生活 6 个月以上的病史;中毒性心肌病为既往完全正常的儿童,在明确的毒物接触后出现心力衰竭和多系统受损的临床特征;药物性心肌病多由于存在基础疾病而给予一些具有心血管毒性作用的治疗药物,因此病史的询问对诊断极为关键。

【诊断】心内膜弹力纤维增生症、应激性心肌病、克山病、中毒性心肌病及药物性心肌病的诊断需要结合其病史、心脏扩大、急慢性心力衰竭表现以及辅助检查(胸部 X 线、心电图、心脏超声、心肌酶、肌钙蛋白及脑钠肽水平等)的特点给予诊断;不同病

因心肌病的诊断条件或标准不一(表 4-6-2)。

由于心力衰竭的临床表现无特异性,应激性心肌病、克山病、中毒性心肌病及药物性心肌病极易引起误诊或漏诊,从而错过最好的治疗时机。详细的病史询问,如急性呼吸道感染的前驱病史、应激刺激史、地方病流行性病史、心血管毒性药物使用史、毒物接触史等)是明确诊断的关键。

【鉴别诊断】暴发性或急性病程起病者需要与暴发性心肌炎、先天性代谢异常引起的代谢性心肌病、线粒体疾病引起的线粒体性心肌病以及冠状动脉起源异常引起的缺血性心肌病相鉴别;以慢性病程起病者主要与扩张型心肌病相鉴别。

【治疗原则】心力衰竭的处理原则主要是强心、利尿和扩血管,但病因处理非常重要(表 4-6-3)。

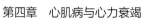

表 4-6-2 一些少见心肌病的诊断条件或标准

疾病	诊断
心内膜弹力纤维增生症	心电图以窦性心动过速、左室高电压或肥厚、ST-T 改变为主要表现,其中左室增大为诊断的重要依据。心脏超声以心内膜增厚(>3.5mm)、回声增强为诊断所必不可少的条件;二尖瓣反流;左室显著扩大,呈球形,室间隔和左室后壁运动幅度减弱;心脏收缩及舒张功能降低。心脏磁共振可探及心内膜纤维化、增厚。心内膜心肌活检是确诊的金标准。诊断条件为:①婴儿期呼吸道感染后出现心衰;②心脏无明显杂音;③胸部 X 线示心影扩大,透视下左心搏动减弱,肺淤血;④心电图示左室肥厚伴心肌劳损,可伴期前收缩、心房颤动或房室传导阻滞;⑤心脏超声示左室增大或伴心房腔增大,室壁运动减弱,左心质量指数增高,心内膜明显增厚;⑥确诊需行心内膜心肌活检;⑦排除其他心血管疾病。具有上述第①~⑤项,临床诊断;同时具有第⑥项可确诊。
应激性心肌病	多采用 Mayo 标准作为依据:①左心室心尖部和 / 或中间部一过性室壁运动减低、无运动或运动异常,超出单一冠状动脉供血范围;②冠状动脉造影无阻塞性冠状动脉病变或急性斑块破裂的证据;③新发的心电图异常(如 ST 段抬高和 / 或 T 波倒置)和 / 或肌钙蛋白升高;④近期无头部外伤、颅内出血、嗜铬细胞瘤、阻塞性冠状动脉疾病、心肌炎、肥厚型心肌病等
克山病	在克山病流行区连续生活 6 个月以上,具有克山病发病的时间、人群特点;具有心肌病或心功能不全的临床表现,或心肌组织具有克山病的病理解剖改变,能排除其他心脏疾病,尤其是心肌疾病者
药物性心肌病	服药前无心脏病证据;服药后出现心律失常、心脏增大和心功能不全的征象,不能用其他心脏病解释者
中毒性心肌病	有明确的毒物接触史;多系统损害;心脏扩大、心力衰竭、心律失常

表 4-6-3 不同原因所致心力衰竭的处理原则

疾病	处理原则
心内膜弹力纤维增生症	常规抗心衰治疗、长期应用激素和大剂量丙种球蛋白等
应激性心肌病	去除诱因,急性发作期给予正性肌力药、利尿剂及扩张冠脉药物,病情稳定后需给予 β 受体阻断剂,但洋地黄应用需慎重
克山病	补充硒,急性发作期给予正性肌力药、利尿剂以及营养心肌药物,病情稳定后可给予 β 受体阻断剂,但应用洋地黄需慎重;存在心律失常者需给予抗心律失常治疗
药物性心肌病	给予标准抗心衰治疗,右雷佐生(dexrazoxane)预防心脏毒性;细胞能量代谢药
中毒性心肌病	脱离毒物环境,去除体内毒物,稳定内环境,保护重要脏器功能,血液净化治疗

(李自普)

【附 病例 4-11】

磷化铝中毒致儿童中毒性心肌病、急性心力衰竭一家 3 例

（青岛大学附属妇女儿童医院

王本臻 李自普）

【病史】患儿，男，4 岁，因"腹痛 2 天，意识丧失 2 小时，心肺复苏 20 分钟"入院。入院前 2 天无明显诱因出现腹痛，脐周部为主，伴呕吐，为胃内容物，非喷射性，无血性及咖啡样呕吐物，伴发热，体温最高 37.8℃，无烦躁，无咳喘，外院行血常规示白细胞计数 $1.88 \times 10^9/L$，余大致正常，C 反应蛋白（CRP）、血糖正常，诊断"腹痛及呕吐原因待查、感染性发热、白细胞减少"，口服"磷酸奥司他韦"等治疗 1 天，体温降至正常，仍呕吐，腹痛无缓解。入院前 1 天门诊复查血常规示白细胞计数 $2.91 \times 10^9/L$、中性粒细胞 $0.99 \times 10^9/L$、CRP 正常，考虑"病毒感染、呕吐原因待查"，静脉输注"电解质液、维生素 B_6、维生素 C"，患儿腹痛缓解。入院前半天，精神反应差，嗜睡，但可言语交流；入院前 2 小时，口唇青紫，面色苍白，呼之不应。急来笔者医院，心电监护示频发阵发性室性心动过速，心率 96 次 /min，且逐渐下降；血氧饱和度 87%，亦逐渐下降；血压测不出。急诊收入重症监护室。

患儿平素无多汗，无反复呼吸道感染，生长发育同龄儿，无晕厥、抽搐史。患儿系第 3 胎第 3 产，有一胞姐及一胞兄，其胞姐 2 年前（3 岁龄）因"暴发性心肌炎"死亡，胞兄发育正常。家族中无遗传病、传染病、心肌病及猝死家族史。

追问患儿胞姐病史：患儿，女，3 岁龄，因"呕吐 1 天"收入笔者医院。入院前 1 天出现呕吐，约 10 余次 /d，入院当日出现口唇发紫，伴烦躁不安，逐渐出现手指尖及脚趾尖青紫，于笔者医院急诊就诊，床旁超声示左室射血分数 23%。体检示体温正常，心率 180 次 /min，呼吸 52 次 /min，血压 79/36mmHg，吸氧下经皮血氧饱和度 90%。昏迷状态，面色灰暗，呼叫无应答，双肺可闻及散在湿啰音。心音遥远，双上肢凉至肘关节，双下肢凉至膝关节，

毛细血管再充盈时间 4~5 秒。予积极生命支持及药物治疗，心电监护示室性心动过速，气管插管内涌出大量新鲜血液，之后出现室颤，经抢救无效死亡。

【体格检查】患儿入监护室时心肺复苏中，血压测不出，吸氧状态下经皮氧饱和度 70%。昏迷，面色灰暗，呼叫无应答，双侧瞳孔等大等圆，对光反射迟钝。双肺呼吸音粗，可闻及密集湿啰音。心音遥远，心律不齐，未闻及杂音，腹软，肝右肋下 2cm，质地中，边缘钝，脾左肋下未触及。双上肢凉至肘关节，双下肢凉至膝关节，四肢皮肤未见大理石样花纹，毛细血管再充盈时间 < 5~6 秒。

【辅助检查】床旁心脏超声示左心室扩大，二尖瓣及三尖瓣少量反流，少量心包积液，左心室室壁搏动减弱，左室射血分数 23%。血气分析示酸碱度 7.51、标准碱剩余 –2.1mmol/L、钾 3.8mmol/L、钠 138mmol/L、氯 105mmol/L、游离钙 1.17mmol/L、葡萄糖 4.70mmol/L、二氧化碳分压 26mmHg、氧分压 165mmHg、乳酸 1.90mmol/L、血氧饱和度 100.2%、碳酸氢根浓度 20.90mmol/L、剩余碱 –1.0mmol/L。

【初步诊断及分析】该患儿为学龄前儿童，平素状态可，发育正常，亦无心衰表现，发病初期以胃肠道症状为主，伴有发热及白细胞计数减低，短时间内出现循环、呼吸衰竭，入院查体示意识及循环状态极差、肺淤血及肝大，心脏超声示心脏扩大，心功能显著降低，急性心力衰竭诊断明确，NYHA 心功能分级 Ⅳ 级，其心力衰竭的可能原因分析如下：

1. 病毒性心肌炎 患儿病史较短，病初存在胃肠道症状，且合并发热及白细胞计数异常，考虑病毒感染可能性大，同时，患儿于短时间内出现循环衰竭、心源性休克、心脏扩大、心功能减低、恶性心律失常，根据《儿童心肌炎诊断建议（2018 年版）》，符合主要临床诊断依据 ≥ 3 条，故心肌炎可能性大，且有暴发性心肌炎的可能。另外，该患儿存在明确家族史，两例患儿均患暴发性心肌炎的可能性较小，故需进一步明确患儿家族史，尽可能明确有无遗传学证据。

2. 扩张型心肌病 该病主要特征为心脏扩大、收缩功能不全、充血性心力衰竭，可呈急性发病，亦可呈慢性病程；急性发病往往因感染、应激、

心律失常发作等诱因导致慢性心衰急性发作。该患儿心脏超声符合扩张型心肌病特征,且发病前存在胃肠道感染诱因,且其胞姐姐同样急性心衰起病,床旁心脏超声示左室射血分数仅23%,故不除外家族性扩张型心肌病的可能;虽然目前无两例患儿组织样本,难以评价相关遗传学信息,但应特别注意家族中嫡系亲属是否存在无症状的心肌病。

3. 遗传代谢病 其临床表现具有明显异质性,主要在新生儿和婴儿早期发病,亦可于成年后发病,常有心肌受累,可表现为新生儿猝死、肥厚型和扩张型心肌病、心包积液、心律失常、低血糖、高乳酸、高血氨、肌酸激酶水平升高等,其中代谢性心肌病、线粒体心肌病在感染、应激等诱因下极易出现代谢危象或线粒体功能危象,可在短时间内出现危及生命的急性病情进展。该两例患儿既往无精神、运动发育迟缓,但病情进展快,不能完全除外该类疾病的可能,但由于缺乏遗传学及血串联质谱证据,需进一步观察家族成员是否出现类似病情的表现。

4. 先天性心脏病 该例患儿及家族病例的心脏超声均未发现明显心脏结构畸形,故暂不考虑该类疾病。

5. 中毒 常见于药物、农药或重金属中毒,临床表现及病情严重程度与药物、毒物的具体种类及剂量相关,可累及全身各个系统,轻重不一。应详细询问该患儿家属是否存在药物、农药等毒物接触史;但目前家属否认毒物接触史,暂不考虑中毒的可能。

【进一步诊治及结果】患儿收入重症监护室后给予气管插管(气管插管可见大量血性液体溢出)、持续心肺复苏、复苏囊正压通气给氧,给予肾上腺素改善循环及阿托品提升心率、给予碳酸氢钠纠酸、给予磷酸肌酸钠提供心肌能量、给予生理盐水扩容、给予甘露醇减轻脑水肿等抢救措施,家属拒绝行体外膜氧合(ECMO)治疗。经抢救约1小时后,仍无自主心率、呼吸,床旁超声提示心脏无自主收缩,放弃抢救,宣告死亡。

令人惊奇的是于本例患儿死亡1周后,患儿5岁胞兄因"反复呕吐"于本院就诊,但其生命体征稳定,为进一步明确病情,收入院系统完善其胞兄的相关检查。

1. 心脏超声 左心室扩大(左室舒张末期内径34mm),三尖瓣、肺动脉瓣轻微反流;双侧冠状动脉起源未见异常;左室壁整体运动幅度减低,左室射血分数为40%,短轴缩短率为18%。

解析:根据心脏超声结果,患儿胞兄出现左心扩大及心功能下降,符合扩张型心肌病的特征,结合患儿及其死亡胞姐的病史和心脏超声特征要高度怀疑该家庭中存在家族性扩张型心肌病或遗传代谢病的可能,同时结合均为急性起病的特征需要再次和家属确认有无毒物接触史。

2. 心电图 窦性心动过速,II、III、aVF、V2~V6导联ST段水平压低(图4-6-1)。

解析:患儿胞兄心电图出现广泛ST-T改变,仅提示心肌广泛受累,但未发现具有病因诊断意义的心电图特征或线索。

3. 血液学检查 氨基末端-B型钠尿肽前体1 371pg/ml;血常规示白细胞 2.87×10^9/L,中性粒细胞 1.33×10^9/L,血红蛋白109g/L,血小板 117×10^9/L,CRP 0.35mg/L;血气分析示血钾 2.9mmol/L,余大致正常;外科常规、肝肾功、心肌酶、凝血常规、尿常规、粪便常规未见明显异常。

解析:患儿胞兄血氨基末端-B型钠尿肽前体明显升高,提示其心功能明显受损,结合患儿胞兄心脏超声特征和病史特点,心力衰竭的诊断明确。但患儿出现白细胞及中性粒细胞分类的减低,需要注意进一步寻找其原因;值得注意的是某些代谢性疾病和线粒体疾病可出现白细胞的减少,如Barth综合征,此类疾病可出现家族性聚集性发病,且起病诱因常见为感染,结合患儿胞兄、胞姐及患儿起病的病史特点,需要高度考虑此类疾病,临床需要进一步除外其可能。患儿血钾低,提示存在电解质紊乱。

4. 胸部正位X线片 心影稍增大,双肺纹理增多。

5. 颅脑磁共振 双侧侧脑室体后部旁见多发斑片状长 T_1、长 T_2 信号以及FLAIR高信号,余脑实质内未见明显异常信号,双侧侧脑室略饱满。提示髓鞘化不良可能(图4-6-2)。

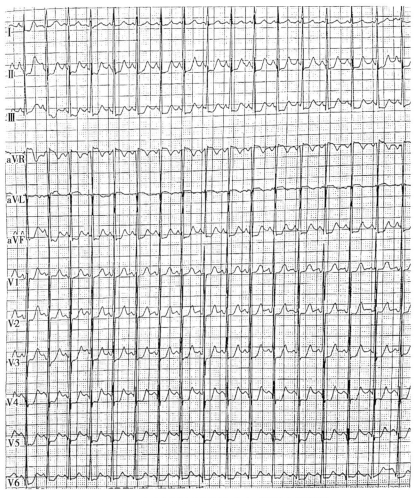

图 4-6-1　心电图广泛 ST-T 改变,提示心肌受累

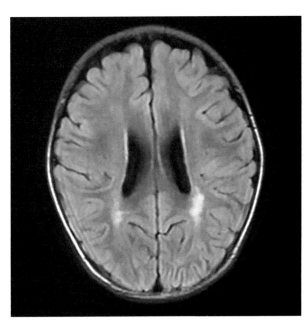

图 4-6-2　颅脑磁共振双侧侧脑室体后部旁多发异常信号

解析:患儿胞兄颅脑磁共振发现异常信号,结合其心脏超声、血常规,提示患儿胞兄存在多系统受累。综合患儿以及其胞姐、胞兄发病存在家族聚集性,虽发病年龄不同,但发病前均为正常儿童,且起病方式、累及器官等均相似。因此,临床目前高度考虑两种可能:第一,包括先天性代谢异常或线粒体疾病在内的遗传代谢病;第二,中毒。前者需要行代谢筛查和基因检测,后者需要进一步和家属沟通,详细询问毒物接触史。

【治疗及随访】明确诊断方向后,在采集血液标本送代谢筛查和基因检测前与家属详细沟通患儿、患儿胞兄及胞姐的生活起居、日常接触和生活环境情况;此时家属无意中告诉医生近 3 年来于家中应用“磷化铝”熏蒸中药,其使用“磷化铝”熏蒸中药的时间与 3 例患儿发病均存在显著的时间先后关系,仔细回顾 3 例患儿的病史、体检以及辅助检查特点,完全符合磷化铝中毒的临床特征,因此患儿胞兄的临床诊断为:磷化铝中毒、中毒性心肌病、急性心力衰竭、低血钾症、继发性白细胞减少症。

明确诊断后,查阅现有国内外文献,磷化铝中毒尚无特效解毒剂,强调以综合治疗为主。遂给予多巴酚丁胺、多巴胺、地高辛强心,呋塞米利尿,磷酸肌酸钠、辅酶Q10、左卡尼汀营养心肌,同时加用曲美他嗪调节细胞氧化代谢,维生素C、维生素E、谷胱甘肽、乙酰半胱氨酸抗氧化,甲泼尼龙减轻毛细血管渗漏,甘露醇脱水降颅内压,补液支持等治疗。患儿胞兄病情恢复顺利,2周后复查心脏超声示心脏大小恢复正常(左室舒张末期内径29mm),左室射血分数升至65%,精神反应良好。

患儿胞兄出院3个月后随访心脏超声、心电图、脑电图、血常规和肝肾功能均正常,生长发育及日常活动均正常。至此磷化铝中毒可以确诊,同时根据患儿胞兄的治疗效果及随访结果可以排除先天性代谢异常或线粒体疾病。

【病例点评】磷化铝是一种常用固体杀虫剂,农村普遍用于粮食及中草药的熏蒸,因其有剧毒,现已依法停止生产销售。磷化铝在空气中潮解后变成挥发性、剧毒的磷化氢气体(PH_3);该气体无色,短时间吸入就可引起中毒,中毒后不易发现,且无特效解毒药物,其死亡率高。急性中毒主要有2种形式:经呼吸道吸收入血后随血液循环到各器官和组织;或直接摄入,在胃内遇酸后释放该气体,再吸收进入血液循环。PH_3中毒的病理变化为肺毛细血管扩张充血,肺泡内大量粉红色液体渗出,呈弥漫性肺水肿改变;心肌水肿导致心肌纤维稀疏、断裂、心肌细胞空泡化、坏死;脑组织瘀血、水肿,可见神经元变性坏死,出现噬神经元现象。临床表现可累及多器官系统,吸入中毒者早期症状以呼吸系统及神经系统为主,口服中毒者胃肠道症状出现早而且重,接触的浓度、持续时间决定损伤的程度。可出现眩晕、头痛、恶心、呕吐、腹泻、步态蹒跚、上腹部及胸骨后疼痛、胸部压迫感、呼吸困难、电解质紊乱等多系统受累。由于治疗上无特效解毒剂,故需根据病情积极给予综合对症治疗,以挽救生命、减轻器官损害为原则。

磷化铝中毒患儿的诊疗过程存在极大的漏诊和误诊的风险,需引起临床医师们的警惕,其原因是患儿家属对磷化铝中毒了解不足,且磷化铝在空气中潮解后变成的挥发性、剧毒磷化氢气体无色,不能引起家属的重视;二是,在家属不提供磷化铝可疑接触史且患儿为非同时就诊的情况下,接诊医生极易漏诊。本例患儿及其2年前死亡的胞姐由于病情发展迅速,且间隔2年分别就诊,在家属未提供磷化铝可疑接触史的情况下,首先考虑的是家族性心肌病和遗传代谢病,直到患儿胞兄因同样症状就诊时才通过详细询问家属病史发现有明确的磷化铝接触,且发病和磷化铝接触有明显的时间先后关系,才幸运地使诊断得以明确;同时,死亡的2例患儿由于起病急,病情发展太快,导致临床医生未能获得足够的临床资料,也是导致2例死亡患儿漏诊的原因之一;但另一方面亦反映出2例死亡患儿病史采集的欠缺。该家庭3例患儿的诊治教训提醒临床医生应该重视儿童心衰患儿的病史采集,不要忽视心衰患儿的民族、地域、生活习俗、饮食习惯、居住环境等易忽略的情况,从而最大程度地减少心衰少见病因的漏诊及误诊。

【附 病例 4-12】

婴儿心内膜弹力纤维增生症伴心力衰竭1例

(河北省儿童医院 张英谦 武菲)

【病史】患儿,女,8个月25天,主因"发热、精神差1天,呼吸困难半天"入院。病程中偶有咳嗽,间断呕吐,不能进食,尿量明显减少,胸部X线片示"双肺淡片影,心影稍大"。患儿平素有吃奶费力、呛奶现象,尿量可,生后至今无反复呼吸道感染病史。足月剖宫产,无放射线、药物、毒物接触史。否认心脏病家族史,否认夭折、猝死家族史。

【体格检查】呼吸50次/min,心率158次/min,血压86/53mmHg,经皮氧饱和度90%。神清,精神萎靡,反应差,面色苍黄,无特殊面容;巩膜无黄染,双瞳孔直径3mm,对光反射灵敏;口周发绀,鼻翼扇动,三凹征阳性,双肺呼吸音粗;心前区饱满,心界最远左侧位于第5肋间左锁骨中线外1.5cm,心律齐,心音稍低钝,未闻及杂音;腹平软,肝右肋下3cm,质地中,边缘钝,脾肋下未触及;四肢肌张力低,肌力正常,双下肢轻度凹陷性水肿,足背动脉未触及搏动,CRT 5秒。

【辅助检查】血气分析示 pH 7.435,动脉氧分压 53.8mmHg,二氧化碳分压 22.2mmHg,碳酸氢根离子 15mmol/L,碱剩余 −9.4mmol/L,乳酸 1.1mmol/L,钾离子 4.49mmol/L,钠离子 133.5mmol/L,钙离子 1.16mmol/L,氯离子 110.5mmol/L,葡萄糖 4.79mmol/L。血常规示白细胞 18.9×10^9/L,中性粒细胞百分数 46.3%,淋巴细胞百分数 51.2%,血红蛋白 65g/L,血小板 394×10^9/L,C反应蛋白 8.09mg/L;肌酸激酶 278U/L,肌酸激酶同工酶 MB 质量 14.89μg/L,乳酸脱氢酶 469U/L,α-羟丁酸脱氢酶 325U/L。胸部 X 线片示双肺淡片影,心影稍大,心胸比为 0.63(图 4-6-3)。

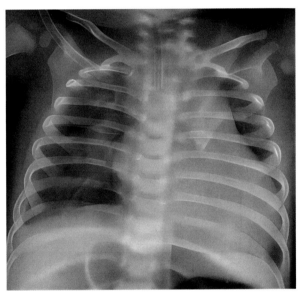

图 4-6-3　胸部 X 线片
双肺淡片影,心影稍大,心胸比为 0.63。

【初步诊断及分析】患儿呼吸急促、鼻翼扇动、面色苍黄、三凹征阳性,血气分析示动脉氧分压低于 60mmHg,血常规示血红蛋白 65g/L,Ⅰ型呼吸衰竭和贫血诊断明确。患儿为 8 月龄女婴,以发热、精神差、呼吸困难为主要表现,平素有吃奶费力、呛奶表现,现偶有咳嗽,间断呕吐,不能进食,尿量明显减少,入院查体可见口周发绀,鼻翼扇动,三凹征阳性,心脏增大,胸部 X 线片示双肺淡片影,心胸比增大,故慢性心衰诊断明确,按照改良 Ross 评分法 10 分,为重度心衰;其心衰的可能原因分析如下:

1. **心肌病**　患儿起病早,平素有吃奶费力,入院后查体心脏增大,心音欠有力,故需首先考虑,进一步行心脏超声检查。

2. **先天性心脏病**　患儿平素有吃奶费力、呛奶病史,查体口周发绀、心脏增大,需警惕该病可能;但患儿心脏听诊各瓣膜听诊区未闻及杂音,不符合先天性心脏病诊断,进一步完善心脏超声明确诊断。

3. **感染性心肌炎**　患儿为 8 月龄女婴,以发热、精神差、呼吸困难为主要表现,完善血常规提示白细胞升高,以中性粒为主,提示有近期感染,需警惕感染性心肌炎可能,但患儿完善心肌酶大致正常,不支持心肌炎诊断,入院后继续动态监测患儿心电图的改变,心肌酶及肌钙蛋白变化,完善心脏彩超,必要时行心脏 MR 检查。

【进一步检查及结果】

1. **心电图**　窦性心律,部分导联 ST 段压低(图 4-6-4)。

解析:心电图有明显 ST-T 改变,提示存在心肌损伤或心肌缺血,需要做心脏超声等进一步寻找其原因。

2. **心脏超声**　心脏位置连接未见异常,左室明显增大(左室舒张末期内径 37mm),左室心内膜增厚,回声增强(左室后壁舒张末期厚度 7mm),左室心尖部心肌组织结构疏松,室间隔及左室壁运动幅度减低,左室收缩功能减低,左室射血分数(LVEF)22%,左室短轴缩短率(LVFS)10%;主肺动脉无增宽,房、室间隔完整,二、三尖瓣关闭不拢,左位主动脉弓未见动脉导管开放(图 4-6-5)。

解析:根据心脏超声结果,左室明显增大,活动度减低,心内膜增厚,提示心内膜弹力纤维增生可能,但同时存在心肌不紧合,尚不能明确诊断,需进一步结合心电图检查,必要时需进一步完善心脏增强 CT 检查。

3. **心脏增强 CT**　左心大,左室壁增厚(图 4-6-6)。

解析:计算机断层扫描(CT)是检测心血管钙化和排除心包钙化的绝佳的非侵入性工具,同时可高精度检测心尖钙化。该患儿心脏增强 CT 未见钙化,也未见心血管其他畸形,可以除外主动脉缩窄、冠脉畸形造成的心内膜增厚,考虑心内膜弹力纤维增生症为原发性。

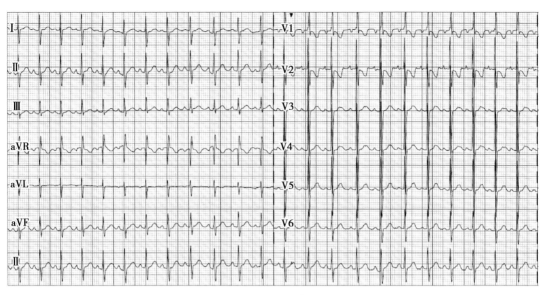

图 4-6-4 心电图

窦性心律,V1、V2 导联可见 ST 段压低,T 波倒置。

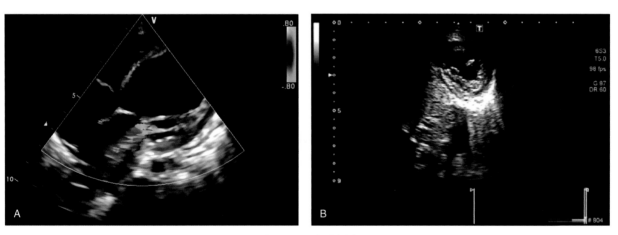

图 4-6-5 心脏超声

A.左室明显增大,左室收缩功能减低;B.左室心内膜增厚,回声增强,左室心尖部心肌组织结构疏松。

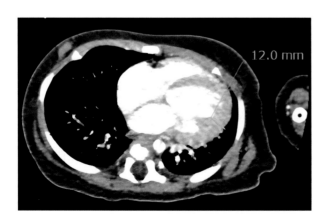

图 4-6-6 心脏增强 CT

左室壁增厚,较厚处为 12mm。

【治疗及随访】入院后予以患儿气管插管、呼吸机辅助通气,输注悬浮红细胞对症支持,地高辛强心,醋酸泼尼松抗炎,美罗培南抗感染,卡托普利逆转心室重塑,呋塞米、螺内酯利尿等综合治疗;治疗 19 天后病情好转出院。院外规律门诊复诊;14 月龄时停醋酸泼尼松。24 月龄时进一步完善自身抗体、类风湿因子未见异常;24 小时动态心电图示平均心率 104 次/min,最慢心率 67 次/min,最快心率 180 次/min,二度窦房传导阻滞,ST-T 未见明显动态改变;心脏超声示左室局部内膜稍增厚,回声稍增强,左室心尖部心肌组织结构稍疏松,左室收缩功能稍减低(LVEF 54%);心脏增强 CT 示心脏及大血管结构未见明显异常。最终临床诊断为原发性心内膜弹力纤维增生症,慢性心衰,二度窦房传导阻滞;继续给卡托普利逆转心室重塑,地高辛强心，呋塞米、螺内酯利尿，并给予米力农持续静脉滴注 9 天，复查心脏超声显示左室局部内膜稍增厚，回声稍增强，左室心尖部心肌组织结构稍疏松，LVEF 61%。继续门诊随访治疗。

【病例点评】本病例为 8 个月女婴，以发热、精神差、呼吸困难为主要表现，符合典型的左心衰竭表现。本文具体介绍了患儿的既往史、家族史、体格检查、辅助检查及治疗，通过相关化验检查、心电图、心脏超声、心脏增强 CT 有序地进行了诊疗分析，最终将患儿诊断为心内膜弹力纤维增生症（endocardial fibroelastosis，EFE）。治疗上由入院时积极予以对症抗感染、呼吸机辅助呼吸，明确存在急性心衰后着重予以强心、利尿，待患儿病情稳定后予以改善心室重塑、抗炎等治疗。这种针对病因采取的个体化治疗方案有利于患儿过渡至稳定性心衰，最终经过较长时间的门诊随访治疗后患儿的射血分数恢复到了正常水平。

本例也有一些值得商榷之处，包括：①该患儿入院时未及时完善自身抗体及抗心肌抗体，有文献报道抗 -Ro 抗体及抗 -La 抗体阳性支持 EFE 诊断。②Stranzinger 研究指出 EFE 患儿心脏 MRI 可显示心房增大、收缩功能增强、回声明亮的心内膜区域，遗憾的是本例患儿也未完善心脏 MRI 助诊。但本例的意义在于：通过积极应用糖皮质激素抗感染治疗，患儿心脏功能得到了有效的恢复，一定程度提示 EFE 的形成与自身免疫因素密不可分。对于儿科临床医师来说，需要具备完善的临床思维能力，抽丝剥茧，完成对疾病的诊断及治疗。

参考文献

1. LIPSHULTZ SE, LAW YM, ASANTE-KORANG A, et al. Cardiomyopathy in children: classification and diagnosis: a scientific statement from the American Heart Association [J]. Circulation, 2019, 140 (1): e9-e68.

2. 中华医学会儿科学分会心血管学组儿童心肌病精准诊治协作组. 2006-2018 年国内 33 家医院 4981 例住院儿童心肌病调查分析 [J]. 中华实用儿科临床杂志, 2021, 36 (13): 983-989.

3. 中华医学会心血管病学分会, 中国医师协会心血管内科医师分会,《中华心血管病杂志》编辑委员会. 心肌病磁共振成像临床应用中国专家共识 [J]. 中华心血管病杂志, 2015, 3 (8): 673-681.

4. 中华医学会儿科学分会心血管学组, 中国医师协会心血管内科医师分会儿童心血管专业委员会,《中华儿科杂志》编辑委员会. 儿童心力衰竭诊断和治疗建议 (2020 年修订版)[J]. 中华儿科杂志, 2021, 59 (2): 84-94.

5. HEIDENDAEL JF, DEN BOER SL, WILDENBEEST JG, et al. Intravenous immunoglobulins in children with new onset dilated cardiomyopathy [J]. Cardiology in the Young, 2018, 28 (1): 46-54.

6. 中华医学会心血管病学分会, 中国心肌炎心肌病协作组. 中国扩张型心肌病诊断和治疗指南 [J]. 临床心血管病杂志, 2018, 34 (5): 421-434.

7. 赵庆有, 马根山. 扩张型心肌病预后因素研究进展 [J]. 中华心力衰竭和心肌病杂志, 2021, 5 (4): 260-265.

8. RANGASWAMI J, BHALLA V, BLAIR JEA, et al. Cardiorenal syndrome: classification, pathophysiology, diagnosis, and treatment strategies: a scientific statement from the American Heart Association [J]. Circulation, 2019, 139 (16): e840-e878.

9. CIARAMBINO T, MENNA G, SANSONE G, et al. Cardiomyopathies: an overview [J]. International Journal of Molecular Sciences, 2021, 22 (14): 7722.

10. CALKINS H, CORRADO D, MARCUS F. Risk stratification in arrhythmogenic right ventricular cardiomyopathy [J]. Circulation, 2017, 136 (21): 2068-2082.

11. WATANABE T, KIMURA A, KUROYANAGI H. Alternative splicing regulator RBM20 and cardiomyopathy [J]. Frontiers in molecular biosciences, 2018, 5: 105.

12. ROEST S, VAN DER MEULEN MH, VAN OSCH-GEVERS LM, et al. The Dutch national paediatric heart transplantation programme: outcomes during a 23-year period [J]. Netherlands Heart Journal, 2022: 1-6.

13. GREENBERG JW, GUZMAN-GOMEZ A, HOGUE S, et al. Pediatric Heart Transplantation: The Past, The Present, and the Future [C]//Seminars in Pediatric Surgery. WB Saunders, 2022: 151176.

14. 中华医学会心血管病学分会精准心血管病学学组, 中国医疗保健国际交流促进会精准心血管病分会,《中华心血管病杂志》编辑委员会. 单基因遗传性心血管疾病基因诊断指南 [J]. 中华心血管病杂志, 2019, 47 (3): 175-196.

15. 张艳敏, 李自普, 韩玲, 等. 中国儿童肥厚型心肌病诊断的专家共识 [J]. 中国实用儿科杂志, 2019, 34 (05): 329-334.

16. OMMEN SR, MITAL S, BURKE MA, et al. 2020 AHA/ACC guideline for the diagnosis and treatment of patients with hypertrophic cardiomyopathy: A report of the American College of Cardiology/American Heart Association Joint Committee on Clinical Practice Guidelines [J]. The Journal of Thoracic and Cardiovascular Surgery, 2021, 162 (1): e23-e106.

17. NEIMARK E, WAINSTOCK T, SHEINER E, et al. Long-term cardiovascular hospitalizations of small for gestational age (SGA) offspring born to women with and without gestational diabetes mellitus (GDM)[J]. Gynecological Endocrinology, 2019, 35 (6): 518-524.

18. CHOU FS, CHAKRADHAR R, GHIMIRE LV. Socioeconomic and racial disparities in the prevalence of congenital heart disease in infants of diabetic mothers [J]. The Journal of Maternal-Fetal&Neonatal Medicine, 2021, 34 (24): 4167-4170.

19. 王本臻, 李自普. 儿童畸形综合征伴发的肥厚型心肌病 [J]. 中国实用儿科杂志, 2019, 34 (05): 379-384.

20. EL-ABASSI R, SOLIMAN MY, WILLIAMS F, et al. Whipple's disease [J]. Journal of the neurological sciences, 2017, 377: 197-206.

21. THORNTON CS, WANG Y, KÖEBEL M, et al. Another Whipple's triad？ Pericardial, myocardial and valvular disease in an unusual case presentation from a Canadian perspective [J]. BMC Cardiovascular Disorders, 2019, 19 (1): 1-8.

22. ARAUJO-FILHO JAB, ASSUNCAO JR AN, TAVARES DE MELO MD, et al. Myocardial T1 mapping and extracellular volume quantification in patients with left ventricular non-compaction cardiomyopathy [J]. European Heart Journal-Cardiovascular Imaging, 2018, 19 (8): 888-895.

23. VAN WANING JI, MOESKER J, HEIJSMAN D, et al. Systematic review of genotype-phenotype correlations in noncompaction cardiomyopathy [J]. Journal of the American Heart Association, 2019, 8 (23): e012993.

24. BØRRESEN MF, BLIXENKRONE-MØLLER E, KOCK TO, et al. Prevalence of Left Ventricular Noncompaction in Newborns [J]. Circulation: Cardiovascular Imaging, 2022, 15 (6): e014159.

25. LORCA R, MARTÍN M, PASCUAL I, et al. Characterization of left ventricular non-compaction cardiomyopathy [J]. Journal of clinical medicine, 2020, 9 (8): 2524.

26. ANWER S, HEINIGER PS, ROGLER S, et al. Left ventricular mechanics and cardiovascular outcomes in non-compaction phenotype [J]. International Journal of Cardiology, 2021, 336: 73-80.

27. MABLY JD, WU JC, WANG DZ. New insights into the molecular underpinnings of LVNC [J]. Circulation, 2022, 145 (8): 603-605.

28. VAIDYA VR, LYLE M, MIRANDA WR, et al. Long-term survival of patients with left ventricular noncompaction [J]. Journal of the American Heart Association, 2021, 10 (2): e015563.

29. GANDJBAKHCH E, REDHEUIL A, POUSSET F, et al. Clinical diagnosis, imaging, and genetics of arrhythmogenic right ventricular cardiomyopathy/dysplasia: JACC state-of-the-art review [J]. Journal of the American college of cardiology, 2018, 72 (7): 784-804.

30. CORRADO D, LINK MS, CALKINS H. Arrhythmogenic right ventricular cardiomyopathy [J]. New England journal of medicine, 2017, 376 (1): 61-72.

31. DEWITT ES, CHANDLER SF, HYLIND RJ, et al. Phenotypic manifestations of arrhythmogenic cardiomyopathy in children and adolescents [J]. Journal of the American College of Cardiology, 2019, 74 (3): 346-358.

32. STEINMETZ M, KRAUSE U, LAUERER P, et al. Diagnosing ARVC in pediatric patients applying the revised task force criteria: importance of imaging, 12-lead ECG, and genetics [J]. Pediatric Cardiology, 2018, 39 (6): 1156-1164.

33. ŞENGÜL FS, ŞAHIN G T, ÖZGÜR S, et al. Clinical features and arrhythmic complications of patients with pediatric-onset arrhythmogenic right ventricular dysplasia [J]. Anatolian Journal of Cardiology, 2019, 22 (2): 60.

34. YADAV D, BHATTACHARYYA R, BANERJEE D. Acute aluminum phosphide poisoning: The menace of phosphine exposure [J]. ClinicaChimica Acta, 2021, 520: 34-42.

35. LUCA AC, LOZNEANU L, MIRON IC, et al. Endocardial fibroelastosis and dilated cardiomyopathy-the past and future of the interface between histology and genetics [J]. Romanian Journal of Morphology and Embryology, 2020, 61 (4): 999.

36. GNANENTHIRAN SR, NAOUM C, LEIPSIC JA, et al. Long-term prognostic utility of computed tomography coronary angiography in older populations [J]. Eur Heart J Cardiovasc Imaging, 2019, 20 (11): 1279-1286.

37. LI S, ZHANG C, LIU N, et al. Genotype-Positive Status Is Associated With Poor Prognoses in Patients With Left Ventricular

Noncompaction Cardiomyopathy [J]. J Am Heart Assoc, 2018, 7 (20): e9910.

38. VAN WANING JI, MOESKER J, HEIJSMAN D, et al. Systematic Review of Genotype-Phenotype Correlations in Noncompaction Cardiomyopathy [J]. Journal of the American Heart Association, 2019, 8 (23): e012993.

39. GERECKE BJ, ENGBERDING R. Noncompaction cardiomyopathy—history and current knowledge for clinical practice [J]. Journal of Clinical Medicine, 2021, 10 (11): 2457.

40. CHIMENTI C, LAVALLE C, MAGNOCAVALLO M, et al. A proposed strategy for anticoagulation therapy in noncompaction cardiomyopathy [J]. ESC heart failure, 2022, 9 (1): 241-250.

第五章

心脏感染性疾病与心力衰竭

儿童心脏感染性疾病包括感染性心包炎、感染性心肌炎和感染性心内膜炎，临床以感染性心肌炎最为常见。引起儿童心脏感染的病原微生物可为病毒、细菌、支原体、结核、真菌以及寄生虫等，不同心脏部位感染的常见病原微生物不同，如感染性心包炎和感染性心肌炎以病毒感染最常见，而感染性心内膜炎以细菌感染最常见。

儿童心脏感染性疾病的确切发病率目前国内外尚未见报道，但对于不同心脏部位感染的发病率文献有一定的描述，如基于人口的感染性心内膜炎的发病率约为 1.7~4.2 例 /10 万，其在住院患者中的发生率为 1/4 500~1/1 000，且呈逐年升高趋势。虽然基于人口的感染性心包炎发病率尚不清楚，但在住院患者中的发生率约为 0.05%。儿童期病毒性心肌炎的确切发病率目前尚不明确，但在病毒流行期间约 5% 患儿可发生心肌炎。

儿童不同心脏部位感染的临床表现各有其特征，感染性心包炎以大量心包积液引起的心脏压塞症状为主，感染性心肌炎以心功能不全和 / 或心律失常等表现为主，而感染性心内膜炎以败血症表现为主，但上述儿童心脏感染性疾病均可出现不同程度的心力衰竭。儿童感染性心肌炎以不同程度的心肌损伤为主，因此最容易出现心功能不全的表现，甚至一些感染性心肌炎患儿以"急性心力衰竭和 / 或心源性休克"起病。感染性心内膜炎患儿可由于病原微生物对心肌的直接和 / 或间接影响以及感染诱发基础心脏病的加重或并发症而出现不同程度的急、慢性心力衰竭，若存在严重瓣膜破坏时可出现严重的、进行性发展的、难以控制的急性心力衰竭，甚至心源性休克。单纯急性感染性心包炎患儿通常以心脏压塞表现为主，发生心力衰竭者较少，一些以"心源性休克"起病的急性感染性心包炎患儿，其休克的原因亦是由心脏压塞造成，但临床上心脏压塞的症状和体征容易与心力衰竭表现相混淆，而被误认为心力衰竭。慢性感染性心包炎，尤其是形成缩窄性心包炎时可出现明显颈静脉怒张、肝大、腹水及下肢水肿等右心衰竭表现，临床难以与限制型心肌病相鉴别。

儿童心脏感染性疾病的诊断依赖于其症状、

体征、心电图、超声心动图、心脏磁共振以及实验室检查等。2010 年，国内儿童心血管专家在 2001年《小儿感染性心内膜炎的诊断标准（试行）》的基础上进行修订，并发布了《儿童感染性心内膜炎诊断标准建议》，2018 年又制定了《儿童心肌炎的诊断建议》，该建议在既往国内诊断标准的基础上进行了修订和完善，详细阐述了儿童心肌炎的临床诊断标准、病理学诊断标准及心肌炎分期等。随着检测技术的进步，儿童心脏感染性疾病病原微生物的确认手段逐渐丰富，从传统的涂片镜检、培养、抗原及抗体检测到目前的基因检测技术，如聚合酶链反应、基因芯片技术、核酸杂交技术以及宏基因测序技术等，使心脏感染性疾病的病原微生物确认更为容易和便捷，为病因治疗提供了确切依据。

控制感染、清除感染灶是治疗细菌、支原体、结核、寄生虫或真菌导致的儿童感染性心脏疾病的重要手段，对于大多数病毒感染性心脏病患儿，目前尚无有效的抗病毒药物，即使有针对性的抗病毒药物，由于抗病毒药物应用时机问题或病毒感染诱发的免疫损伤问题而使抗病毒治疗效果不佳。除控制感染外，积极的对症处理也非常重要，如感染性心包炎患儿存在心脏压塞时需行心包引流术；感染性心肌炎患儿出现严重心律失常时需要给予包括抗心律失常药物和置入临时心脏起搏器等手段在内的综合处理，出现药物难以控制或进行性发展的心源性休克或急性心力衰竭时可给予包括体外膜氧合等在内的体外循环支持治疗手段；感染性心内膜炎患儿出现由瓣膜破坏而引起的难以控制的急性心力衰竭时需要行瓣膜成形术或瓣膜置换术。

儿童感染性心脏疾病出现心力衰竭时，可常规给予利尿剂，发生急性心力衰竭时，需根据患儿的血流动力学特点合理选用包括多巴胺、多巴酚丁胺、肾上腺素和左西孟旦等在内的正性肌力药物。感染性心脏疾病患儿应用洋地黄时需慎重，有时是使用禁忌证。暴发性心肌炎患儿出现急性心力衰竭时，临床应用洋地黄需慎重，只有存在室上性心动过速、房性心动过速或心房纤颤时才可使用洋地黄，且剂量应比常规剂量减少 1/3~1/2，否则可能会造成洋地黄中毒而诱发新的致死性心律失常。感染性心内膜炎患儿出现心力衰竭时,应用洋地黄也应慎重,有诱发栓子脱落的风险。感染性心包炎患儿一般无需应用洋地黄。

（李自普）

第一节
心肌炎相关心力衰竭

【概述】心肌炎(myocarditis)的病变范围主要限于心肌的炎症性疾病,是因非缺血性病因引起的弥漫性或局灶性心肌间质炎症细胞浸润,伴有心肌细胞变性和坏死,可导致不同程度的心功能障碍。心肌炎是目前儿童后天性心脏病中导致心力衰竭、心肌病及心脏移植的主要原因,各年龄段均可发病,年轻患者更为多见。心肌炎主要由多种病原体(病毒、细菌、螺旋体、原虫等)感染或自身免疫性疾病、超敏反应、毒素损伤等引起,其中最常见的是病毒性心肌炎。引起心肌炎的病毒很多,主要有肠道病毒(尤其是柯萨奇病毒)、腺病毒、流行性感冒病毒、EB病毒、巨细胞病毒及细小病毒B19等。心肌炎的发病机制除了各类病因直接损伤心肌细胞外,自身免疫反应起着重要作用。心肌炎常以左心室和室间隔的病变最重,其次为右心室。若心肌组织炎症病变范围广泛,心肌收缩功能会明显减退,不能将回心血液有效泵出,心排量减少,心脏扩大,出现急性心力衰竭,重者可出现心源性休克。部分患儿可能由于遗传易感性而存在持续的免疫反应,导致慢性心肌炎,进而发展为扩张型心肌病,成为儿童慢性心力衰竭的重要病因之一。

【临床表现】儿童心肌炎的临床表现轻重悬殊,轻者可无明显症状,或呈亚临床经过,部分患儿发病隐匿,发现时已是急性心衰,重症则表现为暴发性心肌炎,出现心源性休克、急性心力衰竭或严重心律失常,可于数小时或数天内死亡,甚至猝死。

1. 症状　急性期前几周,约80%患儿可出现发热、胃肠道感染症状和流行性感冒样症状等前驱感染表现,起病后年长儿可有乏力、心悸、胸闷、胸痛、腹痛、恶心、呕吐等症状,婴幼儿可有精神食欲缺乏、少吃、少动、烦躁、呕吐、气急、尿少等表现,其中新生儿心肌炎常常进展迅速,可出现高热、反应低下、呼吸困难、发绀、气促等症状,可伴有神经系统并发症如惊厥等表现。

2. 体征　轻者可无明显阳性体征,部分患儿仅见精神略差,重者主要表现为因心力衰竭引起的外周组织供血不足和体、肺循环淤血表现,或与心律失常相关临床表现,包括精神反应差、面色苍白、呼吸急促、呻吟、末梢循环差、四肢冷或有花纹、脉搏细弱、血压正常或下降。体格检查可有心界扩大,心尖搏动减弱,听诊发现心动过速、过缓或不齐,心音低钝或奔马律,双肺可闻及湿啰音,肝脾大,双下肢或颜面水肿等。慢性或反复心力衰竭发生者,除了心脏显著扩大外,还有体重增长不良等表现。

【诊断】符合下列主要临床诊断依据≥3条,或主要临床诊断依据2条加次要临床诊断依据≥3条,除外其他疾病,可临床诊断心肌炎;符合下列主要临床诊断依据2条,或主要临床诊断依据1条加次要临床诊断依据2条,或次要临床诊断依据≥3条,除外其他疾病,可临床诊断疑似心肌炎。

1. 主要临床诊断依据

(1)心功能不全、心源性休克或心脑综合征。

(2)心脏扩大。

(3)血清心肌肌钙蛋白T或I或血清肌酸激酶同工酶升高,伴动态变化。

(4)心电图或24小时动态心电图可见显著心电图改变,如以R波为主的2个或2个以上主要导联的ST-T改变持续4天以上伴动态变化;新近发现的窦房、房室传导阻滞,完全性右或左束支传导阻滞、窦性停搏;成联律、成对、多形性或多源性期前收缩,非房室结及房室折返引起的异位性心动过速、心房扑动、心房颤动、心室扑动、心室颤动;QRS 低电压(新生儿除外)、异常 Q 波等。

(5)心脏磁共振成像呈现典型心肌炎症表现,具备以下 3 项中至少 2 项:①提示心肌水肿:T_2 加权像显示局限性或弥漫性高信号;②提示心肌充血及毛细血管渗漏:T_1 加权像显示早期钆增强;③提示心肌坏死和纤维化:T_1 加权像显示至少 1 处非缺血区域分布的局限性晚期延迟钆增强。

2. 次要临床诊断依据

(1)前驱感染史:发病前 1~3 周有上呼吸道或胃肠道病毒感染史。

(2)具有胸闷、胸痛、心悸、乏力、头晕、面色苍白、面色发灰、腹痛等症状至少 2 项,小婴儿可有拒乳、发绀、四肢凉等。

(3)血清乳酸脱氢酶(LDH)、α-羟丁酸脱氢酶(α-HBDH)或天冬氨酸氨基转移酶(AST)升高,若同时有 cTnI、cTnT 或 CK-MB 升高,则该项不作为次要指标。

(4)心电图轻度异常:指未达到主要临床诊断依据中"显著心电图改变"标准的 ST-T 改变。

(5)抗心肌抗体阳性。

暴发性心肌炎的诊断需符合心肌炎诊断标准,同时还需符合:①入院前有前驱呼吸道或消化道感染病史;②短期内出现心功能不全或心源性休克;③排除其他继发性因素。

【鉴别诊断】 当儿童心肌炎合并心脏增大、心力衰竭、心律失常、心电图波形异常或心肌损伤指标升高等表现时,需要进一步与下列疾病相鉴别:冠状动脉疾病、先天性心脏病、高原性心脏病、代谢性疾病、心肌病、先天性房室传导阻滞、先天性完全性右/左束支传导阻滞、离子通道病、直立不耐受、β 受体功能亢进及药物引起的心电图改变等。通过详细询问现病史、既往史、家族史及临床表现,仔细的心脏查体,借助心脏相关辅助检查,包括 24 小时动态心电图、超声心动图、冠状动脉 CTA、心脏磁共振检查、遗传代谢筛查和基因检测等,结合治疗效果,明确诊断。

【治疗原则】 急性期需卧床休息、吸氧、限制活动,减轻心脏负荷,急重症者可给予大剂量静脉人免疫球蛋白、糖皮质激素以减轻心肌免疫损害。针对急性心力衰竭的治疗包括利尿剂、血管活性药物及非洋地黄类正性肌力药强心治疗,恢复期可给予血管紧张素转换酶抑制剂改善心肌重塑等。暴发性心肌炎所致心力衰竭使用洋地黄应慎重,以防发生洋地黄中毒或诱发致命性心律失常,但若患儿急性心力衰竭合并室上性心动过速或房性心动过速、心房颤动伴快速心室率者可给予洋地黄,但剂量应减少 1/3~1/2,同时应密切监测患儿的心电变化。

存在心律失常者需根据患儿具体情况给予相应处理措施,严重传导阻滞者应安装临时起搏器,影响血流动力学的快速性心律失常可给予电复律等。心源性休克者应给予积极的抗休克治疗,必要时给予体外膜氧合(ECMO)进行循环支持等。

(孙 凌)

【附 病例 5-1】

儿童变态反应性心肌炎所致心力衰竭 1 例

(福建省立医院 郭馨馨 杨芳)

【病史】 患儿,女,6 个月 28 天,因"面色苍白、心跳减慢 1 天"入院。入院前 1 天接种"乙肝疫苗、白百破疫苗、脊髓灰质炎疫苗"后约 40 分钟突然出现面色苍白、口唇发绀、心跳减慢、意识丧失、大汗淋漓、四肢末梢发冷,无发热、抽搐等,当地妇幼保健院测心率 48 次/min,考虑"过敏性休克",给予"肾上腺素、地塞米松、多巴胺"及补液等处理,心率升至 88 次/min,仍面色苍白、口唇发绀,转诊至笔者省某三甲医院,测心率 70 次/min,血压 77/52mmHg,外周血白细胞 16.06×10^9/L,中性粒细胞 53.2%,淋巴细胞 8.55%,血红蛋白 122g/L,血小板 419×10^9/L,CRP 6.21mg/L;肌钙蛋白 I 0.260ng/ml(正常值 0~0.1ng/ml);氨基末端脑钠肽前体(NT-pro BNP)1 050.00pg/ml(正常值 <450pg/ml);心电图示 Ⅲ 度房室传导阻滞,给予"阿托品、多巴

胺"等处理,转诊至笔者医院,测心率 110 次/min,血压 106/40mmHg,急诊予"多巴胺、呋塞米、甲泼尼龙"等处理,面色苍白好转,口唇转红润,意识逐渐转清醒,心率波动在 110~126 次/min 之间。既往体健,出生史、个人史、生长发育史正常,否认心脏病家族史。

【体检】体温 36.6℃,脉搏 121 次/min,呼吸 26 次/min,血压 95/58mmHg,SPO_2 99%(FiO_2 21%),体重 9kg。神志清楚,精神稍差。心率 121 次/min,心律不齐,心音有力,各瓣膜听诊区未闻及杂音。腹软,无压痛,肝右肋下 1cm,质软,边缘锐。双下肢无水肿,神经系统查体未见异常。

【辅助检查】外周血白细胞 9.8×10^9/L,中性粒细胞 67.9%,淋巴细胞 29.4%,血红蛋白 120g/L,血小板 327×10^9/L,CRP 0.76mg/L;NT-pro BNP 3 872.00pg/ml,肌钙蛋白 I 87.55ng/ml(正常值 0~0.1ng/ml);心电图示加速性交界性逸搏心律伴干扰性房室脱节。

【初步诊断及分析】患儿接种疫苗后出现面色苍白、口唇发绀、心跳减慢、意识丧失、大汗淋漓、四肢末梢发冷等表现,"过敏性休克"诊断明确,给予抗休克处理后,心电图出现Ⅲ度房室传导阻滞、加速性交界性逸搏心律伴干扰性房室脱节等心律失常。心律失常的可能原因分析如下:

1. 变态反应性心肌炎 患儿接种疫苗后出现休克,心电图示Ⅲ度房室传导阻滞、加速性交界性逸搏心律伴干扰性房室脱节,肌钙蛋白 I 增高,提示存在心肌损害;NT-pro BNP 显著增高,提示存在心功能受损。患儿发病前无呼吸道、消化道感染病史,平素体健,生长发育正常,否认家族心脏疾病史,因此需首先考虑该病,进一步监测心电图和超声心动图。

2. 急性病毒性心肌炎 临床表现轻重不一,少数重症可发生心力衰竭并发严重心律失常、心源性休克。该患儿急性起病,发病前无呼吸道、消化道感染病史,有过敏性休克病史,考虑该病可能性较小,动态监测心电图、肌钙蛋白 I,可查病毒抗体、超声心动图进一步排除该诊断。

3. 扩张型心肌病 临床表现为心脏扩大、心功能减低、心力衰竭、心律失常,可有血管栓塞及猝死等并发症,超声心动图表现为各心腔明显增大,以左房、左室大为主,收缩功能和舒张功能降低,以收缩功能降低为主。该患儿平素体健,生长发育正常,查体心前区无隆起,心界无扩大,该病可能性小,完善超声心动图排除本病。

【进一步检查及结果】

1. 实验室检查及心电图结果 见表 5-1-1。

解析:患儿肌钙蛋白 I 和 CK-MB 显著升高且具有动态改变,心电图显著异常,NT-proBNP 明显升高,根据 2018 年国内儿童心肌炎诊断建议,心肌炎诊断明确;结合患儿既往体健,本次疫苗接种后 40 分钟出现过敏性休克的病史,高度考虑为心肌炎为变态反应导致。

表 5-1-1 实验室检查及心电图情况

病程/d	NT-proBNP/ (pg·ml⁻¹)	cTnI/ (ng·ml⁻¹)	CK-MB/ (ng·ml⁻¹)	心室率/ (次·min⁻¹)	心电图
1	9 213	37.82	146.93	166	间歇性二度Ⅰ型 AVB;IRBBB
2	5 416	16.33	15.68	120	Ⅲ、aVF 导联可见"胚胎"r 波;ST 段压低(Ⅰ、aVL、V3、V5);左室肥大?
3	4 331	11.32	4.42	110	二度Ⅰ型 AVB;不完全性右束支传导阻滞;ST 段下移,T 波低平(Ⅰ、aVL、V5)(见图 5-1-1A)
5	4 833	3.36	2.01	80	三度 AVB;加速性交界性自主心律(见图 5-1-1B)

注:NT-proBNP,氨基末端脑钠肽前体(正常值<450pg/ml);cTnI,肌钙蛋白 I(正常值 0~0.1ng/ml);CK-MB,肌酸激酶同工酶 MB(正常值 0~3.6ng/ml);AVB,房室传导阻滞。

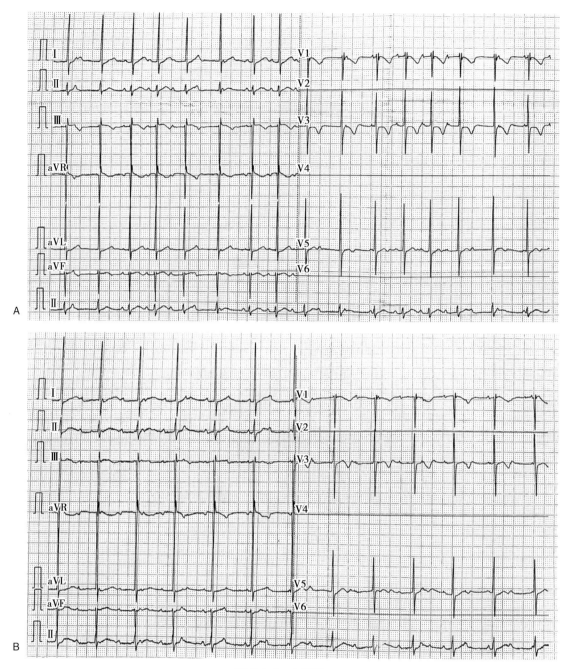

图 5-1-1 心电图

A.(病程第 3 天):二度Ⅰ型房室传导阻滞;不完全右束支传导阻滞;ST 段下移,T 波低平(Ⅰ、aVL、V5);
B.(病程第 5 天):三度房室传导阻滞(心房率 120 次/min,心室率 80 次/min);加速性交界性自主心律(75 次/min)。

2. **超声心动图** 可见主动脉窦干部狭窄;右房增大,三尖瓣中重度反流;房间隔水平小分流,考虑卵圆孔未闭可能。

【治疗及随访】入院后予以甲泼尼龙、米力农、呋塞米、静脉人免疫球蛋白、维生素 C、磷酸肌酸、辅酶 Q10 等治疗。病程第 8 天,患儿出现食欲减退,伴恶心,复查 NT-pro BNP>35 000pg/ml,心电图示Ⅲ度房室传导阻滞(心室率 56 次/min)

(图 5-1-2),立即安装心脏临时起搏器,术后继续予内科综合治疗。病程第 22 天,患儿心电图恢复窦性心律,但可见二度Ⅰ型房室传导阻滞、频发房性期前收缩、短阵心房扑动等(图 5-1-3)。病程第 27 天,撤离心脏临时起搏器。复查 NT-pro BNP 逐渐下降,于病程第 34 天出院,后续随访动态心电图逐渐恢复正常(图 5-1-4、图 5-1-5)。

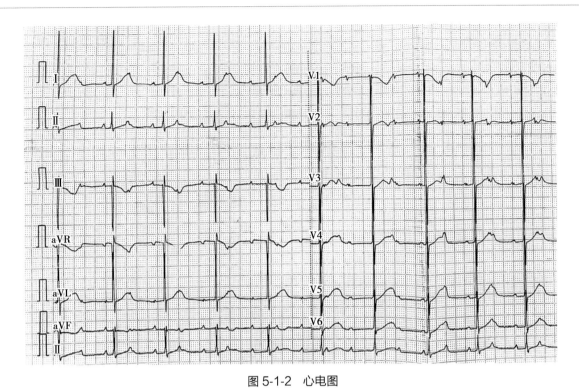

图 5-1-2　心电图

病程第 8 天,三度房室传导阻滞(心房率 120 次 /min,心室率 56 次 /min);交界性逸搏心律。

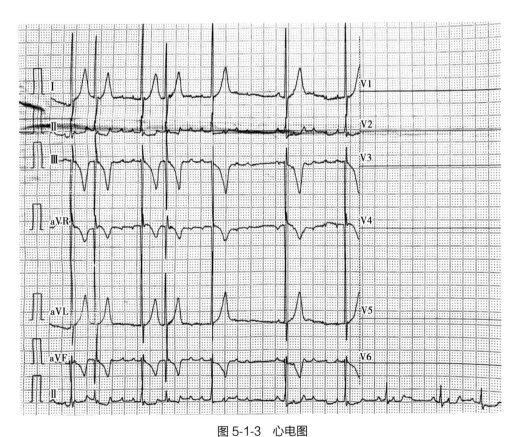

图 5-1-3　心电图

病程第 22 天,频发房性期前收缩(未下传);短阵心房扑动;T 波高尖。

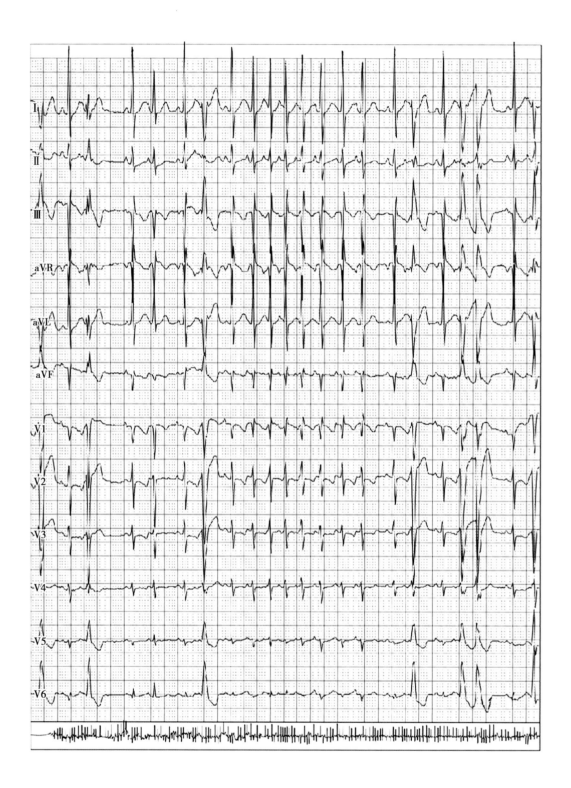

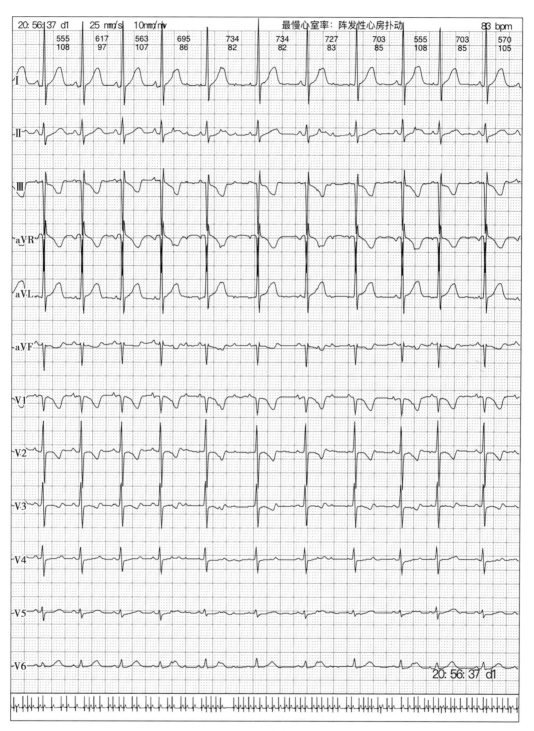

图 5-1-4　动态心电图

病程第 48 天：窦性心律（平均心率 132 次 /min）；阵发性心房扑动（共 23 阵，共 35 秒）；
房性期前收缩（69 472 个，占总心搏 38.1%），有 4 425 阵房性心动过速。

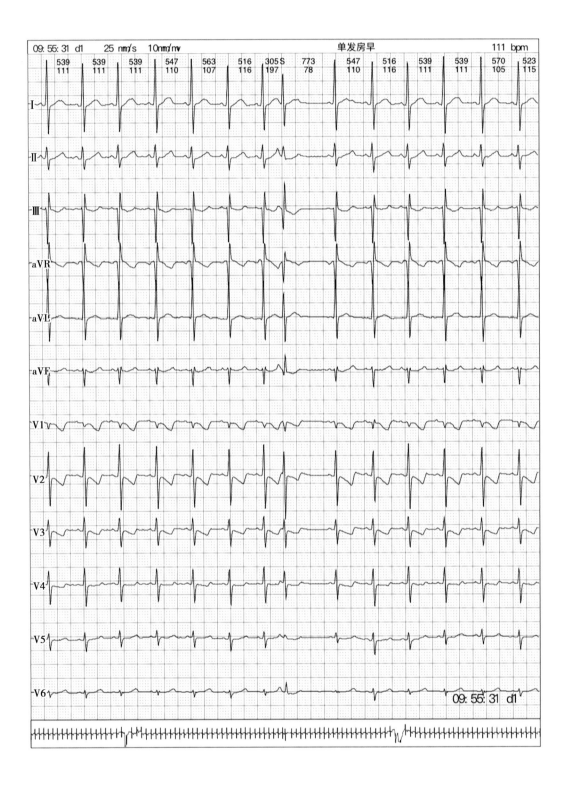

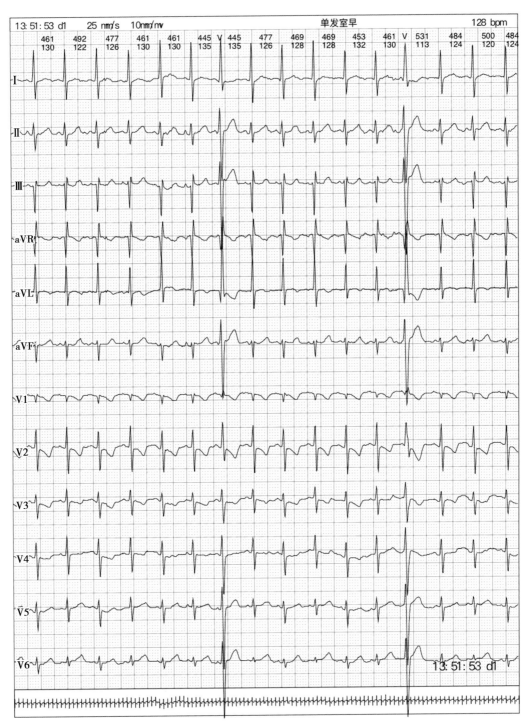

图 5-1-5　动态心电图

病程第 104 天,窦性心律(平均心率 113 次 /min);单发房性期前收缩 10 个;单发室性期前收缩 610 个。

病程第 48 天,超声心动图示左室扩大,心电图可见心房扑动、房性期前收缩,NT-proBNP 仍较高,加用地高辛,NT-proBNP 逐渐降至正常,服用 6 个月后家属自行停用。病程第 104 天,超声心动图示左室内径再次增宽,加用卡托普利口服,服用

4 个月后家属自行停用。病程第 206 天,超声心动图示左心室扩大,且心电图示室性期前收缩逐渐增多,加用美托洛尔口服,但家属拒绝。后期随诊复查超声心动图正常(表 5-1-2)。

表 5-1-2　超声心动图随访结果

病程 /d	1	6	13	26	34	48	76	104	197	313
LVDd/cm	2.56	2.53	3.09	2.56	2.68	2.95	2.91	3.04	3.09	3.01
LA/cm	1.74	1.24	1.87	1.78	1.83	1.79	1.71	1.61	1.73	1.54
LVEF/%	57	60	48	57	66	57	58	60	62	62

注:LVDd,左心室舒张末期内径;LA,左心房内径;LVEF,左心室射血分数。

【病例点评】引起儿童心肌炎的原因很多,病毒是引起心肌炎的主要病原,其他如细菌、支原体、原虫、真菌、衣原体以及自身免疫性疾病、中毒、代谢病、内分泌疾病、营养障碍和过敏等皆可引起心肌炎。过敏引起心肌炎少见,过敏原因包括食物、药物及疫苗。本例患儿在接种疫苗后 40 分钟出现了过敏性休克,经抗休克治疗后生命体征恢复正常,但之后出现肌钙蛋白 I 及 NT-proBNP 增高,心电图出现三度房室传导阻滞,超声心动图提示心脏扩大,经临时心脏起搏器、甲泼尼龙、静脉人免疫球蛋白等治疗后,逐步恢复自主心律,并在病程后期出现房性期前收缩、心房扑动、室性期前收缩等快速型心律失常,结合患儿接种疫苗前无呼吸道或消化道感染等病史,亦无服药史,既往体健,生长发育正常,故考虑为接种疫苗后引起的变态反应。变态反应累及心脏引起心肌毛细血管炎症,导致管腔扩张、管壁通透性增加、心肌细胞炎性水肿、渗出、纤维化而引起变态反应性心肌炎。变态反应性心肌炎临床表现无特异性,多数症状轻微,仅表现为乏力、胸部不适,部分患儿出现传导阻滞、房性或室性期前收缩、心动过速等,严重者出现心力衰竭,甚至猝死。疫苗引起的变态反应性心肌炎临床少见,再加上临床医生对该病认识不够,往往容易漏诊或误诊。

接种疫苗后引起的变态反应性心肌炎的发病机制尚不完全清楚,可以是速发型,也可以是迟发型。速发型患儿起病急,疫苗接种时间与起病时间接近,容易引起医生的重视。迟发型患儿疫苗接种

时间与起病时间常常相隔数周,有的甚至之前已接种过第 1 剂、第 2 剂疫苗,无不良反应,接种第 3 剂后才出现不良反应,因而常常忽略了两者的关联而造成误诊。

疫苗引起的变态反应性心肌炎是一种潜在的危及生命的心脏病,若早期积极治疗,多数可以治愈。心内膜心肌活检是诊断变态反应性心肌炎的金标准,病理表现为心肌中嗜酸性粒细胞和淋巴细胞混合浸润,伴有心肌细胞坏死、心肌间质纤维化等,但因为心内膜心肌活检为有创性,家长很难接受,很多医院也无条件做,此时病史询问尤为重要。因此,临床接诊心肌炎或心力衰竭患儿时,要注意询问近 4~8 周内有无接种疫苗病史。另外,小儿在接种疫苗后出现过敏性休克,抢救后生命体征虽恢复正常,但应注意进一步检查肌钙蛋白、CK-MB、心电图、超声心动图、心脏磁共振等排除有无变态反应性心肌炎。对于变态反应性心肌炎患儿,应积极使用糖皮质激素治疗,必要时使用免疫抑制剂,如硫唑嘌呤或吗替麦考酚酯等治疗。

【附 病例 5-2】

炎症性心肌病伴心力衰竭 1 例

(苏州大学附属儿童医院　左梦颖　钱为国)

【病史】患儿,女,11 个月,因“咳嗽 10 天,加重伴反复青紫 2 天”入院。患儿入院前 10 天出现

阵发性咳嗽,夜间明显,喉中有痰鸣,偶有流涕,无声嘶,无喘息,口服"头孢、肺力咳"及雾化吸入等治疗9天未有好转。入院前日呕吐2次,吐后出现面色青紫,给予吸氧后好转,当地医院胸部X线片示肺炎伴左下肺部分实变不张、心影增大,给予输注"头孢哌酮舒巴坦、阿奇霉素"抗感染治疗,输液过程中再次出现恶心及面色青紫。病程中患儿精神萎靡,进食少,大小便未见明显异常。既往史无特殊,否认平素吃奶费力、多汗、尿少、水肿等病史,生后至今无反复肺炎病史。患儿系G2P2,足月(38周[+4])顺产,出生体重3.2kg。生长发育同正常同龄儿。否认家族夭折、猝死病史。父母体健,非近亲结婚,有一6岁哥哥,体健。母孕期体健。

【体检】体温36.2℃,脉搏169次/min,呼吸51次/min,经皮氧饱和度72%,体重8kg,血压78/49mmHg,面容无明显异常,精神萎靡,呼吸促,吸气三凹征明显,双肺呼吸音粗,可闻及痰鸣音,心率169次/min,心律齐,心音稍低钝,左心界位于第5肋间左锁骨中线外侧0.5cm,各瓣膜听诊区未闻及杂音,腹软,肝肋下3cm,脾肋下未扪及,四肢活动可,肢端凉,CRT3秒。全身无明显水肿。

【辅助检查】血常规示白细胞6.69×10⁹/L,红细胞4.01×10¹²/L,淋巴细胞38.7%,血红蛋白102g/L,血小板230×10⁹/L,中性粒细胞58.6%。胸部X线片示两肺斑片影、心影增大。

【初步诊断及分析】患儿为小婴儿,呼吸心率明显增快,呼吸困难,查体心音低钝,心界扩大,肝大,胸部X线片示心影增大,同时经皮氧饱和度仅72%。患儿肺部病变与症状、体征不完全相符,除需考虑重症肺炎外,还需考虑存在急性心力衰竭,其可能的原因分析如下:

1. **心肌炎**　患儿有青紫、气急等心衰症状,查体发现心率快、心音稍钝伴心界扩大,胸部X线片提示心影增大;患儿本次起病时间不长,病初有呼吸道感染病史,故需考虑心肌炎,进一步完善心肌酶、心电图、心脏超声、心脏磁共振等辅助诊断。

2. **心肌病**　患儿起病年龄小,有青紫、气急等心衰症状,查体心音稍钝伴心界扩大,胸部X线片提示心影增大,需进一步行心脏超声等检查以明确

有无心肌病。

3. **先天性心脏病**　患儿有青紫、气急等表现,查体心界扩大,需警惕,但患儿心前区杂音不明显,可进一步行心脏超声检查以明确诊断。

4. **冠状动脉起源异常**　患儿系11个月婴儿,有青紫、气急等表现,查体心音稍钝伴心界扩大,胸部X线片提示两肺斑片影伴心影增大,需警惕冠状动脉异常起源于肺动脉,导致心肌梗死及心脏扩大,进一步完善心电图及心脏超声检查以排除诊断。

【进一步检查及结果】

1. **心肌酶**　肌酸激酶同工酶MB6.2ng/ml(正常值0~3.7ng/ml),超敏肌钙蛋白T(cTnT)0.48ng/ml(正常值0~0.09ng/ml),肌酸激酶(CK)132.1U/L(正常值25~225U/L),肝肾功能无明显异常。

解析:该患儿肌钙蛋白、肌酸激酶同工酶MB均升高,提示心肌损伤,但需进一步完善超声心动图、心电图等检查明确诊断,必要时需完善心脏磁共振等检查。

2. **超声心动图**　心脏及大血管连接正常,双侧冠状动脉起源正常。左房、左室增大,左室增大呈球形,左室壁运动幅度明显减弱,左室收缩功能下降,左室射血分数28%,短轴缩短率12%;房室间隔完整。各瓣膜形态、活动可,多普勒探测二尖瓣口前向血流束宽5.1mm,流速1.2m/s,瓣口轻度反流,束宽2.3mm,三尖瓣轻微反流(图5-1-6)。

解析:根据超声心动图结果,左房左室均增大、左室增大明显,左室壁运动幅度明显减弱,左室收缩功能下降,提示扩张型心肌病,但患儿肌钙蛋白和肌酸激酶同工酶MB显著升高,尚需明确是否为炎症性心肌病,需结合心脏磁共振检查及治疗效果等进一步明确。

3. **心电图和动态心电图**　窦性心动过速,多导联ST-T变化(图5-1-7);24小时动态心电图可见部分时段窦性心动过速,部分导联T波倒置、ST波改变(Ⅰ、Ⅱ、Ⅲ、aVR、V5、V6导联)。

解析:炎症性心肌病心电图可有非特异性ST-T变化,结合患儿心肌酶升高及超声心动图表现,需考虑该病;心脏磁共振可提示心肌炎症,进一步完善该检查辅助诊断。炎症性心肌病诊断金

标准是心肌活检发现心肌有淋巴细胞及巨噬细胞 ≥ 14/mm²。目前因儿童心肌活检受限,但若经激素及大剂量人免疫球蛋白抗感染治疗后病情显著改善,可支持存在炎症性心肌病的可能。

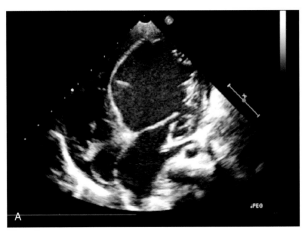

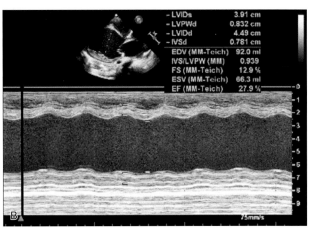

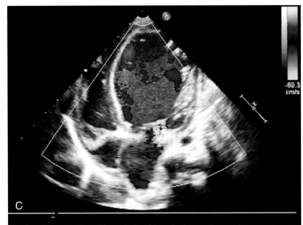

图 5-1-6　超声心动图

A. 左房左室增大;B. 左室收缩功能下降;C. 二尖瓣轻度反流。

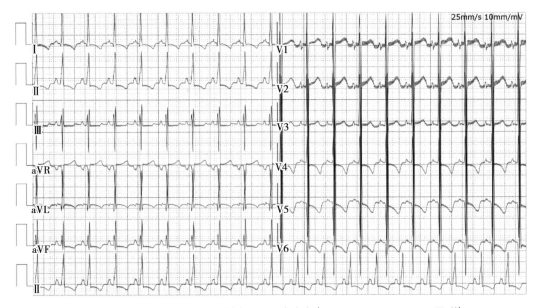

图 5-1-7　心电图多导联 T 波倒置、ST 波改变(I、II、III、aVR、V5、V6 导联)

4. 自身抗体 阴性。

解析:该患儿查自身抗体阴性,不考虑免疫性疾病引起心功能不全。

5. 呼吸道病原体抗体 嗜肺军团菌抗体IgM、Q热立克次体抗体IgM、肺炎衣原体抗体IgM、腺病毒抗体IgM、呼吸道合胞病毒抗体IgM、甲型流行性感冒病毒抗体IgM、乙型流行性感冒病毒抗体IgM、副流行性感冒病毒抗体IgM均阴性。

解析:该患儿查呼吸道病原体抗体均阴性,但目前临床上开展的病毒血清学检测项目有限,合并病毒性心肌炎仍不能除外。

6. 血尿串联质谱 未发现遗传代谢疾病特异性指标改变。

解析:该患儿血尿串联质谱未发现明显异常,可初步排除代谢性心肌疾病,需进一步随访超声心动图,必要时完善基因检测明确病因。

【进一步诊断及治疗】结合患儿临床表现、体格检查及上述辅助检查结果,考虑患儿诊断为扩张型心肌病、急性心功能不全和重症肺炎,以炎症性心肌病可能性大,给予静脉滴注甲泼尼龙抗炎[2mg/(kg·d),分2次],人免疫球蛋白(2g/kg,分4天)免疫抑制治疗,米力农、多巴酚丁胺强心(急性期),口服地高辛强心,卡托普利改善心肌重塑,呋塞米及螺内酯利尿,同时给予对症支持治疗。

【治疗随访】经上述治疗28天,患儿病情稳定后出院,出院前复查心肌酶正常,心脏磁共振示左房、左室增大,左室壁运动幅度较小,未见明显心肌水肿、充血、坏死等征象。出院后继续给予口服地高辛、呋塞米、螺内酯、卡托普利片、泼尼松片[1mg/(kg·次),每天顿服]及果糖二磷酸钠、辅酶Q10等治疗,定期行人免疫球蛋白冲击治疗(2g/kg,1~2次/月,共6次),每1~2个月复查超声心动图及心电图,患儿心功能、心脏大小及心电图均逐渐好转。发病后10个月复查超声心动图示心功能正常(EF60%),起病后1年复查超声心动图左室大小基本正常(Z值1.7)(表5-1-3),心电图亦恢复正常(图5-1-8)。结合患儿起病较急,病初心电图、心肌酶均有异常,超声心动图提示左室扩大伴心功能下降,经对症支持及激素、人免疫球蛋白治疗,患儿病情显著改善,最终临床诊断为炎症性心肌病。

解析:该患儿心脏磁共振检查未发现心肌炎表现,可能因疾病恢复期或婴幼儿配合度差等造成假阴性,但患儿经激素、人免疫球蛋白及强心、利尿等治疗,1年后心电图、超声心动图等均恢复正常,支持炎症性心肌病的临床诊断。

【病例点评】1995年,世界卫生组织和国际心脏病学联合会(WHO/ISFC)首次提到炎症性心肌病(inflammatory cardiomyopathy),是指心肌炎

表5-1-3 超声心动图随访情况

时间	LVIDd/mm	LVIDs/mm	LA/mm	IVSd/mm	LVPWd/mm	RVOT/mm	EF/%	FS/%	二尖瓣反流
入院时	44.5	39.1	22.9	7.8	8.3	20.7	28	12	轻度
发病后									
1个月	43.5	36.3	16.4	4.9	6.3	15.7	35	17	轻度
1.5个月	42.6	35.4	15.1	6.96	7.4	14.1	35	17	轻度
3个月	40.1	32.7	13.8	5.5	8.5	14.5	38	18	轻微
4个月	37.9	31.1	15.7	4.7	8.7	14.8	38	18	极轻微
5.5个月	37.4	29.3	13.4	5.1	6.5	13.6	45	22	轻微
6个月	38.7	30.0	17.3	4.8	5.3	16.1	46	23	轻微
9个月	36.6	28.0	16.0	4.6	4.6	15.0	48	24	未见
10个月	29.5	20.3	15.3	5.6	6.6	15.8	60	31	未见
12个月	31.8	21.4	16.4	5.0	6.2	16.4	63	33	未见
15.5个月	32.3	21.0	13.6	4.8	5.8	14.3	65	35	未见

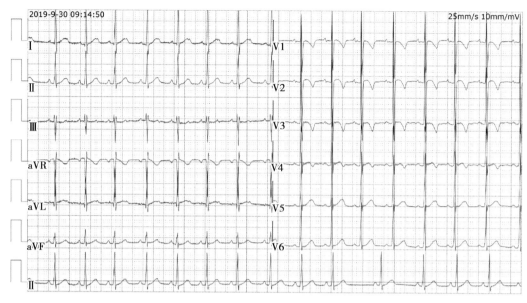

图 5-1-8　心电图（治疗 1 年）

合并心功能不全。2000 年世界心脏病联盟（WHF）提出根据组织学和 / 或免疫组化有慢性炎症细胞浸润同时有心腔扩大、心肌纤维化，可称为慢性心肌炎或炎症性扩张型心肌病（inflammatory dilated cardiomyopathy，iDCM），2008 年欧洲心脏病学会（European Society Of Cardiology，ESC）使用了 iDCM 的诊断名称，并明确其定义是心室扩大和射血分数下降，同时心肌活检有炎症。为临床应用方便，目前普遍将炎症性心肌病定义为扩张型心肌病（dilated cardiomyopathy，DCM）合并心肌炎，与炎症性扩张型心肌病等同。

炎症引起 DCM 或心肌炎转变为 DCM 的机制尚未完全清楚。感染、自身免疫及宿主易感性均起到重要作用。炎症性心肌病的诊断金标准是左室（或双室）扩大，心功能低的 DCM 患者心肌活检（EMB）发现心肌淋巴细胞及巨噬细胞 ≥ 14/mm^2。临床上心内膜活检受限，该标准不能广泛应用。国际上无炎症性心肌病的临床诊断标准，目前通常根据临床表现、心肌酶、免疫抗体、心电图、超声心动图、影像学进行综合判断。

炎症性心肌病存在心功能不全表现，超声心动图可见左室或双室扩大，左室收缩功能降低，部分可追溯到 6 个月内心肌炎或心肌病病史。心电图可呈非特异性 ST-T 改变、房性或室性心律失常、传导阻滞、假性心肌梗死 Q 波等。心肌损伤指标如肌钙蛋白、肌酸激酶同工酶对其诊断具重要意义。血液中与炎症和自身免疫有关指标如细胞黏附分子、炎症细胞因子（如白介素 1、肿瘤坏死因子 α、干扰素 γ）及抗心肌特异性抗体等也会升高。2006 年发布了心肌炎心脏磁共振成像（cardiac magnetic resonance，CMR）的诊断标准（即路易斯湖标准），通过综合分析 CMR 检测的组织病理改变特征，如心肌组织水肿、充血、坏死和纤维化等，其中两项阳性可考虑存在心肌炎。综合以上指标，在除外先天性心脏病、冠状动脉疾病、心动过速性心肌病、遗传代谢病等引起的左室扩大及心脏收缩功能不全等基础上，可作出炎症性心肌病的临床诊断。

炎症性心肌病与心肌炎的治疗有相近之处，目前公认的治疗主要包括强心、利尿、纠正心力衰竭、抗心律失常、激素及人免疫球蛋白等，激素及人免疫球蛋白抗感染治疗可显著改善病情。针对本病例患儿，入院时心肌酶及心电图提示心肌炎，伴心脏扩大及心功能不全，经抗心衰及激素、人免疫球蛋白治疗，心室大小及心功能逐渐恢复，最终临床明确诊断炎症性心肌病。本例 CMR 检查未见明显心肌炎征象，一方面，可能因行 CMR 检查为疾病恢复期，另一方面，婴幼儿心率快，易造成伪影，且配合性差，CMR 易有假阴性结果。因心肌活检临床使用受限，炎症性心肌病的诊断是临床难点。

与扩张型心肌病相比,炎症性心肌病经控制心衰及激素、人免疫球蛋白等治疗,可显著改善预后,在临床工作中,对怀疑 DCM 的患者,应充分认识到炎症性心肌病可能性,尽早治疗以改善预后。

【附 病例 5-3】

风湿性心脏炎合并心力衰竭 1 例

（重庆医科大学附属儿童医院　向平）

【病史】患儿,女,6 岁 3 个月,因"咳嗽、气促、心悸 10 余天,发热 5 天"入院。入院前 10 余天出现咳嗽,伴气促,伴有心悸、胸闷、乏力。入院前 5 天发热,最高体温 39.2℃。病程中未诉关节痛、皮疹、肌肉不自主运动等表现,后至当地医院就诊,超声心动图提示异常(不详)。病后精神食欲欠佳,近期小便量偏少。入院前 3 周有咽峡炎病史。既往体健,活动耐量正常。

【体检】体温 36.7℃,脉搏 138 次/min,呼吸 46 次/min,血压 106/53mmHg,经皮氧饱和度 97%。神志清楚,稍烦躁,面色欠佳,无皮疹。口周稍发绀,咽部充血,双侧扁桃体Ⅰ度肿大,表面未见脓性分泌物。双肺呼吸音对称,未闻及啰音。心率 138 次/min,心律齐,心音有力,心尖区可闻及 3/6 级吹风样收缩期杂音及舒张期隆隆样杂音,主动脉瓣区可闻及舒张期叹气样杂音。腹软,肝脏触及不满意(住院后腹部超声示肝右肋下 2.0cm),双下肢无水肿。

【辅助检查】胸部 X 线片提示肺炎;血常规示白细胞 8.74×10^9/L,中性粒细胞 73%,淋巴细胞占 24%,红细胞 3.92×10^{12}/L,血红蛋白 99g/L,血小板 363×10^9/L,C 反应蛋白 24mg/L。超声心动图示全心增大,以左房、左室增大明显,主动脉瓣重度反流,二尖瓣、三尖瓣重度反流,肺动脉高压(中度),左室射血分数(LVEF)71%,心包积液(中量)(图 5-1-9)。心电图示一度房室传导阻滞、窦性心动过速、Q-T 间期延长(QTc 454 毫秒)(图 5-1-10)。

解析:根据超声心动图结果,心脏增大,尤以左心明显,瓣膜显著受累,收缩功能未见明显受损,提示先天性瓣膜病变、风湿性心脏炎、心肌病可能,需要进一步结合心电图及实验室检查明确。心肌炎、心肌病的心电图缺乏特异性,但心电图常见广泛 ST-T 改变,该患儿心电图表现为房室传导阻滞、窦性心动过速及 Q-T 间期延长,似更符合风湿热心电图改变,需进一步检查血沉、抗 O、咽拭子细菌培养等明确。

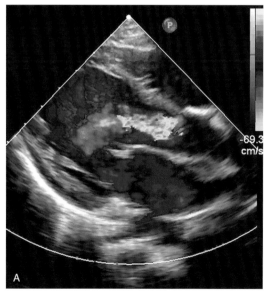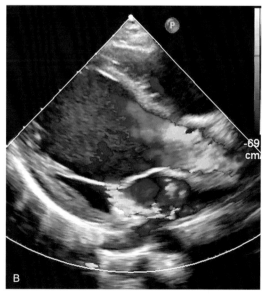

图 5-1-9　超声心动图
A. 主动脉瓣反流;B. 二尖瓣反流。

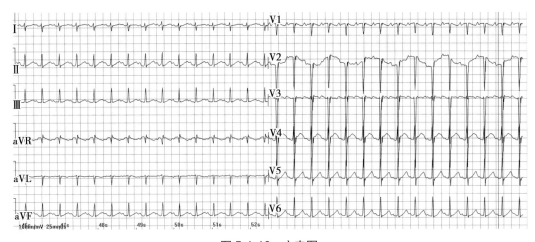

图 5-1-10　心电图
一度房室传导阻滞、窦性心动过速、Q-T 间期延长

【初步诊断及分析】患儿为学龄期儿童，起病急，病程 10 天，平素活动耐量正常，病后出现气促、乏力、心悸、胸闷和尿量减少等心衰症状，体检心尖区及主动脉瓣区可闻及杂音，肝大，且发病前 3 周有咽峡炎病史，超声心动图示心脏增大、瓣膜受累明显。该患儿临床心衰症状明显，虽然超声心动图LVEF 正常，但不能除外存在心脏结构异常所致充血性心衰的可能，其原因分析如下：

1. 风湿热、风湿性心脏炎　学龄期女性患儿，有发热、气促、乏力、心悸、胸闷和尿量减少等表现，心尖区及主动脉瓣区可闻及杂音，结合超声心动图示心脏增大、多瓣膜受累和心包积液，心电图示一度房室传导阻滞，C 反应蛋白增高，以及发病前 3 周有咽峡炎病史，应首先考虑风湿热、风湿性心脏炎，需进一步检查抗 "O" 及咽拭子细菌培养以协助诊断。

2. 先天性瓣膜病变　患儿有心衰表现，超声心动图示心脏增大及瓣膜受累，需警惕本病，但患儿病程短，既往体健，无活动耐量下降，且有多组瓣膜受累，不支持本病。

3. 扩张型心肌病　患儿有心衰表现，超声心动图示心脏增大、二尖瓣反流，需考虑本病，但患儿超声心动图提示多组瓣膜受累，病程较短等不支持本病。

4. 病毒性心肌炎　患儿为学龄期儿童，病程较短，有心衰表现，超声心动图示心脏增大，需警惕本病，但心肌炎少见瓣膜受累，亦无明显杂音等，本患儿特点不支持。

【进一步检查及结果】抗 "O" 3 010U/ml（正常值<250U/ml），血沉 62mm/h，脑钠肽 672pg/ml（正常值<100pg/ml），咽拭子培养阴性，血培养阴性，结核干扰素测定阴性，甲状腺功能检测未见异常。

【治疗及随访】根据患儿临床表现及辅助检查结果，考虑患儿诊断为风湿热、风湿性心肌炎、急性心衰、支气管肺炎。治疗上给予静脉输注青霉素清除链球菌感染，激素抗炎。抗心衰治疗包括口服螺内酯、呋塞米利尿，在动态监测血药浓度的基础上，给予地高辛口服强心等。治疗 20 天后患儿咳嗽、气促、心悸、乏力好转，出院门诊随访，门诊定期肌内注射长效青霉素，并予以口服泼尼松（总疗程 12 周）、地高辛、螺内酯和呋塞米等。在随访过程中，患儿临床表现进一步好转。现患儿规律肌内注射长效青霉素，未控制运动，无气促，活动量可，无胸闷、心悸等表现，目前口服贝那普利、倍他洛克、呋塞米、螺内酯等治疗。随访过程中超声心动图提示瓣膜反流较之前缓解（表 5-1-4），暂未行瓣膜修复或换瓣手术。

【病例点评】近年来，由于医疗条件的改善及抗生素的广泛使用，儿童风湿热及风湿性心脏炎发病率逐渐下降，同时也可能使得部分患儿临床表现不典型，甚至曾出现以舞蹈症为首发且为唯一表现的风湿热。因此在临床工作中，面对学龄期心脏疾病患儿，需警惕风湿热及风湿性心脏病的可能。本例患儿仅有心肌炎表现，无关节症状、皮下小结和环形红斑等，风湿热表现不典型，需与心脏增大、瓣

表 5-1-4　超声心动图随访资料

时间	LVEDD/mm	RVD/mm	LVEF/%	LVFS/%	AR	MR	TR	PH	心包积液
起病时	54	21	71	41	重度	重度	重度	中度	中量
病程 1 个月	47	17	62	34	重度	重度	中度	轻中度	少量
病程 4 个月	46	15	64	35	重度	中重度	中度	正常	/
病程 7 个月	45	16	62	33	中度	中重度	中度	/	/
病程 16 个月	45	14	70	39	中度	中重度	轻中度	/	/
病程 20 个月	45	14	74	43	中度	中重度	中度	/	/
病程 32 个月	46	13	62	34	中度	中度	中度	/	/
病程 44 个月	50	14	65	35	中度	中度	中度	/	/

注：LVEDD，左室舒张末期内径；RVD，右室舒张期内径；LVEF，左室射血分数；LVFS，左室短轴缩短率；AR，主动脉瓣反流；MR，二尖瓣反流；TR，三尖瓣反流；PH，肺动脉高压。

膜受损相关疾病，如先天性瓣膜病变、扩张型心肌病和心肌炎等鉴别。依据风湿热的 Jones 诊断标准，本例患儿满足一项主要指标及两项次要指标，伴有 A 族 β 溶血性链球菌感染，因此可以诊断风湿热及风湿性心肌炎。

风湿热及风湿性心肌炎的内科治疗采用经典治疗方案，患儿整个病程期间给予长效青霉素，初期给予激素抗炎、强心、利尿等治疗，现主要是血管紧张素转换酶抑制剂、β 受体拮抗剂及利尿剂治疗。需要注意的是，风湿性心肌炎活动期出现心衰时，地高辛剂量不宜过大，否则易出现地高辛中毒，临床需要监测其血药浓度。有研究报道，静脉注射人免疫球蛋白对心肌炎的治疗存在一定疗效，可能有助于降低风湿性瓣膜病发病率，但现在未能证实。当风湿热引起心脏瓣膜损伤尤其是狭窄或者严重关闭不全时需考虑手术治疗。本例患儿在随访过程中，心衰症状明显改善，瓣膜病变逐渐好转，故目前暂未行手术治疗。

第二节
心包炎相关心力衰竭

【概述】心包炎是最常见的心包疾病，可以是全身疾病的一部分，也可为孤立性疾病。胸痛是心包炎最常见的症状，虽然儿科患者中胸痛主诉比较常见，但心包炎却很少发生。由于诊断困难，心包炎无确切发病率。心包炎病因分为感染性和非感染性，在发达国家，病毒通常是心包炎最常见的病原体，而结核感染（TB）则是世界范围和发展中国家心包炎的最常见病因，非感染性病因包含自身免疫、肿瘤、代谢、创伤、医源性和药物等。根据病程情况，心包炎分为急性、亚急性、慢性和复发性，儿童常见的心包炎病例是急性心包炎。大多数心包炎患者通过及时有效的治疗，包括必要的抗感染治疗、心包穿刺抽液或心包切开排脓等，可望获得痊愈，部分患者可遗留心肌损害或发展成缩窄性心包炎，出现心包增厚、粘连甚至钙化，使心脏舒张受限，心室舒张期充盈减少，每搏输出量下降，从而引起全身血液循环障碍，临床出现心力衰竭表现。不同于其他原因所致的心力衰竭，心包炎所致的舒张性心力衰竭通常可通过心包切除术而治愈。

【临床表现】心包炎所致心力衰竭的典型表现是右心衰竭，包括下肢水肿、腹胀、肝大和腹水等，也可出现继发于肺淤血的呼吸困难以及继发于低心输出量的疲劳、乏力。不少患者因腹腔积液对利尿剂治疗无效,而有多次腹腔穿刺史。对于无原发肝脏疾病的患者,颈静脉压升高和 Kussmaul 征阳性提示心室舒张功能受限。在心前区闻及心包摩擦音时,心包炎的诊断即可明确。当存在大量心包积液时,可出现心尖搏动减弱消失,心脏浊音界扩大、心包叩击音等。急性心脏压塞时可出现明显心动过速、奇脉,如心排血量显著下降,可产生休克。

【诊断】对于心脏结构正常的右心衰竭者、有心脏手术史的舒张性心衰者或心衰程度与超声心动图结果不成比例时,均应怀疑心包炎相关心衰的可能。在临床表现、体格检查提示心包炎相关心衰时,首选辅助检查是经胸超声心动图(TTE)。M 型和二维超声心动图可见左室射血分数正常,左室舒张末期内径不大,室壁厚度正常或增厚,左室短轴缩短率>25%,左室充盈速度减慢;多普勒超声可见快速充盈期与心房收缩期二尖瓣口血液比,即 E/A=1.0,EF 斜率降低。由于胸腔内压和心内压的分离以及心室相互依赖性的增强,可观察到心室大小、室间隔位移、房室瓣及肝、肺静脉血流速度随呼吸变化。肝静脉血流逆转(呼气舒张逆转速度比>0.8)是缩窄性心包炎特异性的超声心动图参数之一。当 TTE 不能确诊时,可进一步行心脏 CT 或 MR 检查。其他辅助检查常不具特异性。无大量心包积液时,胸部 X 线片常显示心脏大小正常,35%~50% 患者出现胸腔积液,25%~30% 患者可出现心包钙化。12 导联心电图可出现电压降低、P 波增宽、心房颤动及 T 波低平或倒置等。血浆 B 型利钠肽(BNP)在缩窄性心包炎患者的水平通常<200pg/ml,低于限制型心肌病患者。若诊断仍存在困难,则需行心导管检查。缩窄性心包炎患者心导管检查的典型表现包括肺微血管压、肺动脉舒张压、右室舒张末期压力、右房平均压和腔静脉压均显著增高,且趋向于相等,而心排血量降低。

【鉴别诊断】诊断舒张性心衰时,需结合病史、症状特征和辅助检查进一步明确基础疾病。临床上鉴别缩窄性心包炎和限制性心肌病非常困难,因为两者的临床表现和血流动力学改变相似。缩窄性心包炎患者以往可有活动性心包炎或心包积液病史,查体可有奇脉、心包叩击音,胸部 X 线片检查有时可见心包钙化,超声心动图有时可见心包增厚,室间隔抖动征,而限制型心肌病患者超声心动图改变为心室腔狭小、心尖闭塞、心内膜回声增强、房室瓣关闭不全、心房扩大和附壁血栓,必要时可通过心内膜活检进行鉴别。

【治疗原则】急性感染性心包炎主要治疗措施为控制感染,非感染性心包炎主要是控制原发病,心包炎多随原发病的控制而缓解或消失。对于无感染证据但存在持续炎症证据的急性、亚急性患者,可尝试使用非甾体抗炎药、秋水仙碱或皮质类固醇的三联疗法进行治疗。血清炎症标志物(血沉和 C 反应蛋白)升高和心脏磁共振钆增强程度高,有助于识别对药物治疗有反应的患者。秋水仙碱是成人心包炎的既定治疗方法,但并未常规用于儿童,目前无足够的证据支持在患有心包炎的儿童中使用秋水仙碱。对于心包感染被控制的缩窄性心包炎或药物难治性心包炎患者,最重要的治疗方法是心包切除术,通常应尽早开展,以避免病程过久导致心肌萎缩及纤维变性、严重肝肾功能不全、心源性恶病质等。术前给予对症支持治疗,积极改善患者的一般情况。对强心剂反应很差或肝肾功能严重恶化的患者不宜进行手术治疗。

急性心包炎相关性心衰表现多随感染的控制或原发病的控制而缓解或消失,一般无需应用强心药,但可根据患儿情况适当给予利尿剂。慢性心包炎造成缩窄性心包炎而出现心衰表现时药物治疗效果差,手术剥离增厚的心包是主要治疗手段,但术前和术后仍需应用利尿剂以减轻体循环淤血表现,洋地黄一般无需应用。

(王献民)

【附 病例 5-4】

寄生虫感染导致缩窄性心包炎合并心力衰竭 1 例

(昆明医科大学附属儿童医院 邓梨丽 韩林飞)

【病史】患儿,男,10 岁 4 个月,因"发现心包积液 1 年 3 个月,气促、乏力 2 周"入院。入院前 1

年 3 个月因"腹胀、食欲缺乏、乏力 1 周"至当地医院就诊，发现腹腔、心包积液；转诊心胸外科后，行心包开窗引流术，心包病理显示为慢性炎症伴纤维结缔组织增生，病情好转后出院。之后曾因"慢性心包炎、低蛋白血症、营养不良、肺炎"内科住院治疗。入院前 2 周，患儿运动后明显乏力、气促，伴食欲缺乏，胸部和上腹部 CT 平扫示"双肺肺炎伴结节，部分呈间质性改变；纵隔内多发肿大淋巴结伴感染可能，特异性感染待排；双侧胸膜增厚，双侧包裹性胸腔积液，双侧叶间裂积液"。患儿入院前近期无发热、咳嗽，无吐泻、腹痛等。自起病以来，精神、饮食欠佳，大便每 2~3 天 1 次，尿量近 2 周较之前有减少。患儿平素有饮生水史，否认食物及药物过敏史，否认外伤史及输血史。出生史无特殊。

【体检】体温 36.5℃，脉搏 90 次 /min，呼吸 20 次 /min，体重 31kg，经皮氧饱和度 92%（未吸氧）。神志清楚，精神欠佳，三凹征阴性，口周颜面无青紫，颈静脉充盈明显，双上肢见散在陈旧性皮疹。双肺呼吸音粗，未闻及啰音。心率 90 次 /min，心律齐，心音稍低钝，各瓣膜听诊区未闻及心脏杂音。腹软，稍胀，肝右肋下 7cm，剑下 6cm，质中，边缘钝，无压痛，脾左肋下未触及，肠鸣音正常。双下肢轻度凹陷性水肿，肢端暖，指 / 趾端无发绀，神经系统检查未见异常。

【辅助检查】

1. 腹部超声示肝脏体积增大，腹腔积液；胸部 X 线片示心影显著增大（图 5-2-1）。

2. 胸部 + 上腹部 CT 平扫 双肺肺炎伴结节，部分呈间质性改变；纵隔内多发肿大淋巴结；心包膜增厚；双侧胸膜增厚，双侧包裹性胸腔积液，双侧叶间裂积液；肝脏形态饱满，肝周积液；双侧肾周筋膜增厚，腹腔内肠系膜模糊（图 5-2-2）。

3. 超声心动图 左房（约 40.3mm × 50.3mm）、右房（42.4mm × 48.3mm）明显增大；心包膜不均质增厚、回声不均匀，回声中等偏低，心尖处脏层心包厚约 4.3mm；下腔静脉内径增宽，呼吸塌陷率 <20%；二尖瓣轻度反流，反流面积 4.2cm²；三尖瓣轻度反流，反流面积 4.1cm²；估测肺动脉压力 20.3mmHg；房间隔水平偶见穿隔束（有卵圆孔未闭可能）（图 5-2-3）。

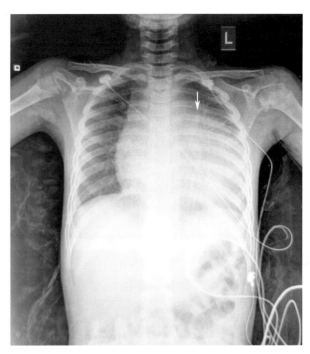

图 5-2-1 胸部 X 线片心影显著增大

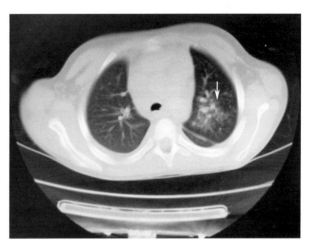

图 5-2-2 胸部 CT
胸膜增厚，左侧肺部斑片状阴影伴结节状改变。

4. 血常规 白细胞 11.45×10^9/L，中性粒细胞 72.7%，淋巴细胞 19%，红细胞 5.12×10^{12}/L，血红蛋白 136g/L，血小板 241×10^9/L。

5. 肝功能 总蛋白 52.2g/L，白蛋白 32.6g/L，球蛋白 19.6g/L。

6. 肾功能和心肌酶检查 未见异常。

【初步诊断及分析】患儿既往有心包积液、心包引流术病史，本次超声心动图双心房增大、心包膜增厚、回声中等偏低，临床诊断缩窄性心包炎明确。本次患儿腹胀、食欲缺乏、乏力、少尿，肝脏显著增大，双下肢有凹陷性水肿，故存在慢性心衰，且

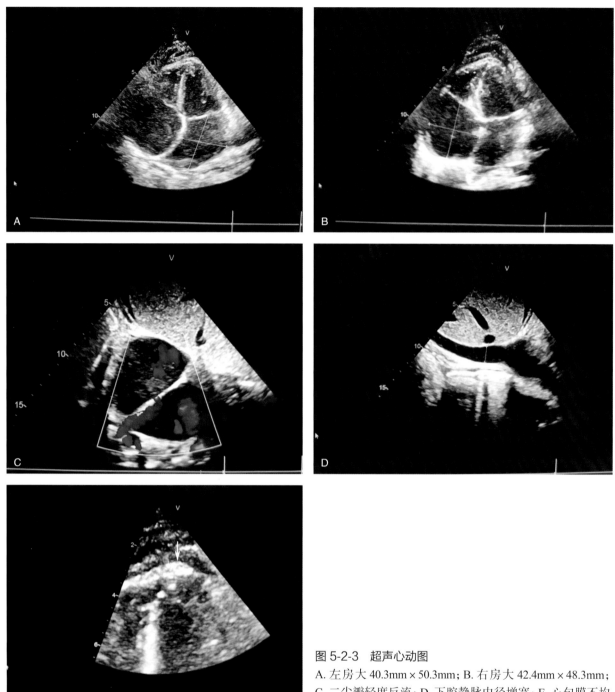

图 5-2-3 超声心动图
A. 左房大 40.3mm×50.3mm；B. 右房大 42.4mm×48.3mm；
C. 二尖瓣轻度反流；D. 下腔静脉内径增宽；E. 心包膜不均质增厚、回声不均匀，回声中等偏低。

该患儿的慢性心衰系缩窄性心包炎的表现。患儿缩窄性心包炎的可能病因分析如下：

1. 结核性心包炎 结核性心包炎是儿童慢性缩窄性心包炎最常见的病因，该患儿病程长，存在营养不良，且肺部 CT 显示纵隔内多发肿大淋巴结及双侧包裹性胸腔积液，双侧叶间裂积液，虽无结核患者接触史和结核中毒症状，也需排除该病。

2. 寄生虫性心包炎 患儿胸部 CT 可见双肺肺炎伴结节，部分呈间质性改变；纵隔内多发肿大淋巴结，双侧胸膜增厚，双侧包裹性胸腔积液，双侧叶间裂积液；影像学检查不能除外特异性感染，且患儿平素有饮用生水习惯，故需排除寄生虫感染，需进一步完善寄生虫检测明确。

【进一步检查及结果】

1. 心包积液常规＋生化 黄色，混浊，比重 1.015；李凡他试验阴性，白细胞 $655×10^6$/L，单核细胞 42.3%,多核细胞 57.7%,葡萄糖 3.95mmol/L,总蛋白 54.4g/L,氯化物 102.6mmol/L;涂片＋培养均为阴性。

解析:患儿心包穿刺液化验符合渗出液特点,考虑感染所致。患儿心包积液中白细胞以淋巴细胞为主,涂片及培养均阴性,结合患儿病程长等特点,不符合细菌感染,需要考虑特异性感染的存在,结合患儿有喝生水的习惯,结合既往影像学检查的特点,高度考虑寄生虫感染的可能,需要进一步行相关寄生虫抗体的检查。

2. 肺吸虫抗体金标法(本科室科研试剂)阳性;外送金域检验寄生虫抗体全套(ELISA 法),显示裂头蚴 IgG 抗体、日本血吸虫 IgG 抗体、肺吸虫 IgG 抗体、包虫 IgG 抗体、猪囊尾蚴 IgG 抗体及广州圆线虫 IgG 抗体均阴性,肝吸虫 IgG 抗体阳性。

解析:患儿肝吸虫 IgG 抗体阳性,结合患儿影像学特征,高度考虑寄生虫性心包炎,需心包活检,明确感染病因。

【随访和治疗】结合患儿临床表现、影像学检查以及寄生虫抗体检查考虑诊断为缩窄性心包炎、慢性心力衰竭、寄生虫感染,给予口服吡喹酮每次 25mg/kg,每天 3 次,口服 3 天后停用 3 天,之后开始口服第二轮吡喹酮抗寄生虫感染;同时给予泼尼松抗感染治疗,输注白蛋白提升胶体渗透压,呋塞米利尿减轻心肺负荷。患儿于外院行部分心包剥脱术,电话随访,患儿术后一般情况可,心脏超声较之前改善。

【病例点评】引起心包炎的原因较多,其中以肺炎球菌、葡萄球菌、结核分枝杆菌居多,而寄生虫感染所致的心包炎比较少见,主要见于某些喝生水和吃生肉的地域,比如云南的昭通和大理。寄生虫所致心包感染主要表现为慢性缩窄性心包炎,后期脏层心包与心脏粘连导致舒张功能受限从而出现不同程度的心衰,主要表现为食欲缺乏、腹胀、腹痛、少尿、水肿;超声心动图主要表现为心包增厚、心包积液、双心房显著扩大、心脏舒张功能受限,晚期可出现射血分数减低。结合寄生虫抗体检查以及喝生水、吃生肉病史可确诊。本患儿后期进行了部分心包切除术,改善了心包与心脏的粘连,再次复查超声心动图,双心房较之前有明显回缩,舒张

功能较之前显著改善,提示治疗有效。

随着社会的进步及生活条件的显著改善,寄生虫感染导致心包积液患者明显减少,但在我国某些偏远地区仍然存在较多喝生水、吃生肉的现象,故对待来自寄生虫感染流行地区的大量心包积液患者应仔细询问病史,结合地域特点积极寻找病因,以做到早发现、早诊断和早治疗。

【附 病例 5-5】

结核性心包炎致缩窄性心包炎伴心力衰竭 1 例

(华中科技大学同济医学院附属协和医院　彭华)

【病史】患儿,女,13 岁,因"间断发热、胸痛、胸闷 2 月余"入院。入院前 2 个月无明显诱因出现低热,体温最高 37.8℃,物理降温后可降至正常,伴有胸痛、胸闷,活动后加重,休息后可减轻,无咳嗽、咳痰,无头晕、晕厥等表现,当地医院给予抗感染、吸氧等对症治疗后胸痛稍缓解,但仍发热、胸闷,活动后加重,胸部 X 线片示肺血增多、心影增大,超声心动图示心包积液、心室舒张受限、心包粘连可疑。患儿自发病来,精神、食欲一般,大小便正常,体力下降,体重下降约 1.5kg。既往无手术、创伤病史,无放射线、药物、毒物接触病史,否认家族心脏病史、结核病感染及接触史。

【体检】体温 37.1℃,脉搏 89 次/min,呼吸 25 次/min,经皮氧饱和度 96%(未吸氧)。神志清楚,营养一般。颈静脉无怒张,口唇无发绀,咽部无充血。胸廓无畸形,双肺呼吸音粗,未闻及啰音。心率 89 次/min,心律齐,心音低钝,各瓣膜听诊区未闻及杂音。腹软,肝肋下 1.5cm,质软,脾肋下未及,双下肢无水肿。

【辅助检查】入院后血常规示白细胞 7.53×10^9/L,中性粒细胞百分比 67.3%,血红蛋白 103g/L,血小板 265×10^9/L,C 反应蛋白 16.5mg/dl;心电图示窦性心动过速、T 波低平。

【初步诊断及分析】患儿为青春期女孩,此次以"发热、胸痛胸闷"起病,发热以低热为主,活动后胸痛、胸闷加重,查体心音低钝,心律齐,肝大,胸

部 X 线片示心影增大,超声心动图示心包积液、心室舒张受限、心包粘连可疑,诊断考虑为心包积液、心力衰竭,NYHA 心功能分级 Ⅱ 级,结合患儿超声心动图考虑缩窄性心包炎可能性大,分析病因可能有:

1. 感染　患者表现为低热,炎症指标 C 反应蛋白增高,存在心包积液,考虑感染可能性极大,尤其是结核可能,需进一步行结核抗体、结核 T-spot 及心包穿刺送检心包积液细菌涂片、培养及分枝杆菌 DNA 及培养等病原学检测以明确诊断。

2. 结缔组织病　患者为青春期女性,否认免疫性疾病相关症状及体征,但仍需完善抗核抗体谱等相关免疫学检查,以排查有无自身免疫性疾病的可能。

3. 肿瘤相关　该患者血常规大致正常,浅表淋巴结不大、影像学尚未发现肿瘤的相关证据,必要时检查肿瘤标志物及磁共振或 PET-CT 等排查肿瘤。

4. 其他病因　如创伤或手术相关,患儿否认既往有创伤或手术病史,目前暂不考虑。

【进一步检查及结果】

1. 超声心动图　心包增厚,心包脏、壁层错动感明显减弱,其中左室侧壁心包厚约 0.7cm,右室侧壁心包厚约 0.9cm,右房顶部心包厚约 0.7cm;心包腔少量积液;室间隔不厚,室间隔可见"弹跳征",与左室后壁呈逆向运动,超声提示心包积液(少量);心室舒张受限(缩窄性心包炎可能);下腔静脉稍宽、肺动脉稍宽、三尖瓣轻度关闭不全(图 5-2-4)。

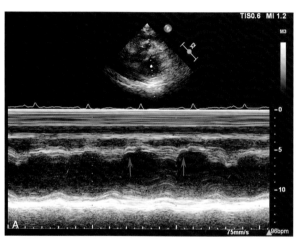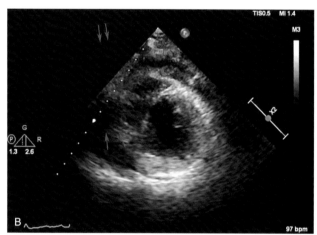

图 5-2-4　超声心动图
A. 室间隔不厚,可见室间隔弹跳征;B. 左室下壁心包增厚,活动受限。

解析:患儿超声心动图显示心包增厚,室间隔可见"弹跳征",与左室后壁呈逆向运动,心室舒张受限,下腔静脉稍宽,为典型缩窄性心包炎征象,结合临床特点,缩窄性心包炎诊断明确。儿童缩窄性心包炎最常见的病因为细菌感染和结核感染,前者临床有典型化脓性心包炎的病史,而后者起病一般隐匿。根据该患儿的临床特点,无典型化脓性心包炎的既往病史,考虑结核感染的可能性大,进一步穿刺取心包积液并寻找结核感染的证据。

2. 心包穿刺液　穿刺液抗酸染色阳性,一般细菌涂片及培养阴性。

3. 结核抗体 LAM 阳性,结核 T-SPOT 阳性,抗原 A 斑点数 11,抗原 B 斑点数 31。

解析:患儿心包穿刺液抗酸染色阳性,一般细菌培养阴性,结合血结核抗体、结核 T-spot 阳性,支持结核性心包炎的诊断。

【治疗及随访】根据患儿临床特点、影像学检查及结核感染的证据,结核性心包炎、缩窄性心包炎、慢性心衰诊断明确,遂给予利福平、异烟肼、盐酸乙胺丁醇、比嗪酰胺口服抗结核治疗 2 周,患儿体温正常,但胸闷、胸痛仍存在,且逐渐出现活动后气促,查体可见肝颈征阳性,肝脏右肋下约 3cm,临床考虑患儿心衰加重,根据缩窄性心包炎的处理原则,需手术剥离心包,解除粘连。患儿立即于全麻下行心包剥离术,术后病理结果为扁平样心包组织 10cm×9cm×2cm,内壁粗糙,切面灰白间黄;镜下见心包肉芽肿性炎症伴局灶坏死,符合结核分枝杆菌感染;抗酸染色阳性,结核分枝杆菌核酸检测结果为阳性。患儿"结核性心包炎"确诊,术后继续给予抗结核、抗感染、强心、利尿、维持内环境稳定治疗,恢复顺利。

术后 2 周复查超声心动图示室间隔仍可见"弹跳征",与左室后壁呈逆向运动,心包增厚,心包腔内可见低回声,心包脏、壁层错动感减弱,其中左室侧壁心包厚约 0.6cm,右室侧壁心包厚约 0.5cm,右房顶部心包腔厚约 0.7cm。患者自觉胸闷症状好转,未诉特殊不适,予以门诊随访治疗,继续口服抗结核治疗及强心、利尿治疗,并结核专科医院随诊。患者目前术后 6 月余,未再出现明显胸痛、胸闷,结核感染控制较好,体温正常,病情平稳。

【病例点评】缩窄性心包炎(CP)是由于心包慢性炎症导致心包的脏壁层增厚、粘连,甚至钙化,使心脏舒张受限,进而引起心衰表现。患者大多起病隐匿,随着心室舒张受限逐渐加重可表现出典型的右心衰竭的症状和体征,如乏力、呼吸短促和劳力性呼吸困难、水肿、颈静脉怒张、心悸、咳嗽、腹胀等。缩窄性心包炎病因包括感染性心包炎、肿瘤性心包炎、化疗性心包炎、手术后心包炎、放射性心包炎、特发性心包炎和石棉沉滞症性心包炎等。已知的病因中结核分枝杆菌感染最常见,但近年来文献报道由结核分枝杆菌感染引起者逐渐减少,非特异

性及其他病因逐渐增多。确诊依靠手术后病理证实为心包结核。临床上,影像学检查提示明确的心包增厚或钙化即需考虑缩窄性心包炎诊断,其中,超声心动图为首选。缩窄性心包炎超声心动图特征性表现为:①单层或双层心包膜增厚,可有心包钙化;②双心房增大,心室相对减小;③室间隔运动异常,舒张早期切迹或弹跳征;④吸气时二尖瓣舒张早期 E 峰值较呼气时幅度降低>25%,三尖瓣 E 峰值较呼气时幅度增加>40%;⑤腔静脉增宽、肝大、肝淤血及心包积液,符合上述 3 条及以上可诊断缩窄性心包炎。

该患者以"发热、胸痛、胸闷"起病,超声心动图示心包增厚、室间隔运动异常、腔静脉增宽及心包积液;进一步完善检查考虑结核感染明确,予以抗结核治疗后体温好转,但胸痛、胸闷症状缓解不明显,且肝颈回流征阳性,有肝淤血等右心衰竭体征及活动后气促症状,行心包剥离术后患儿症状逐渐好转,术后病理结果符合结核分枝杆菌感染,因此结核性心包炎、缩窄性心包炎可确诊。

缩窄性心包炎内科治疗主要为对症处理及术前准备,确诊后应尽快行手术治疗,首选心包剥脱术。多数患者术后恢复劳动力,病情得到缓解,预后良好。若病因为结核或其他感染,应先进行抗感染或抗结核治疗,待病情稳定再行手术评估。部分患者病因不明,病程较长,明确诊断时已错过最佳手术治疗时机,预后较差。

第三节
心内膜炎相关心力衰竭

【概述】心内膜炎(endocarditis)是一类累及包括心脏瓣膜在内的心腔内膜炎症的总称,以赘生物形成为主要特点,严重影响瓣膜结构与功能,严重者可导致心衰。从病因上可分为感染性心内膜炎(infective endocarditis,IE)与非感染性心内膜炎(non-infective endocarditis,NIE),儿童以 IE 常见,而 NIE 罕见。IE 特指由细菌、真菌、病毒、立克次

体、衣原体、螺旋体等病原体感染引起的心内膜炎症,而 NIE 临床上主要为风湿性心内膜炎、系统性红斑狼疮(systemic lupus erythematosus,SLE)疣状心内膜炎、嗜酸细胞增多性心内膜炎等。

儿童 IE 多发生在存在基础心脏病的患儿,但近年来发现 12%~26% 的 IE 发生在既往无基础心脏病患儿。中心静脉导管等内置导管应用的增加,

侵入性手术以及植入物使用的增加,如外科分流手术内植物、先天性心脏病封堵装置和起搏导线、电极等已被证明可增加儿童 IE 的发病风险。另外,免疫抑制剂、肿瘤化疗药物的应用也增加了相应病种患儿的患病风险。

心力衰竭(heart failure,HF)是儿童 IE 最常见、最严重的并发症之一。IE 合并 HF 患者的大规模前瞻性队列研究中,66% 患者的心功能分级为 Ⅲ 级或 Ⅳ 级,中、重度 HF 是住院、6 个月和 1 年内死亡的最重要预测因素。心内膜炎引发 HF 的原因主要包括两个方面:首先,重症感染可影响心脏的泵血功能,可导致 HF 发生;其次,IE 引起的心脏瓣膜损伤,如瓣膜破裂、穿孔或瓣下装置(乳头肌、腱索等)受损,发生瓣膜功能不全,或者使原有的功能不全加重,可导致心衰,常见于严重的二尖瓣和 / 或主动脉瓣的关闭不全,病程较长者可发生瓣膜不同程度的狭窄,亦可诱发 HF。另外,感染引起心肌炎症、局部脓肿或者较大的栓子进入冠状动脉引起心肌梗死等亦是引发 HF 的原因。

NIE 合并 HF 的发生发展与原发病的病程及严重程度相关,NIE 可见于任何年龄段,但儿童少见,其 HF 的发病机制一方面为原发疾病的心血管系统受累,主要通过异常的宿主免疫反应、长期慢性炎症损伤、免疫复合物沉积等途径对心血管系统产生损伤,可广泛累及心肌、瓣膜装置、传导系统等,如系统性红斑狼疮累及心脏所致心肌炎、HF 等;另一方面主要为赘生物所致瓣膜功能不全等诱发 HF;另外,使用糖皮质激素与免疫抑制剂等药物亦可造成心肌损伤,严重者可导致 HF。

【临床表现】

1. 心内膜炎特征　儿童 IE 的典型临床特征与成人相似,而新生儿与小婴儿 IE 比较隐匿,主要表现为菌血症,少有 IE 典型表现。IE 的典型临床表现包括全身感染症状、心脏症状以及栓塞和血管损害症状。全身感染症状主要表现为发热、寒战、乏力及全身中毒症状等。心脏症状主要表现为新出现的心脏杂音或基础心脏病杂音性质的急剧改变,多为赘生物破坏瓣膜引起二尖瓣关闭不全或狭窄以及主动脉瓣关闭不全等所致,亦可同时出现心衰和 / 或心律失常。栓塞和血管损害可出现相应

受累系统临床表现,如脑栓塞、肺栓塞、肝脏及脾脏栓塞、肾脏栓塞等,冠状动脉栓塞亦可发生局部梗死灶或局灶心肌炎。

NIE 的临床特点与 IE 不同,除基础疾病表现外,无症状者常见,全身性栓塞是其主要临床表现,尤其是脾脏、肾脏或指端栓塞,但颅脑及冠状动脉栓塞少见,这主要是由于 NIE 赘生物的质地较 IE 赘生物更脆弱,导致栓塞发生率高。NIE 瓣膜破坏少见,故出现瓣膜关闭不全和 HF 较 IE 少见。如系统性红斑狼疮(SLE)合并 Libman-Sacks 心内膜炎,其特征为瓣膜非感染性疣状赘生物形成,主要累及二尖瓣,其次为主动脉瓣,大多数患者无症状,少数出现胸闷、心悸、HF 等,易造成漏诊,多于超声心动图筛查及尸检时发现。Loffler 心内膜炎又名嗜酸性粒细胞增多性心内膜炎,是由嗜酸性粒细胞增多浸润心脏所致,起病隐匿,进展缓慢,其临床表现程度与受累心腔与严重程度相关,HF 常见,同时尚可引起脾大、淋巴结肿大及消化系统受累。心内膜炎是风湿热最重要的心脏病变之一,主要为瓣膜炎,最常累及二尖瓣,其次为二尖瓣和主动脉瓣同时受累,心脏杂音是瓣膜受累较为确切的证据。

2. 心内膜炎合并 HF 的特点　IE 合并 HF 以心内膜炎典型表现基础上合并肺水肿、心源性休克等为特点。90% 以上 IE 患儿具有易感因素,其中部分因素也是 HF 的危险因素。瓣膜置换者,包括经导管置入瓣膜或瓣膜修复使用人工材料者,发生 IE 时可出现急性瓣膜功能不全、瓣周脓肿、假性动脉瘤、瘘道形成等,短时间内导致 HF,可危及生命,如术后长期发热、感染指标异常及超声心动图提示瓣膜功能不良及瓣周组织的异常回声等均应考虑该种情况的可能。任何类型发绀型先天性心脏病(congenital heart disease,CHD)或用人工材料修补的任何类型 CHD,包括外科手术修补或经皮介入装置植入,发生 IE 后均易发生 HF,如有残留分流或瓣膜反流,发生 HF 的风险更大。存在基础心脏病或免疫功能缺陷的患儿易存在营养不良,发生 IE 可进一步加重营养不良,免疫功能亦下降,此时 IE 合并出现 HF 的风险增高。

NIE 合并 HF 可能提示原发病病情进展,如晚期恶性肿瘤的恶病质、SLE 或其他自身免疫性疾病

的皮肤损伤、关节炎和滑膜炎等。Libman-Sacks 心内膜炎合并 HF 少见，冠状动脉性心脏病、高血压、糖尿病是 SLE 发生 HF 的风险因素，但尚无 Libman-Sacks 心内膜炎发生 HF 的风险因素研究。LÖffler 心内膜炎合并 HF 主要累及右心者，酷似缩窄性心包炎，可见三尖瓣关闭不全，体循环淤血表现；主要累及左心者，可出现二尖瓣关闭不全和肺淤血表现；双心室同时受累者可发生全心衰竭，多以右心衰竭为主。附壁血栓脱落可产生栓塞，栓塞事件也是 LÖffler 心内膜炎的主要死因。风湿热合并心内膜炎导致 HF 的主要机制为严重瓣膜狭窄和 / 或关闭不全，其中以二尖瓣受累最常见，故 HF 以左心衰竭常见，可表现为左心室腔增大不明显但心房显著增大，出现肺淤血表现，如呼吸困难、活动耐力低等。

【诊断】心内膜炎相关 HF 的诊断重点是心内膜炎的诊断。2015 年欧洲心脏病学会（ESC）发布的新 IE 管理指南完善了 IE 的诊断标准和诊断流程（表 5-3-1，图 5-3-1），推荐多学科专家共同参与 IE 诊断。血培养与超声心动图是 IE 最基本、最重要的检查手段，尤其是反复的超声心动图检查可有效提高赘生物的检出率；心电门控心脏 CT 在发现局灶性脓肿和假性动脉瘤时可达到与食管超声心动图基本相当的诊断水平，且两种方式结合可进一步提高诊断的敏感性。18- 氟脱氧葡萄糖正电子发射断层扫描（18-fluorodeoxyglucose positron emission tomography/computed tomography，^{18}F-FDG PET/CT）和核素标记的白细胞单光子发射断层扫描（single-photon emission computed tomography/computed tomography，SPECT/CT）可有效减少 IE 的漏诊及误诊，尤其对于改良 Duke 标准中认为无法确诊 IE 的人群，同时对外周栓塞和转移性感染灶的检出具有显著意义。

NIE 需在原发病诊断基础上予以考虑，目前尚无统一诊断标准，但瓣膜病变具有相似的组织学表现，包括血小板血栓与纤维化、炎性肉芽肿和纤维瘢痕形成，无炎症细胞浸润及微生物证据。免疫学指标如肿瘤标志物、抗核抗体、抗双链 DNA、类风湿因子、抗心磷脂抗体和抗 β_2- 糖蛋白 -1 抗体等为常规筛查项目，同时应常规检测凝血相关指标，以评估是否存在凝血障碍或高凝状态。

表 5-3-1　2015 年欧洲心脏病学会 IE 诊断标准

诊断指标	诊断标准
主要标准	
1. 血培养阳性 IE	①不同期两次血培养结果显示符合 IE 的典型微生物：草绿色链球菌、解没食子酸链球菌（牛链球菌）、HACEK 组微生物、金黄色葡萄球菌，或无原发病灶时社区获得性肠球菌；或②多次血培养阳性显示符合 IE 的病原微生物：取样间隔>12 小时的 ≥2 次血培养阳性，或所有 3 次或 4 次不同期血培养的大部分为阳性（首次和最后一次抽血间隔 ≥1 小时）；或③单次血培养伯纳特克次体阳性或逆相 I IgG 抗体滴度>1∶800
2. 影像学阳性 IE	①超声心动图结果阳性 IE：赘生物、脓肿、假性动脉瘤、心内瘘管、心脏瓣膜穿孔或动脉瘤、新出现的人工瓣膜开裂②^{18}F-FDG PET/CT（仅适用于人工瓣膜置入 3 个月以上）或放射标记白细胞 SPECT/CT 检出人工瓣膜周围炎症异常活跃③心脏 CT 显示明确的瓣周病变
次要标准	
1. 易感因素	合并心脏病、吸毒等
2. 发热	体温>38℃
3. 血管表现（包括仅通过影像学检查发现的血管病变）	重要动脉栓塞、脓毒性肺梗死、感染（真菌）性动脉瘤、颅内出血、结膜出血、Janeway 损害等
4. 免疫表现	肾小球肾炎、Osler 结节、Roth 斑和类风湿因子阳性
5. 微生物学证据	血培养阳性但不符合上述主要标准，或血清学证据提示符合 IE 病原体的活动性感染

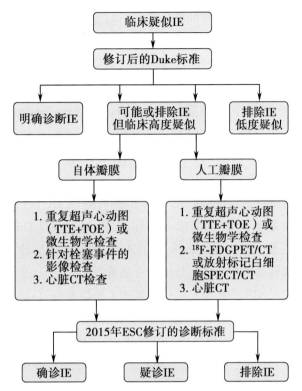

图 5-3-1　2015 年欧洲心脏病学会 IE 诊断流程
TTE,经胸超声心动图;TEE,经食管超声心动图;¹⁸F-FDG PET/CT,18- 氟脱氧葡萄糖正电子发射断层扫描;SPECT/ CT,核素标记的白细胞单光子发射 CT。

【鉴别诊断】IE 首先需与以发热为主要表现的疾病相鉴别,如败血症、结核、风湿热、伤寒和 SLE 等;其次,合并 HF 的 IE 也可表现低热、无热,需与其他原因引起的 HF 相鉴别。NIE 首先应与 IE(包括血培养阴性 IE)进行鉴别,其次需通过分析临床表现、免疫学证据、凝血功能证据等,积极明确 NIE 的基础疾病。

【治疗原则】心内膜炎相关心衰的治疗主要包括病因治疗及抗心衰治疗。

1. 病因治疗　IE 治疗成功的关键取决于微生物的根除,同时需支持治疗及抗凝治疗。抗生素治疗是主要的药物治疗手段,其原则为早期、足量、足疗程和静脉用药,尽可能以微生物药敏试验指导用药,如血培养阴性,则应及时采用经验性抗生素用药。手术治疗的指征包括 HF、难以控制的感染(如人工瓣膜根部脓肿形成等)、巨大赘生物导致严重主动脉瓣或二尖瓣关闭不全及预防可能的栓塞事件;对于抗生素治疗欠佳的顽固脓肿或赘生物存在脱落可能的患儿,应尽早手术治疗。

NIE 治疗的重点是基础疾病的处理,从而降低全身性栓塞风险,需根据不同原发病的相关诊治指南给予处理,常用药物包括糖皮质激素、免疫球蛋白、免疫抑制剂等。

2. 抗心衰治疗　抗心衰的药物治疗可参考新近发布的《儿童心力衰竭诊断和治疗建议(2020 年修订版)》,但需注意,IE 患者赘生物可能存在附着不稳定、活动度较大等特点,受心肌、血流、瓣膜的冲击可发生栓子脱落,进而引发栓塞事件,故强心药的应用应谨慎,强心药可增强心肌收缩力,存在增加栓子脱落风险的可能。NIE 合并 HF 往往提示原发病的活动或进展,可能存在肾脏、肝脏等器官受累,此时应谨慎应用洋地黄;此类患者可能对洋地黄药物较为敏感,易发生洋地黄中毒。利尿剂应用也需谨慎,因心内膜炎患者本身可存在血液高凝状态,应用利尿剂可加重血液黏稠度而增加血栓形成风险。

HF 是心内膜炎患儿最常见的手术适应证,对于合并 HF 的心内膜炎患儿应适当放宽手术指征。手术时机需由心内膜炎专家团队确定,合并严重 HF 的患儿应急诊手术,以快速纠正严重主动脉瓣或二尖瓣反流、心内瘘管或赘生物引起瓣膜的梗阻、穿孔等引起的血流动力学不稳定。对于血流动力学相对稳定的 HF 患儿,则须行亚急诊手术。

（王本臻）

【附 病例 5-6】

儿童感染性心内膜炎致心力衰竭 1 例

（青岛大学附属妇女儿童医院　王本臻　单光颂）

【病史】患儿,女,1 岁,因"间断发热、皮疹 18 天,肢体间歇抖动 3 天"入院。患儿入院前 18 天无明显诱因出现发热,热峰 39℃ 左右,偶有寒战,无咳喘及抽搐,无腹痛、呕吐及腹泻,无关节肿痛及皮疹。外院血常规未见明显异常,给予口服"去感热口服液"3 天,体温恢复正常,但后背及臀部出现少许红色粟粒样皮疹。入院前 14 天再次出现发热,伴全身红色皮疹,血常规示白细胞 12.75×10^9/L、中性粒细胞百分比55.3%、血红蛋白114g/L、血小板计数175×10⁹/L、C反应蛋白12.79mg/L，给予口服"头孢克洛"3天，皮疹消退，但仍有反复发热，热峰39℃左右，每日发热2~3次，并出现腹胀，大便每天1~2次，为黄色稀便。入院前10天腹部超声示消化道积气，血常规示白细胞13.98×10⁹/L、血红蛋白102g/L、血小板计数166×10⁹/L、C反应蛋白93.23mg/L，静脉输注"头孢噻肟钠"治疗4天，发热无缓解。入院前3天患儿精神反应差，肢体间断不自觉抖动，无强直发作，全身红色皮疹较之前增多。患儿平素无多汗，无反复呼吸道感染，生长发育同同龄儿。患儿自发病来精神反应一般，饮食差，睡眠较之前增多，尿量偏少，大便为黄色稀便，每天1~2次。父母体健，非近亲结婚，否认传染病、心脏病家族史，否认夭折、猝死家族史。

【体检】体温36.6℃，脉搏156次/min，呼吸50次/min，经皮氧饱和度96%（未吸氧），血压83/45mmHg，体重10kg。精神反应差，呼吸急促，三凹征阳性，面色及口唇红润，全身皮肤可见散在红色丘疹及瘀点，双侧颈部及腹股沟可触及数个肿大淋巴结，最大约1.0cm×1.0cm，质稍韧，表面光滑，活动度好，无融合，余浅表淋巴结未扪及肿大。双肺呼吸音粗，可闻及散在哮鸣音及湿啰音。心前区无隆起，心率156次/min，心律齐，心音稍低钝，心尖部可闻及2/6级柔和收缩期杂音，无传导。腹软，肝右肋下6cm，剑下5cm，质稍韧，脾Ⅰ线7cm，Ⅱ线7cm，Ⅲ线7cm，质稍韧。双下肢无水肿，四肢无畸形，关节活动无受限，四肢端暖，CRT<3秒。双侧膝腱反射正常，双侧巴宾斯基征阳性，双侧凯尔尼格征阴性。

【辅助检查】外周血白细胞计数25.19×10⁹/L、中性粒细胞比例77.3%、血红蛋白91g/L、血小板39×10⁹/L、C反应蛋白107.77mg/L；胸部X线片示心影饱满，双肺纹理增多、模糊。

【初步诊断及分析】患儿为小婴儿，以长期发热、反应差、肢体抖动、皮疹为主要临床特点，查体可见肝脾显著大，血液学检查提示白细胞计数进行性升高，以中性粒细胞为主，血红蛋白及血小板计数进行性下降，C反应蛋白显著升高。综合分析，提示多器官受累，存在重症感染，甚至有巨噬细胞

活化可能，初步诊断为脓毒血症，发热、肝脾大、血小板减少，原因待查。需积极与可引起长期发热的疾病相鉴别：

1. 感染性疾病　最常见为败血症，结合该患儿临床特点，考虑该病可能性大，且为重症感染，需进一步查找有无感染灶。首先明确有无常见呼吸道感染，需完善胸部CT检查；结合患儿存在精神反应差等表现，需警惕脑膜炎、脑炎可能，需完善脑脊液检查及颅脑影像学检查；患儿为小婴儿，且为女性，易合并尿路感染可能，需完善尿常规及泌尿系统超声以协助诊断；患儿既往无先天性心脏病病史，但查体发现心脏杂音，结合长期发热，需警惕感染性心内膜炎（infective endocarditis, IE）可能，需进一步完善超声心动图协助诊疗。结核也可引起长期发热，且累及器官广泛，需进一步完善结核抗体等相关检查。

2. 急性白血病　为造血系统恶性增生性疾病，发病年龄以3~10岁多见，表现为贫血、出血、感染等，血象示白细胞正常或增高，贫血或血小板减少，可见幼稚细胞，骨髓检查示幼稚细胞30%。该患儿长期发热，且伴有贫血、血小板减少，不除外该病可能，拟进一步行骨髓细胞学检查以排除本病。

3. 免疫性疾病　如风湿热、系统性红斑狼疮等风湿免疫性疾病可引起长期反复发热、皮疹、肝脾大、血液学异常等，严重者可出现巨噬细胞活化，该患儿不能除外该病可能，进一步完善抗O、ENA抗体谱、抗核抗体、血沉等辅助检查；部分免疫缺陷病也可引起上述表现，必要时可完善免疫球蛋白、淋巴细胞亚群等免疫功能检查。

4. 多形红斑　为急性自限性皮肤病，多发于儿童和青年女性，皮疹为多形性，可呈红斑、丘疹、风团、水疱等，特征性皮损为靶形损害，即虹膜状皮疹，有不同程度黏膜损害，少数有内脏损害。结合该患儿病史，暂不考虑该病可能。

【进一步检查及结果】

1. 血液学检查　凝血酶原时间16.10秒，部分凝血酶原时间47.8秒，纤维蛋白原3.02g/L，纤维蛋白降解产物15.50μg/ml，D-二聚体6.92mg/L，提示凝血功能异常；降钙素原25ng/ml，显著升高，提示细菌感染；总胆红素22.53μmol/L，直接胆红

素 16.96μmol/L，总蛋白 51.20g/L，白蛋白 28.60g/L；血 清 钾 2.60mmol/L，血 清 钠 131mmol/L，血 清钙 1.85mmol/L，血 清 磷 0.78mmol/L，提 示 低 白蛋白、低钾、低钙、低磷；血沉 23mm/1h；铁蛋白 625.10ng/ml；血培养、抗 O、网织红细胞、免疫球蛋白、血氨、甘油三酯、异型淋巴细胞、尿常规及尿液培养、外科常规未见明显异常。

解析：根据已报告血液学检验结果，目前存在凝血功能异常，D- 二聚体显著升高，提示存在高凝状态和继发性的纤维蛋白溶解亢进，结合血小板显著降低，考虑弥散性血管内凝血（disseminated intravascular coagulation，DIC）可能性大；降钙素原明显升高，考虑细菌感染可能性大；血沉、铁蛋白升高提示急性感染可能；生化指标提示营养状态差且电解质紊乱明显，考虑长期感染所致消耗可能性大；尿液分析及尿液培养阴性，暂不考虑泌尿系统感染可能。综合患儿病史、症状及辅助检查结果，仍考虑细菌感染可能性大，但血培养呈阴性，不除外长期不规则抗生素应用导致血培养阳性率降低的可能，需多部位、多次采集以辅助诊断。

2. 骨髓细胞学检查　骨髓增生活跃，中性粒细胞核左移，可见中毒颗粒及空泡，未见吞噬现象。

解析：骨髓细胞学结果提示细菌感染可能，未见急性白血病或巨噬细胞活化证据。

3. 胸部和腹部 CT 平扫　支气管肺炎，左侧局限性胸膜增厚；肝脏略大，脾脏增大，肠系膜根部多发小淋巴结影。

解析：胸部 CT 提示肺部感染及胸膜累及，考虑存在肺部感染，但无明显特征性改变，不足以给予病原学的定性诊断依据。如病情进一步进展，可行纤维支气管镜寻找病原学证据。腹部 CT 提示肝脏及脾脏增大，与体格检查相符合，未发现明显占位改变，考虑与全身感染相关，需警惕巨噬细胞活化可能。

4. 腰椎穿刺　脑脊液检查示压力为 130mmH2O，脑脊液常规示体液白细胞数 146×10^6/L，体液多个核细胞数 80×10^6/L；脑脊液生化示积液蛋白 74.70mg/dl，糖及氯化物正常；脑脊液涂片、细菌培养、支原体、单纯疱疹病毒及结核 DNA 聚合酶链反应均未见异常。

解析：脑脊液检查显示细胞数升高，结合患儿反应差、肢体异常抖动等表现，考虑存在中枢神经系统感染、化脓性脑膜炎，可进一步行颅脑磁共振寻找证据。

5. 颅脑磁共振　双侧大、小脑半球及脑干肿胀；脑内多发异常信号，双侧基底节区病变内合并出血可能性大；双侧脑室较之前饱满，后角内出现异常信号。结合临床情况符合颅内广泛感染表现（图 5-3-2）。

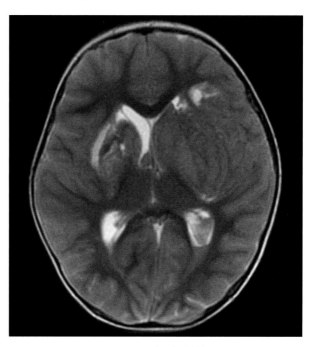

图 5-3-2　颅脑磁共振
双侧大脑半球肿胀；脑内多发异常信号，
双侧基底节区病变。

解析：颅脑影像学提示脑组织多发感染灶，且伴有出血可能，颅内感染诊断明确，且范围广、病情重，中枢神经系统感染明确，但患儿以发热起病，出现肢体抖动时间短，因此颅内感染是否为原发感染灶仍不明确，需进一步完善超声心动图观察有无感染性心内膜炎可能。

6. 超声心动图　各房室腔大小正常，左室前外侧乳头肌探及不均质强回声团块，大小约 10mm×8mm，活动度大，二尖瓣关闭受影响，收缩期见轻中度反流，主动脉瓣未见反流，三尖瓣轻微反流，左室收缩功能减低，左室射血分数 50%（图 5-3-3）。

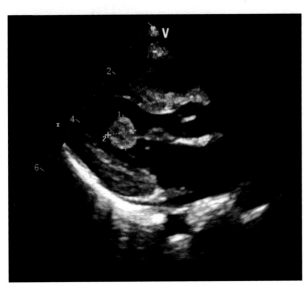

图 5-3-3 超声心动图
左室前外侧乳头肌探及不均质强回声团块,
大小约 10mm×8mm,活动度大。

解析:超声心动图提示二尖瓣乳头肌部位占位性病变,活动度大,同时合并二尖瓣关闭不全,心功能亦出现下降,结合患儿临床特点,暂不考虑心脏黏液瘤等先天性疾病可能,考虑该占位为赘生物可能性大。根据感染性心内膜炎改良 Duke 诊断标准及 2010 年中华医学会儿科学分会提出的儿童感染性心内膜炎诊断标准,目前患儿具备 1 条主要标准(心内赘生物),2 条次要标准(发热、颅内出血),患儿虽存在皮疹、肺部感染、脾大等表现,但无法确定是否合并重要动脉栓塞等其他次要标准,需进一步明确感染性心内膜炎诊断证据。

7. 心电图 提示窦性心动过速,未见明显 ST-T 改变。

解析:感染性心内膜炎的心电图无特异性,可表现为窦性心动过速及轻度 ST 改变,若脱落栓子引起冠状动脉栓塞及心肌梗死,可出现相应心电图改变。

8. 血培养 多次血培养均为阴性。

解析:患儿多次、多部位血培养均呈阴性,按照指南推荐应停用抗生素后复查血培养以确定诊断,但患儿病情危重且进展迅速,继续经验性抗感染治疗。

9. 眼科检查 双眼视盘色略淡,边界清,右颞上近视盘见一羽片状出血斑,A∶V=1∶2,中心凹光反可见,未见明显渗出,考虑视网膜下出血。

解析:眼底检查发现异常,根据感染性心内膜炎诊断标准,已具备 1 条主要标准(心内赘生物)及 3 条次要标准(发热、颅内出血、视网膜出血),感染性心内膜炎诊断明确,考虑颅内感染、肝脾大、皮疹等均为感染性心内膜炎相关并发症。

【治疗及随访】患儿明确诊断为感染性心内膜炎、化脓性脑膜炎、DIC、颅内出血、支气管肺炎、酸碱平衡电解质紊乱、贫血(中度)、心功能不全。治疗上,静脉输注万古霉素和美罗培南抗感染,积极生命支持、营养支持、纠正贫血,改善凝血状态等治疗。患儿虽然左室射血分数下降,体温正常时呼吸、心率仍增快,体检肝脾大,存在慢性心衰,但其血压和末梢循环尚可,同时考虑到洋地黄有诱发栓子脱落风险,因此暂不用强心药。多学科会诊,患儿病情重,外科手术虽风险大,按照国内外经验,仍建议行外科手术治疗。但在积极术前准备时,患儿出现反复抽搐,复查超声心动图提示赘生物脱落,抽搐考虑栓子引发脑梗死可能。虽经积极治疗,3天后患儿因脑疝死亡。

【病例点评】感染性心内膜炎是指细菌、真菌或其他微生物经血液循环途径进入心脏引起的心脏内膜、瓣膜等感染,常伴赘生物形成。感染性心内膜炎的临床表现复杂多样,可表现为急性或亚急性病程,或以低热为主要表现的慢性病程,部分患儿由于无特异性表现易造成漏诊、误诊。该患儿以长期发热、神经精神症状及血小板减少为主要特点,就诊时已达到疾病的危重阶段,且反复血培养阴性,最终因发现赘生物确诊,故对于长期发热的患儿,即使无免疫缺陷、先天性心脏病等易感病史,也需警惕该病的可能。非特异性的表现包括发热、胸闷、气促、贫血、消瘦、栓塞等,需在临床工作中提高警惕。

感染性心内膜炎的治疗是否成功取决于抗生素对微生物的根除,而手术有助于根除微生物,治疗应尽早开始,在高度怀疑但无药敏证据时,应根据患儿抗生素应用史、植入物置入史、易感条件及感染环境等多种因素选择可能有效的广谱抗生素,并根据后续血培养及药敏结果选择敏感抗生素。对于合并心衰的感染性心内膜炎,手术治疗可有效去除赘生物、减轻瓣膜反流、改善心脏功能并防止栓塞事件的发生,该种情况下应放宽手术指征,避免感染的进一步播散及栓塞发生。

该患儿病情进展快,病情重,疾病早期感染已播散至多器官系统且引发 DIC,最终致死原因为赘生物脱落引发的栓塞事件。该病例也提示临床医生应详细了解患者的病史,全面认真地查体及有针对性地检查,以期早期明确疾病诊断,同时须注意抗生素的合理应用。

参考文献

1. 中华医学会儿科学分会心血管学组, 中华医学会儿科学分会心血管学组心肌炎协作组,《中华儿科杂志》编辑委员会等. 儿童心肌炎诊断建议 (2018 年版)[J]. 中华儿科杂志, 2019, 59 (2): 87-89.

2. 陈薇, 李谧, 易岂建, 等. 儿童缩窄性心包炎 78 例病例系列报告 [J]. 中国循证儿科杂志, 2019, 14 (2): 97-100.

3. 冯保华, 王珂, 王俊生, 等. 感染性心包炎病原菌分布及相关因素分析 [J]. 中国病原生物学杂志, 2019, 14 (8): 980-983.

4. LAW YM, LAL AK, CHEN S, et al. American Heart Association Pediatric Heart Failure and Transplantation Committee of the Council on Lifelong Congenital Heart Disease and Heart Health in the Young and Stroke Council. Diagnosis and Management of Myocarditis in Children: A Scientific Statement from the American Heart Association [J]. Circulation, 2021, 144 (6): e123-e135.

5. TSCHÖPE C, AMMIRATI E, BOZKURT B, et al. Myocarditis and inflammatory cardiomyopathy: current evidence and future directions [J]. Nat Rev Cardiol, 2021, 18 (3): 169-193.

6. YAMAMOTO H, HASHIMOTO T, OHTA-OGO K, et al. A case of biopsy-proven eosinophilic myocarditis related to tetanus toxoid immunization [J]. Cardiovasc Pathol, 2018, 37: 54-57.

7. MAISCH B, ALTER P. Treatment options in myocarditis and inflammatory cardiomyopathy: Focus on iv immunoglobulins. Herz, 2018, 43 (5): 423-430.

8. CILLIERS A, ADLER AJ, SALOOJEE H. Anti-inflammatory treatment for carditis in acute rheumatic fever [J]. Cochrane Database Syst Rev, 2015, 28 (5): CD003176.

9. YANAGAWA B, BUTANY J, VERMA S. Update on rheumatic heart disease [J]. Curr Opin Cardiol, 2016, 31 (2): 162-168.

10. SCHWIER NC, TSUI J, PERRINE JA, et al. Current pharmacotherapy management of children and adults with pericarditis: Prospectus for improved outcomes [J]. Pharmacotherapy, 2021, 41: 1041-1055.

11. SYED FF, SCHAFF HV, OH JK. Constrictive pericarditis—a curable diastolic heart failure [J]. Nat Rev Cardiol, 2015, 12: 682.

12. MIRANDA WR, OH JK. Constrictive Pericarditis: A Practical Clinical Approach [J]. Prog Cardiovasc Dis, 2017, 59: 369-379.

13. YEHUDA A, PHILIPPE C. The 2015 ESC Guidelines on the diagnosis and management of pericardial diseases [J]. Eur Heart J, 2015, 36: 2873-2874.

14. 段韵, 向慧娟, 夏利. 曼氏裂头蚴引起心包积液超声表现 1 例 [J]. 临床超声医学杂志, 2016,(2): 103-103, 107.

15. WELCH TD. Constrictive pericarditis: diagnosis, management and clinical outcomes [J]. Heart, 2018, 104 (9): 725-731.

16. MIRANDA WR, OH JK. Effusive-Constrictive Pericarditis. Cardiol Clin, 2017, 35 (4): 551-558.

17. 刁海霞, 丁康, 杨敏武. 缩窄性心包炎的超声诊断及研究进展 [J]. 中华临床医师杂志 (电子版), 2019, 13 (5): 376-378.

18. DEPBOYLU BC, MOOTOOSAMY P, VISTARINI N, et al. Surgical Treatment of Constrictive Pericarditis. Tex Heart Inst J, 2017, 44 (2): 101-106.

19. HABIB G, LANCELLOTTI P, ANTUNES MJ, et al. 2015 ESC Guidelines for the management of infective endocarditis: The Task Force for the Management of Infective Endocarditis of the European Society of Cardiology (ESC). Endorsed by: European Association for Cardio-Thoracic Surgery (EACTS), the European Association of Nuclear Medicine (EANM)[J]. Eur Heart J, 2015, 36 (44): 3075-3128.

20. HURRELL H, ROBERTS-THOMSON R, PRENDERGAST BD. Non-infective endocarditis. Heart, 2020, 106 (13): 1023-1029.

21. SAEEDAN MB, WANG TKM, CREMER P, et al. Role of Cardiac CT in Infective Endocarditis: Current Evidence, Opportunities, and Challenges [J]. RadiolCardiothorac Imaging, 2021, 3 (1): e200378.

22. KARIYANNA PT, HOSSAIN NA, ONKARAMURTHY NJ, et al. Hypereosinophilia and Löffler's Endocarditis: A Systematic Review [J]. Am J Med Case Rep, 2021, 9 (4): 241-248. LIU M, LU L, SUN R, et al. Rheumatic Heart Disease: Causes, Symptoms, and Treatments [J]. Cell Biochem Biophys, 2015, 72 (3): 861-863.

23. ELEYAN L, KHAN AA, MUSOLLARI G, et al. Infective endocarditis in paediatric population [J]. Eur J Pediatr, 2021, 180 (10): 3089-3100.

24. CAHILL TJ, BADDOUR LM, HABIB G, et al. Challenges in Infective Endocarditis [J]. J Am Coll Cardiol, 2017, 69 (3): 325-344.

Theory and Practice of
**Pediatric
Heart Failure**

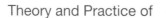

第六章

心律失常与心力衰竭

心脏的电功能和泵功能是心脏在人体生理活动中承担的主要任务。在心肌细胞动作电位的微观层面上，细胞内外的离子通过一次有规律的细胞内外流动完成一次兴奋过程，接着通过兴奋收缩耦联机制使粗细肌丝协调滑动，完成一次收缩及舒张的过程；而在心脏传导系统的宏观层面上，兴奋在窦房结发出并向外传导，经过房间束、房室结、束支和浦肯野纤维的传导，将兴奋快速扩布到整个心肌组织，紧接着完成心肌的一次收缩和舒张，将心脏内的血液运输到全身组织器官，从而满足机体生长发育的需求。因此心脏电活动是实现其泵功能的起动因素，当不同病因导致心电异常后可导致心脏泵功能的异常，从而出现临床上的心功能不全。心脏电活动相关的离子、通道和解剖发育贯穿儿童的不同时期，而整个过程受环境和遗传因素的调控。自律性增高、折返机制和触发活动是心律失常常见的电生理机制，上述机制在儿童期与离子通道异常和传导途径未退化等密切相关。心律失常是儿童心力衰竭的常见病因之一，儿童期心律失常可导致心脏泵功能的异常，从而导致临床上出现的心功能不全的表现尤为突出；阐明儿童期离子通道异常和传导途径未退化等病因及发病机制，从而采用适宜的辅助检查技术明确诊断，然后进行合理的治疗，可防止心功能不全等并发症的发生，从而提升其远期预后。儿童时期心律失常引起的心衰常见于心动过速性心肌病、预激性心肌病及心脏传导阻滞相关性心衰（表 6-0-1）。

表 6-0-1　引起心力衰竭的常见心律失常

分类	代表性心律失常
心动过速性心肌病	室上性心动过速、房性心动过速、心房颤动、心房扑动、室性心动过速等
预激性心肌病	B 型预激综合征
心脏传导阻滞相关性心衰	病态窦房结综合征、高度或三度房室传导阻滞、左束支传导阻滞等

儿童心律失常引起的心衰可为急性病程，多有感染、呕吐、腹泻、运动、应激等诱因，严重者可出现心源性休克，甚至猝死；也可隐匿起病，呈慢性病程发展，平时表现为慢性心衰、心脏扩大等心肌病表现，但在出现感染、腹泻、酸中毒等表现时可出现

急性心力衰竭表现。心律失常相关性心力衰竭大多数为左心室功能衰竭，且以收缩功能障碍为主。纠正心律失常后患儿心衰症状消失、心脏大小恢复正常是其典型的临床特征，但部分患儿由于长期心律失常导致心室重塑、心肌细胞超微结构异常，因此即使心律失常纠正，其心力衰竭症状也不能很快缓解，甚至需要器械治疗。同时，对于部分患儿由心律失常导致的心力衰竭，即使早期干预使其心功能在一定程度上得以逆转恢复，但其心肌细胞超微结构并不能完全恢复正常，因此其心肌储备功能低下，当出现感染、酸中毒、缺氧，或在应激、运动后，容易出现心功能不全表现的再现。

对于心律失常导致的心力衰竭患儿，需要详细评估其临床病史、体格检查、家族史、12-导联心电图、心脏超声、动态心电图以及心脏磁共振成像等信息，以评估心律失常类型、病因及心功能状态，必要时需行基因筛查及电生理检查明确。射频消融、起搏器植入和 CRT 治疗是心律失常导致心力衰竭的根治性治疗手段，对于三度房室传导阻滞和病态窦房结综合征，永久起搏器的植入是根治方案，但临床需要根据患儿年龄、体重、疾病类型等信息决定植入起搏器的类型和起搏方式；对于完全性左束支传导阻滞，心脏再同步化治疗（cardiac resynchronization therapy，CRT）可恢复正常的左右心室及心室内的同步激动，减轻二尖瓣反流，增加心输出量，改善心功能；对于心动过速性心肌病，射频消融治疗可消除心动过速发作。需要注意的是，药物治疗是心律失常相关心力衰竭的首选治疗，其目的是纠正心衰，为下一步的射频消融、CRT 或起搏器植入等根治性治疗创造条件。

儿童常见心律失常相关性心力衰竭的疾病如下：

1. 心动过速性心肌病（tachycardia induced cardiomyopathy，TIC）　TIC 是由快速心律失常持续或反复发作导致的可逆性心肌病，以心脏扩大和心衰为主要表现。TIC 可由任何持续或反复发作性心动过速引起，这些心动过速的类型包括房性心动过速、阵发性室上性心动过速和部分室性心动过速。早期诊断、早期治疗（主要为恢复窦性心律和控制心室率）后可部分或完全恢复正常；但仍

有少部分患者心室率控制不佳或未恢复窦性心律而出现顽固性、难治性心律失常,进而出现进行性心衰,甚至死亡。需注意快速性心律失常导致的心脏结构及功能改变,即使早期干预可使其一定程度上得以逆转或恢复,但其细胞超微结构并不能完全恢复正常。目前认为 TIC 发病机制主要包括神经激素的活化,钙离子通道及细胞结构变化,心脏收缩不同步和无效心室机械收缩,氧化应激,能量耗竭及可能存在的遗传基础。

TIC 患儿存在反复发作性或持续性心动过速,且出现不能用其他原因解释的左室收缩功能障碍;TIC 发病隐匿,心衰和心律失常之间可能互为因果。临床上,在以下情况时需考虑 TIC 可能:既往左心室功能正常,但反复发作或持续性心动过速发生后左心室功能进行性下降;除外其他导致心功能降低的因素;控制心室率和 / 或恢复窦性心律后心室功能改善;器质性心脏病患者发生的长期快速性心律失常。因此,诊断 TIC 需综合考虑患儿的病史、查体及影像学检查。诊断不明时,可先控制快速心律失常,若心功能恢复则支持 TIC 诊断。

药物治疗、导管消融和器械辅助治疗是目前 TIC 主要的治疗手段。拮抗肾素 - 血管紧张素 - 醛固酮系统药物及他汀类药物具有抗纤维化、改善心血管重构、降低心室率、加速心肌恢复的作用。抗心律失常药物治疗是 TIC 首选的药物治疗方法,但由于抗心律失常药物的致心律失常风险,根治性导管消融治疗已成为控制快速性心律失常的重要手段,其成功率高、安全有效,可部分替代抗心律失常药物治疗;尤其适用于药物治疗无效或某些特殊类型心动过速所致的 TIC。若 TIC 患者出现难治性心律失常伴严重心衰时,可给予 ECMO 或心室辅助装置以强化支持治疗,心脏移植可作为 TIC 患者终末期心衰的一种治疗选择。对于有心源性猝死高风险、心室重塑明显的 TIC 患者,可给予植入型心律转复除颤器(implantable cardioverter defibrillator,ICD)。

2. 预激性心肌病 预激综合征是儿童常见的一种心律失常,其电学活动的异常可引起机械活动异常,因此部分预激综合征可造成左室心肌电 - 机械兴奋的异常而引发心室重塑和心功能降低,出现预激性心肌病,临床以扩张型心肌病为主要表现,常由右侧显性旁路(B 型预激综合征)所致。右侧旁道,特别是间隔部旁道、预激成分大(QRS 时限>120 毫秒)、青少年和婴儿等,是儿童预激综合征发生预激性心肌病的高危因素。

由心室预激导致的左心室兴奋 - 机械收缩耦联不同步引发心室重塑、心衰,并排除心动过速性心肌病等其他病因引起的心脏扩大和心衰,且在药物或消融手术抑制或阻断旁道传导后患者的心脏扩大和心衰发生逆转时,方可诊断预激心肌病。在怀疑该病时,标准 12 导联心电图和心脏超声的检查必不可少;前者可初步判断旁道的位置,后者能够明确有无心脏扩大、左室功能异常及有无收缩不同步等现象。目前该病公认的诊断标准主要为以下几点:具有扩张型心肌病临床表现;没有或很少有快速型室上性心律失常反复或持续性发作;心电图提示显性旁道的心室预激,尤其是右侧旁道;心脏超声可见心室收缩不同步现象,伴左心室扩大及左室射血分数下降;除外继发性扩张型心肌病。

依据患者的情况选择药物或射频消融。婴幼儿及儿童首选抑制旁路前传的抗心律失常药物治疗。胺碘酮可抑制旁道传导,是儿童预激综合征治疗的首选药物。氟卡尼近年被证实在治疗预激性心肌病导致的左心衰竭中具有较明确的疗效和安全性。目前射频消融治疗是预激性心肌病的首选治疗方法,中国儿童心律失常导管消融专家共识将药物治疗无效或不能耐受的心室预激导致的预激性心肌病列为导管消融 I 类适应证;成功用导管消融后,左心室功能可逆转并恢复正常,而 LVEF 受损的程度越重则心功能恢复需要的时间越长。

3. 心脏传导阻滞 心脏传导阻滞是指心脏的某一部分对激动不能正常传导,其发生机制就在于心肌的绝对不应期和 / 或相对不应期的病理性延长,使上位节律点的兴奋不能下传或不能够完全下传,从而导致心室率减低,每搏输出量减少,引起心脏功能降低而致临床出现心力衰竭表现。临床上生理或病理因素均可导致传导阻滞的发生。心脏传导阻滞按照阻滞的程度可分为三度,即一度传导阻滞、二度传导阻滞、三度传导阻滞;按照阻滞发生部位可分为窦房结内传导阻滞、窦房传导阻滞、房室传导阻滞、束支传导阻滞和室内传导阻滞。

三度房室传导阻滞（atrioventricular block）是因各种原因导致的房室结功能障碍，使所有来自心房的激动都不能下传至心室而引起完全性房室分离。此类患儿的心室率明显变慢，心输出量降低导致临床症状的出现，其病因中以先天性房室传导阻滞和获得性房室传导阻滞（心肌炎、外科或介入手术）为多见。患儿在安静或活动时出现心悸、头晕、乏力、胸闷、气短表现，严重者可出现晕厥或阿 - 斯综合征。病态窦房结综合征（sick sinus syndrome，SSS）是一种复杂的心律失常，其特征是病理性窦性心动过缓、窦房传导阻滞或交替性出现缓慢性和快速性心律失常。临床症状通常是间歇性和 / 或非特异性的，常与缓慢性心律失常或快速性心律失常引起的心输出量减少有关，大多数症状是由脑灌注减少引起的，典型症状包括晕厥、头晕、心悸、劳力性呼吸困难、变时性功能不全引起的易疲劳、心力衰竭和心绞痛。完全性左束支阻滞是室内传导阻滞的一种类型，因各种原因导致左束支传导障碍使原本同步除极的左、右心室，变为右室领先除极，出现左、右心室电与机械活动的不同步；左室电活动的延迟将使主动脉瓣和二尖瓣开放与关闭延迟，这些异常都能损害患者的左室收缩与舒张功能。此外，左束支阻滞时，室间隔的不协调收缩对左室功能也将产生严重影响，长此以往，这些运动异常将损害左室的收缩与舒张功能，使左室收缩末期内径增大，左室射血分数下降，整体心输出量下降，进而发展为心肌病，称为左束支阻滞性心肌病。

心脏传导阻滞的治疗主要是明确并去除传导阻滞的病因、药物治疗和心脏起搏治疗。其中三度房室传导阻滞合并心衰者可应用改善心功能的药物，如正性肌力药、利尿剂等，同时可应用提高心室率药物，如阿托品、异丙肾上腺素等；症状性 SSS 心动过缓治疗的一线药物是阿托品。对于出现低血压的 SSS 患者，还可联合多巴胺、肾上腺素或异丙肾上腺素来提升心率和血压；而对于完全性左束支传导阻滞的内科治疗主要针对慢性心力衰竭治疗，给予利尿剂减轻心脏负荷，正性肌力药物强心，ACEI 类药物改善心肌重塑等；心脏传导阻滞的最终治疗方案依赖心脏起搏，永久起搏器的植入是三度房室传导阻滞和病态窦房结综合征的尽早终选方案，对于症状性 SSS 患者合并快速房性心律失常的患者可在植入心脏起搏器后尝试给予抗心律失常药物控制快速心律失常，对于药物控制效果不好者，可采用导管消融消除心律失常，而心脏再同步化治疗（CRT）适合于完全性 LBBB 合并心力衰竭的患儿，有助于恢复心室同步化收缩，减轻二尖瓣反流，增加心输出量，改善心功能。

（吕铁伟）

第一节
室上性心动过速相关心力衰竭

【概述】室上性心动过速（supraventricular tachycardia，SVT）简称室上速，是指起源于心房或房室交界区的异常的快速性心律失常。其广义包括房室折返性心动过速，房室结折返性心动过速，异位性房性心动过速，交界区性心动过速，心房扑动和心房颤动。其狭义仅包括房室折返性心动过速（atrioventricular reentrant tachycardia，AVRT）及房室结折返性心动过速（atrioventricular nodal reentrant tachycardia，AVNRT）。儿童 SVT 常多见于无器质性心脏病的患儿，但某些类型的先天性心脏病、心肌炎、心肌病以及心脏手术术中、术后，一些药物如洋地黄、电解质紊乱也可导致 SVT 发作，有报道 50% 的 SVT 是由预激综合征引起。SVT 发病机制大多数为折返性心动过速。

【临床表现】SVT 多在婴儿或学龄期发病，其中 AVRT 和 AVNRT 约占儿童期 SVT 80% 以上。

常为阵发性,持续数分钟或数天不等,心率大多在150~300次/min,特点为突发突止。临床表现可视心率及是否合并基础疾病不同而异,婴儿可表现为拒食、烦躁、苍白或发绀。儿童期或青少年可自觉心悸、胸闷、恶心、呕吐、乏力、气短及头晕等。小婴儿SVT易引起心力衰竭,特别是发作持续48小时以上的,严重者导致心动过速心肌病(tachycardia induced cardiomyopathy,TIC),表现为气促、发绀、水肿、尿少、肝大、心脏扩大和心功能不全等。

【诊断】SVT的诊断主要依靠心电图诊断,心电图特点包括:①心率150~300次/min,年龄越小,频率越快,节律绝对匀齐;②QRS形态多为正常,逆向型AVRT或存在心室内差异传导或合并束支传导阻滞时QRS波增宽;③约半数可见到逆行p'波,可在QRS波前或后,也可埋藏于QRS中。根据以上临床表现和心电图的特点作出SVT诊断,诊断困难者可行食管心电图或心内

电生理检查确诊。心动过速性心肌病(tachycardia induced cardiomyopathy,TIC)可继发于各种类型持续性或反复发作的快速性心律失常,如房性心动过速、心房颤动、心房扑动、室上性心动过速等,而以房性心动过速和持续性交界区反复性心动过速(permanent junctional reciprocating tachycardia,PJRT)最常见。应与扩张型心肌病合并快速心律失常进行鉴别诊断。目前尚无明确诊断标准,临床诊断参考以下方面:①心律失常发作前心功能正常;②在频繁或持续性心动过速发作后心功能进行性降低,并排除其他可能导致心功能减退病因;③心律失常治愈或控制后心室功能可改善。

【鉴别诊断】

1. 阵发性室上性心动过速要与窦性心动过速鉴别　窦性心动过速往往有明确的病因,逐渐发生与终止,心率通常<210次/min,P波为窦性,节律不齐,刺激迷走神经心率稍减慢(图6-1-1)。

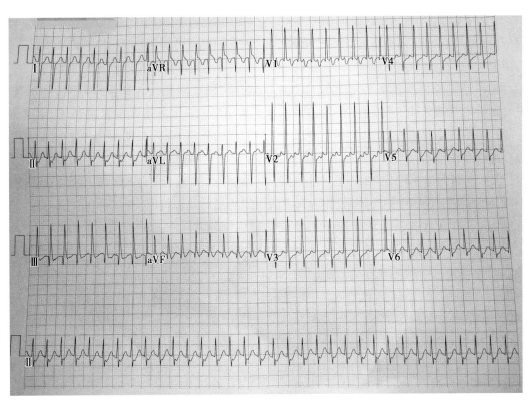

图6-1-1　心电图:心率214次/min,节律绝对匀齐,QRS形态为室上性

2. 伴室内差异性传导的阵发性室上性心动过速要与室性心动过速鉴别　室性心动过速多数合并有心脏病或其他严重疾病。心率120~250次/min,

节律轻度不齐,有窦性P波,房室分离,常有室性融合波,偶有心室夺获。刺激迷走神经通常无效(图6-1-2)。

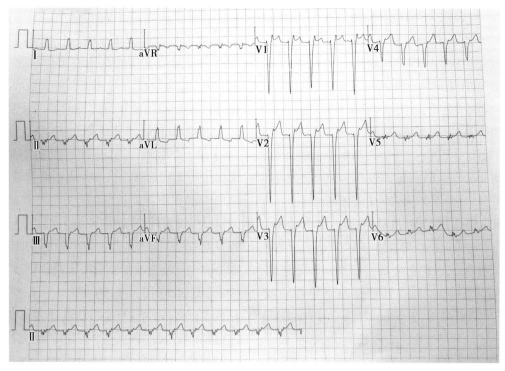

图 6-1-2 心率 150 次/min,QRS 波宽大畸形,胸前导联无 RS 型 QRS 波

【治疗原则】首先评估患儿的血流动力学状态,是否存在低血压、心衰、休克或意识水平下降,并判断心律失常的类型和机制,去除心律失常的病因和诱因,终止 SVT 发作及预防复发。在 TIC 治疗方面主要是针对快速心律失常的治疗,使患儿恢复窦性心律。若不能恢复窦性心律,应尽量降低心室率及抗心力衰竭治疗。

1. 对于血流动力学不稳定的 SVT 首选同步直流电复律,对各种类型的 SVT 有效,电复律的能量为 0.5~2J/kg,并可在准备复律时给予药物或尝试迷走神经刺激。如 SVT 伴有快速心室率者合并急性心衰时推荐地高辛或毛花苷丙静脉给药快速洋地黄化。

2. 对于血流动力学稳定的 SVT ①刺激迷走神经,包括潜水反射法、实施 Valsalva 动作、婴儿用冰袋法等;②药物治疗:首选腺苷,国内常用三磷酸腺苷,其他药物如 β 受体阻滞剂(如艾司洛尔)、普罗帕酮、维拉帕米及胺碘酮。

3. 食管调搏 食管调搏可确定心律失常的类型和终止发作,对药物治疗无效或 SVT 无休止复发的婴儿有效。

4. 经射频导管消融术(radiofrequency catheter ablation,RFCA) 对体重>15kg,SVT 频发的儿童可择期行 RFCA。

5. 预防复发 如患儿仅是偶然发作,且症状轻微,则观察随访。如发作频繁,症状较重,且体重>15kg 的儿童建议导管消融术;若未达到导管消融的条件,则需长期用药预防复发,可选择口服 β 受体阻滞剂、普罗帕酮、维拉帕米、索他洛尔或胺碘酮。TIC 预后与基础心脏疾病、心动过速持续时间的长短及心肌损伤的不同程度有关。

(张 丽)

【附 病例 6-1】

房性心动过速致心力衰竭 1 例

(广州市妇女儿童医疗中心 李伟 黄萍)

【病史】患儿,女,6 岁 1 个月,主诉为发现心跳增快 6 个月,咳嗽 1 周,发热 3 天入院。入院前 6 个月,家长发现患儿心跳增快,无心悸、气促,无活动耐量减低,当时未诊治。入院前 1 周,患儿无明显诱因出现咳嗽,咳白色泡沫痰,伴鼻塞、流涕、呕吐,无腹痛、排稀便,入院前 3 天,患儿出现发热,热峰 38.5℃,无抽搐,入院前 1 天,患儿症状仍未好转,就诊于当地医院,心电图检查提示窦性心动过速,左心室高电压,心肌劳损,心脏超声提示全心大,左室收缩功能明显减低(LVEDD 43mm,LVEF 23%),主动脉瓣、肺动脉瓣、二尖瓣及三尖瓣轻度反流,考虑心脏扩大原因待查,后就诊于笔者医院进一步治疗。患儿平时活动如常,无气促、呼吸困难,尿少,无水肿。既往史、家族史无特殊,母亲孕期无特殊,无放射线、药物、毒物接触史。

【体格检查】入院查体:体温 37℃,脉搏 165 次 /min,呼吸 50 次 /min,血压 92/70mmHg,体重 16.3kg,经皮氧饱和度 95%。神志清楚,精神可,无特殊面容,口唇苍白,呼吸促,双肺呼吸音粗,未闻及干、湿啰音,心前区稍隆起,心脏浊音界扩大,心率 165 次 /min,心音低钝,心律齐,未闻及杂音,无心包摩擦音。腹平软,肝约肋下 5cm,质中缘钝,肝 - 颈静脉回流征阳性,脾脏肋下未及,肠鸣音正常,四肢活动可、全身无水肿,肢端湿冷,CRT 3 秒。

【辅助检查】外院(入院前 1 天)心电图:窦性心动过速? 左心室高电压,心肌劳损。心脏超声:全心大(LVDd 48mm,RA 43mm),左室收缩功能明显减低(EF 23%),主动脉瓣、肺动脉瓣、二尖瓣及三尖瓣轻度反流。

【初步诊断及分析】

1. 心脏增大、心功能减低原因待查 患儿为学龄期儿童,临床有心动过速表现,查体:呼吸促,心前区稍隆起,心率快,肝约肋下 5cm,质中,肝 - 颈静脉回流征阳性,心脏超声提示全心增大,心功能减低。可能的原因如下:

(1)心肌炎? 患儿近期有感染史,并有心脏增大、心衰症状,故需首先考虑,需动态观察心电图的改变及心肌损伤标志物(如心肌酶、肌钙蛋白)检查。

(2)心肌病? 患儿起病 6 个月,平素无症状,查体发现心脏增大,心音低钝,故需要进一步检查心脏超声,必要时行心脏 MR 检查及代谢病筛查、基因检测确诊。

(3)先天性心脏病? 患儿平素无症状,近期有心力衰竭等表现,查体发现心脏增大,未闻及杂音,胸部 X 线片提示心影大、肺循环多血可能,患儿虽

然有心衰症状、体征,但心音低钝,无心脏杂音,不支持,可行心脏超声检查明确。

2. 心力衰竭 患儿平静状态下心率快,气促,肝大,故诊断为心力衰竭,按照美国纽约心脏病学会(NYHA)的心功能分级,判断为心功能Ⅳ级。

【进一步检查及结果】

1. 实验室检查 血常规、尿常规,生化大致正常,病原学九项未见异常;hs-CRP 32.10mg/L,心肌标志物 CK-MB 47U/L,肌钙蛋白 I 阴性。NT-proBNP 20 557.41pg/ml。

2. 胸部 X 线片 双肺纹理增强,两肺中、内带见斑片状模糊影较之前略增多。两肺门稍增浓。纵隔未见偏移。心影大(心胸比 0.68)(图 6-1-3)。

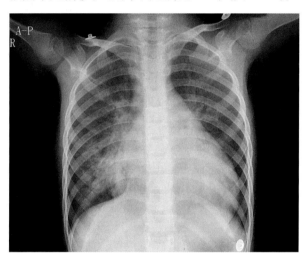

图 6-1-3 胸部 X 线片
心影扩大,肺纹理增粗。

3. 心脏超声 心脏与大血管连接正常,房、室间隔完整。全心增大,以左心大显著,左室呈球样(LVD 51mm),右室增大(RV 21mm),室间隔与左室后壁部分同向运动。二尖瓣开放幅度减小,二尖瓣、主动脉瓣、三尖瓣关闭时见彩流反流,面积分别为 3.0cm²、0.5cm²、1.7cm²,三尖瓣反流 Vmax=2.9m/s,△P=33mmHg。主动脉弓完整,肺静脉回流入左房。左右冠状动脉起源未见明显异常。EF 24%,FS 11%,左心收缩功能明显降低,舒张功能未见异常(图 6-1-4)。

解析:根据心脏超声结果,全心增大,心功能减低,提示扩张型心肌病可能,但尚不能明确诊断及具体病因,需进一步结合心电图检查,必要时需进一步完善心脏 MRI、心脏 CTA 检查。

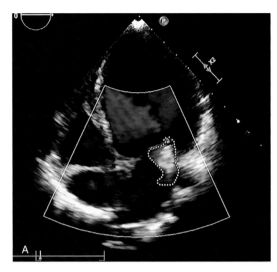
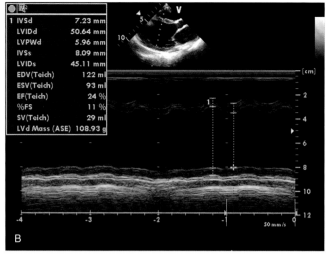

图 6-1-4　心脏超声表现

A. 心脏明显增大；B. 左心收缩功能明显降低，心肌动度减低。

4. 心电图　各导联见 P' 波形态与窦性 P 波不同，频率 159 次 /min。S-T 段：V5、V6 斜下型压低 0.05mV。T 波：Ⅱ、Ⅲ、aVF 低平，V5、V6 倒置，诊断为房性心动过速（图 6-1-5）。

解析：扩张型心肌病可伴有心律失常，如阵发性室上性心动过速、室性期前收缩、心房颤动及 ST-T 改变，该患儿心电图提示房性心动过速，不符合常见扩张型心肌病的心电图改变，提示需警惕心

动过速所致心肌病可能。

【治疗及随访】结合患儿临床表现及上述辅助检查结果，考虑患儿目前诊断：①房性心动过速；②心动过速性心肌病；③急性心力衰竭；④支气管肺炎。

1. 入院后予扩容、米力农、肾上腺素、多巴酚丁胺、多巴胺强心、硝酸甘油扩血管、呋塞米利尿等抗心衰治疗、胺碘酮抗心律失常及抗感染等治疗。

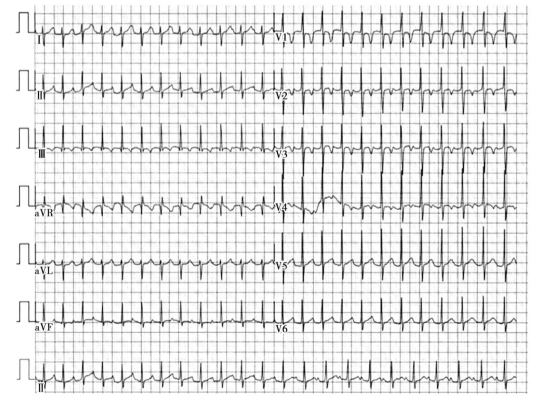

图 6-1-5　房性心动过速

经过上述治疗14天,患儿心力衰竭症状逐渐稳定,继续给予地高辛、多巴胺强心、呋塞米、螺内酯利尿及卡托普利治疗及胺碘酮抗心律失常治疗,患儿共住院28天。

2. 出院后继续口服胺碘酮抗心律失常及地高辛、呋塞米、螺内酯和卡托普利改善心肌重塑等治疗,出院后3个月复查心脏超声心脏收缩功能恢复正常(表6-1-1),停服强心、利尿等治疗,继续口服胺碘酮及卡托普利。出院后6个月复

查NT-proBNP及心电图恢复正常(图6-1-6),停用胺碘酮及卡托普利。

【病例点评】本病的起病慢,突发心力衰竭,临床诊断容易误诊为暴发性心肌炎或扩张型心肌病,多依赖于经验丰富的医生及心电图医生进行诊断。TIC主要表现为快速心律失常及与其相关的心肌病,包括心室肥大和心功能不全,是一种能引起心力衰竭的少见但是能够治愈的病因,临床上容易被忽视。该病可继发于各种类型持续性或反复

表 6-1-1　药物治疗后随访心脏超声及 NT-proBNP 情况

时间	大小 /mm		EF/%	FS/%	NT-proBNP/(pg·ml⁻¹)
	LVD	RV			
入院时	51	21	24	11	20 557.41
治疗 2 周	48	18	27	13	10 430.77
治疗 1 个月	49	18	28	13	5 071.03
治疗 3 个月	49	17	54	28	614.09
治疗 6 个月	39	14	63	33	正常
治疗 12 个月	36	15	66	35	—
治疗 18 个月	35	14	64	34	—
治疗 24 个月	36	17	67	36	—

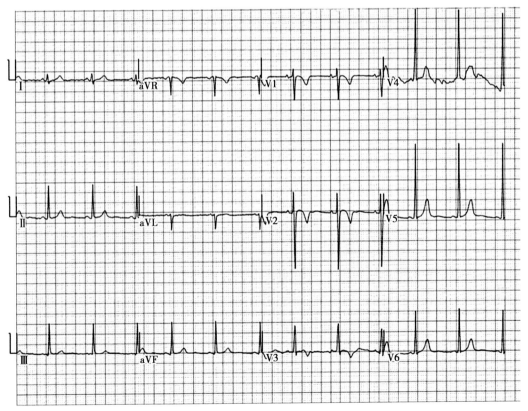

图 6-1-6　出院后 6 个月复查心电图恢复窦性心律

发作的快速性心律失常,如房性心动过速、心房颤动、心房扑动、室上性心动过速、室性心动过速、频发室性期前收缩、持续窦性心动过速等,应与扩张型心肌病合并快速心律失常进行鉴别诊断。

TIC 可能发病机制为长期心动过速导致血流动力学改变以及神经内分泌的异常引起了心肌细胞及细胞外基质结构重建,造成了心肌收缩储备能力下降,最终引起心腔扩张,室壁变薄,心功能不全。TIC 尚无明确诊断标准,诊断时可参考以下方面:①心律失常发作前左心室功能正常;②在频繁或持续性心动过速发作后左心室功能进行性降低,并可排除其他原因可能导致的心功能减退;③心律失常治愈或控制后心室功能可改善。

治疗方面主要是针对快速心律失常的治疗使患儿恢复窦性心律,若不能恢复窦性心律者,应尽可能地降低心室率。抗心律失常的方法有多种,如抗心律失常药物治疗、电复律及射频消融术等,应根据患者个体情况选择。同时给予积极抗心力衰竭治疗。其预后与基础心脏疾病、心动过速持续时间的长短及心肌损伤的不同程度有关。研究发现 TIC 心室功能明显改善多发生在心动过速终止后 1 个月,且恢复过程缓慢,一般 6~12 个月后可完全恢复。本例患儿起病晚,治疗比较及时、规范,预后相对较好。这也提示了对于这类心肌病的患儿均应提高认识并及早进行规范治疗。

【附 病例 6-2】

婴儿心房扑动并发心力衰竭 1 例

（西安交通大学附属儿童医院　肖红玉　李骄）

【病史】患儿,男,4 月龄,因"咳嗽 5 天,发现心律失常 1 天"入院。5 天前患儿无明显诱因出现阵发性咳嗽,口服"感冒药",2 天前患儿咳嗽加重伴气喘,呼吸费力,伴吐奶、呛咳,伴发热,体温波动于 38~39℃间,遂就诊于当地医院,测得心率 190 次 /min 左右,呼吸急促,予以"吸氧、抗感染、毛花苷丙强心、酚妥拉明改善肺部循环等治疗"后,心率降至 140~160 次 /min,咳嗽、气喘较之前有好转,1 天前患儿出现烦躁不安,呼吸急促,心率

波动在 190~210 次 /min 之间,完善心脏超声示左心房及左心室扩大,射血分数下降,遂转入笔者科。患儿平素无特殊表现,无多汗、少尿,无水肿,生后至今无反复肺炎病史。母孕期体健,无放射线、药物、毒物接触史。否认心脏病家族史,否认夭折、猝死家族史。

【体格检查】体温 38.4℃,脉搏 188 次 /min,呼吸 40 次 /min,血压 88/65mmHg,体重 8kg。无特殊面容。面色尚红润,口唇稍发绀。呼吸频率 40 次 /min,双肺呼吸音粗,可闻及湿啰音,心率 188 次 /min,心尖搏动位于第 6 肋间左锁骨中线外侧 2cm,心音有力,心律不齐,各瓣膜听诊区未闻及杂音。腹软,肝肋下触及 2cm。双下肢轻度水肿,甲床无发绀。

【辅助检查】

1. **心脏超声（外院）**　EF 36%,左心房及左心室增大,左室壁波幅减低,室壁运动不协调,二尖瓣反流（轻度）,左室收缩功能减低。

2. **心电图**　异位心律,电轴不偏,异常心电图,阵发性心房扑动。

3. **胸部 X 线片**　支气管肺炎,右侧胸腔少量积液。

【初步诊断及分析】

1. **心律失常**　阵发性心房扑动:患儿系 4 月龄婴儿,心脏听诊心律不齐,结合笔者医院心电图结果,故诊断。

2. **中度心力衰竭**　患儿系小婴儿,病程中有呼吸急促、安静时多汗,查体有气促、心率明显增快、心脏增大、肝大,故诊断心力衰竭明确,根据改良 ROSS 评分（共计 7 分）诊断为中度心力衰竭。其心力衰竭、心脏扩大原因分析如下:

(1) 心肌炎? 患儿系 4 月龄婴儿,病史较短,起病前有呼吸道感染,病程中有心力衰竭表现,入院查心脏增大、射血分数明显减低,故需首先考虑,进一步完善心肌酶、心电图、心脏超声等有助于诊断。

(2) 心肌病? 患儿起病隐匿,外院及笔者医院查心脏超声均提示左心增大,查体心界有扩大,且患儿有快速性心律失常,故需考虑该病,动态复查心脏超声及动态心电图有助于诊断。

3. **支气管肺炎**　患儿系小婴儿,病程中有发

热、咳嗽、气喘的临床表现,查体发现双肺呼吸音粗,可闻及湿啰音,故诊断。

【鉴别诊断】

1. 冠状动脉起源异常 患儿系4月龄婴儿,急性起病,伴明显心功能不全表现,查体发现心界扩大,需警惕冠脉起源异常,但患儿无阵发性面色发绀、大汗、哭闹不安等"婴儿心绞痛综合征"表现,心电图无Ⅰ、avL、V4~V6导联病理性Q波和ST-T段压低、T波倒置表现,外院心脏超声未提示冠脉起源异常表现,故不支持。

2. 先天性心脏病 患儿系4月龄婴儿,急性起病,病程中出现心功能不全表现,查体心界扩大,故需警惕先天性心脏病,但患儿既往无心功能不全表现,平素无活动减少,无吃奶停歇,无哭闹后面色发绀,心脏查体未闻及杂音,外院心脏超声未见明显先天性心脏病表现,故不支持。

【进一步检查及结果】

1. 心电图 入院心电图:异位心律(171次/min),电轴不偏。异常心电图:阵发性心房扑动(2:1下传)(图6-1-7)。

心率(bpm): 171
PR 间期(ms): 80
QRS 时限(ms): 96
QT/QTc 间期(ms): 258/351
P/QRS/T 电轴(°): ***/39/26
RV5/SV1 值(mV): 3.050/0.755
RV5+SV1 振幅(mV): 3.805

心电图结论:
异位心律,电轴不偏,异常心电图:阵发性心房扑动(2:1下传)

诊断日期: 诊断医生:

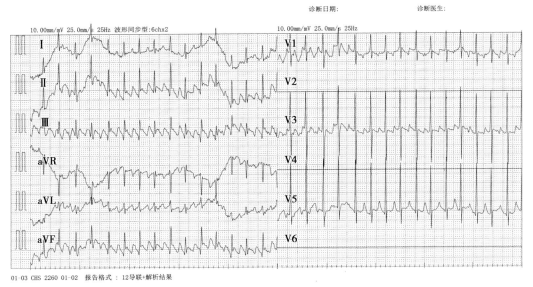

图 6-1-7 心电图
阵发性心房扑动(2:1下传)。

2. 心脏超声 入院后第2天,床旁超声检查:心脏与大血管连接正常,房、室间隔完整。左房、左室增大。左室前壁运动幅度减低(3mm),左心收缩功能测值减低(LVEF 48%);彩色血流示二尖瓣少量反流。

3. 实验室检查 生化及其他血液检查:入院第1天:CK-MB 24U/L(0~25U/L); TNT 72.83pg/ml(0~14pg/ml); pro-BNP 25 101pg/ml(<300pg/ml)。

解析:根据心脏超声结果,左房左室明显增大,动度减低,同时有房性扑动心律,CK-MB、TNT轻度升高,pro-BNP显著升高,需警惕扩张型心肌病合并心律失常、心肌炎或心动过速性心肌病可

能,需进一步治疗后再评估。

【治疗】

1. 用毛花苷丙(序贯口服地高辛口服液)控制心室率、螺内酯、呋塞米利尿、米力农改善心功能等治疗。

2. 用头孢哌酮、舒巴坦钠抗感染。

3. 静脉用丙种球蛋白 400mg/(kg·d),共5天。

4. 用甲泼尼龙、琥珀酸钠抗感染治疗。

【治疗后复查】

1. 心电图 入院第3天复查心电图:窦性心律(112次/min),电轴不偏。异常心电图:频发房性期前收缩(部分未下传),短阵房性心动过速,右

房肥大(图 6-1-8)。

入院第 7 天复查心电图：窦性心律(140 次 /min)，电轴不偏。异常心电图：①一度房室传导阻滞；②不完全右束支阻滞；③左室高电压(图 6-1-9)。

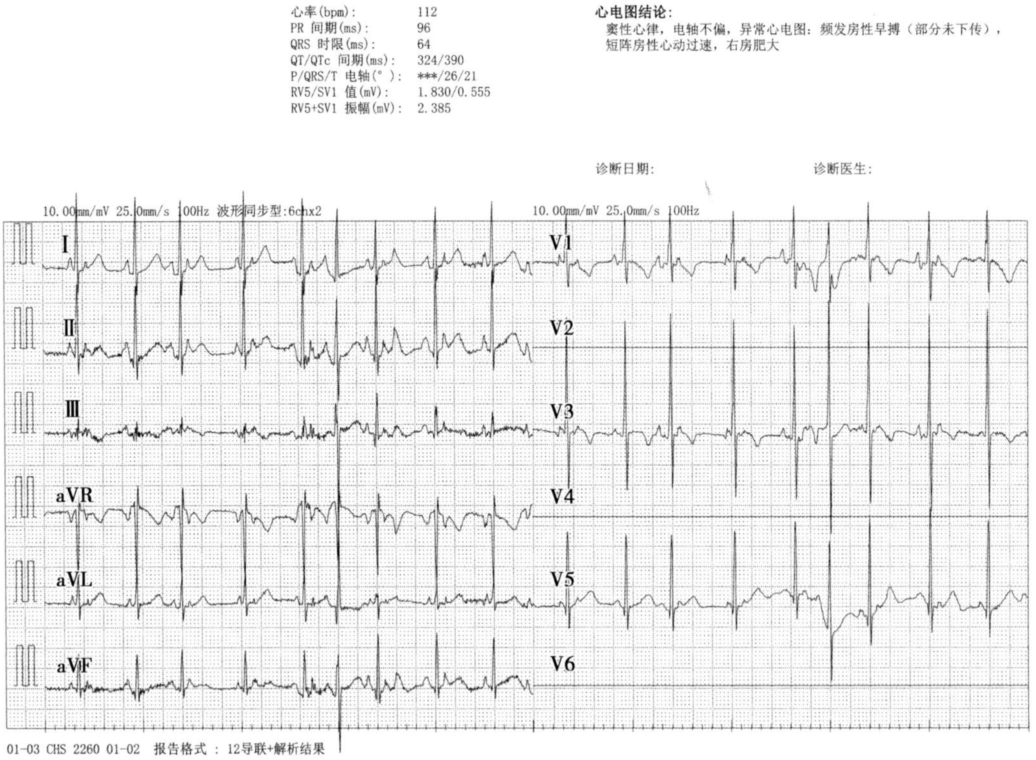
心率(bpm):　112
PR 间期(ms):　96
QRS 时限(ms):　64
QT/QTc 间期(ms):　324/390
P/QRS/T 电轴(°):　***/26/21
RV5/SV1 值(mV):　1.830/0.555
RV5+SV1 振幅(mV):　2.385
心电图结论:
窦性心律，电轴不偏，异常心电图：频发房性早搏（部分未下传），短阵房性心动过速，右房肥大
诊断日期:
诊断医生:
10.00mm/mV 25.0mm/s 100Hz 波形同步型:6chx2
10.00mm/mV 25.0mm/s 100Hz
I
II
III
aVR
aVL
aVF
V1
V2
V3
V4
V5
V6
01-03 CHS 2260 01-02　报告格式：12导联+解析结果

图 6-1-8　心电图

窦性心律，频发房性期前收缩(部分未下传)，短阵房性心动过速，右房肥大。

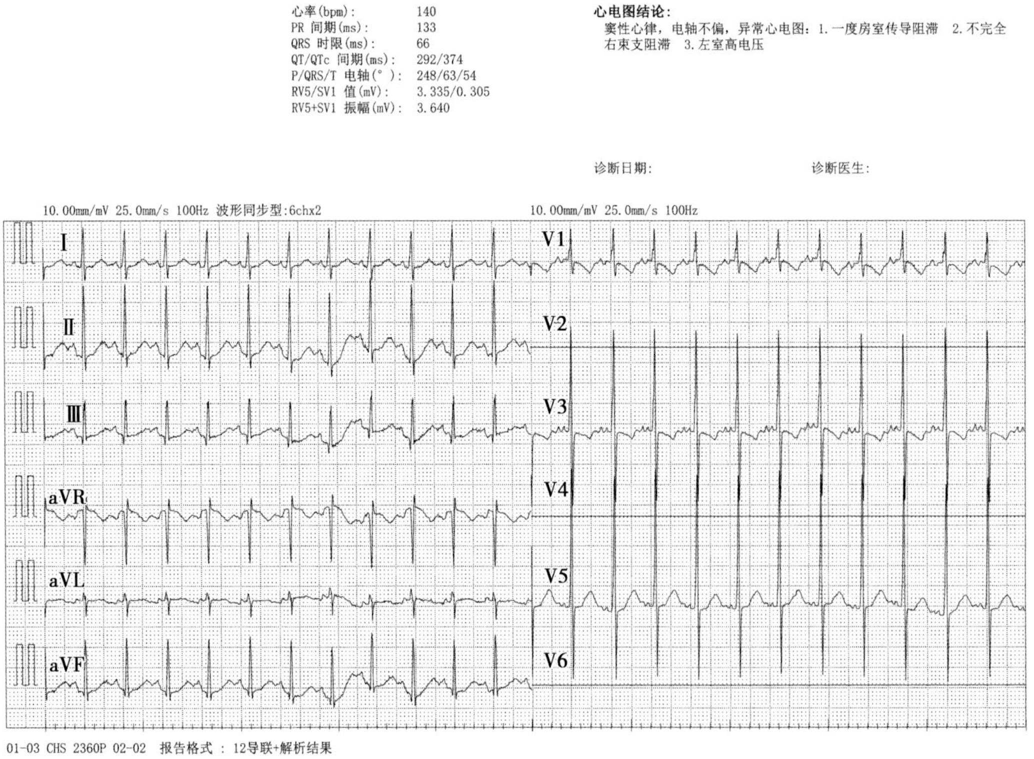
心率(bpm):　140
PR 间期(ms):　133
QRS 时限(ms):　66
QT/QTc 间期(ms):　292/374
P/QRS/T 电轴(°):　248/63/54
RV5/SV1 值(mV):　3.335/0.305
RV5+SV1 振幅(mV):　3.640
心电图结论:
窦性心律，电轴不偏，异常心电图：1.一度房室传导阻滞　2.不完全右束支阻滞　3.左室高电压
诊断日期:
诊断医生:
10.00mm/mV 25.0mm/s 100Hz 波形同步型:6chx2
10.00mm/mV 25.0mm/s 100Hz
I
II
III
aVR
aVL
aVF
V1
V2
V3
V4
V5
V6
01-03 CHS 2360P 02-02　报告格式：12导联+解析结果

图 6-1-9　心电图

窦性心律，一度房室传导阻滞，不完全右束支阻滞，左室高电压。

入院第 9 天复查,24 小时动态心电图:窦性兼异位心律(平均心率 115 次/min),房性并性心律(频发房性期前收缩,10 831 次部分成对及二、三联律,部分伴室内差异性传导及未下传房性期前收缩;阵发性心房扑动,传导比例不固定;短阵心房颤动,短阵房性心动过速),24 小时心率变异性正常。

2. **心脏超声**　入院后第 6 天,复查心脏超声:心脏与大血管连接正常,房、室间隔完整;左房、左室略大,(LVDD 28mm,LA 16mm),各室壁厚度、回声正常,运动幅度未见异常;左心功能测值正常(LVEF 59%);余心内结构未见明显异常,彩色血流未见明显异常(图 6-1-10)。

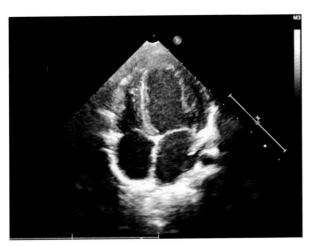

图 6-1-10　心脏超声
左房、左室略大。

3. **实验室检查**　入院第 4 天:CK-MB 28U/L (0~25U/L);TNT 18.37pg/ml(0~14pg/ml);pro-BNP 1 021pg/ml(<300pg/ml)。

解析:入院后经过抗心律失常及对症治疗,心率较之前下降,房性扑动明显减少,心力衰竭症状减轻、心脏增大及 EF 值均显著改善,pro-BNP 显著下降,故临床考虑心动过速性心肌病。

【随访及进一步检查】经上述治疗 10 天后,患儿心律失常好转、心力衰竭症状明显好转,稳定后出院。出院后继续予以地高辛口服,进行抗心律失常治疗,予以呋塞米、螺内酯口服利尿,减轻心脏负荷。2 周后随访,左室稍饱满(图 6-1-11)。复查动态心电图提示频发房性期前收缩,共发生 11 088 次房性期前收缩,均为单发期前收缩。继续予以呋塞米、螺内酯利尿,减轻心脏负荷治疗,予以地高辛、

美托洛尔口服,抗心律失常治疗。2 个月后复查心脏超声未见明显异常(图 6-1-12),期前收缩明显减少。7 个月后复查,心脏超声未见异常;复查动态心电图提示窦性心律,偶发房性期前收缩,共 7 次单发房性期前收缩。

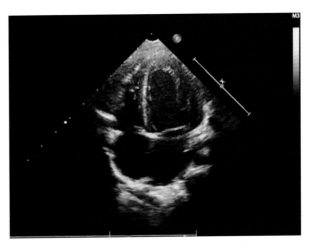

图 6-1-11　心脏超声(出院后 2 周)
左室外形略饱满(LVDD 27mm,LA 14mm),LVEF 61%,
心内结构未见明显异常,彩色血流未见明显异常。

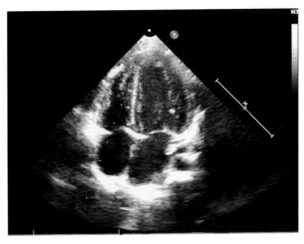

图 6-1-12　心脏超声(出院后 2 个月)
心内结构未见明显异常(LVDD 26mm,LA 14mm),
左心功能正常,LVEF 66%。

【病例点评】本例患儿入院初诊时因其心力衰竭表现,心肌酶、肌钙蛋白升高显著,心脏扩大及心功能降低,首先考虑为心肌炎、扩张型心肌病合并心律失常或心动过速性心肌病,当给予抗炎及强心治疗好转不明显,随后给予抗心律失常治疗后,随着心律失常得到控制,患儿心力衰竭症状好转,酶学指标显著下降,心脏扩大及心功能情况均显著好转,进而考虑为心动过速性心肌病。

房性扑动等快速型心律失常反复发作,持续时间偏长后易合并心力衰竭,李小梅等人的一项研究表明,心动过速发作持续时间超过 8.5 小时即应高度警惕心功能不全。心动过速性心肌病由快速性心律失常所引起,当心律失常控制后,心脏扩大、心功能损害可以部分恢复或全部恢复。1913 年,Gossage and Hicks 最早报道了一位年轻的心房颤动患者出现左心室扩张、肥厚。1962 年,Whillpe等首先建立了心动过速诱发心肌病的动物模型。目前心动过速性心肌病的发病机制仍尚未明确,考虑可能与血流分布异常、能量代谢异常、离子通道异常、激素水平异常、心肌细胞凋亡增加及细胞外基质的异常有关。2008 年,欧洲心脏病学会年会第一次在心肌病的分类中提及心动过速性心肌病,将其归纳为扩张型心肌病中的一种。针对儿童心动过速性心肌病,尤其是年龄小的患儿,目前仍以抗心律失常药物为首选。因为多数心动过速性心肌病都有心力衰竭的临床表现,所以应同时进行抗心律失常和抗心力衰竭治疗。抗心律失常药物选择需根据不同心律失常类型选择。对于室上性心动过速,可选用 I c、II、III 类抗心律失常药。室性心律失常可使用 I b 和 III 类抗心律失常药。洋地黄类药物同时具有负性传导、减慢房室结传导、增强心肌收缩、抑制过度神经内分泌活性,因此同时具有抗心律失常和抗心力衰竭作用。β 受体阻滞剂也同时具有抗心律失常和抗心力衰竭的作用。本例患儿入院后心动过速发作持续时间大大超过该临界值,经毛花苷丙静脉滴注治疗后,患儿逐渐恢复窦性心律,后继续予以地高辛强心、控制心室率,呋塞米、螺内酯利尿等治疗后,患儿心率快、肝大、出汗多等心力衰竭表现明显好转。本例患儿出院后 1 个月,患儿房性期前收缩仍较多,加用口服美托洛尔后,期前收缩逐渐减少。经治疗后,心功能大部分在心动过速控制 6 个月内恢复正常,心室结构恢复相对较慢。该患儿在出院 2 个月后心室结构恢复正常,12 个月后房性期前收缩基本消失。

但是针对药物治疗无效者,可考虑射频消融术。目前认为导管射频消融是治疗房性心动过速、心房颤动和室性心动过速相关心动过速性心肌病

最理想的方法,可治愈或控制此类异位性快速心律失常。

【附 病例 6-3】

心房颤动致左心功能不全 1 例

（昆明医科大学附属儿童医院　张兴　李斌）

【病史】患儿,男,4 个月 27 天,因"气促伴多汗、食欲缺乏 2 天"入院。患儿入院前 2 天出现气促、多汗,奶量减至 60ml/ 次,吃奶汗多、有停顿,无晕厥、抽搐,门诊心电图显示心房颤动,心脏超声显示二尖瓣重度反流,左心房、左心室明显增大(LVDD 37.7mm),左室收缩功能减低(EF 58.7%)。患儿足月顺产,生后 8 天心脏超声示卵圆孔未闭。患儿平素无喂养困难,无多汗、少尿、水肿史,生后至今无反复肺炎史。母孕期无感冒史,无放射性、药物、毒物接触史。否认心脏病家族史,否认夭折、猝死家族史。

【体格检查】体温 36.0℃,心率 216 次 /min,呼吸 56 次 /min,血压 75/50mmHg,体重 7.2kg,经皮血氧饱和度 95%,神志清楚、反应差,三凹征(+),双肺底闻及少许细湿啰音,叩诊心脏扩大,心左界位于第五肋间左乳线外 2.0cm,心率 216 次 /min,第一心音强弱不等,心律绝对不规则,心尖区闻及(2~3)/6 收缩期吹风样杂音,向左腋下传导,肝右肋下 3cm,质中、缘锐,肢端凉,双下肢不肿,甲床无发绀。

【辅助检查】心电图:心房颤动。心脏超声:二尖瓣重度反流,左心房、左心室明显增大,左室收缩功能减低。BNP: 576pg/ml(参考值 ≤80pg/ml)。高敏肌钙蛋白: 135.7pg/ml(12.7~24.9pg/ml)。血常规: WBC 6.22×10^9/L,N%29.60%,Hb 116.00g/L,PLT 262.00×10^9/L。甲状腺功能、肝肾功、电解质、心肌酶谱正常。

【初步诊断及分析】

1. 心房颤动。

2. 心脏增大原因待查　患儿查体心脏扩大,心左界位于第五肋间左乳线外 2.0cm,心脏超声提示左心房、左心室扩大,故诊断,可能的原因分析如下:

(1)扩张型心肌病:患儿心脏明显增大,以左

房、左室增大为主,左心室 EF 值降低,有心功能不全临床表现,故先考虑。

(2)心肌炎:患儿起病急,有急性心功能不全表现,有心脏增大影像学改变,肌钙蛋白阳性,有明显心律失常,故考虑,但患儿起病前无呼吸道、消化道感染病史,心电图无多种心律失常及动态演变,可能性小。

3. 心力衰竭 患儿有气促、多汗、喂养困难等心功能不全症状,有心脏扩大、肝脏增大及循环灌注不良体征,心脏超声提示 EF 降低,故诊断心力衰竭,按 ROSS 评分法,评为 7 分,判断为中度心力衰竭。

【鉴别诊断】

1. 先天性二尖瓣畸形 患儿心脏增大,以左

房、左室增大为主,伴二尖瓣重度关闭不全,需考虑先天性二尖瓣病变,但心脏超声未发现二尖瓣瓣叶短小、穿孔、发育不良等畸形。

2. 左冠状动脉起源于肺动脉 患儿小婴儿,左心功能不全,心脏明显增大,以左房、左室增大为主,伴二尖瓣重度关闭不全,需考虑左冠状动脉起源于肺动脉,但心脏超声未发现左冠异常起源,二尖瓣乳头肌及心内膜回声无增强。

【进一步检查及结果】

1. 心电图 显示心房颤动:等电线、P 波消失,代之以大小不等、形状各异的颤动波(f 波),RR 间期绝对不齐(图 6-1-13)。

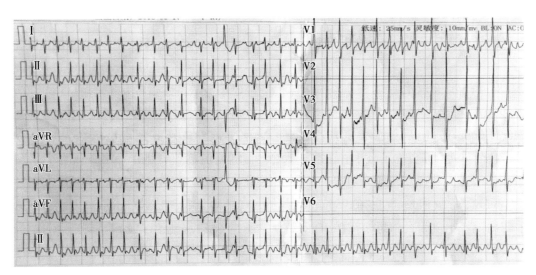

图 6-1-13 心电图

心房颤动:P 波消失,代之以大小不等、形状各异的颤动波(f 波),RR 间期绝对不齐。

2. 心脏超声 显示左心房、左心室明显增大(LVDD 37.7mm),左心室收缩功能降低(EF 58.7%),房间隔见卵圆孔未闭,大小约 3.1mm,左向右分流,室间隔反射完整,二尖瓣重度反流、反流面积 7.4cm²,三尖瓣轻度反流、反流面积 2.4cm²,左位主动脉弓(图 6-1-14)。

解析:小婴儿出现明显心功能不全,首先要考虑室间隔缺损、动脉导管未闭及冠状动脉起源异常等先天性畸形,其次才考虑心肌病或心肌炎。该患儿左心房、左心室明显扩大,左心室收缩功能明显减低,排除先天性畸形后,初步考虑扩张型心肌病,心房颤动可认为是左心功能不全、左心房增大所致。但患儿出生后心脏超声正常,亦要警惕心动过速性心肌病可能,可通过纠正心律失常后心功能恢

复的情况来进行因果关系判断。

【进一步诊断及治疗】 结合患儿临床表现及上述辅助检查结果,考虑患儿目前诊断:

1. 心房颤动。

2. 心动过速性心肌病可能

(1)二尖瓣关闭不全(重度)。

(2)三尖瓣关闭不全(轻度)。

(3)心脏扩大(左心房、左心室)。

(4)心功能Ⅳ级。

予毛花苷丙快速洋地黄化(总量 0.24mg,分三剂:第一剂 0.12mg,间隔 8 小时后给予第二剂 0.06mg,间隔 8 小时后给予第三剂 0.06mg);第三剂毛花苷丙后 12 小时口服地高辛维持(0.036mg,q.12h.);给予螺内酯、氢氯噻嗪减轻心脏前负荷,给

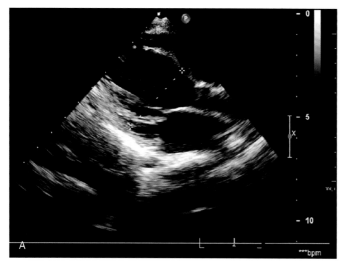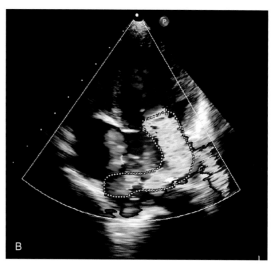

图 6-1-14　患儿心脏超声

A. 左心房、左心室明显增大,左心室舒张末径 37.7mm；B. 二尖瓣重度反流,反流面积 7.4cm²。

予卡托普利减轻心脏后负荷,给予维生素 C 营养心肌。

【随访及进一步检查治疗调整】住院期间患儿绝大多数时间仍呈房颤心律,心室率控制在 100~140 次 /min。入院后第 7 天复查心脏超声:二尖瓣中至重度反流,左心房、左心室扩大(LVDD 31.5mm),左室收缩功能正常(EF 69%),复查 BNP 241pg/ml、高敏肌钙蛋白 40.95pg/ml,病情好转带药出院。出院带药:地高辛,0.036mg/ 次(5μg/kg),q.12h.。出院后 1 个月复查:心电图转复为窦性心律,心室率 95 次 /min;心脏超声显示二尖瓣轻至中度反流,左心房、左心室扩大(LVDD 29.3mm),左室收缩功能正常(EF 62%),BNP 167pg/ml,高敏肌钙蛋白 31.29pg/ml。出院后 6 个月复查心脏超声:二尖瓣轻度反流,左心室测值高值(LVDD 27.3mm),左室收缩功能正常(EF 69.2%);24 小时动态心电图显示窦性心律不齐,平均心室率 97 次 /min,阵发性一度房室传导阻滞,BNP 18.2pg/ml。出院后 1 年复查:心脏超声显示二尖瓣轻度反流,左心室测值高值(LVDD 29.3mm),左室收缩功能正常(EF 62.2%);24 小时动态心电图显示窦性心动过速,平均心室率 138 次 /min,阵发性 P-R 间期延长。现继续口服地高辛治疗:0.03mg/ 次(2.5μg/kg),q.12h.。

解析:患儿控制心室率后心脏结构及功能迅速恢复,临床进程明显异于扩张型心肌病,提示快速性心律失常系心功能不全的病因,支持心动过速性心肌病诊断。

表 6-1-2　心房颤动治疗后心脏超声及心功能随访情况

治疗后时间	心脏超声						BNP/(pg·ml⁻¹)	TNT/(pg·ml⁻¹)
	LVDD/mm	LA/mm	MR/cm²	TR/cm²	LVEF/%	FS/%		
0 天	37.7	21.9	7.4	2.4	58.7	30.5	576	135.7
7 天	31.5	13.9	4.3	局限	69	37.5	241	40.95
1 个月	29.3	15.0	1.0	局限	62	31.5	167	31.29
4 个月	28.6	12.7	1.2	局限	64.5	29.2		
6 个月	27.3	11.4	1.0	1.1	69.2	37.7	18.2	
8 个月	28.8	14.1	1.0	少许	77.8	45		
1 年	27.8	13.7	1.1	少许	63.9	33.3	5	5.88

注:LVDD,左心室舒张末内径;LA,左心房内径;MR,二尖瓣反流面积;TR,三尖瓣反流面积;LVEF,左心室射血分数;FS,左心室短轴缩短率。

【病例点评】心动过速性心肌病(tachycardia-induced cardiomyopathy,TIC)是指继发于持续性室上性或室性心动过速的可逆性扩张型心肌病伴左室收缩功能不全。1913 年,Gossage 报道 1 例心房颤动合并快速心室率的年轻患者,发生心脏扩大、心功能减退,该病例被认为是最早报道的 TIC。Brugada 和 Andries 认为 TIC 是快的和 / 或节律不整齐的心室率引起心脏收缩和 / 或舒张功能不同步,从而导致心脏扩大和心脏功能障碍,2006 年美国心脏协会将 TIC 归为获得性心肌病。Fenlon 等将 TIC 分为单纯型与非单纯型,单纯型是在无基础心脏病患者中发生 TIC,心功能可完全恢复,非单纯型是在器质性心脏病患者中发生 TIC,心功能仅能部分恢复。

TIC 可继发于多种心律失常,导致儿童 TIC 的心律失常类型与成人不同。成人最常见的类型是心房颤动,儿童最常见的类型是房性心动过速和持续性交界区折返性心动过速,其次为心房扑动、心房颤动、房室折返性心动过速、房室结折返性心动过速及预激综合征伴室上性心动过速,室性心动过速和室性期前收缩较少见。儿童房性心动过速发生 TIC 的概率为 18.1%~28%,无休止性房性心动过速及更快的 24 小时平均心率是导致 TIC 的高危因素,一般认为心动过速发作时间大于总时间的10%~15%、平均心室率大于该年龄段正常心室率150% 以上可诱发 TIC。

目前 TIC 的诊断较困难,诊断关键是明确心律失常与心功能不全的因果关系,即充血性心力衰竭 + 持续或反复快速性心律失常,心律失常控制后,心功能恢复。心力衰竭的判定标准各家不一,Salerno 等认为左室短轴缩短率(LVFS)<30%;Kang 等建议 LVEF < 40% 或 LVFS < 28%;而 Moore 等认为 LVEF<50%,同时伴有左室舒张末径 Z 分 ≥2。在临床操作中,倾向于按照心律失常与心功能不全的因果关系进行判断,本例患儿心房颤动发作时 LVFS>30%,但此时已有明显心功能不全表现,而仅在控制心室率后心功能就明显改善,故 LVFS 虽未达到上述标准,但仍可诊断为 TIC。

TIC 的鉴别诊断同样困难,需要与心肌炎、扩

张型心肌病、左冠状动脉起源于肺动脉等相鉴别,可将心律失常控制后心功能较快恢复作为鉴别点,有报道房性心动过速和持续性交界区折返性心动过速导致的 TIC 患儿中,87% 和 100% 左心功能可恢复正常,恢复时间中位数分别为 3.3 个月和 2.8个月,年龄越小、心率越快、LVEF 越高,恢复越早。针对本病例患儿,病初排除左冠状动脉起源于肺动脉后,首先考虑扩张型心肌病诊断,心房颤动认为是左心功能不全、左心房增大所致,但控制心室率后发现心脏结构及功能迅速恢复,治疗后第 7 天复查心脏超声左心房、左心室明显缩小,二尖瓣反流减轻,EF 值恢复正常,临床进程明显异于扩张型心肌病,故考虑 TIC,随访至治疗后 4 个月,除二尖瓣轻度反流外,其余心功能已恢复正常,恢复时间与文献报道时间相近,亦支持 TIC 诊断。

研究发现,在 TIC 治疗中,恢复窦性心律和控制心室率的治疗效果无统计学差异。可使用药物或射频消融手术治疗心律失常,儿童中常用的抗心律失常药物包括地高辛、普罗帕酮、β 受体阻滞剂及胺碘酮,鉴于 TIC 合并心功能不全、儿童特点及药物安全性,推荐首选地高辛,使用时注意适当减少剂量,避免地高辛中毒,有条件的医院可测量地高辛血药浓度,同时口服螺内酯及卡托普利拮抗RAAS 系统活性。

总之,儿童 TIC 最常见心律失常类型是房性心动过速和持续性交界区折返性心动过速,TIC在起病初期无法确诊,可仔细分析患者临床特点,与心肌炎、扩张型心肌病、左冠状动脉起源于肺动脉及先天性二尖瓣畸形等均不相符后可考虑诊断TIC,确诊 TIC 的关键是心律失常与心功能不全的因果关系,即控制心律失常后心功能迅速恢复。

【附 病例 6-4】

预激综合征伴反复室上性心动过速致心力衰竭 1 例

(成都市妇女儿童中心医院 / 四川省妇幼保健院卢亚亨 / 王献民)

【病史】患儿,女,1 个月 15 天,汉族,因"吐

奶、气促 2 天,面色苍白、精神萎靡 1 天"入院。入院前 2 天患儿出现吐奶、气促,偶单声咳嗽,无鼻阻、流涕,伴食欲缺乏,奶量减少约 1/2,尿量减少,无发热,无口唇发绀,无尖叫、惊厥,无吃奶时间延长,无吃奶中断。入院前 1 天,患儿出现面色苍白,精神萎靡,反应欠佳。患儿生后母乳喂养,既往史无特殊,生长发育正常。否认心脏病家族史,否认夭折、猝死家族史。

【体格检查】体温 36.2℃,心率 256 次/min,呼吸 78 次/min,血压 63/44mmHg,经皮氧饱和度 92%,体重 3.7kg,精神萎靡,面色苍白,呼吸急促,三凹征(−),双肺呼吸音粗,心前区无隆起,心尖搏动局限有力,最大左心界在第 4 肋间锁骨中线外 0.5cm,心音有力,心律齐,各瓣膜区未闻及杂音,腹软,肝肋下 4cm,质软缘锐,脾肋下未扪及,末梢搏动有力,肢端稍凉,双下肢无水肿,神经系统未见异常。

【辅助检查】入院床旁心电图:阵发性室上性心动过速(图 6-1-15)。胸部 X 线片:支气管肺炎,心影增大,心胸比 0.61。血常规:WBC 9.73×10^9/L,N 49.5%,L 34.6%,Hb 122g/L,PLT 588×10^9/L,CRP 7mg/L。血气分析:pH 7.394,PCO_2 31.1mmHg,PO_2 163mmHg,BE-6mmol/L,HCO_3^- 19mmol/L,Na^+ 139mmol/L,K^+ 4.1mol/L,Glu 91mg/dl。降钙素原 0.04ng/ml。超敏肌钙蛋白 I 0.117ng/ml(正常值<0.01ng/ml);BNP 1 975.1pg/ml(正常值<500pg/ml)。

【初步诊断】

1. 心律失常　阵发性室上性心动过速:患儿为小婴儿,心率明显增快,心率 256 次/min,心电图提示阵发性室上性心动过速,故诊断。可能原因分析如下:

(1)心肌炎:患儿系 1$^+$ 个月小婴儿,起病急,病程短,患儿有呼吸道感染基础,胸部 X 线片示心影增大,肌钙蛋白及 BNP 升高,需警惕,但患儿心电图提示为房室折返性异位心动过速,进一步完善动态心电图及心脏超声有助于诊断。

(2)先天性心脏病:患儿胸部 X 线片示心影增大,BNP 升高,有心功能不全表现,需警惕,可行心脏超声明确。

(3)传导束发育异常:患儿小婴儿,心电图提示为折返性异位心动过速,需警惕房室旁路传导,可完善动态心电图协助诊断,必要时可行电生理检查。

(4)电解质紊乱:患儿有吐奶、食欲缺乏表现,需警惕,但患儿目前无反应低下,无肌张力下降,电解质检测未见异常,不支持。

2. 急性心力衰竭(中度)　患儿有阵发性室上性心动过速发作,有气促,呼吸、心率增快,肝脏增大,少尿,按照改良 ROSS 评分法 7 分,BNP 明显升高,判断为中度心力衰竭。

3. 支气管肺炎　患儿为小婴儿,起病急,病程短,有吐奶、咳嗽,查体显示气促,双肺呼吸音粗,结

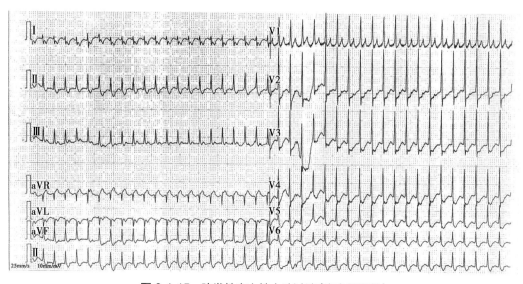

图 6-1-15　阵发性室上性心动过速(房室折返性)

合胸部 X 线片结果,故诊断。

【鉴别诊断】中枢神经系统疾病:患儿为小婴儿,有吐奶、精神萎靡、面色苍白、反应欠佳,需警惕,但患儿神经系统查体未见异常,不支持,必要时完善头颅 CT、脑脊液检查。

【初步治疗】

1. 予吸氧,苯巴比妥镇静,冰袋法刺激迷走神经。

2. 三磷酸腺苷(ATP)0.5mg 静脉推注恢复窦性心律(心率 160~170 次/min)。

3. 米力农强心,呋塞米利尿,果糖二磷酸钠、复合辅酶保心。

4. 头孢噻肟钠抗感染治疗。

【进一步检查及结果】

1. 头颅 CT 平扫、头颅 B 超未见异常。腹部 B 超显示肠气稍多。

2. 心脏超声　心脏与大血管连接正常,卵圆孔未闭,双房增大,双室大小正常,二、三尖瓣反流,左心室收缩功能测值降低(LA 18.2mm,RA 28mm×24mm,LV 22.4mm,RV 9.8mm,EF 50.4%,FS24.1%)(图 6-1-16)。

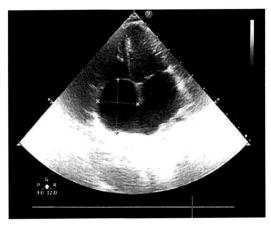

图 6-1-16　心脏超声
左右心房内径增大,LA 18.2mm,RA 28mm×24mm。

3. 动态心电图　平均心率 121 次/min,最慢 65 次/min,最快 188 次/min,房性期前收缩(25 912 个,占总心搏 16.4%),阵发性室上性心动过速(11 阵/21h,最快心室率 240 次/min 左右),心房肥大图形(双心房),间歇性心室预激波(左侧旁路可能),ST-T 改变(间歇性),HRV 时域指标正常(图 6-1-17)。

解析:患儿头颅 CT、腹部 B 超未见明显异常,不支持中枢系统疾病或胃肠道疾病;心脏超声提示收缩功能下降,结合临床表现,ROSS 评分,支持心力衰竭的诊断;其原因分析:①心脏超声见双房增大,需考虑结构性心脏病,如限制性心肌病可能,但患儿无家族史,心室舒张功能未见异常,不支持;②动态心电图结果显示间歇性 QRS 波起始部 δ 波,PR 间期缩短,QRS 波增宽,胸前导联均主波向上,阵发性室上性心动过速发作,提示预激综合征伴反复室上性心动过速,需考虑心律失常所致心力衰竭。由于室上性心动过速的反复发作也会导致双房增大,而以双房增大为特征的心肌病也可并发室上性心动过速,因此对于原因的鉴别可通过控制心律失常后,双房的变化情况加以区分,必要时可进一步行心肌活检或基因检测。

【进一步诊断及治疗】结合患儿临床表现及上述辅助检查结果,考虑患儿目前诊断:

1. 心律失常　预激综合征,阵发性室上性心动过速。

2. 心肌病?

3. 急性心力衰竭(中度)。

4. 支气管肺炎。

患儿间隔 2~3 小时即发作室上性心动过速 1 次,ATP 能暂时转律,但予 3 次 ATP 后仍反复发作,且发作时伴血压下降,先后 3J、5J 同步电复律后转律(图 6-1-18),血压恢复正常,加用毛花苷丙 30μg/kg 饱和量后继以地高辛维持量 5μg/(kg·次),q.12h. 口服抗心律失常。

【治疗随访及进一步检查治疗调整】患儿入院 3 天内反复性发作室上性心动过速,心功能无好转,常规抗心律失常药物效果不佳,考虑反复室上性心动过速致心力衰竭,故停用米力农,签署知情同意书后加用胺碘酮抗心律失常 5mg/kg 30 分钟内静脉滴注负荷量后 5~10μg/(kg·min)。调整治疗后,患儿室上性心动过速发作明显减少,ROSS 评分心功能逐渐好转。

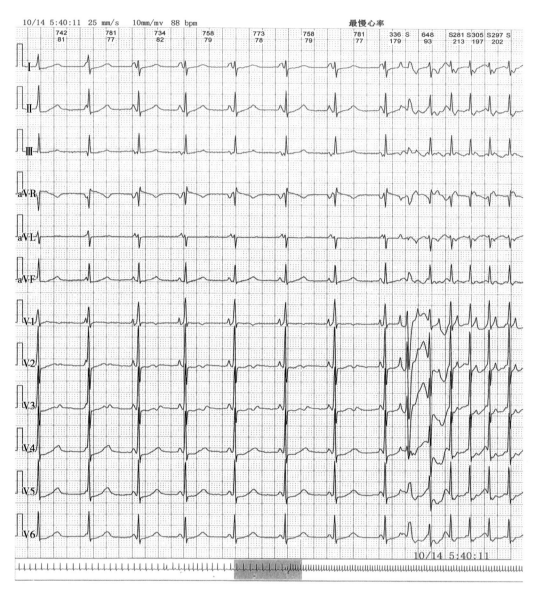

图 6-1-17 间歇性心室预激波（左侧旁可能）

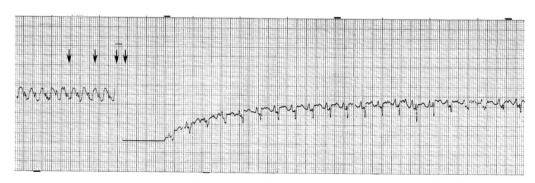

图 6-1-18 电复律监测心电图

可见前 9 个波形均为室上性心动过速波形，心率约 250 次 /min，在给予 5J 同步电复律后，
心电图转复为窦性心律，心率下降至 120~150 次 /min。

入院第 6~7 天,患儿未再发作室上性心动过速,复查心脏超声双房大,左心室收缩功能测值正常范围(LA 18.3,LV 22.9,EF67.9%,FS35.8%)。遂停用胺碘酮、地高辛,加用美托洛尔口服,0.75mg/ 次,1 天 2 次起始,5 天后加量为 2mg/ 次,1 天 2 次。

入院第 12 天,复查心脏超声:双房大小正常,左心室收缩功能测值正常范围(LA 12.2,LV 24.9,EF 68.4%,FS 36.4%)。心电图:窦性心律,ST-T 改变(图 6-1-19)。CTnI<0.01;BNP 603.8pg/ml。胸部 X 线片:心影稍大,心胸比 0.53,双肺炎症大部分吸收。ROSS 评分 0 分,无心力衰竭表现。

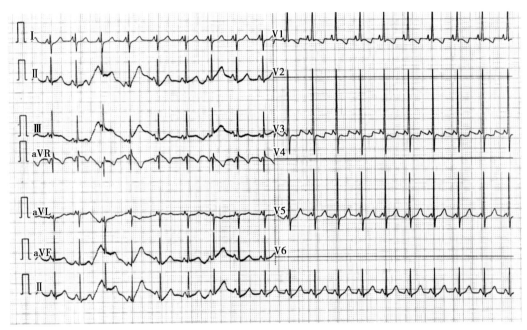

图 6-1-19　出院前复查心电图

为窦性心律,可见 ST-T 改变。

【出院诊断及治疗】

1. 出院诊断

(1)心律失常:预激综合征,阵发性室上性心动过速。

(2)急性心力衰竭(中度)。

(3)支气管肺炎。

2. 出院治疗　辅酶 Q10,10mg/ 次,1 天 1 次;美托洛尔,2mg/ 次,1 天 2 次;1 个月后复查动态心电图。

【病例点评】 阵发性室上性心动过速(PSVT)简称室上速,新生儿及婴儿为高发年龄阶段,90%以上由折返机制造成,多见于无器质性心脏病的婴儿,预激综合征易并发本病。4 个月或更年轻的患者发作室上速,房室运动不协调,心室充盈不足,心排血量大幅下降,常并发心力衰竭,多表现为面色苍白、烦躁、气促、发绀、肝大等,部分儿童心功能短期内恶化有猝死风险。而心力衰竭本身又会诱发心律失常,左房扩大、合并肺部感染、伴有基础疾病是心力衰竭发生心律失常的危险因素。本例患儿有预激综合征基础,肺炎感染后诱发顽固性室上速,并发心力衰竭,且心脏双房长大。频繁或无休止的室上速发作,由于心室率增加,心脏非同步收缩和神经体液激活,可导致心肌细胞结构异常及舒张功能障碍,积极控制心动过速后,心功能可明显改善,心脏结构具有潜在的可逆性。该患儿心律失常控制约 5~6 天后双房大小恢复正常,此特点与其他遗传性心肌病具有明显差异。

绝大多数因室上性心动过速而出现心力衰竭的儿童均可以通过使用药物得到成功治疗,首要治疗措施为控制心室率。对于迷走神经动作无效的室上速,推荐的干预措施是静脉注射 ATP,血流动力学不稳定者如严重低血压、意识障碍、晕厥儿童行电复律,但血流不稳定的室上速对电复律和推荐剂量的 ATP(0.15~0.25mg/kg)容易产生抵抗力,本患儿即表现出明显抵抗。治疗室上速并发心力衰竭时,为转复使用的传统药物首选洋地黄,但转复率低,转复所需时间长,近年胺碘酮临床中对血流动力学不稳定的室上速患儿显现良好转复窦性心律和维持窦性心律效果,且不影响心衰合并心律失常儿童的心功能,但该药不宜长期使用,可能致肺纤维化及甲状腺功能异常。该患儿调整药物予洋地黄联合胺碘酮治疗后,室上速转复为窦性心律且未再反复,心力衰竭及时纠正。顽固性室上速终止后,尤其低龄低体重室上速患儿,目前专家共识及相关研究认为无论首发是否自发终止,建议需用药物预防复发至少 1 年,洋地黄类或 β 受体阻滞剂可供首选使用。β 受体阻滞剂对轻、中度心衰患儿明显减少心律失常发生,且能改善心肌重塑,是目前唯一能改善心衰预后的抗心律失常药。本患儿选择美托洛尔作为序贯治疗,稳定维持窦性心律,且未见明显副作用。

在心力衰竭合并快速性心律失常治疗中,正性肌力药物,如多巴胺、多巴酚丁胺和米力农,可以改善症状和血流动力学参数,但对这些药物潜在的室性和室上性心律失常的风险仍然需要重视。磷酸二酯酶抑制药米力农是新型具有正性肌力和扩张血管双重作用的抗心力衰竭药物,其通过缩短房室结传导时间,增快心室率,可使每搏容积和射血分数增加,但同时易导致快速性心律失常的频度和复杂性增加,主张该药可用于洋地黄类药物疗效不佳的中、重度心力衰竭,但不作为一线用药和常规治疗药物。对于室上速致心力衰竭患儿,宜先用洋地黄控制心室率,其他正性肌力药物如米力农的使用适于洋地黄仍不能控制的心力衰竭,其可能对抗心律失常药物控制心室率有利,减少室上速反复发作的风险。在本例中,虽无明显证据显示米力农与反复室上速有直接关系,但及时停用米力农改为洋地黄治疗是可取的。

预激综合征合并房室折返性室上速是婴幼儿常见的心律失常之一,尽管近年来射频消融作为根治方法适应证趋于小龄化,但低体重婴幼儿手术难度高,3 个月以下小婴儿暂无相关经验,因此该年龄段药物治疗仍为主要治疗方式。室上速持续时间过长,易导致心力衰竭,两者可互为因果,形成恶性循环。顽固性室上速合并心力衰竭药物治疗上,洋地黄或胺碘酮可作为优先选择;同时尽管静脉内常规剂量正性肌力药物如米力农等其致心律失常作用似乎很少发生,但宜在心室率控制后或心力衰竭洋地黄治疗无效的情况下使用。尽管室上速早期复发并不是不良预后的征兆,但目前对顽固性室上速或低龄低体重室上速患儿需用药物预防复发至少 1 年基本达成共识。

【附 病例 6-5】

隐匿性预激双旁道的室上性心动过速引起的心力衰竭 1 例

(首都医科大学附属北京儿童医院 于霞 高路)

【病史】患儿,女,10 岁,因"间断心悸、胸闷 2 年,水肿、少尿 5 天"入院。患儿入院前 2 年患"感冒"期间出现心悸、胸闷症状,可见颈动脉搏动明显,多持续约 30 分钟后自行缓解,不伴发热、咳嗽、气促,胸痛、呼吸困难,无头晕、头痛、晕厥、抽搐。曾就诊于当地医院,查血常规、生化大致正常,查心电图(症状缓解后)示"窦性心律,ST-T 改变"。予发作时口服普萘洛尔 5mg/ 次改善症状。此后患儿仍间断有心悸,每年约发作 5~10 次,每次发作多有前驱感染史或者运动、劳累等诱因,未再进一步诊治。入院前 1 年,患儿仍间断有心悸发作,发作持续时间延长至数小时。再就诊于当地医院,查心电图示"窦性心律",心脏超声示"左室轻度增大、二、三尖瓣少量反流,左室收缩功能在正常低限"。诊断"心悸查因:心肌炎?"予营养心肌等治疗,患儿症状发作无缓解,每月发作 1~3 次,每次持续数小时。活动耐力较之前下降。入院前 5 天,患儿劳累后再次出现心悸、胸闷,并伴随颜面部水肿、尿量减少,自行口服普萘洛尔后症状缓解。再次就诊,查心脏超声示"左室增大、二、三尖瓣少量反流,左室收缩功能减低",以"心悸、心脏扩大查因"收入院。入院当日心电监测可见阵发性心动过速,行床旁心电图提示"室上性心动过速",予刺激迷走神经尝试后心动过速可即刻终止,考虑"阵发性室上性心动过速可能大"。常规营养心肌、抗心衰治疗,入院第3天行射频消融手术,术中证实为房室折返性心动过速(右侧双旁道)、隐匿性预激综合征。

患儿自发病以来,病初精神状态、食欲、睡眠、体力情况良好,体重正常;病程后期出现食欲欠佳、活动耐力下降。否认心脏病家族史,否认猝死家族史。

【体格检查】脉搏122次/min,呼吸28次/min,经皮氧饱和度98%,右上肢血压100/60mmHg,精神反应好,无特殊面容,颜面部水肿,安静状态下无发绀,双肺呼吸音粗,未闻及干、湿啰音,心前区饱满,心律齐,心音略低钝,肝肋下2cm可触及,质软边钝。双下肢轻度水肿。

【辅助检查】

1. 心电图(缓解期)　窦性心动过速,ST-T改变;心电图(症状时):室上性心动过速。

2. 心脏超声　左室明显增大(左室舒张末期内径54mm),余房室内径正常,室间隔及左室后壁厚度正常,二、三尖瓣少量反流,左室收缩功能降低,LVEF 42%,舒张功能未见异常。

【初步诊断及分析】室上性心动过速,心律失常性心肌病,心功能不全。

1. 室上性心动过速　患儿以发作性心悸、胸闷为主要症状,发作时心电图提示"室上性心动过速",故诊断明确,进一步心脏电生理检查可明确疾病类型。

2. 心律失常性心肌病　患儿病史长,反复阵发性心悸,心电图提示"室上性心动过速",心脏超声提示"左心室增大及收缩功能减低",目前无其他器质性疾病可解释心功能减低,考虑诊断心律失常性心肌病。

3. 心功能不全(NYHA Ⅲ级)　患儿因"阵发性心悸、胸闷"就诊,伴活动耐力下降、颜面、四肢水肿、尿量减少,心脏超声提示左室增大、左室收缩功能减低,诊断心功能不全(NYHA Ⅲ级)。

【进一步检查及结果】

1. 动态心电图　窦性心律,平均心率92次/min,可见短阵室上速发作,未见期前收缩、心室预激图形,未见传导阻滞。

2. 心内电生理检查(全麻)　基础状态下,心室刺激可见室房1:1逆传,未见递减传导,心房程序刺激未见前传跳跃现象。静点异丙肾上腺素后,心房分级刺激260毫秒可诱发稳定窄QRS波心动过速(心室率240次/min),V:A=1:1,心动过速时冠状窦CS 9~10A波提前于其他冠状窦电极(冠状静脉窦口位于CS 5~6位置)(图6-1-20)。诊断"房室折返性心动过速,右侧房室旁道、隐匿性预激综合征"。

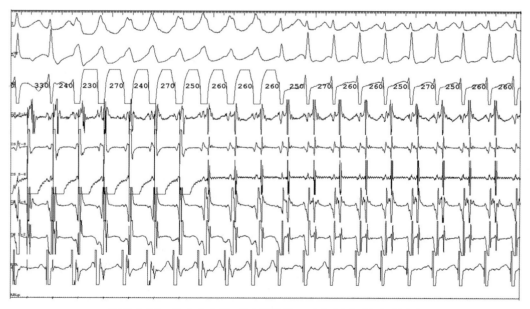

图6-1-20　腔内心电图,术中诱发第一种房室折返性心动过速

解析:隐匿型旁道多引起顺向型房室折返性心动过速。行电生理检查可被心室或心房S1S1或S1S2刺激诱发或终止。旁道传导呈"全或无"特性,故心室S1S2刺激到达房室结不应期之后,呈偏心性VA逆传顺序,无VA递减传导,直到旁道逆传不应期或心室不应。隐匿型旁道无前传功能,心房S1S1刺激经房室结呈递减传导;心房S1S2刺激未见"跳跃现象",不支持房室结双径路。游离壁旁道呈偏心性逆向心房激动顺序,逆A在距离旁道最近的标测电图领先且VA间期最短,本病例CS 9/10A波提前,故考虑为右侧旁道。

【治疗及随访】进一步行射频消融治疗,于心动过速下及心室起搏下标测最提前逆传A波,三尖瓣环在9点半处标得消融靶点。消融后心室起搏,该旁道位置局部电位V-A分离,但心室刺激仍可见室房1:1逆传且无递减传导。静脉推注ATP待房室前传阻滞后心室起搏仍可见室房1:1逆传,CS 9~10A波最提前,心房分级刺激300毫秒可诱发稳定室上性心动过速(伴间歇室内差异性传导),心室率255次/min,V:A=1:1,心动过速(不伴RBBB)时仍为CS 9~10A波最提前,考虑三尖瓣环存在另一条隐匿性房室旁道(图6-1-21)。

继续于心动过速下及心室起搏下标测最提前逆传A波,再于三尖瓣环7点处标测得逆传最提

前A波(靶点2),消融后心室起搏,该旁道位置局部电位V-A分离。再次重复电生理检查,心室分级刺激(400毫秒)可见室-房分离,不能再诱发任何异位心动过速,手术成功(图6-1-22)。术后1个月、3个月、6个月常规随诊复查,患儿无心动过速发作,心脏结构及心功能恢复正常。

【病例点评】房室旁道是房室环发育异常引起的一种先天性心脏病,双旁道、多旁道在临床上并不少见。由此引发的心律失常可表现为多种折返,其心动过速频率和QRS波形态可多变。研究发现,双旁道比单旁道易诱发逆向型AVRT,与双旁道不应期短、传导速度快、双旁道之间有足够距离有关。还有研究结果表明,多旁道的患者心动过速导致心室颤动的发生率较高,对导管或者外科消融具有更大的挑战,遗漏一条旁道是术后心动过速复发的重要原因,故在射频消融过程中细致电生理检查有重要的临床意义。

本患儿电生理检查双房室旁道均为隐匿性房室旁道(房室旁路仅有逆传功能,无前向传导,不产生心室预激图形),经成功消融第一条房室旁道(局部电位V-A分离)后仍可诱发房室折返性心动过速,且心室起搏激动无明显递减传导,可以判断存在隐匿性房室双旁道,其后的标测证实了这一推断并成功消融治疗第二条房室旁道,从而根治了该患

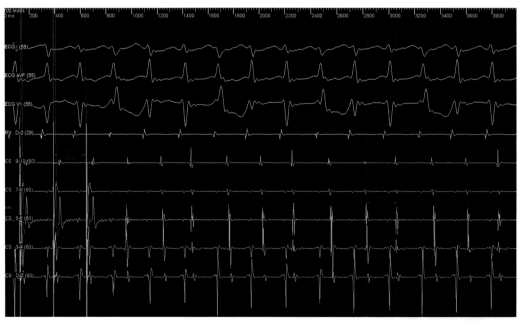

图6-1-21 腔内心电图,术中诱发第二种心动过速

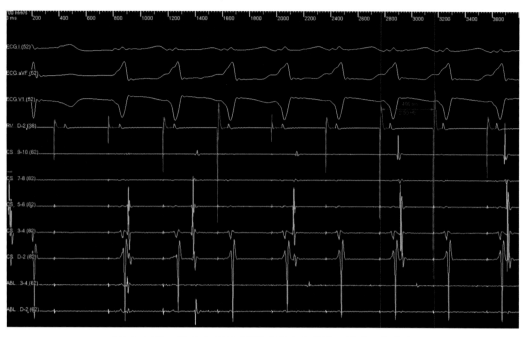

图 6-1-22　腔内心电图,消融术后心室起搏可见室 - 房分离

儿存在的房室折返性心动过速。

心律失常性心肌病是由室上性或室性心律失常、传导异常等引起的可逆性扩张型心肌病,主要表现为心室扩大、心室功能不全。心律失常控制后通常心肌病变可恢复正常。目前认为,其发病机制可能与心肌能量耗竭、能量利用障碍、心肌血流储备下降、心肌收缩储备能力下降、心肌细胞和细胞外基质重塑、神经体液调节等有关。

长时间的心动过速可使心室充盈期缩短,导致心室扩张、左室射血分数降低、细胞形态学变化和电生理异常,从而导致心力衰竭和心肌病的发生。心动过速能否导致心律失常性心肌病主要取决于心动过速的持续时间。研究发现,异位心动过速每日发作持续超过总时间的 10%~15% 即可诱发心律失常性心肌病。控制心动过速后心功能不全通常可逆转,平均 3 个月心功能恢复正常。但部分患者控制心动过速后心脏收缩功能虽获明显改善,其心脏舒张功能障碍仍可持续存在。

诊断心律失常性心肌病主要依靠病史及临床表现,是一种排除性、回顾性诊断,缺乏特异性指标。临床上符合以下几点需考虑诊断:①心律失常发生前心功能正常;②频繁或持续的心动过速发作后心功能进展性损害,并可排除其他导致心功能减退的因素;③心动过速或心率控制后,心功能

得以改善和恢复。

【附 病例6-6】

房室结折返性心动过速引起的心力衰竭 1 例

(首都医科大学附属北京儿童医院　于霞　林利)

【病史】患儿,女,13 岁,因"间断心悸 9 月余,加重伴胸闷、水肿 10 天"入院。入院前 9 月余,患儿无明显诱因出现心悸,每月发作 5~6 次,每次持续约 20 分钟可自行缓解。发作时伴头晕、乏力、面色苍白、大汗,无晕厥、黑矇,无喘憋、呼吸困难,未就诊。8 月余前,患儿上课时再次突发心悸感,伴头晕,于学校医务室查体发现心率增快(具体不详),予卧床休息处理,症状持续约 40 分钟后消失。就诊于当地医院,查心电图(症状缓解期)提示"窦性心律不齐",未进一步处置。此后患儿仍间断有心悸症状,多于运动后出现,每次持续数十分钟至数小时。每月发作 8~12 次。1 个月前因再次心悸发作就诊于当地医院,心电图(症状时)提示"室上性心动过速",予普罗帕酮静脉注射后可转复心动过速。遂予普罗帕酮 100mg/ 次、每天 3 次口服治疗。患儿规律服用药物后仍有阵发性心悸发作。期间行动态心电图检查示"窦性心律,房

性期前收缩,阵发性室上性心动过速,ST-T 改变,未见心室预激"。10 天前患儿再次出现心悸,家长发现患儿出现颜面及下肢水肿,轻度活动后极易疲乏。门诊心脏超声提示"左心室增大、二、三尖瓣少量反流,左室收缩功能减低",心电图提示"窦性心动过速,ST-T 改变",以"室上性心动过速,心功能不全"入院。入院后心电监测仍可见心动过速反复发作,心电图检查提示"室上性心动过速",ATP 静脉推注可终止心动过速。予抗心衰治疗,入院第 3 天行心脏电生理检查及射频消融手术,术中证实为诊断"房室结双径路、房室结折返性心动过速"。

患儿自发病以来,病初精神状态、食欲、睡眠、体力情况良好,体重正常;病程后期出现食欲欠佳、活动耐力下降。否认心脏病家族史,否认猝死家族史。

【体格检查】 脉搏 117 次 /min,呼吸 22 次 /min,经皮氧饱和度 100%,右上肢血压 100/65mmHg,无特殊面容,颜面部水肿,安静状态下无发绀,双肺呼吸音粗,未闻及干、湿啰音,心前区饱满,心界正常范围,心律齐,心音低钝,肝肋下可及边,质软边钝,双下肢轻度水肿,末梢循环好。

【辅助检查】

1. **心电图** 室上性心动过速。

2. **心脏超声** 左室内径增大(左室舒张末期内径 49mm),余房室内径正常,室间隔及左室后壁厚度正常,二、三尖瓣轻度反流,左室射血分数 46%,左心收缩功能降低。

3. **动态心电图** 窦性心律,平均心率 101 次 /min,未见期前收缩、传导阻滞、心室预激,全程见 ST-T 改变,心率变异性减低。

【初步诊断及分析】

1. **室上性心动过速** 患儿以发作性心悸为主要症状,发作时伴头晕、乏力,发作心电图提示"室上性心动过速",故诊断明确,进一步心脏电生理检查可明确疾病类型。

2. **心律失常性心肌病** 患儿病史长,反复阵发性心悸,心电图提示"室上性心动过速",心脏超声提示"左心室增大及收缩功能减低",目前无其他器质性疾病可解释心功能减低,考虑诊断心律失常性心肌病。

3. **心功能不全(NYHA Ⅲ级)** 患儿因"阵发性心悸"就诊,伴活动耐力下降、颜面、四肢水肿、心脏超声提示左室增大、左室收缩功能减低,诊断心功能不全(NYHA Ⅲ级)。

【进一步检查及结果】 心内电生理检查(全麻):基础状态下,心室刺激可见向心性递减传导。静脉滴注异丙肾上腺素后,心房程序刺激 550/260 毫秒可见房室结前传跳跃 59 毫秒,心房程序刺激 400/250 毫秒及心房分级刺激 250 毫秒可诱发稳定窄 QRS 波心动过速(心室率 240 次 /min),心动过速时逆传心房 A 波顺序无偏心现象,诊断"房室结双径路及房室结折返性心动过速(慢 - 快型)"。

解析:心房刺激可诱发心动过速。心房 S1S1 刺激呈递减传导,S1S2 刺激在某一临界值再缩短 10 毫秒,AV 间期突然跳跃延长 ≥ 50 毫秒,提示房室传导由快径转为慢径,存在房室结双径路;此时常可诱发慢 - 快型 AVNRT,或出现心房回波,心动过速呈向心性。心室 S1S1 刺激经快径逆传,VA 呈递减传导,S1S1 递减至某一临界值时,快径阻滞,慢径开始逆传,VA 间期跳跃 ≥ 50 毫秒;S1S1 周期继续递减,可呈 2 : 1VA 阻滞。

【治疗及随访】 进一步行射频消融手术(慢径路改良)。常规确定 His 位置,以下位法确定消融靶点,靶点电位呈"小 A 大 V、A 波碎裂",共滴定消融 120 秒。重复电生理检查,未再诱发房室结前传跳跃现象,未再诱发房室结折返性心动过速及其他心律失常,评测房室结前传文氏点正常,手术成功。术后 1 个月、3 个月、6 个月常规随诊复查,患儿无心动过速发作,心脏结构及心功能恢复正常。

【病例点评】 房室结折返性心动过速(AVNRT)是儿童常见的室上性心动过速类型。其发病率随年龄增长逐渐增高,考虑原因可能与年龄增长房室结解剖重塑有关,如右侧后延伸(慢径)变长增粗、纤维脂肪组织增多分隔房室结移行区细胞造成传导各向异性等。持续或反复发作可引起心脏扩大甚至心律失常性心肌病。射频消融治疗已成为其首选根治方法,成功率 96% 以上。

因心律失常引起左室结构、功能的受损，经心室率控制或转复心律后心功能可以全部或部分逆转者称为心律失常性心肌病。临床根据心脏结构、心功能是否完全恢复将其分为 1 型（纯心律失常性心肌病）和 2 型（不纯性心律失常性心肌病）。目前研究认为，其发病机制有：①氧化应激、能量耗竭；②血流动力学改变；③神经体液激活、β 受体下调；④机械不同步；⑤离子通道改变；⑥遗传因素。影响心律失常心肌病的发生因素包括心律失常的类型、心动过速时房室关系、发作模式（阵发或持续）、QRS 波的不规则和是否存在潜在的心脏疾病等。

临床诊断心律失常性心肌病主要根据病史及临床表现，是一种排除性、回顾性诊断，符合以下几点需考虑诊断：①无其他器质性心脏病，心律失常发生前心功能正常；②频繁发作或持续存在的心律失常发作后心功能呈进行性下降；③心律失常控制后心功能得以改善和恢复（恢复时间一般不超过 6 个月）。

早期识别和诊断潜在的心功能损害，对导致心律失常性心肌病的心律失常及时干预是改善预后的关键。对心律失常性心肌病的治疗主要包括：①使用抗心律失常药物和 / 或射频消融抑制快速性心律失常，降低超时的心动过速负担；②左束支起搏及左房左室起搏等再同步治疗左束支阻滞改善心室同步性逆转心功能；③管理心力衰竭和左室收缩功能障碍，包括 β 受体阻滞剂、血管紧张素转换酶抑制剂或血管紧张素受体阻滞剂、利尿剂和醛固酮阻滞剂用药，以逆转心律失常性心肌病的心功能不全，改善病患生活质量和长期预后。

第二节
特发性室性心动过速相关心力衰竭

【概述】特发性室性心动过速是指无器质性心脏病基础或明确诱发因素（包括缺氧、药物、中毒等）所致的室性心动过速，发病率约为 0.51/10 万，占儿童室性心动过速病例约 50%。根据起源可将特发性室性心动过速分为特发性左室室性心动过速和特发性右室室性心动过速，或分为流出道室性心动过速、分支性室性心动过速以及其他部位的室性心动过速。特发性左室室性心动过速以分支性室性心动过速为主，其中以左后分支最常见，根据束支起源及 QRS 波形态可分为：左后分支性室性心动过速伴右束支传导阻滞和电轴左偏、左前分支性室性心动过速伴右束支传导阻滞和电轴右偏、QRS 时限及额面电轴正常的上间隔分支性室性心动过速。右室起源的特发性室性心动过速以流出道室性心动过速为主，其他部位的室性心动过速可起源于房室环结构、腔内瓣膜、浦肯野纤维、心内膜及心外膜等。根据其对抗心律失常药物的敏感性可分为腺苷敏感型、维拉帕米敏感型和普萘洛尔敏感型室性心动过速。根据发作是否持续 30 秒可以分为持续性和非持续性室性心动过速。特发性室性心动过速患儿大多无明显临床症状及体征，远期预后较好，大多数患者的室性心动过速可以自行消退，但若室性心动过速长时间或反复发作仍可导致心力衰竭甚至猝死。

【电生理机制】折返、触发活动和自律性增高是目前特发性室性心动过速较常见的机制。大多数分支性室性心动过速的电生理机制为折返。由于希氏束及浦肯野纤维的解剖结构及功能的复杂性，目前折返活动的折返环尚未被完全确定。以左后分支室性心动过速为例，P1 电位代表具有递减特性和对维拉帕米敏感的异常浦肯野组织的舒张电位，P2 电位代表室性心动过速期间逆向激活的第二个收缩前电位，有研究表明整个折返环应包括心室肌、连接心室肌和 P1 电位的慢传导区以及连接远端 P1 电位和心室肌的部分 P2 电位。流出道室性心动过速大多因触发活动引起，主要通过激活 cAMP 增加细胞内钙离子浓度和肌浆网内钙离子的释放实现。该类型室性心动过速大多对腺苷和维拉帕米敏感。浦肯野纤维内的自动节律及自律性增强也是特发性室性心动过速的机制之一,该类型室性心动过速又称为普萘洛尔敏感型室性心动过速。普萘洛尔通过减慢窦性心律、抑制 β 受体的激活等发挥抗心律失常作用。

【临床表现】

1. 症状 大部分特发性室性心动过速无明显临床症状。小婴儿发作时临床症状不典型,多有喂养困难及生长发育落后;年长儿以心慌、胸闷、心前区不适为主,少部分可有呕吐、腹泻等心外症状,极少部分可出现黑矇、晕厥发作。当特发性室性心动过速长时间发作导致血流动力学障碍时,小婴儿可出现烦躁不安、吃奶中断、吃奶费力等,年长儿可出现面色苍白、大汗、水肿、尿少、发绀等表现。

2. 体征 早期多无特异性体征,合并心力衰竭患儿查体可发现心率增快、心脏增大、心音低钝,心脏听诊可闻及奔马律;可有唇周发绀、呼吸增快,肺部听诊闻及湿啰音;可有肝大、水肿等表现。

【诊断流程及辅助检查特点】

1. 诊断流程

(1)发作时体表心电图表现为典型室性心动过速或经心内电生理检查明确。

(2)除外有结构性心脏疾病者,除外有明确诱因(缺氧、药物、中毒、电解质紊乱、长 Q-T 间期综合征、儿茶酚胺敏感性室性心动过速)导致的室性心动过速。

(3)查体发现心脏增大,心电图、胸部 X 线片或心脏超声等提示心脏增大。

2. 辅助检查及特点

(1)心电图:2020 室性心律失常中国专家共识将室性心动过速定义为:连续 3 个或以上起源于心室的综合波、频率>100 次/min(周长<600 毫秒)的心律失常,室性心动过速持续时间 ≥30 秒或虽<30 秒,但如果患者血流动力学不稳定,需立即终止心动过速,即为持续性室性心动过速。典型的左后分支性室性心动过速的体表心电图特征为右束支传导阻滞(RBBB)图形、电轴上偏、QRS 波较窄。左前分支性室性心动过速的体表心电图特

征为 RBBB 伴电轴下偏,而左上间隔分支性室性心动过速则表现为窄 QRS 波和正常电轴或电轴右偏。普通心电图在室性心动过速的诊断与鉴别诊断中发挥着重要作用。普通心电图具有无创性、操作难度较低、经济性较强、耗时短、重复性好,患者可于短时间内得知检查结果,认可度较高。但该检查存在一定局限性,即该检查仅能描述 30 秒~1 分钟的患者机体静息状态下的心电变化情况,对非持续性心律失常存在一定漏诊率。动态心电图可连续描记 24 小时处于运动、睡眠等不同状态下患儿的心电信息,对于非持续性室性心动过速或监测室性心动过速发作频率等有较好的作用。但该检查持续时间长,患儿配合程度欠佳,易受干扰。

(2)心脏超声、心脏 CT 及心脏磁共振:心脏超声可评估心室腔内径增大或缩小、室壁厚度及运动、收缩和舒张功能、心脏瓣膜情况、肺动脉压力及有无结构性心脏病。共识推荐当心脏超声不能准确评估左、右室功能和/或心肌结构改变时,建议采用 MRI 或 CT 检查。以上检查在诊断特发性室性心动过速及评估是否合并心力衰竭上有较大价值。

(3)胸部 X 线片:可评估肺血情况及通过心胸比例判断是否有心脏增大,协助评估是否合并心力衰竭。

(4)实验室检查:包括电解质、肝肾功能、血气分析、毒物检测等,可除外电解质紊乱、药物、缺氧、中毒等引起的室性心动过速。

(5)有创心电生理检查、导管消融术:对于无法明确来源的宽 QRS 波心动过速,有创心内电生理检查的价值是肯定的,可有助于进行鉴别。对于药物治疗无效,或反复发作者,可行导管消融治疗。导管消融是目前根治儿童特发性室性心动过速的主要方法,根据消融能量可以分为射频消融、冷冻消融。目前运用较多的为射频消融术,该技术具有手术成功率高、复发率较低等特点,但国内能够开展此项技术的机构不多,但由于该手术为有创操作,需暴露于辐射之下,且有室性心动过速不易诱发及维持、导管贴靠不牢固等问题,该技术仍待进一步提升与推广。

【鉴别诊断】儿童特发性室性心动过速因其

QRS 波大多不宽,易被误诊为室上性心过速,因此临床上在诊断室上性心动过速患儿时需鉴别其是否为室性心动过速。此外,缺氧、药物、中毒、长Q-T 综合征等也可导致室性心动过速,应注意鉴别。在详细询问病史及进行体格检查后,可进行血清实验室检查、心电图检查、心脏超声检查、心脏磁共振检查,必要时行心内电生理检查等进一步明确。

【治疗原则】 内科治疗以纠正心力衰竭及抗心律失常药物治疗为主,其治疗的适应证主要取决于患者的症状及心功能情况,β 受体阻滞剂及非二氢吡啶类钙通道阻滞剂疗效可且风险小,如药物无效,可选用其他抗心律失常药,如普罗帕酮、胺碘酮等。共识推荐在室性心动过速急性处理时,对起源于右心流出道的特发性室性心动过速可选用维拉帕米、普罗帕酮、β 受体阻滞剂或利多卡因;对左心特发性室性心动过速,首选维拉帕米,也可选用普罗帕酮;上述药物无效时可选择胺碘酮。待心衰控制后若抗心律失常药物治疗无效或以期获得根治时,可行射频消融手术治疗。

(吕铁伟)

【附 病例 6-7】

特发性室性心动过速导致心力衰竭 1 例

(重庆医科大学附属儿童医院　邬晓玲　吕铁伟)

【病史】 患儿,女,10 岁 11 个月,因"反复活动后心悸近 3 个月,加重近 3 天"入院。自诉反复活动后心悸、胸闷、心前区不适,伴头晕,病初未予以特殊处理,近 3 天前出现气促、心悸、大汗淋漓及腹痛、呕吐,病程中无发热,偶有轻咳,无端坐呼吸及水肿,腹部彩超提示"腹腔多部位积液",胸部 X 线片提示"心影增大,肺动脉段突出"。患儿既往有数十次类似发作史。否认心脏病、心律失常家族史,否认夭折及猝死家族史。

【体格检查】 体温 37.7℃,呼吸 28 次 /min,心率 201 次 /min,血压 94/66mmHg,经皮氧饱和度 96%,体重 42kg,安静,神志清楚,面色欠红润,安静状态下无面色、口唇发绀,咽部稍充血,双肺呼吸音稍减弱,无干、湿啰音。心前区无隆起,最大左心界位于第五肋间左锁骨中线外侧 0.5cm,心音尚有力,节律整齐,胸骨左缘 2~5 肋间未闻及心脏杂音。腹软,肝肋下 3cm,质中缘稍钝,脾脏肋下 1.5cm,移动性浊音可疑阳性。双下肢无水肿,甲床无发绀。

【辅助检查】

1. 胸部 X 线片　双肺纹理增多,心影增大,肺动脉段突出。

2. 腹部彩超　腹腔积液,双侧胸腔积液。

3. 腹部彩超　腹腔多部位积液。

4. 心电图　室性心动过速(图 6-2-1)。

5. 血常规　WBC 11.78×10^9/L,N 65%,L 30%,RBC 3.83×10^{12}/L,Hb 117g/L,PLT 196×10^9/L。

【初步诊断及分析】

1. 室性心动过速　患儿有反复活动后心悸、胸闷、气促等,结合其发作时体表心电图结果,故诊断。复查心电图及动态心电图协助诊治。

2. 心功能不全　患儿有多次室性心动过速发作基础,室性心动过速发作持续时间长,本次伴有大汗、腹痛、呕吐等不适。查体:呼吸 28 次 /min,心界扩大,肝肋下 3cm。胸部 X 线片提示心影增大,彩超提示胸腔及腹腔积液,故诊断。进一步完善心脏超声协助评估心脏功能。

3. 心肌炎　患儿以活动后心悸、胸闷、气促为主要表现,病程中有咳嗽,查体发现心率增快,心界扩大,心电图提示室性心动过速,需警惕,进一步行心肌酶谱、心电图、心脏超声检查。

【进一步检查结果】 心脏超声:左室舒张末期内径(LVDd 62mm),左室收缩末期内径(LVDs 53mm),右房、右室稍增大,房室间隔完整,室壁动度正常。三尖瓣反流(中度),二尖瓣反流(轻至中度),肺动脉瓣反流(轻度),EF 28%,FS 13%,左心收缩功能降低。

解析:根据患儿年龄及 M 型和彩色多普勒心脏超声结果,提示患儿左心腔明显增大,心室射血分数降低明显,且不伴有心脏的其他结构畸形,结合患儿反复心悸发作的病史和发作的心电图特点,考虑由心动过速导致。

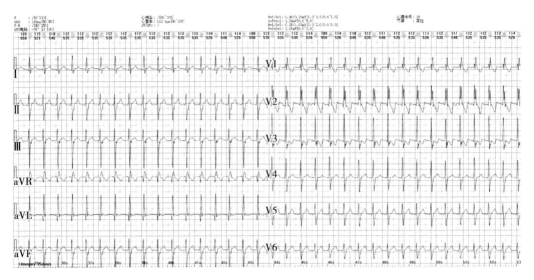

图 6-2-1　心电图,可见房-室分离,提示室性心动过速

【治疗和随访】进一步检查除外器质性心脏病变基础及诱发因素,明确诊断为特发性室性心动过速。患儿有心力衰竭的临床表型和体征,入院后给予米力农[0.5μg/(kg·min)]静脉输注改善心功能,应用利尿剂减轻心脏负荷,限盐控制液体,加用心肌赋能药物等基础处理,经过治疗后患儿心衰症状和体征得以改善;室性心动过速发作期静脉注射利多卡因、普罗帕酮、维拉帕米等复律治疗,心律可以转为窦性,但仍有室性心动过速间断发作,结合既往患儿多次发作的病史,和家属进行充分的病情沟通后,为根治行有创心内电生理检查+射频消融术。停用抗心律失常药物,完善术前血管检查准备,穿刺股动脉及股静脉,放置4级、10级电极,进行常规心内电生理检查,排除房室结双径路和房室旁道,根据体表和心内电图特点明确为左室来源的室性心动过速,遂将大头电极逆行主动脉途径送入左心室,首先对左室进行三维解剖建模,仔细标测出左前和左后束支点位,用大头电极进行心室刺激诱发出心动过速,在心动过速下进行激动标测,发现左后分支处P电位较体表最为提前,且此处在起搏标测的心电图与发作心电图最为相似,选择此处作为消融靶点,采用52℃、30W作为能量条件,放电5秒,心动过速终止,累计消融180秒,重复心内电生理检查为诱发出心动过速,观察40分钟后,再次用异丙肾上腺素提升心率后进行心内电生理检查,仍未诱发出心动过速,手术成功(图6-2-2)。术后1个月、3个月、6个月、1年进行定期随访,复查心脏超声、心电图和动态心电图,患儿无心动过速发作,心脏结构及心功能逐渐恢复正常。

【病例点评】特发性室性心动过速发病率较低,但在儿童阶段是最常见的室性心动过速类型,目前公认的电生理机制为折返,且以左后分支部位的折返机制最为多见。该病主要依据临床突发突止的病史特点、短期发作血流动力学相对稳定,最主要是根据发作的心电图特点进行诊断,但起源于左室的特发性室性心动过速因其为折返机制导致,常易与室上性心动过速相混淆,根据V1及V6的形态、特征性的房室分离、心室夺获或室性融合波均有助于鉴别,因此,临床医生需仔细把握两者心电图的要点,必要时多次复查心电图甚至行心内电生理检查协助。该病诊断的临床症状不典型,大部分预后较好,但长时间发作仍可导致血流动力学紊乱,可能引起心力衰竭、心动过速性心肌病,甚至猝死,因此对于特发性室性心动过速反复或者长期发作引起心力衰竭的患儿来讲,首先应该进行心力衰竭的治疗,包括稳定心功能、减轻心脏负荷的药物等,在心力衰竭控制后再考虑抗

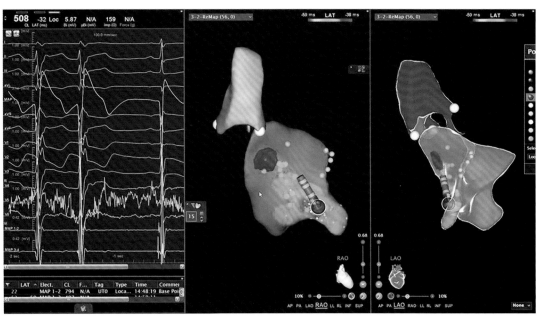

图 6-2-2　导管消融位点图

心律失常药物治疗,对于急性发作期的患儿,起源于右心流出道的特发性室性心动过速可选用维拉帕米、普罗帕酮、β 受体阻滞剂或利多卡因;对左心特发性室性心动过速,首选维拉帕米,也可选用普罗帕酮。如有反复发作而不能接受射频消融治疗的患儿,可以在发作间期采用上述药物进行预防治疗。对于药物治疗失败、不能耐受或不愿接受药物治疗且有明显症状的体重 >15kg 的儿童来说,射频消融术是首选治疗方式,治愈率可达 90% 以上。该手术在心动过速诱发下采用激动标测,找出最早的 P 电位进行消融,而在不能诱发出心动过速的情况下可以采用起搏标测,若起搏的 QRS 波与临床 VT 的 QRS 波形态在 12 导联心电图上有 11 个或 12 个导联完全相同,以此为靶点也可以进行消融。不建议在心动过速下进行射频消融,以免消融电极回弹到流出道,损伤 His 区域,导致房室传导阻滞的发生。

【附 病例 6-8】

婴幼儿无休止室性心动过速致心力衰竭 1 例

(首都医科大学附属北京儿童医院　崔烺　林利)

【病史】患儿,男,2 岁 9 个月,因"乏力 2 个月,发现气促 1 周"入院。入院前 2 个月因患儿呼吸道感染后逐渐出现乏力、活动耐力下降。曾于所在地诊所查体发现心率快(具体不详),未进一步诊治。1 周前患儿出现安静时气促,食欲缺乏,多汗,夜间不能平卧,咳嗽,尿少,双下肢水肿。再次就诊时查胸部 X 线片提示"心影明显增大",心电图提示"室性心动过速",心脏超声提示"心脏增大,心功能减低",心肌酶及肌钙蛋白正常,BNP 轻度升高。以"室性心动过速、心功能不全"入院。患儿平素体健,无反复呼吸道感染病史。生长发育正常。母亲孕期监测胎心正常。无放射线、药物、毒物接触史。否认心脏病家族史,否认夭折、猝死家族史。

【体格检查】脉搏 170 次 /min,呼吸 38 次 /min,经皮氧饱和度 95%,右上肢血压 90/55mmHg,无特殊面容,安静状态下无发绀,双肺呼吸音粗,无干、湿啰音,心前区饱满,叩诊心界向左下扩大,心率增快,心律不齐,心音低钝,未闻及杂音,腹软,肝右肋下 3cm,质地中等,边缘钝,双下肢稍水肿,CRT 3 秒。

【辅助检查】

1. 胸部 X 线片　肺血增多,心影增大,心胸比为 0.65。

2. 心电图　室性心动过速,心室率 150~

170 次 /min。

3. **心脏超声**　心脏与大血管连接正常,房、室间隔完整;左室重度增大(左室舒张末期内径 43mm),二、三尖瓣轻度反流,双侧冠状动脉起源及内径正常,左心收缩功能降低,EF 34%,FS 17%,舒张功能未见异常。

【**初步诊断及分析**】室性心动过速、心动过速性心肌病合并心力衰竭。

1. **室性心动过速**　患儿心电图特点:宽 QRS 心动过速,心律不齐,心室率 150~170 次 /min,室房分离,心室率大于心房率,故室性心动过速诊断明确。

2. **心动过速性心肌病合并心力衰竭**　患儿表现乏力、气促及活动耐力下降,查体可见气促,心前区饱满,心脏增大,肝大,胸部 X 线片提示心胸比增大,心脏超声提示全心增大,其中左心室重度增大,左室射血分数明显减低,血 BNP 升高,诊断慢性心力衰竭诊断明确,按照改良 ROSS 评分法评为中重度心力衰竭。结合患儿曾发现心动过速,本次入院心电图提示室性心动过速,心室率快,目前无其他器质性疾病可解释心功能减低,首先考虑室性心动过速导致的心动过速性心肌病。

【**鉴别诊断**】

1. **扩张型心肌病**　患儿起病隐匿,表现为慢性心力衰竭,心脏超声提示扩张型心肌病影像特征,需注意鉴别。该患儿无心肌病家族史,如控制心律失常后心脏结构功能恢复,可除外此类疾病。如控制心律失常后心力衰竭仍持续或加重,更需考虑心律失常合并扩张型心肌病的可能。

2. **重症心肌炎**　重症心肌炎亦可表现为心力衰竭及心律失常,但多存在前驱感染病史,且心律失常多变,心功能可明显减低而心脏扩张不显著。该患儿起病隐匿,心脏明显扩大,伴心功能减低,室性心动过速为单一形态,心肌酶及肌钙蛋白正常,重症心肌炎不首先考虑。

【**进一步检查及结果**】24 小时动态心电图:全程室性心动过速,偶见窦性搏动(应用抗心律失常药物治疗后),平均心率 151 次 /min,最快心室率 190 次 /min。

解析:24 小时动态心电图提示全程室性心动过速,抗心律失常药物治疗效果差,心电图提示室性心动过速来源为左心室非经典部位,考虑为婴幼儿无休止室性心动过速。婴幼儿无休止室性心动过速易引起心衰,造成心动过速性心肌病。结合本例患儿心脏超声特点和动态心电图特点,高度考虑婴幼儿无休止室性心动过速引起的心动过速性心肌病。

【**治疗及随访**】入院后予以药物进行抗心衰及抗心律失常治疗。先后尝试胺碘酮、利多卡因、美西律、维拉帕米共 3 周,患儿心力衰竭症状改善,但室性心动过速仍不能控制,室性心动过速频率稍下降。复查心脏超声左室内径无明显恢复,左室射血分数较之前稍提高。

入院第 3 周,复查心脏超声提示左室重度增大(左室舒张末期内径 42mm),左室射血分数 42%,左心收缩功能降低。考虑抗心律失常药物控制效果差,心衰恢复不理想。

为根治室性心动过速行心脏射频消融治疗。术中可见室性心动过速与窦性心律交替出现(图 6-2-3),操作消融导管,在三维标测系统引导下进行左心室建模,并在室性心动过速下行激动顺序标测,于左室前壁处标得最提前 V 波(靶点)。靶点位置 V 波领先参考导联(V1)QRS 波起始 33 毫秒(图 6-2-4),心动过速转复窦性心律时于靶点位置起搏心室,起搏形态与自发室性心动过速形态近一致(图 6-2-5)。在室性心动过速下消融,放电 1 秒后室性心动过速终止并转为窦性心律(图 6-2-6)。巩固消融后观察近 40 分钟,室性心动过速未再出现,手术成功。

术后继续抗心衰治疗,术后 1 个月随访,复查心脏超声,提示左心室轻度增大,左室收缩功能正常。术后 3 个月及 6 个月复查,心脏超声均恢复正常(表 6-2-1)。

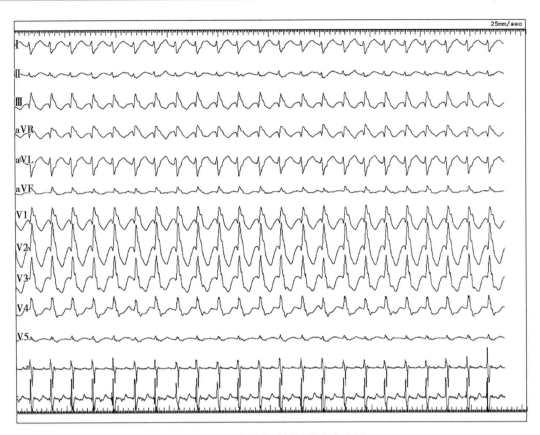

图 6-2-3 室性心动过速体表心电图

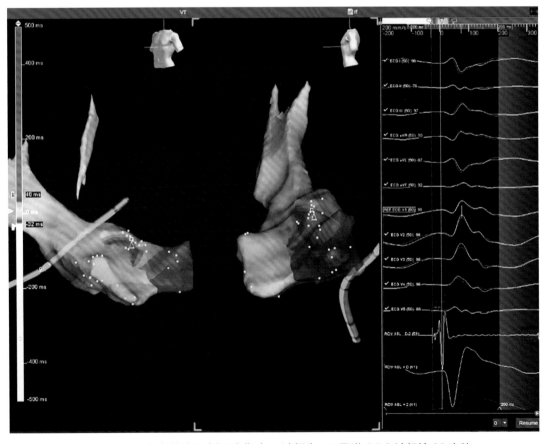

图 6-2-4 左心室激动顺序标测,靶点 V 波领先 V1 导联 QRS 波起始 33 毫秒

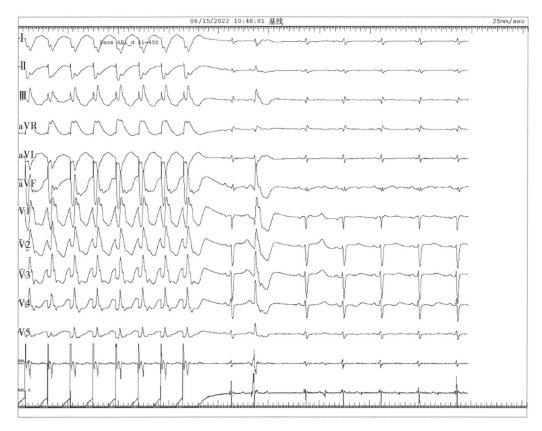

图 6-2-5 靶点位置起搏标测,起搏形态与自身室性心动过速形态近一致

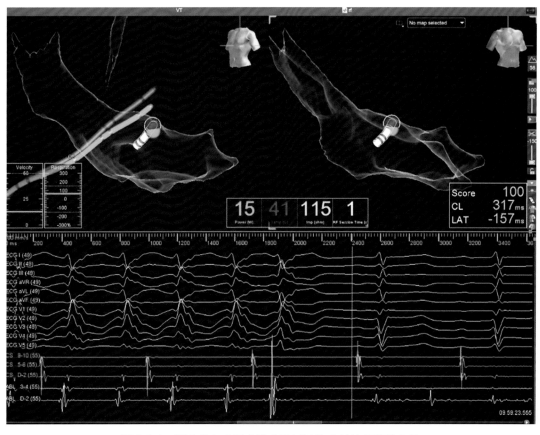

图 6-2-6 靶点放电 1 秒室性心动过速终止并转复窦性心律

表6-2-1 术前及术后心脏超声随访情况

时间	LVD/mm	LVEF/%	LVFS/%
术前3周	43	34	17
术前	42	42	19
术后1个月	36	62	40
术后3个月	32	66	41
术后6个月	33	70	42

注：LVD，左心室舒张末期内径；LVEF，左室射血分数；LVFS，左室短轴缩短率。

【病例点评】婴幼儿无休止室性心动过速发病率较低。首都医科大学附属北京儿童医院单中心统计显示，其平均诊断年龄为13个月。由于患儿年龄小，不能表达，且室性心动过速速率快，持续时间长，易并发心动过速心肌病、心力衰竭、心源性休克、阿-斯综合征及心源性猝死。左室型室性心动过速部分患儿仅应用维拉帕米、普罗帕酮或胺碘酮有效。右室型室性心动过速患儿部分应用酒石酸美托洛尔、普罗帕酮或胺碘酮有效。药物治疗难度大。本病例提示稳定心力衰竭后及时实施射频消融为较好的诊疗策略。

由于婴幼儿无休止室性心动过速往往病史隐匿，诊断时多心功能受损程度重，心肌电生理结构变化大，射频消融手术难度和风险较大。手术应在充分取得家长理解和支持下进行，术中应注意实时监测心脏收缩功能，保证血压、血氧饱和度稳定。围手术期应加强支持、监护，为远期恢复创造条件。

研究发现，婴幼儿无休止室性心动过速合并心力衰竭早期易发生误诊，如误诊为扩张型心肌病、重症心肌炎、癫痫等。建议婴幼儿发生心力衰竭时应注意完善心电图检查以早期排查心律失常相关问题。对于药物控制困难且心功能减低的患儿，围手术期易出现其他恶性心律失常，应注意监测心电变化。

第三节
预激性心肌病相关心力衰竭

【概述】预激综合征即WPW综合征（Wolff-Parkinson-White syndrome），窦房结激动通过房室之间存在的异常传导旁道，预先激动心室，并伴有旁路介导的阵发性室上性心动过速。WPW综合征发病率在0.1%~0.3%，2019年统计我国儿童的发病率在0.15%左右。WPW综合征大部分患儿并无心脏器质性改变表现，在常规心电图检查中发现以P-R间期缩短、QRS波群增宽，并伴有预激波为主要表现。其多数患儿以快速性心律失常的发生为主要表现，少数患儿亦可引发心动过速性心肌病（例如PJRT）。近年来发现正常生理状态下，心房与心室间的电传导仅依赖房室结，以达到左右心室收缩同步，从而获得稳定的血流动力学状态。当房室间解剖上存在异常旁道，出现心室预激时，在无快速性心律失常发作的窦性心律时，邻近异常房室旁道部位的心室肌被提前除极，导致心室除极时间差改变，进而影响心室正常除极的顺序和平衡，从而导致心室机械收缩不同步，造成心室心肌电-机械兴奋异常而引发心室重塑、心功能降低，以致出现严重血流动力学改变，临床以扩张型心肌病为主要表现。因此提出预激心肌病（pre-excitation cardiopathy）这一种全新的疾病诊断。预激性心肌病为心肌病的病因提出了新的继发因素，同时增加了新的心肌病分类。

【临床表现】

1. 症状 无心动过速发作表现，未发生心力衰竭前患儿可无明显临床症状，部分患儿可有精神差、面色苍白、疲乏、活动后心悸、运动耐量下降、胸闷、腹痛等不典型表现；出现心力衰竭后，婴幼儿常以拒奶、喂养困难、哭闹烦躁、多汗、气促等为主要表现；年长儿以生长发育落后、体力活动不耐受、安静时心率增快、少尿等为主要表现。

2. 体征　①心脏:心脏扩大、心动过速、第一心音低钝,心衰严重可出现舒张期奔马律等;②肺循环:呼吸急促、呼吸困难、发绀,重者听诊可闻及湿啰音及哮鸣音;③体循环:表现为肝大伴触痛,颈静脉怒张,肝-颈静脉回流征阳性,年长儿为双下肢水肿,婴儿常为全身性水肿。

【诊断】

1. 临床查体　发现心脏增大者,伴或不伴有心力衰竭表现。

2. 体表 12 导联心电图　是确诊心室预激的依据,并且可以据此初步确定旁路的部位。

(1)心室预激诊断标准:① P-R 间期缩短,婴幼儿时限 ≤0.08 秒,年长儿时限 ≤0.1 秒,成年人 ≤0.12 秒;② QRS 波群起始部分粗顿,呈 δ 波,但终末部分正常;③ QRS 波群时限延长,出生至 6 个月 ≥0.06 秒,6 个月~5 岁 ≥0.08 秒,年长儿 ≥0.09 秒,成人 ≥0.1 秒;④ ST 段和 T 波呈继发性改变,与 QRS 波群主波方向相反。

(2)B 型心室预激诊断标准:δ 波在 V1~V3 导联中为负向,QRS 波以 S 波为主;δ 波在 V4~V6 导联中为正向,QRS 波以 R 波为主;QRS 波形态与左束支传导阻滞相似。

3. 心脏超声　是评估心脏结构和功能的首选方法,通过测量左室收缩末期内径及左室舒张末内径,计算左心室射血分数(LVEF)以评价心功能。

(1)二维心脏超声均可观察到室间隔基底段呈现收缩期前向运动,即收缩期室间隔基底段(部分累及中下段)向右心室侧膨出,呈"挤气球样"改变,受累心肌厚度变薄。左心室内径增大,球形度增大。左心室整体形态异常,具体形态因受累室间隔节段不同而异。左心室收缩功能随病程进展而逐渐降低。

(2)M 型心脏超声可发现室间隔与左心室后壁的运动不协调,在胸骨旁左心室长轴 M 型图像上,室间隔运动模式表现为"双峰"改变。

(3)彩色多普勒超声对血流信号敏感,部分心功能明显减低的患儿左心室心腔血流彩色多普勒超声可观察到左心室内血流为涡流,呈"太极图"样血流改变,即红蓝两色围绕左心室中心旋转。

(4)二维斑点追踪成像技术可发现左心室收缩不同步,各节段达峰时间标准差(Ts-SD)>40 毫秒。预激性心肌病受累室间隔出现两次收缩峰值,右室部分心肌提前收缩,峰值较小,在房室结传导时出现舒张峰值("反弹运动"),之后随着后壁基底段、中间段及心尖段的舒张运动(曲线向上走行),室间隔受累节段在心脏舒张期再次出现收缩峰值。

(5)心脏同步性分析显示所有患儿均存在双心室运动及左心室整体运动的不协调,其中双心室不同步均表现为右心室提前,左心室延后。

4. 可进一步完善心脏磁共振、心肌核素灌注显像等协助评估病情。

(1)心脏磁共振:可准确评估心脏的结构、功能及纤维化病变,已逐渐成为心脏功能参数测量的"金标准"。预激心肌病患者心脏功能受损伴有心肌纤维化病变,相对于常规心脏超声,心脏磁共振能更好地反映预激性心肌病患者心脏结构、心功能的受累程度,从而指导临床治疗。

(2)放射性核素心肌显像:预激心肌病患者在核素心肌显像时大多表现为间壁局限性放射性稀疏,机制是舒张期间壁心肌内压力增高,导致血流灌注量相对减少。心室预激引起心室水平的三个"不同步",即左、右心室不同步,左室游离壁与室间隔不同步及左室游离壁不同部位的不同步。

B 型预激时,经红细胞标记的放射性核素显像能显示,原本同步除极的左、右心室,变为右室领先除极,出现左、右心室电与机械活动的不同步右室游离壁的电与机械活动都比左室游离壁明显提前,而且电激动的扩布与传导并不通过束支和浦肯野纤维,这种心肌间的提前传导使左室的电活动显著滞后。因此,当左室游离壁除极与收缩时,右室游离壁已提前收缩完毕,使左室原本的球形收缩变为左室游离壁局部收缩,引起左室收缩功能明显下降。

5. 预激性心肌病的诊断　需满足三项标准:

(1)体表 12 导联心电图确诊心室预激,且为 B 型预激(右侧旁路)。

心电图能证实存在心室预激,而最初诊断时无其他心血管基础疾病,心功能正常。

(2)具备扩张型心肌病诊断条件:心室预激诊断后,经较长时间出现左室扩张,左室重塑及心功能下降,最终发展为心肌病。并除外心动过速性心肌病及其他类型心肌病(如肥厚型心肌病,原发性遗传性扩张型心肌病,心肌致密化不全,心内膜弹力纤维增生症,明确心肌病家族史等)。

(3)阻断心室预激异常房室旁路的前传功能后,左心室大小及功能可逆转。预激性心肌病心电图预激成分(异常房室旁路)消失,左室功能得到改善,左室重塑可以逆转,心功能可恢复正常或明显改善。能去除预激成分(异常房室旁路)不良影响,安全有效的治疗方法为导管消融。

【鉴别诊断】儿童心肌病常分为原发性和继发性心肌病,在临床中应注意鉴别,可通过详细询问病史、家族史,进行细致的体格检查,并在病情允许的前提下,完善心电图、动态心电图、心脏超声、冠脉 CT 血管成像、冠状动脉造影、心脏磁共振、放射性核素心肌显像、遗传性检查及心内电生理检查等协助明确病因。

【治疗原则】目前对于预激性心肌病患者的治疗除应用改善心功能药物外,一般不考虑应用抗心律失常药物治疗,而首选射频消融治疗。射频消融成功后房室传导经房室结,左心室收缩恢复同步使室间隔运动、左心室收缩功能恢复正常,并逆转左心室重塑,左心室内径明显回缩至正常或接近正常,患者体格发育及体力活动量明显改善。因此,预激性心肌病为射频消融适应证,预后良好。未有明确心脏扩大但存在明确心室收缩不同步的显性B 型预激患者,亦为射频消融术治疗的适应证。

(吕铁伟)

【附 病例 6-9】

射频消融治疗预激性心肌病致心力衰竭 1 例
(重庆医科大学附属儿童医院　许欣　吕铁伟)

【病史】患儿,女,3 岁 5 个月,因"发现心脏增大 1 年余"入院。患儿入院前 1 年因患"肺炎"在当地医院行胸部 X 线片检查,提示心脏增大。平素体重增长缓慢,多汗,面色稍苍白;近 6 个月有明显活动量减少,走平路即有气促,安静休息时

缓解,并有反复呼吸道感染病史,生病期间上述症状又加重,患儿不愿下地活动。无发绀,无端坐呼吸,无水肿,无抽搐,无晕厥,无尿量减少等表现。为进一步诊治来笔者医院门诊,完善心脏超声检查,提示"左房、左室增大",门诊以"心脏增大原因待查"收入院。入院后多次心脏超声检查,提示"左房左室明显增大,EF 值明显下降",体表 12 导联心电图提示"心室预激";予米力农静脉持续泵入强心,继之改为口服地高辛强心,呋塞米、螺内酯利尿,贝那普利扩管,美拉洛尔抗心衰,阿司匹林预防血栓,丙种球蛋白支持抑制免疫,泼尼松口服抗炎,磷酸肌酸钠改善心肌代谢等对症支持治疗。患儿心功能不全表现稍有改善,限期行射频消融手术,术中电生理检查发现患儿为右心游离壁双旁路。患儿自发病以来,病初精神食欲及睡眠情况良好;病程后期出现精神食欲欠佳、睡眠欠佳、活动耐力下降。否认心脏病家族史,否认猝死家族史。

【体格检查】呼吸 40 次 /min,心率 133 次 /min,经皮氧饱和度 90%,血压 94/59mmHg。体重 13kg。神志清楚,精神稍萎靡,面色欠佳,无特殊面容,无水肿,双肺呼吸音粗,未闻及干、湿啰音。心前区稍膨隆,最大左心界位于第 4 肋间左锁骨中线外侧 0.5cm,心音低钝,心律齐,各瓣膜听诊区未闻及病理性杂音。肝肋下 4.5cm 可触及,质软,缘锐。肢暖,双下肢无水肿。

【辅助检查】

1. B 型钠尿肽　1 719.33pg/ml(正常值 0~300pg/ml)。

2. 体表心电图　窦性心动过速(135 次 /min),心室预激(图 6-3-1)。

3. 心脏超声　左室明显增大(左室舒张末期内径 50mm),左心房 28mm,余房室内径正常,室间隔 5mm 及左室后壁厚度 5mm,二、三尖瓣中度反流;左室射血分数 32%,左心收缩及舒张功能降低。

【诊断及分析】预激性心肌病,慢性心功能不全,心功能Ⅳ级。

1. 患儿为女性幼儿,起病隐匿,病史长,发病年龄小,以心脏扩大,伴心功能减低为主要表现,多次心脏超声提示心脏增大,左室射血分数降低,体表心电图提示心室预激,故诊断预激性心肌病。

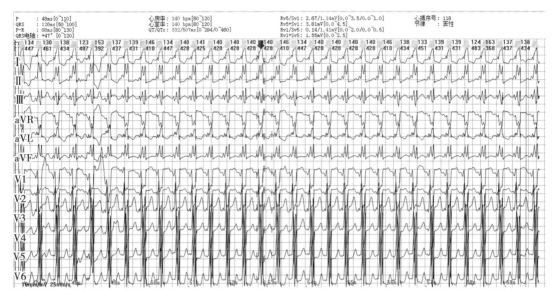

图 6-3-1 体表心电图表现

窦性心律,心室预激。

2. 患儿起病隐匿,病程长,以心脏增大为主要表现,伴体重增长缓慢,多汗,反复呼吸道感染,活动耐力下降;查体发现心率、呼吸增快,心前区稍膨隆,心界有增大,肝脏增大,安静时心电图提示窦性心动过速;心脏超声提示左室增大、左室射血分数降低、左室收缩及舒张功能减低;BNP 显著增高,故诊断心功能不全。

【进一步检查及结果】电生理检查:全麻下行常规电生理检查,行心室刺激,心内电图提示无偏心现象,心室程序刺激 V-A 逆传无递减传导表现;行心房程序刺激,A-V 无递减传导表现;根据心内电生理检查及体表心电图预激成分特点提示右心室显性旁道,B 型心室预激(图 6-3-2)。

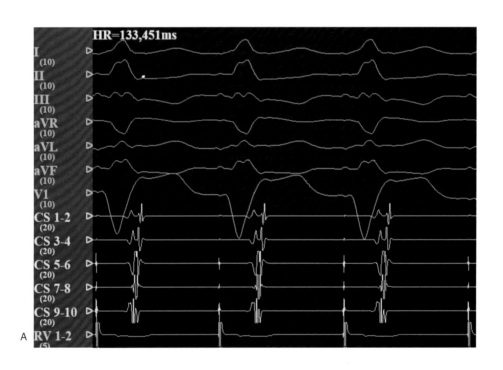

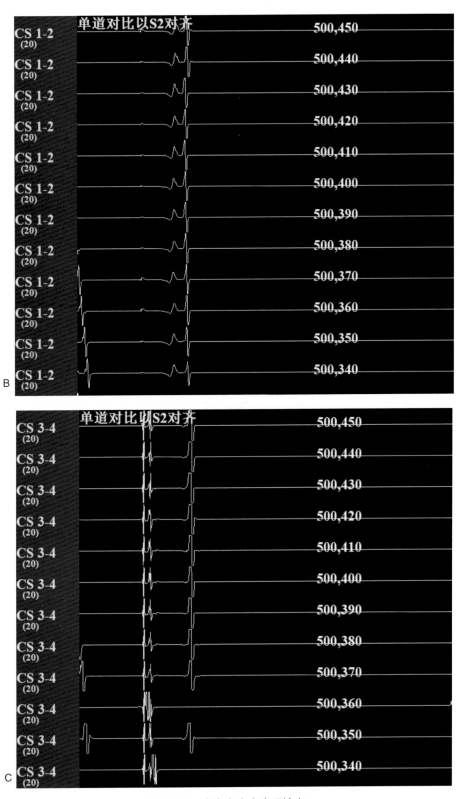

图 6-3-2 术中心内电生理检查

A.心室刺激 V-A 逆传无偏心现象;B.心室程序刺激 V-A 逆传无递减传导表现;
C.心房程序刺激 A-V 顺传无递减传导表现。

【治疗及随访】进行常规电生理检查证实为右侧房室旁路,呈双旁道表现;窦性心律下标测,在三尖瓣环 7~8 点之间可标测处 A-V 融合波,可见旁道电位,以此为消融靶点,消融后体表心电图预激成分减少(图 6-3-3)。

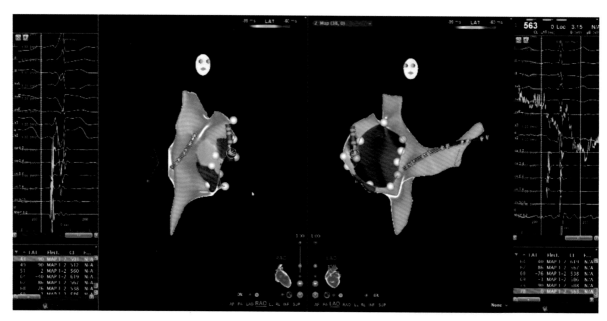

图 6-3-3 术中靶点图
第一条旁路靶点消融有效。

窦性心律下标测,在三尖瓣环 10~11 点处可见 A-V 融合波,以此为消融靶点,消融后体表心电图预激成分消失。消融有效。观察 30 分钟后行心室 Brust 刺激,提示 V-A 呈递减传导,至 400 毫秒时呈文氏现象伴阻滞,予静脉滴注异丙肾上腺素提升心率至 120 次 /min 后,予 cs7-8 程序刺激,A-V 呈递减传导,至 s2 270 毫秒时心房不应,未诱发出心动过速发作及房室结跳跃现象(图 6-3-4)。体表心电图预激成分未恢复,宣布消融成功。术后 1 个月、3 个月、6 个月定期随诊复查,患儿无心动过速发作,体表心电图预激成分未恢复,心脏超声提示心脏结构及心功能恢复正常。

【病例点评】在正常生理状态下,心房与心室间的电传导仅依赖房室结。当房室间解剖上存在异常旁道时,可使窦房结发出的激动在经由正常房室传导系统下传的同时,也通过传导速度更快的旁道提前激动一部分心室肌,形成具有 P-R 间期缩短,QRS 波群增宽,并伴有预激波的特殊心电图,此称为心室预激,在人群中发生率为 0.1%~0.3%,其病理基础是由于存在异常的房室旁道,通常是心房肌与邻近心室肌之间的短的肌束连接,是一种房室传导的异常现象,冲动经旁道下传,提前兴奋心室的一部分或全部,引起心室肌提前激动。若伴有旁路介导的阵发性室上性心动过速,即称为预激综合征。除心动过速持续且频繁发作致心动过速性心肌病外,临床上绝大多数 WPW 综合征患者在常规心脏超声检查时其心脏大小及心功能均正常。

预激性心肌病是近年来新提出与预激旁路相关的一类继发性心肌病的分类,因旁路前传使双室同步不良而引起的可逆性扩张型心肌病,主要表现为心脏扩大、心功能不全;若旁路的前传功能阻断后,心肌病能完全逆转。预激性心肌病常见于右侧旁路,与完全性左束支传导阻滞引起的心室收缩不同步机制类似。其发生机制为右侧旁路靠近窦房结,窦房结发放激动沿旁路下传,传导速度快,左心室局部尚未达到最大限度充盈,前负荷的减少使提前激动的心肌收缩力减弱和做功减少、局部变薄,导致室间隔运动障碍,左心室运动显著不协调,导致预激性心肌病的发生。左侧旁路位置较右侧旁路,距离窦房结的位置较远,到达旁路的传导时间

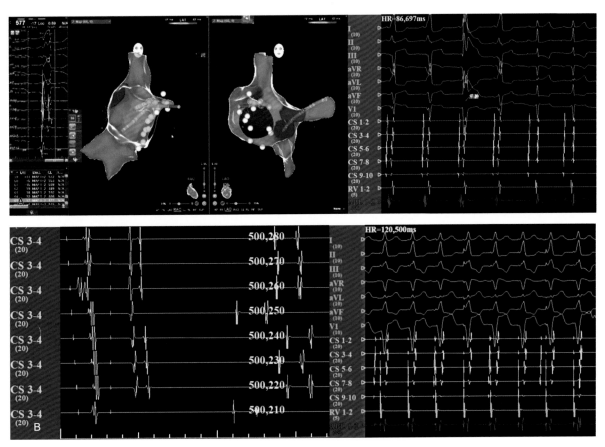

图 6-3-4　术中靶点及术后电生理检查
A. 第二靶点消融有效；B. 术后电生理检查。

过长,基本等同于通过房室结的传导时间,提前激动的心肌数量有限,引起的同步化障碍较右侧旁路轻,且左心室的提前激动保证了左心室的收缩时间,不易发生预激性心肌病。

旁路引起的心室收缩不同步是预激性心肌病最主要的发病机制。心室预激时,经旁路前传提前激动心室,提前激动得越早,心电图 QRS 波中预激波成分越多,QRS 波时限越宽,引起的心室收缩不同步也更加明显。有文献报道 QRS 波时限>130 毫秒才会出现 LVEF 下降。心电图显示心室预激(右侧旁路),QRs 时限明显增宽、LVDd 增大、LVEF 降低,不能用室上性心动过速或其他原因解释的,均需考虑预激性心肌病的可能。

对于预激性心肌病药物治疗,给予强心、利尿、扩血管及静脉丙种球蛋白和 / 或激素治疗预后差,而运用射频 / 冷冻消融术阻断房室旁路使预激成分消失是逆转心室非同步化治疗最安全、有效的方法,因此目前对于心室预激性扩张型心肌病患者的

治疗,除应用改善心功能药物外,一般不考虑应用抗心律失常药物治疗,而首选射频消融治疗。随着预激成分消失,左室功能得到改善,左室重塑可以逆转,如及早识别预激性心肌病给予有效治疗,预后良好。预激性心肌病在心室预激消失 2~4 周后左室功能可逆性恢复 LVEF 快速或经过数个月后恢复正常,恢复时间在数周至 1.5 年。

预激性心肌病年龄分布广泛,婴幼儿或青少年多见,该病在临床诊疗工作中易误诊及延误治疗,其主要原因为:①预激性心肌病的早期症状不典型,室上性心动过速的发生率低,增加了诊断的难度;②临床医生对预激性心肌病缺乏认识,易忽略心室预激与心肌病的因果关系。因此诊断预激性心肌病主要依靠病史及临床表现,是一种排除性、回顾性诊断。由于预激性心肌病为罕见病例,目前并无确定的诊断标准。临床上符合以下几点需考虑诊断:①体表 12 导联心电图提示显性预激,且为右侧旁路;②M 型、组织多普勒或二维心脏超声

应变分析提示双心室和／或左心室收缩不同步的现象；③左心室扩大及 LVEF 下降；④除外心动过速性心肌病及其他继发性扩张型心肌病；⑤阻断右侧旁路的前传功能后，左心室大小及功能可逆转。需强调的是，此时因患儿心脏小，代偿能力弱，容易发生失代偿。LVEF 损伤的程度越重，成功消融后心功能恢复的时间越长，临床中应重视，早期诊断，尽早有效治疗可改善预后。

第四节
完全性左束支传导阻滞相关心力衰竭

【概述】左束支是心脏房室之间重要的传导束，其从希氏束分出的粗大、扁宽，并以瀑布样发出分支（图 6-4-1）。左束支的传导能力强，不会轻易发生完全性阻滞，人群左束支传导阻滞的发病率低于 1%，儿童发病率更低。发病者多见于有明显的心血管病因，如先天性心脏病、外科手术、心肌炎等。约 10% 的患者不伴器质性心血管病，诊断为特发性完全性左束支阻滞。特发性完全性左束支阻滞患者常不伴明显的血流动力学异常，也无明显的体征和症状，多数在体格检查时发现。但若特发性左束支阻滞长期存在，左室电活动的延迟将使主动脉瓣和二尖瓣开放与关闭延迟，这些异常都能损害患者的左室收缩与舒张功能。此外，左束支阻滞时室间隔的不协调收缩对左室功能也将产生严重影响，使左室收缩末径增大，左室射血分数下降，室间隔局部射血分数下降，整体心输出量下降，进而发展为心肌病，称为左束支阻滞性心肌病。左束支阻滞性心肌病为获得性心肌病又增添了一个新病因，也为心律失常性心肌病增加了一种新类型。

【临床表现】

1. **症状** 早期患儿可无明显临床症状，后期可出现心力衰竭。婴幼儿常以呼吸困难、多汗、烦躁、喂养困难及生长发育落后为主要表现。儿童及青少年则以运动后气促、乏力、食欲缺乏、腹痛、少尿为主。

2. **体征** 早期无特异性体征，后期可出现：①心脏功能障碍，表现为心脏扩大、心动过速、第一心音低钝，重者可出现舒张期奔马律。还可表

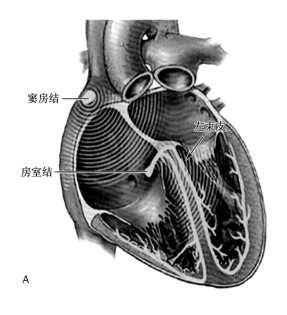
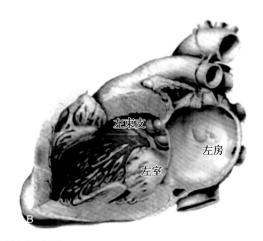

图 6-4-1 左束支解剖示意图

现为外周灌注不良、血压低等。②肺循环淤血：表现为呼吸急促、呼吸困难、发绀，听诊可闻及湿啰音及哮鸣音。③体循环淤血：表现为肝大伴触痛，颈静脉怒张，肝 - 颈静脉回流征阳性，婴儿可见头皮静脉怒张表现；水肿可表现为短期体重增长较快，年长儿为双下肢水肿，婴儿常为全身性水肿。

【诊断】临床具有心力衰竭症状、体征，查体发现心脏增大者，需完善心电图、心脏超声检查加以诊断。可根据患儿个体情况选择完善螺旋 CT

冠状动脉血管成像（CTA）、超声斑点追踪成像、心脏磁共振、心肌核素灌注显像、心导管检查等协助评估病情及鉴别诊断。

1. 心电图

（1）2009 年由美国心脏协会（AHA）、美国心脏病学院基金会（ACCF）和美国心律学会（HRS）共同制定的完全性左束支阻滞的传统诊断标准：QRS 波时限 ≥ 0.12 秒；V1 导联 QRS 波呈 QS 型或 rS 型，Ⅰ 导联和 V6 导联的 R 波宽并伴有切迹或顿挫，伴继发性 ST-T 改变，但无 q 波（图 6-4-2）。

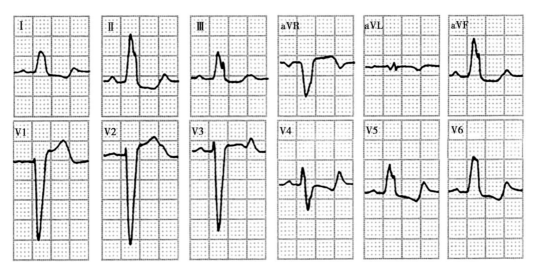

图 6-4-2　完全性左束支阻滞心电图

（2）真性左束支阻滞的新标准：在应用左束支阻滞传统标准诊断的患儿中，部分为假性左束支阻滞，即左束支传导并未完全丧失，仍然残存一定的传导功能。为提高心电图诊断左束支阻滞的特异性，Strauss 在 2011 年提出真性左束支阻滞的新概念，即在原心电图诊断标准的基础上又提出三条新标准：① QRS 波时限：男性 ≥ 140 毫秒，女性 ≥ 130 毫秒；② QRS 波形态：V1 导联的 QRS 波呈 Qs 形或 r 波振幅<1mm 而呈 rS 形，aVL 导联的 q 波振幅<1mm；③ QRS 波伴有切迹或顿挫：在 Ⅰ、aVL、V1、V2、V5、V6 等导联中至少有 2 个或 2 个以上导联存在 QRS 波的切迹或顿挫（图 6-4-3）。真性左束支阻滞的诊断一旦成立，则提示患儿左束支的传导功能完全丧失。近期研究提示，此标准下的真性 LBBB 可以很好地预测患者对 CRT 的良好反应。

（3）动态心电图：有助于发现合并的其他心律失常。

2. 心脏超声

（1）心脏超声：是评估心脏结构和功能的首选方法，通过测量左室收缩末期内径及左室舒张末内径，计算左心室射血分数（LVEF）以评价心功能。亦可在一定程度上反映心脏电生理异常心肌收缩功能瓣膜情况及附属血管相应功能，但不能全面精准地评价心脏收缩功能。

（2）二维斑点追踪成像技术（2D-STI）是建立在超声基础上的追踪成像技术，可有效反映心肌整体运动功能。同时利用 2D-STI 软件自动分析各平面节段应变曲线、内外膜应变曲线，平面跟踪完毕后进行自动定量分析，得出左室长轴收缩期整体应变峰值（GLPS）、整体平均 GLPS（GLPS-Avg）、心外膜 GLPS（GLPS-epi）、心内膜 GLPS（GLPS-en-do）。

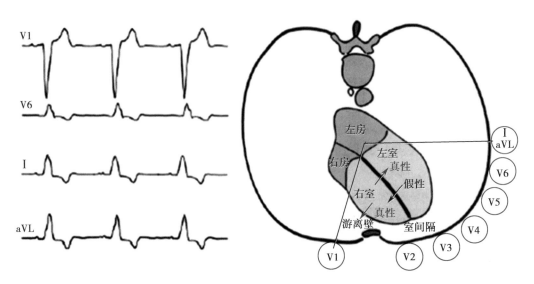

图 6-4-3　真性完全性左束支阻滞

同时根据各节段应变达峰时间计算左心室十八节段应变达峰时间标准差(Ts-SD)。心内膜参数是反映心脏疾病的敏感性指标,可反映早期疾病变化情况。左束支传导阻滞可使患者心室电活动沿右束支传至右心室后发生扩布,改变心室除极顺序,使左心室除极通过心室肌缓慢进行激动传导,延长心室除极时间,从而使应变参数发生改变,产生左心室内不同步性。

(3)三维斑点追踪成像技术(3D-STI)是更为新颖的收缩同步性评价手段,通过追踪心肌回声斑点在三维空间内的位置变化评价心肌形变能力(即心肌收缩力),通过比较不同心肌的形变时相评价心肌之间的收缩同步性。具有可以追踪越层斑点的优势,减少了斑点粒子的失追踪。能够准确评价CRT前后心肌收缩力及收缩同步性的变化,并对CRT疗效有一定的预测价值。

3. 心脏磁共振　心脏磁共振(cardiac magnetic resonance,CMR)可准确评估心脏的结构、功能及纤维化病变,已逐渐成为心脏功能参数测量的"金标准"。进行二腔心及四腔心电影序列,同时获得左心室舒张末期容积(left ventricular end-diastolic volume,LVEDV)、左心室收缩末期容积(left ventricular end-systolic volume,LVESV)、左心室舒张末期内径(left ventricular end-diastolic dimension,LVEDD)、左心室射血分数(left ventricular

ejection fraction,LVEF)及左心室心肌质量(left ventricular mass,LVM)。磁共振心肌延迟强化(late gadolinium enhancement,LGE)定义为异常心肌组织信号组织 ≥ 6 倍正常心肌信号强度的标准差,且延伸至局部心室插入区之外。CMR 所获得的左心室结构及功能参数与心脏功能受损程度呈正相关,在心功能的改变中以 LVESV 和 LVEF 诊断价值最高。LGE 技术可无创识别心肌纤维化,是目前评估心肌纤维化和瘢痕的"金标准",其对心肌病患者的治疗和预后有决定性影响。心肌病患者一旦出现 LGE,则提示预后不良。合并 LBBB 的心肌病患者心脏功能受损更重,心肌纤维化病变更广泛,且相对于常规心脏超声,CMR 能更好地反映 LBBB 对心肌病患者心脏结构、心功能的影响,从而指导临床治疗。

4. 放射性核素心肌显像　左束支传导阻滞患者在核素心肌显像时大多表现为间壁局限性放射性稀疏,机制是舒张期间壁心肌内压力增高,导致血流灌注量相对减少。左束支阻滞引起心室水平的三个"不同步",即左、右心室不同步、左室游离壁与室间隔不同步及左室游离壁不同部位的不同步。

左束支阻滞时,经红细胞标记的放射性核素显像能显示,原本同步除极的左、右心室,变为右室领先除极,出现左、右心室电与机械活动的不同步(图6-4-4)。

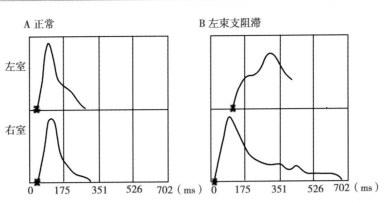

图 6-4-4 放射性核素显像证实左、右心室电与机械活动的不同步

室间隔的电与机械活动都比左室游离壁明显提前，而且电激动的扩布与传导并不通过束支和浦肯野纤维，这种心肌间的缓慢传导使左室游离壁的电活动显著推后。因此，当左室游离壁除极与收缩时，室间隔已提前收缩完毕，使左室原本的球形收缩变为局部游离壁收缩，引起左室收缩功能明显下降（图 6-4-5）。

正常时左室不同部位的除极起步时间有前有后，即室间隔先除极，心室体部再除极，心室底部最后除极。左束支阻滞时左室最后除极部位为基底部的侧后壁，此处是左室后乳头肌及邻近部位（图 6-4-6），其最后除极时能产生下述两个功能性障碍及血流动力学的不良作用：二尖瓣后叶脱垂、室内分流。

5. 左束支阻滞性心肌病的诊断需满足三项标准

（1）确诊特发性左束支阻滞：心电图能证实患者存在左束支阻滞，而最初诊断时无其他心血管病，心功能正常。

（2）逐渐发生心肌病：特发性左束支阻滞诊断后，经较长时间出现左室扩张与肥厚，左室重塑及心功能下降，最终发展为心肌病。在心肌病发生、发展过程中能除外其他心血管病的影响。

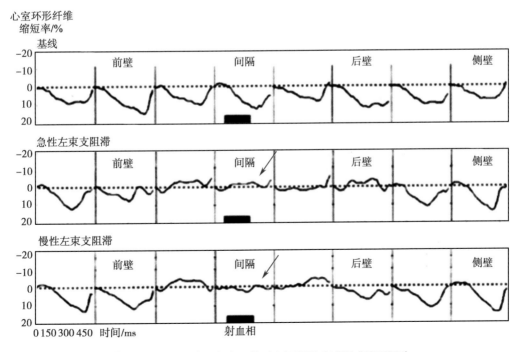

图 6-4-5 完全性左束支阻滞时室间隔运动减弱或矛盾运动

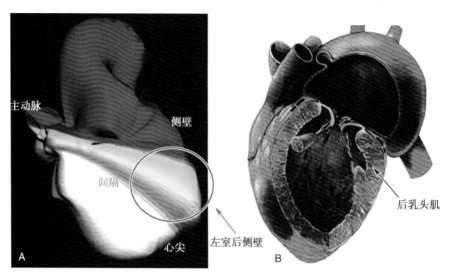

图 6-4-6 左室后乳头肌成为左室除极的最晚部位

（3）纠正左束支阻滞、逆转心肌病：左束支阻滞性心肌病在原发病因（左束支阻滞）的影响消除后能获逆转，心功能可恢复正常或明显改善。而去除左束支阻滞不良影响的最佳方法则为 CRT 治疗，CRT 治疗后患者能获超反应，LVEF 值有望提高 15% 以上，或 LVEF 的绝对值 >45%。

【鉴别诊断】儿童 LBBB 常见病因为结构性心脏病及急性心肌损伤，如心外科手术、VSD 介入封堵手术、高血压、心肌炎、心肌病及心肌缺血、心肌梗死等，在临床中应注意鉴别。可通过详细询问病史、家族史，进行细致的体格检查，并在病情允许的前提下，完善心电图、动态心电图、心脏超声、冠脉 CT 血管成像、冠状动脉造影、心脏磁共振、放射性核素心肌显像、遗传性检查及心内电生理检查等协助明确病因。

【治疗原则】内科治疗主要针对慢性心力衰竭治疗，给予利尿剂减轻心脏负荷，正性肌力药物强心，ACEI 类药物改善心肌重塑。确诊后应进行心脏再同步化治疗（CRT），CRT 适合完全性 LBBB 合并心力衰竭患儿，有助于恢复心室同步化收缩，改善心功能。对于存在左右心室显著不同步的心力衰竭患者，心脏再同步化治疗（CRT）可恢复正常的左右心室及心室内的同步激动，减轻二尖瓣反流，增加心输出量，改善心功能。但小年龄儿童行 CRT 困难，需要联合外科共同完成 CRT 植入。且 CRT 体积过大，同时患儿存在心功能不全，手术风险高，可采用左侧四五肋间小开口，然后于左房、左室放置双腔起搏器，以达到近似同步化治疗的目的。总之，CRT 在临床的应用，极大地改善了 LBBB 伴心衰患者的生活质量，并提高了生存率。

（于 霞 高 路）

【附 病例 6-10】

儿童室间隔缺损介入术后完全性左束支传导阻滞合并心功能不全 CRT 镶嵌植入治疗 1 例

（上海交通大学医学院附属上海儿童医学中心
陈轶维 郭颖）

【病史】患儿，女，6 岁 2 个月，因"食欲缺乏伴乏力、气促 1 年余，加重 1 周"入院。患儿 2 年前因室间隔缺损外院接受室间隔缺损介入封堵治疗，术后出现完全性左束支传导阻滞，定期随访，未进行治疗。术后 1 年左右患儿逐渐出现气促、运动耐量下降、盗汗等情况，且日益加重。心彩超检查发现患儿左心室进行性增大、左心收缩功能同步下降、心室收缩不同步。患儿接受约 1 年洋地黄类药物（地高辛）及利尿剂（呋塞米、螺内酯）、扩血管药物（卡托普利），并于此次入院前 3 个月给予血管活性药物（多巴胺、多巴酚丁胺），患儿临床症状仍无明显改善。外院建议转上级医院就诊，故以"室间隔缺损介入术后、完全性左束支传导阻滞、心力衰竭"收入笔者科。患儿胃纳较室间隔缺损介入术前明显低，多汗，尿少，无水肿，近期无反复呼吸道感染病史。无放射线、药物、毒物接触史。否认心脏病家族史，否认夭折、猝死家族史。

【体格检查】呼吸 25 次 /min，心率 121 次 /min，经皮氧饱和度 98%，体重 19.2kg，无特殊面容，口唇红，双肺呼吸音粗，无干、湿啰音。心前区饱满，胸骨左缘第 6 肋可见搏动，最大左心界位于第 6 肋间左锁骨中线外侧 3cm，心音低钝，节律整齐，胸骨左缘 3~4 肋间闻及 2/6 级舒张期吹风样杂音，第 2 心音分裂，杂音无传导。腹软，肝肋下 3cm，质中缘钝，脾脏肋下未及。双下肢无水肿，甲床无发绀。

【辅助检查】

1. 胸部 X 线片　心影明显增大，心胸比为 0.66，双肺无实质性病变(图 6-4-7)。

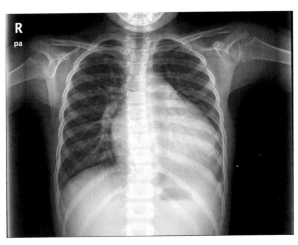

图 6-4-7　患儿术前胸部 X 线片
可见心影增大、心内可见室间隔封堵器金属影。

2. 心电图　可见典型 CLBBB 波形，电轴左偏，Ⅰ、Ⅲ 导联"背道而驰"，QRS 波时限 178ms，V1、V2 导联呈宽大的深 S 波，V6 导联呈宽大的"M"形，继发性的 ST-T 变化(图 6-4-8)。

解析：完全性左束支传导阻滞是室间隔缺损术后少见但严重的并发症，其危险因素主要包括：①患者年龄：幼儿左束支纤细，心肌受挤压后组织水肿相对范围较大，更易累及左束支；②封堵器的类型及大小：小腰大边型、偏心型、腰径大的封堵器左室侧下缘长，应用这些封堵器封堵室间隔缺损时，封堵器边缘更易压迫位于缺损下方的左束支；③操作过程中因素：输送长鞘直径大、导丝轨道张力过高、心腔内导管反复刺激、摩擦 VSD 边缘等均易损伤传导束。

3. 心脏超声　可见室间隔缺损封堵装置，沿其周围未测及残余分流。左房明显增大，左室呈球样扩大(左室舒张末期内径 7.74cm)，左室侧壁心肌组织稍疏松，左室收缩活动弥漫性减弱(LVEF 18.7%)。左、右冠状动脉开口可见，内见血流信号。房室瓣开放活动可，二尖瓣瓣环 3.1cm，轻中度反流，反流束宽 0.37cm；三尖瓣瓣环 2.5cm，轻度反流，反流束宽 0.25cm。少量心包积液。

【初步诊断及分析】患儿近 1 年来出现气促、运动耐量下降、盗汗等，目前尚可步行，距离稍远无法耐受；查体发现心界扩大、心音低钝、肝脏增大。辅助检查中，胸部 X 线片提示心影增大、心彩超检查发现患儿左心室进行性增大、左心收缩功能同步

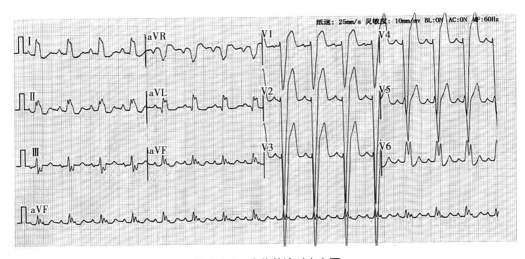

图 6-4-8　患儿首诊时心电图
典型 CLBBB 波形，Ⅰ、Ⅲ 导联"背道而驰"，QRS 波时限 >120 毫秒，V1、V2 导联上呈现深 S 波，V6 导联呈"M"形。

下降,故诊断室间隔缺损介入术后、完全性左束支传导阻滞、心力衰竭(NYHA Ⅳ级),可能的原因分析如下:

1. 心室收缩失同步所致心力衰竭　患儿2年前因室间隔缺损行介入封堵术,所提供资料显示术前并无心脏增大、心功能不全表现。术后患儿出现完全性左束支传导阻滞,因完全性左束支传导阻滞可引起左、右心室收缩失同步,心室收缩呈矛盾运动,可影响患儿心功能。

2. 扩张型心肌病　临床同样可以心力衰竭为主要表现,患儿往往出现进行性左室增大、心功能下降,进而引起心衰。病因可包括基因突变、急性炎症、冠脉病变导致心肌缺血等。

【进一步检查及结果】 NT-proBNP 6 636ng/dl(正常值<125pg/ml); 6分钟步行试验为241m。

【治疗及随访】 根据2016欧洲心血管病学会慢性心功能不全指南及2012美国AHA指南建议,患儿心功能Ⅳ级,且已接受标准化抗心衰治疗 [地高辛 10μg/(kg·d)];呋塞米、螺内酯各2mg/(kg·d);卡托普利1mg/(kg·d),血管活性药物改善心功能:多巴胺5μg/(kg·min)>90天,但心衰情况无明显改善,且心电图检查提示CLBBB,QRS波时限>150毫秒;已符合CRT植入ⅠA类指征,故考虑进行CRT治疗。

考虑到患儿体重、手术操作难度、风险等因素选择进行镶嵌式植入方式。右房、右室电极由心内科医生经左侧锁骨下静脉途径进行植入放置;左室电极由心外科医生开胸经心外膜直接固定于左室高侧壁。

术后通过程控调节起搏模式为DDDR模式,下限频率为60次/min,上限频率根据患儿术后最快心率情况动态调整在130~180次/min,并在心彩超及心电图监护指导下进行CRT优化,设定患儿LV-RV起搏间隙时间40毫秒,设定PAV/SAV为120/100毫秒;在术前用药基础上加用倍他乐克1mg/(kd·d)改善心室重塑以及减慢心率。

患儿术后1个月、3个月、6个月以后逐年接受随访。术后1个月心功能、LVEF均和术前无明显差异,LVDD、BNP较术前显著下降。术后3个月、6个月、1年随访各项指标均明显好转,患儿末次随访6分钟步行试验距离618m,LVEF 50.4%,LVDD 4.51cm,目前口服螺内酯5mg、倍他乐克1.5mg/kg。

【病例点评】 随着先天性心脏病介入封堵技术的不断成熟和人们对于微创诊疗的不断追求,膜部VSD的介入封堵术已成为大部分患者的首选治疗方式。以往对于膜部VSD介入术后并发症主要关注于完全性房室传导阻滞,可随着随访时间的延长和对于心脏电生理认识的不断深入,VSD介入术后CLBBB的危害和风险引起了临床医生的警惕。

由房室束发出的左束支走行起点位于室间隔中上部靠近膜部室间隔底端,部分甚至可能就在膜部室间隔。故在进行膜部VSD封堵时,无论是建轨操作、封堵器压迫或者磨损都有可能引起左束支损伤并导致CLBBB的发生,其机制与VSD介入术后CAVB发生类似。过去通常认为,CLBBB并不引起房室传导阻滞,心室率不受影响,左心室同样可通过右束支、浦肯野纤维逆向激动左束支带动左室收缩,或通过局部心肌电紧张电扩布激动左室心肌收缩左室,并不影响循环稳定。而伴随心室收缩同步化理论的发展和随访时间的推移,研究者发现CLBBB所造成的心室传导顺序异常、左室心肌收缩顺序异常,可造成左、右心室收缩失同步,左室、室间隔矛盾运动等一系列问题,最终可引发心力衰竭。

对于就诊时已合并HF的患儿,治疗主要依据近年来的心衰治疗指南。CRT在成人HF患者中的应用已相当成熟,以往受限于临床经验和植入血管条件而在儿科极少见报道。本研究中,我们通过镶嵌式手段,将CRT右房、右室电极经心内膜植入,左室电极经心外膜植入,避免了儿童冠状窦较小,左室电极植入后可能堵塞冠状窦回流的风险;同时避免了完全心外膜植入需要大切口开胸且无法兼顾电极长度的弊端,为儿童CRT的植入术式进行了有益的探索。从术后效果来看,患儿心功能恢复、心室缩小,均达到一定的效果,这也验证了这一手术方案对于儿童病例的有效性。

【附 病例6-11】

完全性左束支传导阻滞继发心力衰竭植入永久起搏器治疗1例

（首都医科大学附属北京儿童医院　邵魏　高路）

【病史】患儿，男，5岁10个月，主因"发现心脏增大5年余"入院。患者5年前因"肺炎"于外院就诊发现心脏增大，心脏超声提示"左室内径重度增大，左室收缩功能减低，LVEF 26%"，诊断"心内膜弹力纤维增生症、慢性心力衰竭"，予地高辛、氢氯噻嗪、螺内酯、卡托普利口服抗心衰治疗至今，泼尼松口服免疫调节治疗2年，多次复查心脏超声无明显改善。患儿系G1P1足月儿，因母分娩前胎心减慢行剖宫产。生后无其他慢性病病史。患儿生后至今体重增长不佳，智力发育同正常同龄儿，体力发育落后于同龄儿。否认心血管疾病家族性遗传病史，否认家族成员夭折、不明原因猝死史。

【体格检查】心率110次/min，呼吸22次/min，双上肢血压90/50mmHg，双下肢血压105/65mmHg，体重12.0kg，精神反应尚好，面色可，无发绀，呼吸音粗，无干、湿啰音，心前区隆起，心音低钝，心律齐，心界向左下扩大，各瓣膜听诊区未闻及明显病理性杂音，肝肋下未及，下肢无水肿，四肢末梢暖，无杵状指/趾，CRT<2秒。

【辅助检查】

1.**胸部X线检查**　肺血增多，心影增大，心胸比为0.63。

2.**心脏超声**　左室内径呈球形重度增大（LVED 53.0mm），左房内径轻度以上增大，余房室内径未见明显增大，左室侧后壁心内膜增厚回声增粗，肌小梁增多，室间隔中下段心肌变薄，凸向右室侧，运动及增厚率明显减低，与后壁呈明显矛盾运动，Simpson法测LVEF 26%，二尖瓣环扩大，瓣膜开放活动幅度明显减低，中量反流，左右冠脉均起源于主动脉窦部，主动脉弓降部未见明显异常（图6-4-9）。

3.**心电图**　窦性心动过速，完全性左束支传导阻滞（QRS时限155毫秒），ST-T改变（图6-4-10）。

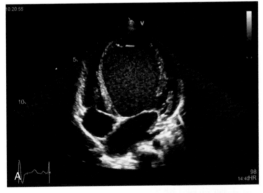
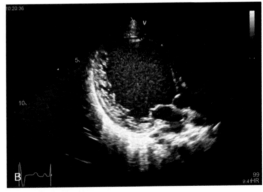
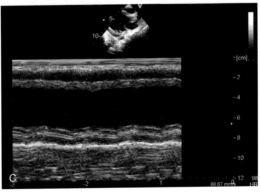

图6-4-9　心脏超声表现

A.左心房室增大，左室显著；B.左室扩大，后壁肌小梁增多；C.室间隔及左室后壁运动幅度减低且不协调。

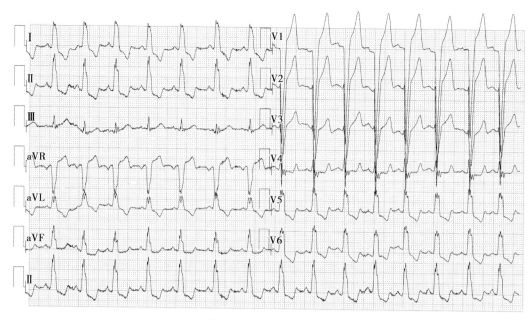

图 6-4-10 心电图表现

窦性心律,完全性左束支传导阻滞,ST-T 改变。

4. 肌酸激酶同工酶 MB 质量法 3.07ng/ml 正常。

5. 高敏肌钙蛋白 I 0.003ng/ml 正常。

6. N 末端脑钠肽(NT-proBNP) 2 073pg/ml (正常值<125pg/ml)。

【初步诊断及分析】患儿病史 5 年,隐匿起病。临床表现生长发育落后,运动欠耐受。查体发现心前区隆起,心界增大,心音减低。胸部 X 线片检查提示心影增大,心脏超声提示左心室重度增大,LVEF 明显减低至 26%,无先天性心脏病征象,血 NT-proBNP 明显升高。考虑诊断慢性心力衰竭、心功能分级 II 级(改良 ROSS 分级)。分析心力衰竭病因可能为:

1. 心内膜弹力纤维增生症 患儿婴儿期起病,心脏超声提示左室明显增大伴收缩功能减低,左室侧后壁心内膜增厚回声增粗,临床符合心内膜弹力纤维增生症表现。可进一步完善心脏磁共振检查并排除其他继发性心内膜弹力纤维增生症以确诊。

2. 左束支传导阻滞相关心肌病 患儿心电图提示完全性左束支传导阻滞,目前研究认为,左束支阻滞所致的左室心肌运动不同步及左右室间心肌运动不同步可继发心脏扩大、心力衰竭。故应考虑该可能。需进一步行心脏超声同步性检查,并待

行同步化治疗后观察该患儿心衰、心脏扩大恢复情况以明确。

3. 先天性心脏病 如室间隔缺损、动脉导管未闭等先心病可造成心脏前负荷增加,进而继发患者左心室增大,但通常不伴有左室射血分数减低。本例患儿多次心脏超声未见上述常见先天性心脏病征象,左室射血分数明显减低,查体无明确心脏杂音,考虑先心病相关心脏扩大可能不大。本次入院测量血压提示上肢血压正常且下肢血压高于上肢。笔者医院心脏超声未见主动脉缩窄、冠状动脉起源异常,心电图未见左冠状动脉起源于肺动脉的心电图改变(左室侧壁导联病理性 Q 波),考虑主动脉弓缩窄(继发左心后负荷增加)及左冠状动脉起源于肺动脉(继发左室缺血)所致的心衰可除外。必要时完善心脏增强 CT 进一步明确。

4. 慢性心肌炎 患儿临床表现心脏扩大及慢性心力衰竭,病史长,心电图提示完全性左束支传导阻滞,应警惕病因为慢性心肌炎可能。但患儿起病时为隐匿发病,无明确心肌损伤标志物异常,经免疫治疗(糖皮质激素)2 年无临床改善,不符合心肌炎临床特点及治疗反应,考虑本病可能性不大。必要时进一步完善心肌活检、心脏 MRI 检查鉴别。

5. 其他系统疾病继发的心肌病 如贫血、甲

状腺疾病、慢性肾脏疾病、自身免疫性疾病等均可继发心脏增大、心力衰竭。但该患儿病史近 5 年，既往上述鉴别检查未见上述疾病证据，临床未出现上述疾病症状及体征。目前可基本排除其他系统疾病继发心肌病的可能。

【进一步检查及结果】

1. 心脏超声（同步化检查）　心脏超声提示左室内径重度增大，LVEF 28%，室间隔及左室壁运幅减低、运动欠协调。不存在左房、室间运动不同步（左室舒张时间/RR 间期=50%）；存在左右室收缩不同步（HR 90 次/min 下，左、右室射血前期时间差 65 毫秒）；存在左室内心肌运动不同步（左心室心肌各节段达峰时间离散度 PSD 138 毫秒、左心室心肌整体平均纵向峰值应变 GLS-4.7%）（图 6-4-11）。

解析：患儿心电图提示完全性左束支传导阻滞，存在心室机械运动不同步的电学基础。心脏超声（同步化检查）可见左、右室间心肌机械运动不同步及左室内心肌机械运动不同步，为进一步实施心脏同步化治疗提供了依据。

2. 心脏磁共振　左室显著增大，心肌运动幅度减低，心肌运动不协调，心中部到心尖部显著，左室游离壁肌小梁显著室间隔向右膨隆，右室略变形，未见明显增大，右室游离壁心肌运动尚可，心肌未见明确异常信号，二尖瓣中量反流信号，三尖瓣少量反流信号，LVEF 25%，心肌未见明确延迟强化。

解析：心脏磁共振检查可见左心重度增大伴心功能减低，二尖瓣反流，但未见心肌异常信号，未见心肌延迟强化信号，提示无明确炎症心肌水肿及心肌纤维化。

3. 心脏增强 CT　左心室显著扩大，未见明确先心病征象，双侧冠状动脉起源于主动脉。主动脉弓、降部未见明显狭窄。

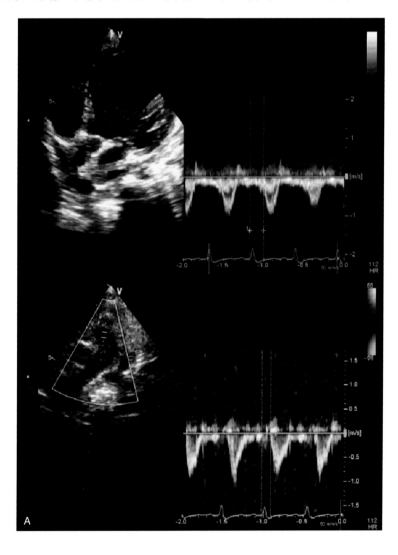

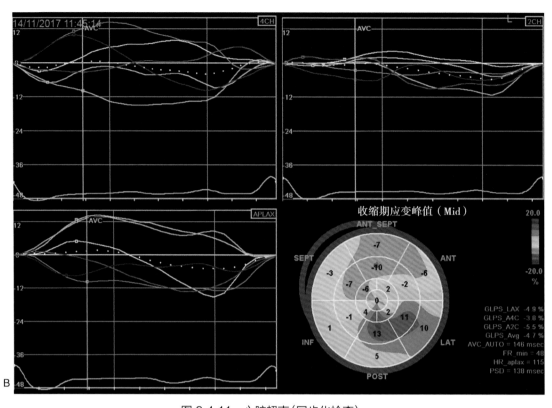

图 6-4-11 心脏超声（同步化检查）
A. 左、右室射血前期时间；B. 左室心肌纵向应变曲线及牛眼图。

解析：心脏增强 CT 进一步排除了先天性心脏病继发心脏扩大、心力衰竭的可能。

4. 其他检查 血常规检查血红蛋白正常；血生化（含肝肾功能、血脂）大致正常；甲状腺功能大致正常；自身抗体筛查均阴性；血尿筛查未见异常。

解析：患儿上述鉴别检查均未提示存在异常，从而进一步排除贫血、甲状腺、自身免疫、脏器功能异常以及代谢性疾病及其继发心力衰竭的可能。

【治疗及随访】 入院完成评估并和家长充分沟通后，转入心脏外科行心外膜双腔起搏器植入术。术后监测心电图及心脏超声二尖瓣反流程度、左室流出道速度时间积分（velocity time integral，VTI）、左室不同节段室壁运动协调性，左、右室射血前期时间差，左室射血分数（left ventricular ejection fraction，LVEF）等指标并进行起搏器优化。患儿心脏扩大、心功能减低逐渐好转。术后 1 年 9 个月心功能恢复正常，心脏扩大明显改善（表 6-4-1）。NT-proBNP 及临床心功能分级恢复正常。

表 6-4-1 患儿心脏超声及 NT-proBNP 随访情况

随访时间	LVED/mm	LVEF/%	心室运动协调性	二尖瓣反流	NT-proBNP/(pg·ml⁻¹)
术前	53	26	左、右室间及左室内运动不协调	中量	2 073
术后 1 个月	46.5	32	左室内运动不协调	微量	1 087
术后 8 个月	42	40	左室间隔偏心尖处运动不协调	微量	450
术后 1 年	40	52	左室间隔心尖处运动略不协调	无	260
术后 1 年 9 个月	39.4	60	左室间隔心尖处运动略不协调	无	<100
术后 3 年	38	62	左室间隔心尖处运动略不协调	无	<100

注：LVED，左心室舒张末期内径；LVEF，左心室射血分数；NT-proBNP，N 末端脑钠肽。

【病例点评】 完全性左束支传导阻滞相关的非同步性心肌病、心力衰竭已越发为人们所认识，儿童患者也时有报道。

1990 年，Hochleitner 等最先提出使用双心腔起搏及短房室间期可以改善心功能，标志着心脏起搏治疗（即心脏再同步化治疗）心衰时代的开始。此后 30 余年来，随着心脏再同步化治疗（CRT）研究的不断深化和发展，CRT 治疗已经成为非药物心衰治疗中不可或缺的技术和手段，是心力衰竭治疗史上一个里程碑式的突破。2020 年，中华医学会儿科学分会心血管学组更新的《儿童心力衰竭诊断和治疗建议》指出，体循环左心室 EF＜35% 合并完全性左束支传导阻滞的患儿为儿童 CRT 的治疗适应证。

目前，传统经心内膜植入三腔起搏器并不适用于低体重儿童。因此，经心外膜植入心脏起搏器实施 CRT 治疗成为了最优选择。通过左心室起搏并程控起搏参数改善左心室心肌机械运动协调性及左、右心室间心肌机械运动协调性，最终恢复患儿左心室心功能。该临床尝试已在国内多家儿童心血管病中心得到了良好的效果。

本例患儿诊断心内膜弹力纤维增生症 5 年，内科药物治疗无效。其心电图提示"完全性左束支传导阻滞"。进一步心脏超声提示左心室功能明显减低（LVEF 26%），超声同步化检查明确存在左心室各节段心肌及左、右心室间心肌机械运动不同步。由于患儿体重仅 12kg，传统 CRT 手术实施困难，经讨论决定实施经心外膜 CRT 治疗。术后患儿心功能显著恢复，心脏扩大程度改善，治疗获得成功。该病例提示，心外膜途径 CRT 同样可以对具备适应证儿童产生良好的应答反应，是低体重儿童开展同步化治疗的重要方式。

第五节
高度及三度房室传导阻滞相关心力衰竭

【概述】 房室传导阻滞（atrioventricular block，AVB）是指心房和心室间的激动传导出现延迟、部分或全部阻滞，其中高度 AVB 是指房室传导比例超过 2∶1 的 AVB，表现为连续 2 个或 2 个以上的连续激动阻滞；三度 AVB 又称完全性 AVB，即心房激动完全不能下传心室，心房与心室由各自起搏点控制。高度及三度 AVB 的心房激动下传比例极低，患者发生晕厥及猝死的可能性大，是一类可危及生命的缓慢性心律失常。

高度及三度 AVB 病因复杂，包括先天性因素，如先天性心脏病（矫正型大动脉转位、房室间隔缺损）、母体结缔组织病介导、先天性长 Q-T 综合征等；获得性因素，如肥厚型心肌病、病毒性心肌炎、风湿热、药物中毒、电解质紊乱等；医源性损伤，如心脏外科手术、介入封堵术、射频消融术等。不同的病因，传导阻滞所引起的相关临床表现及严重程度存在显著不同，心衰的发生率亦显著不同。

高度及三度 AVB 引发心衰的机制尚不清楚，除病因因素外，考虑与容量负荷过重、房室激动顺序和 / 或收缩顺序改变、心肌灌注不良等相关。心室率明显减慢时，心室充盈时间延长，导致舒张末期容量负荷过重，舒张末期压力逐渐上升，长期会导致心脏扩大，进而引发心衰；房室间的激动顺序和 / 或收缩顺序的改变可引起房室收缩失同步或心室收缩早于心房收缩，导致瓣膜反流加重，使得体、肺循环压力升高，进而影响心脏功能以致心衰；高度 AVB 者通常收缩压正常或升高，而舒张压降低，舒张压降低导致心肌舒张期血液灌注不足，长期导致心肌供血不足，可诱发或加重心衰。

【临床表现】 高度及三度 AVB 的临床表现与每搏输出量能否满足机体需要相关，心室率缓慢程度、病程长短以及阻滞部位是主要影响因素。部分患儿可无明显表现，仅存在心电图改变。急性发病者短期内出现明显的每搏输出量减少，可早期出现急性心衰或心源性休克，可出现吃奶费力或中断、面色苍白、多汗、咳嗽、气促、胸闷、胸痛、腹痛、少尿、手足湿冷等。慢性起病者大多数在休息时无症状，但在体力活动、哭闹或剧烈运动时可有面色苍白、心悸、头晕、黑矇、乏力、胸闷、气短等表现。急慢性起病的严重患儿均可出现晕厥、抽搐、阿-斯综合征等，甚至心源性猝死。

高度及三度 AVB 相关心衰的严重程度与病因密切相关。病毒性心肌炎可呈急性进展性，短期内出现高度 AVB 进而引发严重心衰、心源性休克，常以阿-斯综合征为首发表现，该类患儿死亡率可达 10%~20%。新生儿先天性完全性 AVB（congenital complete AVB，CCAVB）具有较高的死亡风险，风险因素为早产、早期发生 AVB（<20 周胎龄）、心室率≤55 次/min、胎儿水肿或左心室功能受损等；另外，合并先天性心脏结构异常、Q-T 间期延长、宽 QRS 波也是常见的危险因素。儿童期诊断的 CCAVB 风险程度低于新生儿期，绝大部分患儿可有足够心脏逸搏以提供心搏出量，但如合并感染、剧烈运动、应激等特殊状态，仍可出现急性血流动力学异常；亦有研究认为日间心室率持续低于 50 次/min，运动时逸搏心率不能增加或存在快速性心律失常，也可以出现明显症状。故针对无症状者仍须密切随访，观察有无活动耐力减低、晕厥先兆、晕厥等情况发生。

先天性心脏病手术所致 AVB 的损伤程度不同，预后亦不同；约 94% 的术后 AVB 在术后 10 天内可自行恢复为窦性心律，围手术期高度 AVB 可应用临时起搏治疗改善血流动力学，但部分高度 AVB 无法自行恢复，且存在显著血流动力学影响，可诱发急性心衰，应安装永久起搏器。介入封堵手术、射频消融术及人工瓣膜置换术后的迟发性高度 AVB 的发生逐年增多，多于术后 3~6 个月出现，早期心电图可表现为单纯完全性左束支传导阻滞或双束支传导阻滞，随病情进展可发生高度或三度 AVB 并逐渐出现心衰、黑矇、阿-斯综合征发作等表现。

【诊断】临床表现为心衰、查体发现心室率明显低于正常，需完善心电图、动态心电图明确高度及三度 AVB 诊断，同时需完善心脏超声评估心功能状态，针对病因的相关检查对于预后的评估及指导治疗亦具有重要意义（图 6-5-1）。

心电图和动态心电图是诊断 AVB 的必需技术，但需注意高度 AVB 者的心电图改变多样，房室传导比例不固定。心脏超声可见心腔扩大，以左室扩大多见，心室壁厚度正常，部分可出现左室后壁或室间隔厚度增加；三度 AVB 可见房室间收缩、舒张的不同步；左室射血分数早期正常，出现左室扩大时可有不同程度的下降。母体自身抗体相关先天性 AVB 是胎儿及新生儿心脏传导系统损伤的最常见的类型，主要见于抗干燥综合征抗体 A（Sjögren-syndrome-related antigen A，SSA）/Ro（抗 Ro）和/或抗干燥综合征抗体 B（Sjögren-syndrome-related antigen B，SSB）/La（抗 La）抗体阳性孕妇所育胎儿，检测相应抗体有利于低龄患儿 AVB 病因鉴别。胎心监护可早期发现胎儿心脏传导系统受累。对于阵发性高度及完全 AVB，电生理检查可明确阻滞点位置；阻滞位置低，心室率较慢，血流动力学改变及临床表现越明显。脑钠肽（brain natriuretic peptide，BNP）或氨基末端脑钠肽前体（N-terminal pro brain natriuretic peptide，NT-proBNP）可有效评估心衰严重程度，有助于评价无症状 AVB 患儿的血流动力学变化。

【鉴别诊断】高度及三度 AVB 的主要特征为缓慢心室率，在心电图表现上，应与显著窦性心动过缓、窦房传导阻滞、窦性停搏、病态窦房结综合征、房扑/房颤合并缓慢心室率、房室交界区逸搏或逸搏心律相鉴别。常规心电图及动态心电图可提供充分鉴别依据，部分需依靠心脏电生理技术明确诊断。

【治疗原则】治疗主要是发现并去除 AVB 病因、药物治疗和心脏起搏治疗，心功能大多可恢复正常。高度及三度 AVB 合并心衰者可应用改善心功能的药物，如正性肌力药、利尿剂等，但忌用 β 受体阻滞剂；同时可应用提高心室率药物，如阿托品、异丙肾上腺素等，但该类药物作用时间短，效果欠佳；尽早进行心脏起搏治疗是高度及完全 AVB 合并心衰患儿的主要治疗措施。

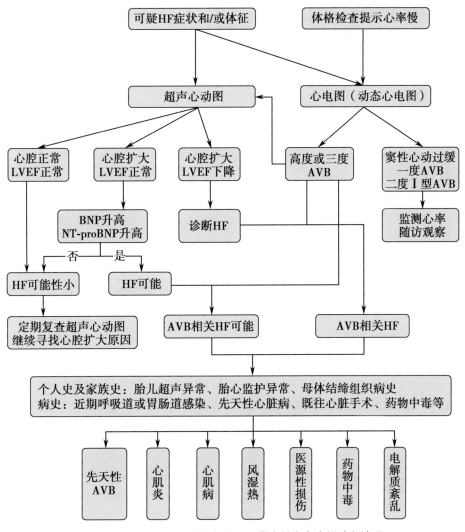

图 6-5-1　高度及三度房室传导阻滞合并心力衰竭诊断流程

LVEF，左心室射血分数；BNP，脑钠肽；NT-proBNP，氨基末端脑钠肽前体。

及早明确高度及完全 AVB 的病因，同时根据起病时间，起病缓急，给予个体化治疗方案。首先应系统回顾患儿生产史、家族史、发病年龄、病史、毒物及药物接触史等。急性病程者，如暴发性心肌炎患儿应及早安装临时起搏器，同时应用糖皮质激素和免疫治疗；存在显著血流动力学不稳定的新生儿先天性 AVB，应予给与提高心室率的药物或植入临时心脏起搏器，多需要植入永久起搏器；先心病术后出现高度 AVB 时，应立即给予临时心脏起搏，同时积极应用利尿剂、激素等减轻心肌水肿，密切监测心律变化，如明确无转复窦性心律可能或术后 2 周 AVB 仍无改善者，应植入永久心脏起搏器；药物或毒物中毒，如地高辛中毒等，应立即停用药物或脱离毒物接触，清除残留药物或毒物，在支持治疗基础上，给予阿托品等提高心

率，应用有效解毒剂，纠正电解质紊乱，必要时给予临时心脏起搏。慢性起病者，如儿童期无症状高度 AVB，无需给予预防性起搏治疗，如有晕厥、晕厥先兆或活动耐量降低等，或心脏超声和辅助检查提示慢性心衰状态，应给予起搏治疗，以尽可能地避免严重心血管事件的发生，同时亦可避免心动过缓性心肌病的发生；扩张型心肌病合并高度或三度 AVB 者，应避免应用地高辛、β 受体阻滞剂等可能减慢心率的药物，应尽早植入永久心脏起搏器。

美国儿科和先天性电生理协会（Pediatric and Congenital Electrophysiology Society，PACES）的 2021 年专家共识指出，对于合并心衰的 CCAVB 永久性起搏器植入为Ⅰ类推荐；对于伴有明显二尖瓣关闭不全或收缩功能障碍的左室扩张（Z 值>3）的

CCAVB，永久性起搏器植入是Ⅱa推荐；对于有症状的无明确可逆性病因的高度或三度AVB为Ⅰ类推荐。对于心脏手术后的患儿，永久性起搏器植入适用于术后持续至少7~10天的高度或三度AVB（Ⅰ类推荐）；迟发性高度或三度AVB，尤其是既往术后出现过一过性AVB的患儿（Ⅰ类推荐）；既往术后出现过一过性AVB，且存在不明原因晕厥的患者（Ⅱb类推荐）。

（王本臻）

【附 病例6-12】

免疫介导性Ⅲ度房室传导阻滞并扩张型心肌病、阿-斯综合征发作1例

（青岛大学附属妇女儿童医院　申金梅　王本臻）

【病史】患儿，女，3岁7个月，因"发热伴气促3天，抽搐4次"入院。既往：3月龄时因"面色苍白1个月，食欲差1周，气促2天"入院，心脏超声显示左室显著扩大（左心室舒张末期内径35mm），左房轻度扩大，二尖瓣、三尖瓣中度反流，左室射血分数（LVEF）33%，肺动脉高压（轻至中度）；心电图显示Ⅲ度房室传导阻滞（AVB）。诊断"扩张型心肌病（DCM）、Ⅲ度AVB、心功能不全"，甲状腺功能、ANA滴度和抗核抗体谱未见异常。给予"异丙肾上腺素、丙种球蛋白（2g/kg）、甲泼尼龙（2mg/kg）、呋塞米、螺内酯、卡托普利"等治疗，病情稳定后出院。院外规范口服"甲泼尼龙（初始1mg/kg，后逐渐减停）、沙丁胺醇、双氢克尿噻、螺内酯、卡托普利"等。患儿系第一胎第一产，剖宫产娩出，出生体重2 800g，产前检查未见明显异常。患儿母亲孕前确诊系统性红斑狼疮（SLE）（抗Ro/SSA抗体、抗Ro/52抗体阳性，ANA滴度1∶1 000，孕期红细胞沉降率80mm/h），孕期规律口服泼尼松治疗。否认心脏病家族史，否认夭折、猝死家族史。

【体格检查】神志清楚，精神反应差。颈软无抵抗。呼吸促，双肺未闻及干、湿啰音。心音较低顿，心律显著不齐，心率90次/min，心前区可闻及Ⅱ/6级柔和收缩期杂音。腹软，肝右肋下2cm，剑突下3cm，脾肋下未触及。双下肢无水肿，甲床无发绀。四肢末梢温暖，毛细血管再充盈时间<2秒。双侧膝腱反射正常引出，双侧巴宾斯基征阴性。

【辅助检查】

1. **常规心电图**　Ⅲ度AVB、频发室性期前收缩、短阵室性心动过速（图6-5-2）。

2. **心脏超声**　左房左室明显扩大（左心室舒张末期内径45mm），室间隔及心室壁厚度正常，二尖瓣、三尖瓣、主动脉瓣轻度反流，左室收缩功能整体减低，LVEF 40%，轻度肺动脉高压（估测PASP 33mmHg）。

【初步诊断及分析】患儿为学龄前期女孩，既往有"扩张型心肌病、Ⅲ度AVB、心功能不全"病史。本次发热后出现气促、抽搐，查体气促、心音低钝、心律显著不齐、肝大，心脏超声提示左房左室明显扩大、二尖瓣反流、LVEF 40%，室间隔及心室壁无增厚，扩张型心肌病、心力衰竭诊断明确，NYHA分级为Ⅳ级。根据常规心电图诊断Ⅲ度AVB、频发室性期前收缩、短阵室性心动过速。其抽搐的可能原因分析如下：

（1）阿-斯综合征发作：患儿存在可能发生阿-斯综合征的Ⅲ度AVB、室性心动过速，此外，需进一步行动态心电图检查排查有无其他类型的恶性心律失常。

（2）心肌炎：心肌炎所致血流动力学异常和/或恶性心律失常可引起抽搐发作。患儿有感染病史与心衰症状，心脏增大，心律失常，需警惕心肌炎可能。需进一步完善肌钙蛋白Ⅰ、心肌酶、动态监测心电图等鉴别。

（3）中枢经系统感染：小儿发热、抽搐应除外中枢神经系统感染。患儿除精神差外，余神经系统查体无明显异常，根据病史、辅助检查等，可能性小。

该患儿既往诊断Ⅲ度AVB，可能原因分析如下：

（1）免疫介导性房室传导阻滞：患儿母亲孕前诊断SLE，抗Ro/SSA抗体、抗Ro/52抗体阳性，患儿生后3个月发现Ⅲ度AVB、心脏扩大，且经免疫治疗后好转，临床支持。复查相关抗体。

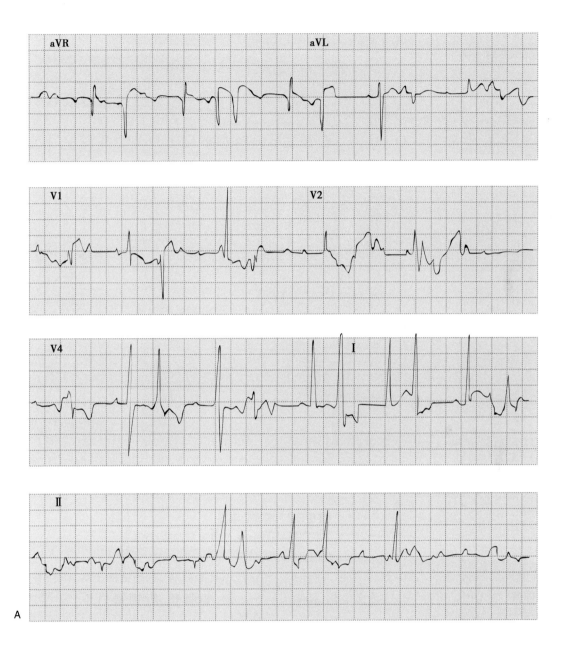

A

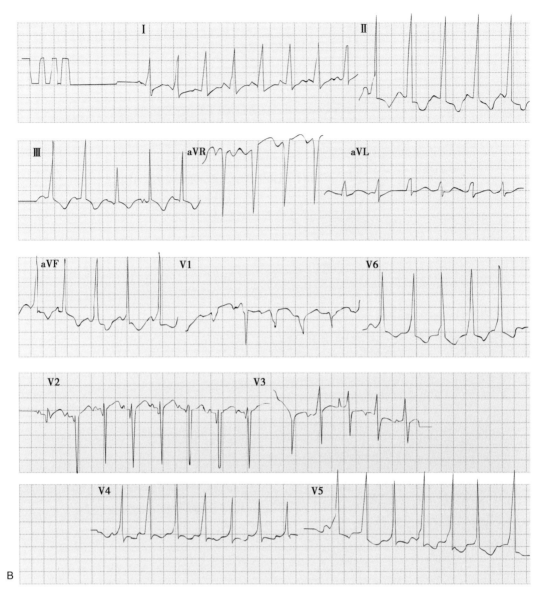

图 6-5-2　常规心电图

A. Ⅲ度 AVB、频发室性期前收缩；B. 短阵室性心动过速。

（2）遗传代谢病：患儿年龄小，发病早，合并扩张型心肌病，应考虑。可进一步完善血生化、乳酸、全外显子及线粒体相关基因检测。

【进一步检查及结果】

1. 动态心电图　平均心室率 75 次 /min，最慢心室率 53 次 /min，最快心室率 138 次 /min；Ⅲ度 AVB、频发短阵室性心动过速、尖端扭转性室性心动过速（发作时间最长 1 分 08 秒）（图 6-5-3）。

解析：动态心电图提示患儿存在可导致心力衰竭、阿 - 斯综合征发作的复杂心律失常。心肌炎亦可出现Ⅲ度 AVB、室性心动过速等心律失常，但少有尖端扭转型室性心动过速的发生。需进一步

完善患儿心肌酶、肌钙蛋白 I 等，进行鉴别。

2. 心肌酶、肌钙蛋白 I　正常，不支持心肌炎。

3. 抗核抗体、ENA 酶谱　阴性。

解析：患儿现阶段体内无相关自身抗体，但不能排除宫内发生的心脏传导系统的免疫损伤。

4. 血生化、乳酸　正常，患儿生长发育正常，遗传代谢性疾病可能性小。

解析：患儿生后 3 个月发现Ⅲ度 AVB、DCM，排除心肌炎、遗传代谢病，结合患儿母亲抗 Ro 抗体阳性，ANA 滴度明显升高，考虑为胎儿期发生的先天性免疫介导性 DCM 伴Ⅲ度 AVB。三度 AVB

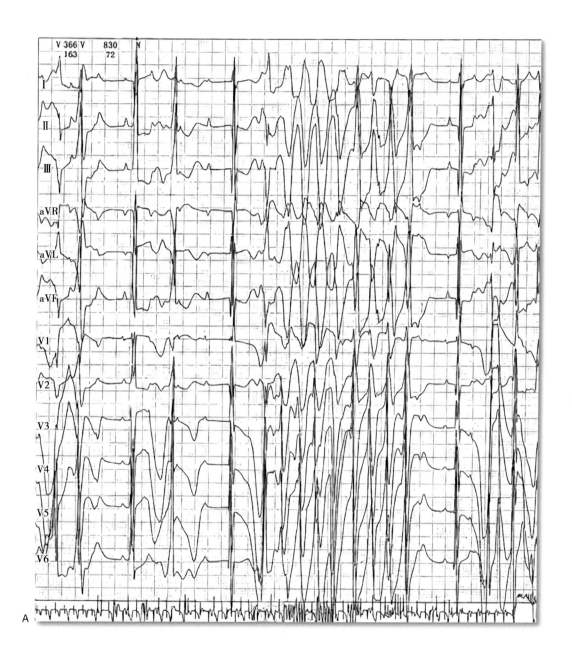

A

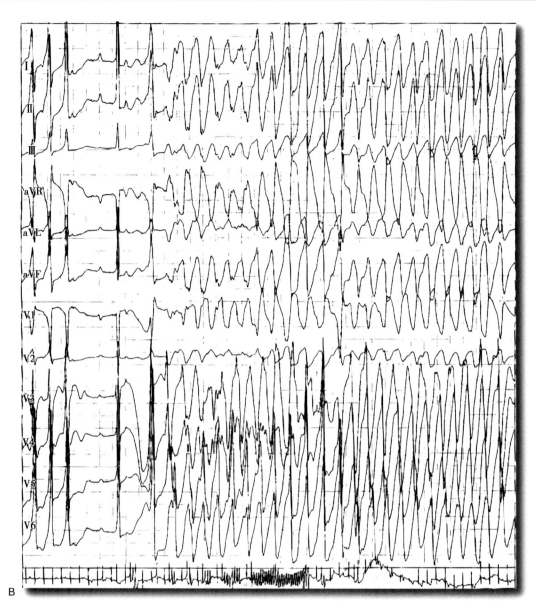

图 6-5-3　动态心电图

A. Ⅲ度 AVB、频发短阵室性心动过速；B.尖端扭转性室性心动过速。

使心脏离子通道重塑、复极化延长，导致获得性长 Q-T 间期综合征，感染等诱发尖端扭转型室性心动过速，导致阿 - 斯综合征发作，患儿出现抽搐。

【治疗与随访】因存在Ⅲ度 AVB、阿 - 斯综合征发作，建议患儿安装永久心脏起搏器，家长拒绝。鉴于该病有免疫因素参与，在常规应用异丙肾上腺素提高心室率、利尿、扩血管等抗心衰的基础上，应用免疫球蛋白 2g/kg，分 5 天给予，同时给予静脉滴注甲泼尼龙（4mg/kg/d），出院后序贯口服小剂量甲泼尼龙（1mg/kg/d），继续应用舒喘灵、双氢克尿噻、螺内酯和开博通，门诊定期复查，未再发生阿 - 斯

综合征发作。患儿 5 岁时心电图显示为完全性右束支传导阻滞，多导联 ST-T 改变，心脏超声显示左心室稍大，LVEF62%，停用舒喘灵，逐渐减停双氢克尿噻和螺内酯，甲泼尼龙逐渐减量，7 岁时完全停用甲泼尼龙。患儿 14 岁时生长发育正常，心脏超声示 LVEF 恢复正常，左室略扩大，余房室腔大小正常；心电图显示窦性心律不齐，不完全右束支传导阻滞，多导联 ST-T 改变，未再记录尖端扭转型室性心动过速（图 6-5-4），继续口服卡托普利。病程中应用激素期间除出现满月脸和面部多毛外，未发现其他激素副作用。

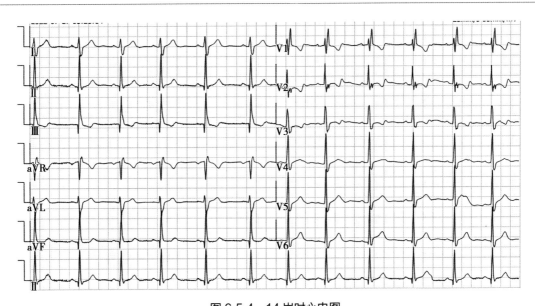

图 6-5-4 14 岁时心电图
窦性心律不齐、不完全右束支传导阻滞、多导联 ST-T 改变。

【病例点评】免疫介导性 AVB 90% 发生在罹患结缔组织病（如系统性红斑狼疮、干燥综合征等）母亲分娩的新生儿，SSA/Ro、SSB/La 是主要的自身免疫性抗体，发病机制一般认为胎盘转移的抗 Ro 抗体介导的心脏传导系统的免疫损伤。自身免疫抗体阳性或患结缔组织病的孕妇需进行胎儿心脏超声检查，如胎儿心率缓慢或诊断房室传导阻滞，需立即对母亲和新生儿进行自身免疫抗体检测，尽早发现免疫介导的 AVB，早期干预。研究表明孕期应用地塞米松、免疫球蛋白、羟氯喹可有助于防止胎儿 I 度或 II 度 AVB 进展为 III 度 AVB，改善预后。对于 III 度 AVB，糖皮质激素联合免疫球蛋白、血浆置换等免疫治疗或可提高心室率 / 改善心脏功能，但药物治疗一般效果差，置入起搏器是有效治疗手段但不能解决根本问题。

该患儿为目前第一例由糖皮质激素、免疫球蛋白逆转的免疫介导 III 度 AVB、DCM、尖端扭转型室性心动过速的患者，虽为个案，但可作为该病治疗探索的一个方向，开展多中心研究，建议寻找循证医学证据，从而改善患儿的存活率及生活质量。

第六节
病态窦房结综合征相关心力衰竭

【概述】窦房结最初于 1907 年被描述为右心房和上腔静脉连接处的一个心外膜下结构。呈马蹄状，长约 15mm，宽约 5mm，厚约 2mm。窦房结中含有许多具有自动节律性的起搏细胞，是人体心脏的主要起搏点。

病态窦房结综合征（sick sinus syndrome，SSS）也称窦房结功能障碍（sinus node dysfunction，SND），是由窦房结及其邻近组织病变引起窦房结起搏功能和 / 或窦房传导功能障碍，从而产生多种心律失常和临床症状的一组综合征。多数患者在 40 岁以上发病。儿童和青年患者相对罕见。

成人 SSS 的病因主要为局部心脏病变（如窦房结纤维化）、累及心脏的全身性疾病和药物 / 毒物应用。儿童 SSS 较少见，通常见于先天性或获得性心脏病患儿，尤其在心脏矫正手术后。家族性 SSS 罕见，部分家族性病例是由心脏钠通道基因

SCN5A 和 *HCN4* 基因突变导致的。其他 SSS 少见病因包括浸润性疾病（如淀粉样变性、结节病、硬皮病、血色病和肿瘤）累及窦房结、炎性疾病（如风湿热、心包炎、白喉、Chagas 病）、窦房结动脉疾病（如动脉粥样硬化、炎症病变甚至栓子所致的窦房结动脉狭窄）、心脏手术创伤、甲状腺功能减退、低体温、缺氧和肌营养不良等。

SSS 患者由于持续性心动过缓及心律失常，可致心动过缓性心肌病（bradycardia-induced cardiomyopathy, BIC）的发生。目前研究认为，其发病与心动过缓造成的心室充盈时间过长、心脏前负荷显著增加以及房室激动、传导顺序异常、冠状动脉灌注减少、神经内分泌紊乱等因素相关。BIC 患者除表现心动过缓、心律失常的相关症状外，还可出现心衰相应症状及体征。发生 SSS 相关的 BIC 时，在给予抗心衰药物治疗的同时，应积极予以永久起搏器植入治疗。

【临床表现】SSS 患者临床表现轻重不一，可呈间歇性发作。多以心率缓慢所致的脑、心、肾等脏器供血不足引起的症状，尤其是脑血供不足引起的症状为主。

症状出现时，轻者可出现乏力、头昏、眼花、失眠、记忆力差、反应迟钝或易激动等。严重者可出现短暂黑矇、先兆晕厥、晕厥或阿-斯综合征发作。部分患者合并短阵室上性快速性心律失常（房性心动过速、心房扑动、心房颤动）发作，又称快-慢综合征。当快速性心律失常发作时，心率可突然加速，心动过速突然中止后可有心脏暂停伴或不伴晕厥发作。

SSS 患者合并心力衰竭时，可出现咳嗽、气促、水肿、双肺湿啰音、颈静脉充盈等症状体征，听诊心尖部第一心音可减低，与舒张期心室过度充盈及心肌收缩力减低有关。

【诊断】SSS 的诊断标准：根据窦性缓慢性心律失常引起重要器官供血不足的症状和特征性的心电图表现，并排除如运动员出现的心动过缓等生理因素、β 受体阻滞剂等药物的作用，以及其他疾病，如阻塞性黄疸、甲状腺功能减退、高血钾症等对窦房结功能的影响，可诊断病态窦房结综合征。

其心电图表现包括：

1. 自发的持续性窦性心动过缓，除外药物影响。

2. 窦性停搏和窦房传导阻滞。

3. 窦房传导阻滞合并房室传导阻滞。

4. 心率变化不能满足活动期间的生理需求（心脏变时功能不全）。

5. 规则或不规则的阵发性房性心动过速（还包括心房扑动和心房颤动）与缓慢的心房、心室率相交替（快-慢综合征）。

静脉注射阿托品或异丙肾上腺素以及检测窦房结功能的电生理试验可用于病窦综合征的诊断性试验。其中阿托品试验的阳性指标是：①用药后窦性心律 ≤90 次 /min；②出现交界性心律；③窦性心动过缓、窦房传导阻滞或窦性停搏；④诱发心房颤动。

BIC 的诊断标准包括：

1. 病史　存在长期心动过缓的既往病史。

2. 症状　存在乏力、头晕、晕厥、黑矇及心力衰竭的症状。

3. 体征　可有颈静脉充盈、肺水肿水泡音、心率减慢、紊乱、心音减弱。

4. 心电图　显示存在心动过缓。

5. 心脏超声　显示心腔扩大以左室扩大为主，室壁不变薄，室壁运动无节段性减弱。左室射血分数常无显著减低，但心排血指数可下降。

6. 治疗反应　起搏治疗后心脏扩大及心功能可恢复正常。

7. 排除与心动过缓相关的器质性心脏病。

【鉴别诊断】依据临床症状（头晕、晕厥、黑矇），SSS 患者应与神经系统疾病及其他心脏疾病相鉴别。

神经系统疾病如癫痫、脑血管疾病、颅脑占位等，完善脑电图、脑血管、头颅影像学检查通常可明确诊断。

其他心血管系统疾病如肥厚型心肌病、扩张型心肌病，以及其他缓慢性心律失常，如房室传导阻滞、离子通道病相关的快速心律失常等，完善心脏超声、心电图、动态心电图检查，在必要时进行基因检测可明确诊断。

窦性心动过缓尚需注意鉴别迷走神经张力增高因素,通常其存在致迷走神经张力增高的基础病因,并在解除病因后心动过缓消失,阿托品试验阴性。

【治疗原则】SSS 的治疗原则旨在改善症状。控制症状性 SSS 的治疗方案包括药物及器械植入。

症状性 SSS 心动过缓治疗的一线药物是阿托品。对于出现低血压的 SSS 患者,还可联合多巴胺、肾上腺素或异丙肾上腺素来提升心率和血压。但药物干预对症状性和 / 或血流动力学不稳定窦房结功能障碍的作用有限。如果患者药物治疗后仍不稳定,应尽快进行临时心脏起搏治疗,在可逆病因治疗且病情稳定后停止。如果未能识别可逆病因或患者 SSS 系不可逆性窦房结功能障碍所致,需要植入永久起搏器。鉴于 SSS 患者出现房室传导阻滞并逐渐进展的风险较高,目前指南推荐对症状性 SSS 患者植入双腔起搏器(DDD 模式)并开启频率应答功能以改善其心脏变时功能不全。

症状性 SSS 患者合并快速房性心律失常的患者可在植入心脏起搏器后尝试抗心律失常药物控制快速心律失常。部分合并房性心律失常的患者,可采用导管消融消除心律失常。

(袁 越)

【附 病例 6-13】

以脑梗死、心力衰竭为首发表现的病态窦房结综合征 1 例

(重庆医科大学附属儿童医院 何爽 吕铁伟)

【病史】患儿,女,9 岁 6 个月,因"突发摔倒,左侧肢体瘫痪 10 小时余"入院,病程中有头痛头晕,少量鼻出血,伴失语,呕吐 2 次,无意识丧失。入院后反复出现阵发性快速性心律失常,发作时患儿烦躁不安,也有缓慢性心律失常出现,常发生在夜间,心室率在 50/60 次 /min 至 130/140 次 /min 间波动。既往史、出生史及家族史无异常。

【体格检查】体温 36.8℃,呼吸 20 次 /min,心率 81 次 /min,血压 105/74mmHg,氧饱和度 95%。精神欠佳,面色欠红润,唇周无发绀,咽部无充血。呼吸规则,双肺呼吸音清,心音尚有力,心律齐。腹软,肝脏约肋下 3.0cm 处扪及,剑突下 6.0cm,质中,边缘钝,表面光滑,无触痛。脾脏肋下未及。四肢肢端暖。神经系统:神志清楚,双侧瞳孔等大等圆,对光反射欠灵敏,左侧额纹消失,左眼闭合较右眼差,左侧鼻唇沟变浅,伸舌稍左偏,双上肢、下肢痛触觉正常。右上肢肌力 V 级,右下肢肌力 V 级,左上肢肌力 0 级,左下肢肌力 I 级,肌张力正常。双膝反射引出,左侧踝阵挛阳性。克氏征(-),布氏征(-),巴宾斯基征(-)。

【辅助检查】头颅 MRI 显示右顶叶、颞叶及颞顶交界处灰白质见大片 T_1、T_2 信号,flair 呈高信号,DWI 示弥散高信号,提示为脑梗死的影像学改变。头颅 MRA 显示右侧大脑中动脉 M2、M3、M4 段分支明显减少,M1 段远端较对侧变细(图 6-6-1)。12 导联同步心电图显示心房扑动,Ⅱ、Ⅲ、aVF、V1 导联可见负向 F 波(图 6-6-2)。24 小时动态心电图显示窦性停搏(3.08 秒)(图 6-6-3)。心脏超声显示心脏增大,心功能降低(EF46%),经食管心脏超声提示卵圆孔未闭(2.77mm)(图 6-6-4)。

【初步诊断及分析】

1. **脑梗死** 患儿起病急,以突发左侧偏瘫为主要表现,神经系统查体发现左侧额纹消失,左眼闭合较右眼差,左侧鼻唇沟变浅,伸舌稍左偏,左上肢肌力 0 级,左下肢肌力 I 级。左侧踝阵挛阳性。头颅 MRI 及 MRA 提示右顶叶、颞叶及颞顶交界处灰白质见大片 T_1、T_2 信号,flair 呈高信号,DWI 示弥散高信号,提示为脑梗死的影像学改变。头颅 MRA 显示右侧大脑中动脉 M2、M3、M4 段分支明显减少,M1 段远端较对侧变细,故诊断明确。儿童脑梗死较少见,结合心律失常反复发生,其病因考虑心源性可能性大,需进一步检查寻找证据。

2. **心房扑动** 入院后有反复阵发性快速性心律失常,烦躁不安,心电图 Ⅱ、Ⅲ、aVF、V1 导联可见负向 F 波,提示心房扑动,根据心电图中 F 波形态,考虑三尖瓣峡部依赖型心房扑动,需进一步行心内电生理检查明确。

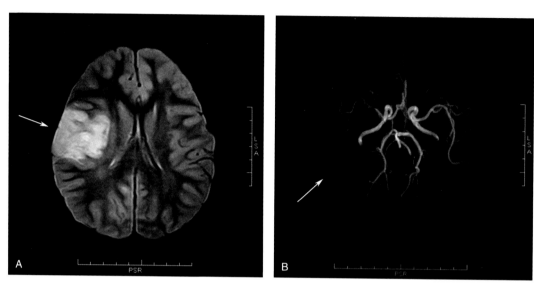

图 6-6-1　头颅 MRA
A. MRI 示右顶叶、颞叶及颞顶交界处脑梗死影像改变；B. MRA 示右侧大脑
中动脉 M2、3、4 段分支明显减少，M1 段远端较对侧变细。

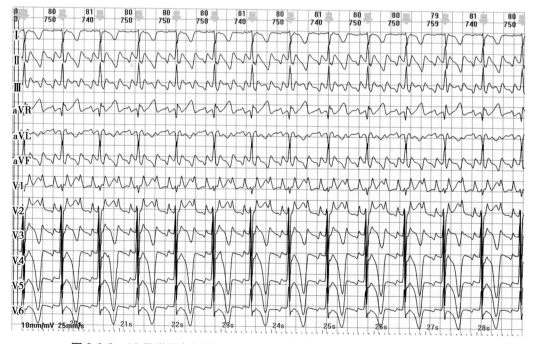

图 6-6-2　12 导联同步心电图示心房扑动，Ⅱ、Ⅲ、aVF、V1 导联可见负向 F 波

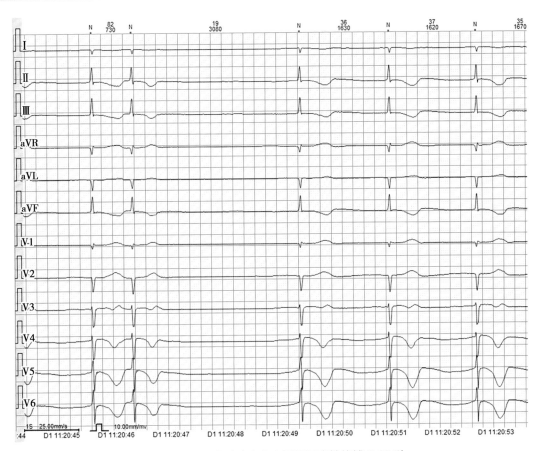

图 6-6-3　24 小时动态心电图显示窦性停搏 3.08 秒

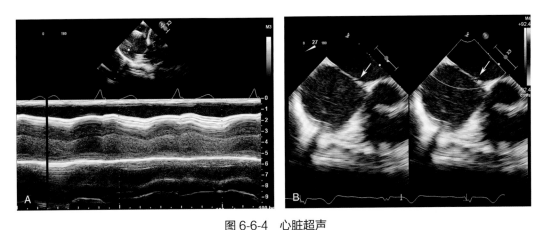

图 6-6-4　心脏超声

A. M 型心脏超声提示心脏增大，EF46%；B. 经食管心脏超声提示箭头所指处为卵圆孔未闭 2.77mm。

3. 窦性停搏　反复发生缓慢性心律失常，24 小时动态心电图提示窦性停搏（3.08 秒），故诊断，其病因根据心电图提示阵发性快速性心律失常，首先考虑窦房结功能异常，需进一步完善心内电生理检查及基因检测明确。

4. 卵圆孔未闭　心脏超声显示卵圆孔未闭（2.77mm），故诊断。

5. 心力衰竭　患儿急性起病，病程中有烦躁不安，查体精神欠佳，面色欠红润，肝脏约肋下 3.0cm 处扪及，剑突下 6.0cm，质中，边缘钝。心脏超声提示全心增大，以左心增大为主，EF46%，故诊断。

6. 病态窦房结综合征　患儿入院后心电图捕捉到心房扑动，24 小时动态心电图提示窦性停搏，快速性心律失常和缓慢性心律失常交替出现,故考虑,需完善心内电生理检查及基因检测明确。

【进一步检查及结果】

1. 心内电生理检查　对右心房进行电压标测发现窦房结区域呈明显低电压区(图6-6-5A),同时将冠状窦电极置于窦房结区域未记录到心房电活动,提示心房静止(图6-6-5B)。继而静脉滴注异丙肾上腺素提升心率后诱发出心房扑动,与体表发作心电图特征一致,激动标测提示三尖瓣峡部依赖型房性扑动。

2. 心脏超声　术中食管心脏超声检查右心房出现血流缓慢,呈"自显影"现象,右心声学检查提示存在右向左分流。

3. 阿托品试验　阳性。试验前为交界性逸搏心律。用阿托品1分钟后心率上升,增加大于基础心率40次/min,但均为房性心律,未出现窦性心律。

4. 基因检测　患儿父母及两位同胞哥哥无临床表现且心脏检查无异常发现,为进一步明确患儿疾病发生的病因,对该家系进行全外显子测序并分析,结果发现患儿及其父亲的*SCN5A*基因呈杂合突变[c.719dupT(p.A242Gfs*11)],而患儿母亲和两位哥哥该位点无异常(图6-6-6)。对该突变进行生物信息学分析提示,*SCN5A*基因该位点的突变为移码突变,导致对应的氨基酸发生改变(p.A242Gfs*11),提示*SCN5A*可能为病态窦房结综合征的疑似致病性基因。

【治疗及随访】入院后急性期给予以降颅内压、肝素抗凝、改善循环为主等对症支持处理。进入稳定期后给予康复、抗凝、营养脑神经治疗,改善偏瘫症状,减少后遗症。同时寻找导致脑梗死的病因。行心内电生理检查,静脉滴注异丙肾上腺素提升心率后诱发出心房扑动,与体表发作心电图特征一致,激动标测提示三尖瓣峡部依赖型房性扑动,随后进行三尖瓣峡部线性消融,消融结束后心房扑动消失,再次验证出现双向阻滞,提示消融成功(图6-6-7A、B、C、D)。术中食管心脏超声检查右心房出现血流缓慢,呈"自显影"现象,同时发现卵圆孔未闭存在,直径小,仅2.7mm,右心声学检查提示存在右向左分流,结合脑梗死病史,故同时进行了卵圆孔堵闭(图6-6-8)。心内电生理检查提示窦房结呈电静止,且房性扑动射频消融术后心电图依然提示交界性心律,因此对患儿行双腔永久起搏器植入术,将心房电极置于房间隔部位,术后患儿心电图恢复为窦性(图6-6-9),电极阈值、感知等参数良好。

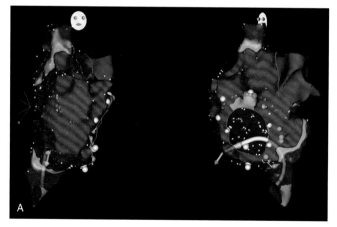
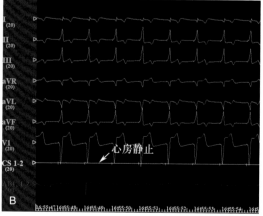

图6-6-5　三维标测及腔内心电图

A. 窦房结电压标测紫红色区域为窦房结低电压; B. 箭头所指腔内心电图未记录到心房电活动。

分析样本	分析结果	*SCN5A*	chr3：38651439-3865 1439	c.719dupT	p.A242Gfs*11

先证者　杂合变异

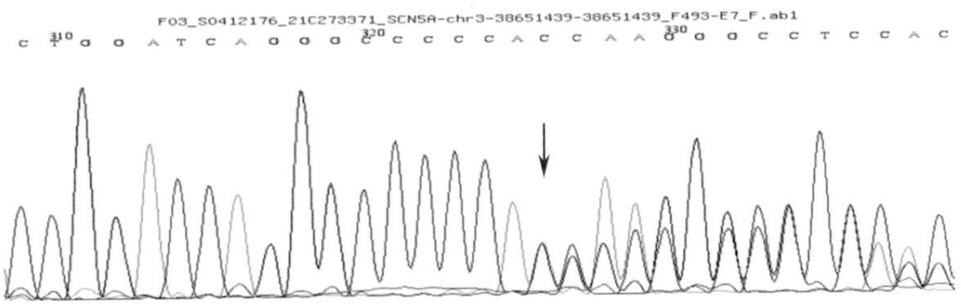

先证者父亲　杂合变异

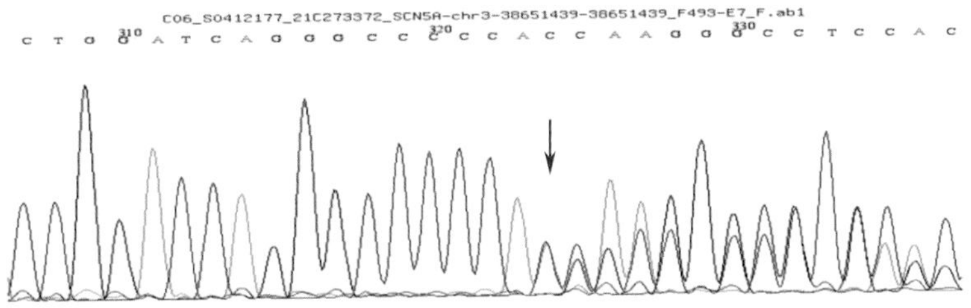

先证者母亲　无变异

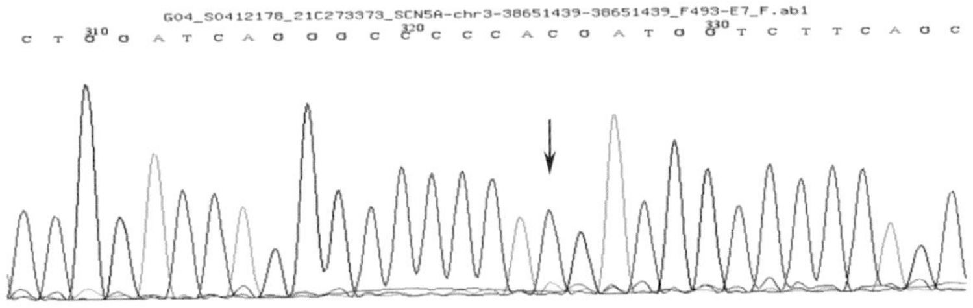

先证者哥哥1　无变异

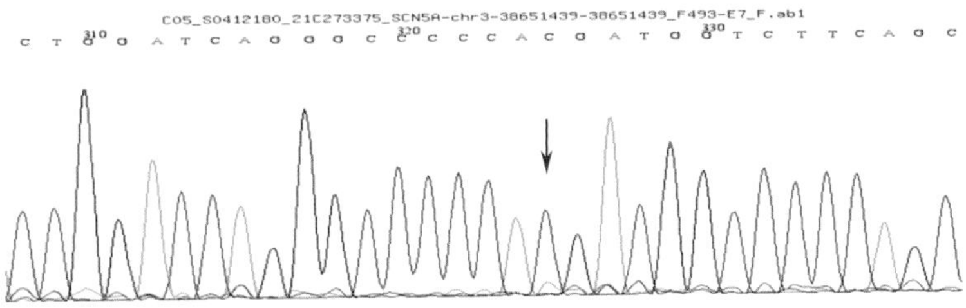

先证者哥哥2　无变异

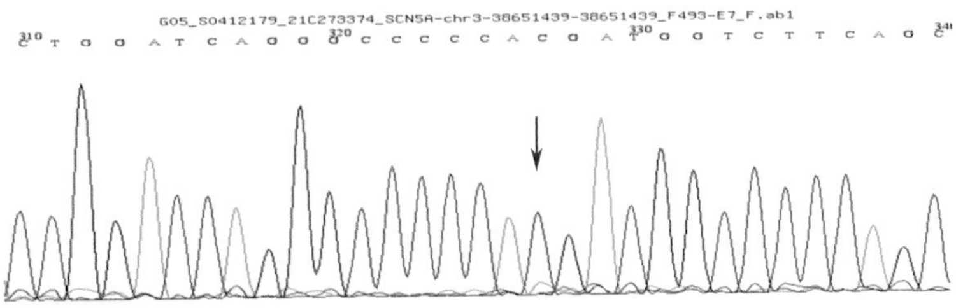

图 6-6-6　患儿家系疾病相关基因的测序分析结果

箭头所指处为患儿及其父亲的基因突变位点，患儿母亲和两位哥哥该处基因无变异。

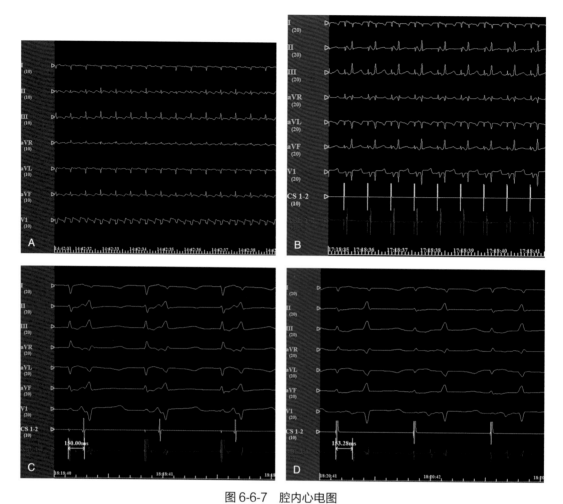

图 6-6-7 腔内心电图

A. 诱发出心房扑动,心电图特征及激动标测提示三尖瓣峡部依赖型房性扑动;B. 三尖瓣峡部线性消融,
消融结束后心房扑动消失;C、D. 验证双向阻滞,提示消融成功。

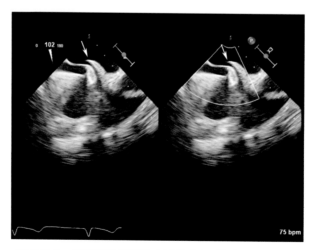

图 6-6-8 行卵圆孔堵闭的心脏超声图,箭头处为堵闭器

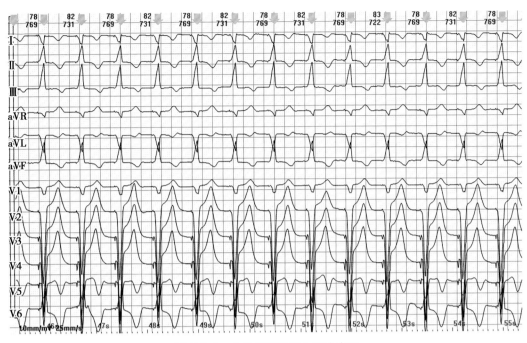

图 6-6-9 永久起搏器置入后心电图

【术后诊断】病态窦房结综合征、卵圆孔未闭、脑梗死、心力衰竭。

【病例点评】本病例首次进行了病态窦房结综合征引起脑梗死的儿童病例报道。脑梗死是儿童时期少见且预后差的神经系统疾病，成人常见病因多为高血压、血脂异常、糖尿病、脑血管硬化等，而儿童脑梗死病因与成人明显不同，常见的病因有感染、外伤、血管畸形、心脏病等。本例患儿以偏瘫为临床表现，头颅影像学检查提示右侧大脑中动脉减少，但患儿同时伴有心动过缓-心动过速综合征反复出现，拓展了该病病因挖掘的常见思路：提示脑梗死发生可能和病态窦房结综合征相关？进一步的阿托品试验和心内电生理检查均证实了患儿存在窦房结功能障碍，食管超声检查发现右心房内血流速度减慢，呈"自显影"现象，加上患儿有反复心动过速发作，导致血流方向紊乱，提供了心脏血栓形成的电学、解剖学和血流动力学发生的高危因素，更为巧合的是，患儿存在卵圆孔未闭且右心声学造影提示从右向左分流，以上证据提示患儿形成右心房血栓，而血栓通过未闭的卵圆孔进入体循环导致脑动脉栓塞，最终引起左侧肢体偏瘫的严重后果。

病态窦房结综合征属于衰老性疾病，通常发生在中老年人，病因包括窦房结退行性纤维化、离子通道功能障碍和窦房结重塑、药理作用、代谢或自主因素等，最常见的是与年龄相关的特发性窦房结退行性纤维化。而该病在儿童期并不常见，病因以心脏先天性畸形或窦房结动脉供血不足最为常见，心脏手术中心房创伤也可能损伤窦房结导致功能障碍，但近年离子通道障碍成为儿童病态窦房结综合征发病机制研究的热点。已有文献报道 HCN4、SCN5A、GNB2 等基因变异可引起病态窦房结综合征，其中 SCN5A 基因是最多报道的可能致病基因，SCN5A 基因突变位于染色体 3p22.2 上，编码心脏钠通道（Nav1.5）的 α-亚单位，该基因突变与病态窦房结综合征、Q-T 综合征 3 型、Brugada 综合征和进行性心脏传导缺陷等疾病相关。Benson DW 等人 2003 年首次报道了由 SCN5A 突变引起的 SSS 隐性遗传。Maarab、Alkorashy 等报道了 4 名患有病态窦房结综合征儿童的家系，基因检测结果发现了 SCN5A 基因新的纯合子变异（p. Cys1850Arg），该突变干扰蛋白质折叠导致疾病的发生。本文中的患病家系基因检测结果显示，患儿及其父亲 SCN5A 基因 c. 719dupT 发生杂合突变，导致对应氨基酸发生移位突变（p. A242Gfs*11），生物信息学和功能关联分析显示该突变为可能致病突变，但患儿父亲表型正常提示疾病发生与一串不完全外显现象有关，具体发生机制需要在分子、细胞和模式动物层面进一步验证。

病态窦房结综合征是一种复杂的心律失常，其特征是病理性窦性心动过缓、窦房传导阻滞或交替性心房缓慢和快速性心律失常。临床症状通常是间歇性和/或非特异性的，常与缓慢性心律失常或快速性心律失常引起的心输出量减少有关，大多数症状是由脑灌注减少引起的，典型症状包括晕厥、头晕、心悸、劳力性呼吸困难、变时性功能不全引起的易疲劳、心力衰竭和心绞痛，症状可能持续数月或数年。外周血栓栓塞和脑卒中，容易发生在反复发生快-慢综合征的情况下，可能与心律失常引起的血栓栓塞有关。超过50%的病态窦房结综合征患者会出现快-慢综合征，伴有心房颤动或扑动的心动过速型心律失常，可导致栓塞性脑卒中的风险增加。儿童病态窦房结综合征伴血栓形成少见，本文中的患儿既往无明显相关临床症状，但以起病急骤的偏瘫为首发表现，入院后心电检查提示存在反复发作心房扑动和窦性停搏，这种快-慢综合征是心脏血栓形成的重要因素，因此推测患儿入院前即有慢-快型心律失常发作，因未引起明显症状而被家属忽视，这种状态的长期累积导致血栓的形成，而血栓通过卵圆孔未闭这一潜在途径进入体循环，最终导致脑梗死的发生。综上，患儿有 SCN5A 基因突变引起病态窦房结综合征的基础，同时合并卵圆孔未闭，最后引起体循环栓塞这一严重并发症的出现，这一临床过程巧合且罕见，同时也给医生提出问题：儿童卵圆孔未闭是否应该干预？

卵圆孔未闭是正常胎儿循环的一个组成部分，在大多数人群中，卵圆孔未闭的解剖闭合发生在婴儿后期，研究表明大约每4个成年人中就有1个解剖闭合不完整。儿童时期，卵圆孔未闭不会造成血液左向右分流，不加重心脏负担，且大部分儿童随着年龄增长，仍有自行闭合的可能，因此，卵圆孔未闭被视为正常解剖变异，对大多数儿童没有干预。近年大量文献报道成人卵圆孔未闭和脑卒中发生密切相关，认为卵圆孔未闭是血小板聚集、血栓、气泡或其他颗粒物从体静脉循环向大脑栓塞转运的

潜在途径，也可以作为潜在栓塞血栓原位形成的病灶，因此成人卵圆孔封堵逐渐被患者和医生接受。Mohammad K 等报道了来自 RESPECT 试验和两项新的随机试验（关闭和减少）的长期随访数据，数据表明与隐源性脑卒中患者的内科治疗相比，经导管将卵圆孔闭合显著降低了脑卒中复发的风险。Guillaume Turc 等汇集了来自2项前瞻性观察研究和2项随机试验医疗组的个体患者数据发现，在卵圆孔未闭相关卒中患者中，房间隔动脉瘤是重要的卒中复发预测因素。在成年人中，使用封堵器装置经皮闭合卵圆孔已成为二次预防隐源性脑卒中的护理标准。在儿童领域，Rachel T.McCandless 等研究 6~18 岁儿童偏头痛与卵圆孔未闭的相关性发现，有偏头痛的儿童卵圆孔未闭患病率大约是无偏头痛儿童的2倍，且表明6岁以后卵圆孔未闭的自发闭合是不太可能的。尽管缺乏严格的证据支持 PFO 封堵术是一种安全有效的偏头痛治疗方法，但有机构已经开始对治疗效果差的偏头痛儿童进行卵圆孔未闭的评估和封堵术。关于儿童卵圆孔未闭是否需要干预，虽然目前无相关的共识和指南推荐，但越来越多的研究表明，应根据患儿的家族史、病史及影像特征等因素，进行个体化的分析和制订干预方案。

【附　病例 6-14】

先心病术后病态窦房结综合征继发心力衰竭植入永久起搏器治疗 1 例

（首都医科大学附属北京儿童医院　邵魏　高路）

【病史】患儿，男，3 岁 11 个月，10.5kg，主因"先心病术后心动过缓 3 年伴心力衰竭"入院。患儿 4 月龄时的心脏超声发现"先天性心脏病：室间隔缺损（膜周型）"。9 月龄时外院行"室间隔缺损修补术"。术后出现"窦性心动过缓、窦性停搏"植入心脏临时起搏器 2 周。后窦性心动过缓未恢复，予撤除临时起搏器后未植入心脏永久起搏器，未规律随诊。近 1 个月来，家长发现患儿运动耐力较之前明显减低，易乏力、少动，于笔者医院就诊，超声心动提示"左室内径轻度以上增大，左心功能减

低,LVEF 52%",收住入院。患儿系 G1P1 足月儿,母顺产。生后无其他慢性病病史。患儿生后至今体重、身长均低于同龄儿,体力发育落后于同龄儿,近 1 个月尤显著。否认心血管疾病家族性遗传病史,否认家族成员夭折、不明原因猝死史及心脏起搏器植入史。

【体格检查】心率 46 次 /min,呼吸 20 次 /min,双上肢血压 105/60mmHg,双下肢血压 115/75mmHg,体重 12.0kg,精神反应好,面色红润,无发绀,呼吸音粗,无干、湿啰音,心前区无隆起,心音正常,心律不齐,心动过缓,可闻及停搏,心界向左下略扩大,各瓣膜听诊区未闻及明显病理性杂音,肝脾肋下未及,下肢无水肿,四肢末梢暖,无杵状指 / 趾,CRT<2 秒。

【辅助检查】

1. 胸部 X 线检查 肺纹理增多,心影稍增大,心胸比为 0.58。

2. 心脏超声 左室内径轻度以上增大(39.8mm),左房内径轻度增大,余房室内径未见明显增大,左室壁及室间隔厚度正常,室壁运动及增厚率减低,室间隔修补处回声增强,未见残余分流,Simpson 法测 LVEF 52%,二尖瓣环稍扩大,瓣膜开放活动幅度尚正常,左右冠脉均起源于主动脉窦,主动脉弓降部未见明显异常,检查过程中患儿心律失常。

3. 心电图 窦性心动过缓,P-R 间期延长,Ⅱ度窦房传导阻滞(图 6-6-10)。

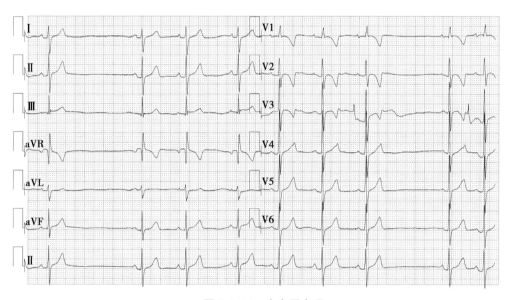

图 6-6-10 心电图表现
窦性心动过缓,Ⅱ度窦房传导阻滞,心室率 31~70 次 /min。

4. 肌酸激酶同工酶 MB 质量法 4.27ng/ml 正常。

5. 高敏肌钙蛋白 Ⅰ <0.001ng/ml 正常。

6. N 末端脑钠肽(NT-proBNP) 980pg/ml 升高。

【初步诊断及分析】患儿病史 3 年余,临床表现生长发育落后,运动不耐受。胸部 X 线片检查提示心影增大,心脏超声提示左心室轻度以上增大,LVEF 减低至 52%,血 NT-proBNP 升高。考虑诊断慢性心力衰竭、心功能分级 Ⅱ 级(改良 ROSS 分级)。分析心力衰竭病因可能为:

1. 其他先天性心脏病 该患儿因先天性心脏病(室间隔缺损)曾行开胸手术治疗。术后心脏仍扩大并心功能减低,还需警惕合并其他先天性心脏病的可能。然而患儿多次心脏超声未发现其他先心病征象,入院测量血压提示上肢血压正常且下肢血压高于上肢。笔者医院心脏超声也未见主动脉缩窄、冠状动脉起源异常表现,心电图未见左冠状动脉起源于肺动脉的心电图改变(左室侧壁导联病理性 Q 波),故目前可基本除外其他先心病继发心脏扩大、心功能减低的可能。

2. 心动过缓性心肌病 患儿先心病术后出现

窦性心动过缓及窦性停搏，未予心脏起搏器植入，心电图检查提示窦性心动过缓、窦房传导阻滞，应警惕心律失常继发心脏扩大并心功能减低可能。待进一步完善动态心电图评估患儿心律失常情况，并行起搏器植入纠正心律失常后观察该患儿心衰、心脏扩大恢复情况以明确。

3. 心肌病　患儿心脏扩大合并心功能减低，符合扩张型心肌病临床特征，应予以鉴别。但该患儿既往存在明确先心病、先心病手术、心动过缓病史，此后发现心脏扩大、心功能减低，难以一元论解释病情。故目前可观察心律失常纠正后心功能、心脏结构恢复情况，进一步鉴别。

4. 慢性心肌炎　患儿临床表现为心脏扩大及慢性心力衰竭，应警惕病因为慢性心肌炎的可能。但患儿有明确先心病、先心病手术后、心动过缓病史，此后随诊发现心脏扩大、心功能减低，无明确心肌损伤标志物异常，不具备心肌炎的临床特点，考虑本病可能性不大。必要时可进一步完善心肌活检、心脏 MRI 检查以帮助鉴别。

5. 其他系统疾病继发的心肌病　如贫血、甲状腺疾病、慢性肾脏疾病、自身免疫性疾病等均可继发心脏增大、心力衰竭，但该患儿病史 3 年，临床未出现上述疾病症状及体征，考虑上述疾病相关的心衰可能不大，可进一步完善上述疾病检查、检验，进行鉴别。

【进一步检查及结果】

1. 动态心电图　窦性心动过缓，窦房传导阻滞，窦性停搏，交界性逸搏，短阵房性心动过速，心室率 25~178 次 /min，平均心率 45 次 /min，最长 RR 间期 5.6 秒。

解析：患儿动态心电图提示窦性心动过缓、窦房传导阻滞及窦性停搏，平均心室率 45 次 /min，最长心室停搏 5.6 秒，伴短阵房性心动过速，可明确患儿病态窦房结综合征的诊断，结合患儿存在心脏增大、心功能不全及运动不耐受，为进一步实施

心脏起搏器植入术提供了依据支持。

2. 心脏磁共振　左室轻度增大，心肌运动幅度稍减低，左心室游离壁肌小梁稍多，右心室心腔未见增大，心肌运动幅度尚可，二、三尖瓣未见明确反流信号，心肌未见明确异常信号，左室射血分数 LVEF 约 48%，心肌未见明确延迟强化。

解析：心脏磁共振检查未见心肌异常信号，未见心肌延迟强化信号，提示无明确心肌水肿及心肌纤维化。

3. 心脏增强 CT　左心室轻度扩大，未见明确先心病征象，双侧冠状动脉起源于主动脉。主动脉弓、降部未见明显狭窄。

解析：心脏增强 CT 进一步排除了先天性心脏病继发心脏扩大、心力衰竭的可能。

4. 其他检查　血常规检查血红蛋白正常；血生化（含肝肾功能、血脂）大致正常；甲状腺功能大致正常；自身抗体筛查均阴性；血尿筛查未见异常。

解析：患儿上述鉴别检查均未提示存在异常，基本排除贫血、甲状腺、自身免疫、脏器功能异常以及代谢性疾病及由其继发心力衰竭的可能。

【治疗及随访】　入院予口服地高辛、卡托普利、利尿剂抗心衰治疗。完成评估并和家长充分沟通后，转入心脏外科行心外膜起搏器植入术。拟行左房、室双腔起搏，术中患儿左房起搏、感知参数均不理想，改植入左室外膜电极行单腔起搏，设置起搏模式：VVIR，起搏下限频率 80 次 /min，上限传感器频率 140 次 /min（图 6-6-11）。并继续予以药物抗心衰治疗，口服倍他乐克控制房性心动过速。随访患儿心脏扩大、心功能减低逐渐好转（表 6-6-1）。术后 6 个月复查心脏扩大及左室射血分数恢复正常。NT-proBNP 及临床心功能分级恢复正常。

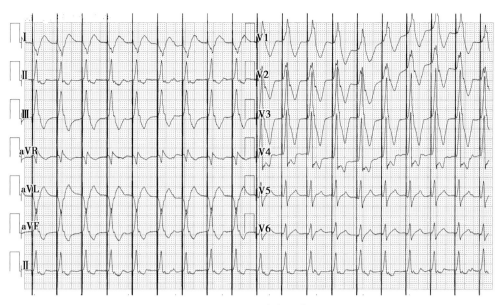

图 6-6-11　心电图表现

起搏心律，VVI 模式，起搏频率 110 次/min，起搏功能正常。

表 6-6-1　患儿心脏超声及 NT-proBNP 随访情况

随访时间	LVED/mm	LVEF/%	二尖瓣反流	NT-proBNP/(pg·ml⁻¹)
术前	39.8	52	微量	980
术后 1 个月	38.2	56	微量	370
术后 3 个月	35.8	59	无	<100
术后 6 年	33.5	62	无	260
术后 1 年	34.1	61	无	<100

注：LVED，左心室舒张末期内径；LVEF，左心室射血分数；NT-proBNP，N 末端脑钠肽。

【病例点评】患儿病态窦房结综合征诊断明确，存在心动过缓相关的心脏扩大、心功能减低及运动耐力减低症状，并发快速房性心律失常，符合《植入性心脏起搏器治疗 - 目前认识及建议（2010 年修订版）》推荐的儿童、青少年和先天性心脏病患者永久起搏治疗指征。

本例患儿低体重，予植入心外膜起搏器，因存在心功能减低及心脏增大，选择经左室起搏，从而避免了经右室起搏产生"医源性左束支阻滞"并进一步恶化心功能的可能。术后患儿心功能及心脏扩大恢复，治疗获得成功。该病例提示，缓慢心室率可继发心动过缓性心肌病及心力衰竭，植入生理性永久起搏器并恢复患者心室率、心室频率应答功能，对缓慢心律失常性心肌病治疗有益。

参考文献

1. 中华医学会儿科学分会心血管学组，中国医师协会心血管内科医师分会儿童心血管专业委员会，《中华儿科杂志》编辑委员会. 儿童心力衰竭诊断和治疗建议 (2020 年修订版)[J]. 中华儿科杂志，2021, 59 (2): 84-94.
2. 王鑫，刘彤. 2019 致心律失常性右室心肌病 (ARVC) 目前诊断标准及鉴别诊断国际专家报告解读. 中国循证心血管医学杂志，2020, 12 (3): 257-258.
3. BAZOUKIS G, LETSAS KP, THOMOPOULOS C, et al. Predictors of Adverse Outcomes in Patients With Arrhythmogenic Right Ventricular Cardiomyopathy: A MetaAnalysis of Observational Studies. Cardiology in Review, 2019, 27 (4): 189-197.
4. BRUGADA J, KATRITSIS DG, ARBELO E, et al. 2019 ESC Guidelines for the management of patients with supraventricular tachycardia The Task Force for the management of patients with supraventricular tachycardia of the European Society of Cardi-

ology (ESC)[J]. Eur Heart J, 2020, 41 (5): 655-720.

5. MORADY F. Diagnosis and cure of supraventricular tachycardia [J]. Heart Rhythm, 2021, 18 (4): 651-652.

6. HUIZAR JF, ELLENBOGEN KA, TAN AY, et al. Arrhythmia-induced cardiomyopathy: JACC State-of-the-Art Review [J]. J Am Coll Cardiol, 2019, 73: 2328-2344.

7. 邓节刚, 郑红梅, 蔡衡, 等. 应用三维标测系统低辐射射频消融治疗儿童心律失常 14 例分析 [J]. 中华儿科杂志, 2020, 58 (7): 576-580.

8. 戈海延, 曲东. 心律失常性心肌病——一类特殊的儿童扩张型心肌病 [J]. 中国小儿急救医学, 2022, 29 (1): 1-5.

9. FUJITA S, NISHIDA K, CHIKATA A, et al. Catheter ablation in a pediatric patient with idiopathic ventricular tachycardia and arrhythmia-induced cardiomyopathy [J]. Pediatr Int, 2021, 63 (6): 716-719.

10. PARK JW, YU HT, KIM TH, et al. Electrocardiographic characteristics of 5 year atrial tachyarrhythmia free patients after catheter ablation for atrial fibrillation [J]. Eur Heart J, 2020, 41 (2): 2.

11. CRONIN EM, BOGUN FM, MAURY P, et al. 2019 HRS/EHRA/APHRS/LAHRS expert consensus statement on catheter ablation of ventricular arrhythmias [J]. Europace, 2019, 21 (8): 1143-1144.

12. YAKUPERGUL, SENEMOZGUR, GÜLHAN TŞ, et al. Aortic cusp ablation for premature ventricular contractions and ventricular tachycardia in children: a 5-year single-center experience [J]. J Interv Card Electrophysiol, 2021, 61 (2): 283-292.

13. HE YE, XUE YZ, GHARBAL A, et al. Efficacy of radiofrequency catheter ablation for premature ventricular contractions in children [J]. J Interv Card Electrophysiol, 2021, 60 (3): 535-542.

14. HSIA HH, XIONG N. Mapping and Ablation of Ventricular Arrhythmias in Cardiomyopathies [J]. Card Electrophysiol Clin, 2019, 11 (4): 635-655.

15. İLKERERTUĞRUL, KUTAYSEL, ALPERAKIN, et al. Multiple Ablation Targets in Children: Multiple Accessory Pathways and Coexistent Arrhythmia [J]. PediatrCardiol, 2021, 42 (8): 1841-1847.

16. GUO B, DAI C, LI Q, et al. Hazards of ventricular pre-excitation to left ventricular systolic function and ventricular wall motion in children: analysis of 25 cases [J]. Cardiol Young, 2019, 29 (3): 380-388.

17. 郭继鸿. 预激性心肌病 [J]. 临床心电学杂志, 2019, 28 (6): 471-473.

18. 李伟, 黄萍, 张丽, 等. 儿童左束支传导阻滞 43 例病因及临床特点分析 [J]. 临床儿科杂志, 2021, 39 (10): 729-732.

19. 中华医学会儿科学分会心血管学组, 中国医师协会心血管内科医师分会儿童心血管专业委员会, 《中华儿科杂志》编辑委员会, 等. 儿童心力衰竭诊断和治疗建议 (2020 年修订版)[J]. 中华儿科杂志, 2021, 59 (2): 84-94.

20. ROMER AJ, TABBUTT S, ETHERIDGE SP, et al. Atrioventricular block after congenital heart surgery: Analysis from the Pediatric Cardiac Critical Care Consortium [J]. J Thorac Cardiovasc Surg, 2019, 157 (3): 1168-1177.

21. DIONNE A, MAH DY, SON MBF, et al. Atrioventricular block in children with multisystem inflammatory syndrome [J]. Pediatrics, 2020, 146 (5): e2020009704.

22. SONG MK, KIM NY, BAE EJ, et al. Long-term follow-up of epicardial pacing and left ventricular dysfunction in children with congenital heart block [J]. Ann Thorac Surg, 2020, 109 (6): 1913-1920.

23. VISKIN D, HALKIN A, SHEREZ J, et al. Heart failure due to high-degree atrioventricular block: How frequent is it and what is the cause？[J] Can J Cardiol, 2021, 37 (10): 1562-1568.

24. SHAH MJ, SILKA MJ, SILVA JNA, et al. 2021 PACES Expert Consensus Statement on the Indications and Management of Cardiovascular Implantable Electronic Devices in Pediatric Patients [J]. Heart Rhythm, 2021, 18 (11): 1888-1924.

25. AMBROSI A, THORLACIUS GE, SONESSON SE, et al. Interferons and innate immune activation in autoimmune congenital heart block [J]. Scand J Immunol, 2021, 93 (1): e12995.

26. WAINWRIGHT B, BHAN R, TRAD C, et al. Autoimmune-mediated congenital heart block [J]. Best Pract Res Clin Obstet Gynaecol, 2020, 64: 41-51.

27. CARRILHO MC, BRAVO-VALENZUELA NJ, ARAUJO JÚNIOR E. Congenital Complete Atrioventricular Heart Block in a Pregnant Woman with Sjögren Syndrome: Prenatal Care Follow-Up and the Challenge of Intrauterine Treatment [J]. Rev Bras Ginecol Obstet, 2020, 42 (4): 228-232.

28. ZHANG Y, LI XM, JIN YQ, et al. Pacing therapy of autoantibody-related congenital complete atrioventricular block in 3 neonates [J]. Zhonghua Er Ke Za Zhi, 2022, 60 (2): 144-146.

29. SONESSON SE, AMBROSI A, WAHREN-HERLENIUS M. Benefits of fetal echocardiographic surveillance in pregnancies at risk of congenital heart block: single-center study of 212 anti-Ro52-positive pregnancies [J]. Ultrasound Obstet Gynecol, 2019, 54 (1): 87-95.

30. WANG B, HU S, SHI D, et al. Arrhythmia and/or Cardiomyopathy Related to Maternal Autoantibodies: Descriptive Analysis of a Series of 16 Cases From a Single Center [J]. Front Pediatr, 2019, 7: 465.

31. 林明杰, 熊丁丁, 吴林. 母体自身抗体相关先天性心脏传导阻滞的检测与预防 [J]. 中华心血管病杂志, 2021, 49 (12): 1272-1276.

32. KUSUMOTO FM, SCHOENFELD MH, BARRETT C, et al. 2018 ACC/AHA/HRS Guideline on the Evaluation and Management of Patients With Bradycardia and Cardiac Conduction Delay: A Report of the American College of Cardiology/ American Heart Association Task Force on Clinical Practice Guidelines and the Heart Rhythm Society. J Am Coll Cardiol, 2019, 74 (7): e51-e156.

33. THOROLFSDOTTIR RB, SVEINBJORNSSON G, AEGISDOTTIR HM, et al. Genetic insight into sick sinus syndrome. Eur Heart J, 2021, 42 (20): 1959-1971.

34. ALKORASHY M, AL-GHAMDI B, TULBAH S, et al. A novel homozygous SCN5A variant detected in sick sinus syndrome. Pacing Clin Electrophysiol, 2021, 44 (2): 380-384.

35. TURC G, LEE JY, BROCHET E, et al. Atrial Septal Aneurysm, Shunt Size, and Recurrent Stroke Risk in Patients With Patent Foramen Ovale. J Am Coll Cardiol, 2020, 75 (18): 2312-2320.

36. REGMI MR, LARA GARCIA OE, PARAJULI P, et al. Late Atrial Thrombus Formation After Percutaneous Patent Foramen Ovale Closure. JACC Case Rep, 2020, 2 (4): 636-640.

Theory and Practice of
**Pediatric
Heart Failure**

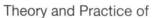

第七章

内分泌疾病及遗传代谢病与心力衰竭

心力衰竭是各种原因引起的各种类型心脏病发展到一定阶段所导致的疾病，是心脏病的终末阶段，具有病死率高的特点。心衰可发生于胎儿期或儿童期任何年龄段，病因呈高度异质性，其中内分泌性及遗传性代谢病是心力衰竭的原因之一。

1902 年，Garrod 通过对 4 种代谢疾病（黑酸尿症、白化病、胱氨酸尿症和戊糖尿症）的研究，第一次提出了先天性代谢性疾病或称先天性代谢缺陷（inborn errors of metabolism，IEM）的概念，是指维持机体正常代谢所必需的酶或转运蛋白等功能缺陷导致相应代谢途径阻断，从而造成代谢底物和 / 或旁路代谢产物在体内蓄积，或终末代谢产物缺乏的一大类遗传性疾病的总称。第一次对遗传性代谢性疾病进行分类可以追溯到 1960 年，当时出版了第 1 版《遗传性疾病的代谢基础》。在该书中，定义了十组疾病，分别影响碳水化合物、氨基酸、脂质、类固醇、嘌呤和嘧啶、金属、卟啉、血液和造血组织、肾小管转运和血浆蛋白的代谢。之后，人们提出了多种分类系统，包括基于病理机制的分类、所涉及的特定生化途径及临床累及单器官系统、多器官系统等分类方法。2021 年，Ferreira CR 等提出了国际先天性代谢障碍分类，包括 1450 种疾病，分为 24 类，共 124 组。代谢性心肌病是一种可能伴发于多种疾病的非炎性心肌病变导致的综合征，其特点是由于心肌的代谢紊乱或能量形成和转化障碍而导致的潜在的或有临床表现的心肌功能障碍。在儿科，代谢性心肌病的 10 个关键病因包括贫血、营养不良、肥胖、维生素缺乏、肝肾损伤、某些代谢性疾病、内分泌疾病、全身疾病、中毒、感染和运动过度劳累。IEM 虽单一病种发生率均较低，但由于病种多，总体上发病较常见，随着基因组诊断的发展，不断发现新的病种，IEM 的发病率可高达 1/800。据初步估计，IEM 在全部儿童心肌病中的比例约为 5%，在已经明确病因的儿童心肌病中的比例约为 15%，是儿童心肌病的重要病因之一。IEM 导致心肌病的机制主要包括：①代谢底物（如三酰甘油、糖原、溶酶体底物）的贮积和浸润影响心肌纤维的正常排列，进而影响心肌的收缩功能；②代谢缺陷导致 ATP 生成减少，无法满足心肌细胞的能量需求；③有毒代谢产物（如酸性氨基酸、

有机酸）蓄积导致心肌细胞内 pH 值降低，抑制乙酰辅酶 A（CoA）等中间代谢产物的生成，产生大量氧自由基，从而损伤心肌细胞和线粒体膜结构。常见的合并心肌病的 IEM 包括糖原代谢异常、脂肪酸氧化代谢异常、线粒体病、贮积病、有机酸代谢异常和氨基酸代谢异常。不同的 IEM 可导致不同类型的心肌改变，最终导致心力衰竭。

内分泌疾病如甲状腺或甲状腺功能异常也可导致心力衰竭。甲状腺激素在心血管系统中具有中枢调节作用，特别是在心脏中。在心脏组织中，甲状腺激素的稳态对于正常心血管功能的维持具有十分重要的作用，血浆或组织甲状腺激素水平的变化与心血管功能的改变显著相关。其通过基因组和非基因组效应影响心血管的功能，并通过影响每搏输出量和心率来调节心脏输出。甲状腺功能减退和甲状腺功能亢进都会导致心力衰竭。甲状腺功能亢进时，前负荷增加、外周血管阻力降低及心率升高导致心输出量增加。未经治疗的高输出状态和甲状腺功能亢进可导致心室扩张、持续性心动过速，最终导致心力衰竭。流行病学研究的数据支持甲状腺激素水平低的患者心力衰竭风险较高，预后较差。此外，动物研究和小型临床研究表明，补充甲状腺激素可改善心力衰竭患者的心功能。

甲状旁腺激素是甲状旁腺分泌的激素，分泌受体内血钙水平的影响，具有调节离子平衡、升高血钙、降低血磷的作用。无论是什么病因，低钙血症都会导致左心室收缩力严重受损，表现为扩张型心肌病，通常被定义为低钙血症性心肌病。这种心肌病可能会导致一种罕见类型的心力衰竭，用心衰的标准治疗非常难治，但如果用钙和维生素 D 治疗，可能会完全逆转。1980 年，Bashor 等人描述了 2 名继发于甲状旁腺功能减退症的低钙血症患者，他们还表现出心脏扩张和充血性心力衰竭。心衰对洋地黄和利尿剂治疗无效，但通过钙剂治疗恢复正常血钙后好转。这些作者将这种类型的心肌病称作"低钙血症性心肌病"。

IEM 大多累及多种器官故而临床表现多种多样。IEM 发病早，有感染等应激时代谢紊乱加重。临床表现常有心律失常、肌无力、肝大、发育落后、脑病等。IEM 合并心肌病在心脏超声检查中呈现

心室心肌肥厚伴收缩功能减低或心室扩大。心脏磁共振成像可显示局部或弥漫性心肌损伤、不均匀的心壁增厚(早期)或变薄,以及心腔扩大。心电图显示 P-R 间期缩短、QRS 波高尖、ST 段及 T 波改变,预激综合征,不同程度传导阻滞等。血转氨酶(ALT、AST)增高、血 CK 增高等。

IEM 的诊断需首先在临床症状、体征、实验室检查等资料的基础上,结合家系成员的发病情况初步给出疾病方向,可能涉及哪些代谢通路障碍,这一步定义为粗略的"临床诊断";通过进一步细化后的检测项目,如相应的糖代谢、氨基酸代谢、脂肪酸代谢、有机酸代谢等途径的关键检测指标,来初步判断是哪种代谢通路障碍,这一步定义为"生化诊断";为进一步明确具体哪种酶蛋白、受体、转运载体蛋白等的缺陷,需进行分子诊断,根据情况选择合适的分子诊断方案,如 PCR、Sanger 测序、高通量二代测序以及芯片技术等,这一步定义为精准的"分子诊断"。

内分泌性及代谢性心肌病不仅具有独特的临床特点,部分有针对性的治疗方法,经治疗后可改善甚至逆转心肌损害,但大部分缺乏有效治疗。治疗原则包括合理的饮食(在饮食中添加钾、镁、维生素、微量元素和含有多不饱和脂肪酸的食物)、根据适应证进行病因治疗。限制活动、创造舒适的环境温度,纠正电解质平衡和酸碱平衡、预防和治疗血栓栓塞综合征等,调节心率,治疗心律失常。药物治疗的目的是补充缺乏物质或酶替代,促进蓄积物质排泄,根据临床情况按指南或共识给予抗心衰药物应用。

(解春红)

第一节
甲状腺、甲状旁腺功能异常相关心力衰竭

一、甲状腺功能异常相关心力衰竭

【概述】甲状腺激素的多种效应主要通过甲状腺激素受体(thyroid hormone receptors,TRs)介导,甲状腺激素与 TRs 结合形成"激素-受体复合物"作用于相对应的甲状腺激素应答元件,激活或抑制基因表达,从而调节特定的信使 RNA 表达和蛋白翻译,产生特异性应答,该过程可调控肌球蛋白 α、肌质网钙泵 ATP 酶、β₁ 肾上腺素受体等靶点,进而影响心血管系统。

甲状腺功能亢进(简称为甲亢)性心脏病是由于过量的甲状腺激素对心脏直接或间接作用引起一系列的心血管症状和体征的一种内分泌代谢紊乱性心脏病。甲亢性心脏病的发病率约占甲亢的 5%~10%,且随着年龄的增长,其发病率呈增高的趋势。其发病机制可能与下列因素有关:①甲状腺激素促进心肌蛋白合成,增加心肌中 Na^+-K^+-ATP 酶活性和肌浆网 Ca^{2+}-ATP 酶活性,从而增强心肌收缩和心脏搏出量,加重心脏负荷;②甲状腺激素还可兴奋心肌腺苷酸环化酶活性,增加 β 受体数目和心房应激性,使静息时心率加速;③甲状腺激素加速心肌糖原分解,使氧化磷酸化作用受抑。甲亢持续的高输出状态可导致心室扩张、持续心动过速,心肌耗氧量的增加可降低心肌收缩储备能力,使心肌收缩功能下降,最终导致慢性心衰。基于上述病理生理改变,继发于甲亢的心衰被认为是可逆的,在甲状腺功能恢复正常后,患者的临床症状及心脏功能均可发生逆转,但也有一些患者的心血管症状和体征及血流动力学异常在甲亢控制后仍持续存在。需注意的是,部分患者在甲亢临床表现不典型的情况下,仍可出现心脏功能异常。

甲状腺功能减退(简称为甲减)是由多种原因引起的甲状腺激素合成、分泌和生物效应不足所致的一组内分泌疾病,包括三型:①胎儿或新

生儿甲减(呆小症);②幼年型甲减;③成年型甲减。甲减性心脏病最早由 Zondek 于 1918 年报告,约 70%~80% 有心血管病变;甲减时基础代谢率低下,心搏出量减少,心率减慢,血液循环时间延长;主要表现包括心包积液、心脏扩大、继发性心肌病,亦可引起心衰。

广泛开展的先天性甲减新生儿筛查,使绝大多数患儿可得到早期诊断和治疗,儿童甲减合并心脏损害者已极为少见。但亚临床甲状腺功能异常,如亚临床甲亢和亚临床甲减,亦可增加心衰发生风险。

【临床表现】甲亢合并心衰多数呈急性起病,多见于女性患儿,在合并 Graves 病患者中更常见,可以甲状腺危象的心血管系统受累形式出现,常有心悸、呼吸困难、心动过速和收缩压或 / 和舒张压升高、心音亢进等表现,易出现心律失常,如频发期前收缩、室上性心动过速,严重者可出现心源性休克,是甲亢患者主要死亡原因之一。感染、情绪压力、剧烈运动、甲状腺或非甲状腺手术、创伤、烧伤、放射性造影剂或胺碘酮的碘暴露等均为可诱发甲亢出现心衰的危险因素,其中感染最为常见。确诊甲亢的患者如短时间内出现心悸、胸闷、憋气、活动耐力下降、手足湿凉及基础心率明显增快等病情变化时,需警惕发生心衰的可能,需及时就诊。另外,以急性心衰就诊的患儿如存在无法解释的高热(可高达 41℃)、持续而顽固的心动过速或心房颤动、脉压过大、显著的精神反应异常(激动、谵妄和意识模糊到昏迷)、无法解释的消化道症状(如严重的呕吐与腹泻)等情况时需警惕甲亢合并心衰的可能,同时应明确患儿平素是否存在心悸、易疲劳、怕热多汗、易饥饿、全身无力、消瘦、大便次数增加、暴躁、易怒等典型甲亢表现,综合分析并考虑甲亢合并心衰的可能。

甲减合并心衰常呈慢性发病过程,小儿出现心衰者少见,且临床表现差异较大。部分患者可无症状或症状很轻,重症患者可有黏液性水肿及昏迷,甚至危及生命。典型甲减合并心衰的表现包括心脏扩大、心动过缓、动脉搏动弱、低血压和心音低钝,可见黏液性水肿、呼吸困难,甚至腹水。甲减合并心衰心电图可见窦性心动过缓、QRS 低

电压、Q-T 间期延长、ST-T 改变等,缺血样心电图改变常见。高促甲状腺激素(thyroid stimulating hormone,TSH)及显著降低的三碘甲状腺氨酸(triiodothyronine,T$_3$)水平是甲减合并心衰预后不良的危险因素。感染、创伤、低体温、代谢紊乱及使用某些药物(如麻醉剂、镇静剂、抗抑郁药、催眠药、胺碘酮)等可加重甲减并诱发心衰,部分严重者可出现甲减危象,其心血管系统表现可为迅速发生的急性心衰、休克、大量心包积液。以心衰就诊的患儿如存在智力落后、生长发育迟缓、大量心包积液、腹水、黏液性水肿、顽固性低血压等表现时,应考虑甲亢合并心衰的可能。

【诊断】甲亢合并心衰的诊断应基于同时存在甲亢与心衰的临床证据,出现以下情况时应重点考虑甲亢合并心衰的可能:①甲亢伴随房颤,频发期前收缩或心脏扩大;②高输出量顽固性心衰而无其他原因者;③甲亢控制后上述心脏情况好转或明显改善。

甲减合并心衰的诊断亦应基于两者的临床证据,特别是具有确切的心脏相关体征,如心率减慢、心音减弱、心脏扩大等。同时可存在影像学的心脏扩大和 / 或心电图的异常等,另外,上述改变在合理应用甲状腺激素治疗后好转。

【鉴别诊断】甲亢合并心衰应与以下情况相鉴别:贫血性心脏病、儿茶酚胺相关性心肌病等高心输出量心衰鉴别。甲亢患者心脏冲动强,胸壁振动明显,似心尖搏动弥散,且影像学示心脏扩大,需与风湿性瓣膜病鉴别。原发性心肌病以左室受累为主,甲亢合并心衰多以右心衰竭为主,两者均可合并心房颤动,但甲亢常于心衰前出现心房颤动,可作为心衰的主要诱因;而心肌病常于顽固心衰、心脏明显扩大后出现心房颤动,此可作为两者的鉴别点之一。心肌炎常可出现严重房室传导阻滞,查体可出现奔马律、末梢循环差等特点,甲亢时少有奔马律,循环状态好,可出现一度或二度房室传导阻滞,但少有高度房室传导阻滞。

甲减合并心衰需与缩窄性心包炎、结核性心包炎、代谢性心肌病、冠状动脉性心脏病、缓慢心律失常性心肌病等相鉴别。

【治疗原则】甲亢合并心衰治疗的关键是在

控制甲亢的基础上控制心衰。多数甲亢合并心衰者，经有效抗甲状腺药物治疗后，随着甲状腺功能恢复，心衰症状明显缓解或完全恢复正常，扩大的心脏缩小或恢复正常。主要治疗方法包括药物治疗、手术治疗和放射性^{131}I治疗。应用抗甲状腺药物治疗时药物剂量应给足，以便尽快有效控制甲亢症状。洋地黄虽可治疗心房颤动和心衰，但须同时控制甲亢，方可获得较好效果，否则易发生洋地黄中毒。普萘洛尔作用较快，对心动过速和激动有缓解作用，但有抑制心肌收缩的作用，故心衰患者应慎用。

甲减合并心衰的治疗关键为控制甲减，常用制剂为甲状腺素片和人工合成的左旋甲状腺素，视病情调整剂量。应用甲状腺素时要注意从小剂量开始逐渐加量，否则可能诱发心衰出现或加重已经存在的心衰。对症治疗包括强心、利尿、纠正心律失常等，同时应积极增加营养、纠正贫血等。如及时治疗，心脏情况可在短期内改善并恢复正常。

二、甲状旁腺功能异常相关心力衰竭

【概述】甲状旁腺激素（parathyroid hormone，PTH）的主要生理作用是调节体内钙磷代谢，即提升血钙浓度、降低血磷浓度；同时PTH还与高血压、动脉粥样硬化、心肌肥大、心肌纤维化、心律失常等多种心血管疾病的发生发展有关，而心衰往往是上述疾病的终末转归。甲状旁腺功能异常主要包括甲状旁腺功能减退（甲旁减）及甲状旁腺功能亢进（简称甲旁亢）。

甲旁减是PTH分泌不足或功能障碍而引起钙、磷代谢异常的一组罕见临床综合征，其主要特征是低钙血症、高磷血症。儿童甲旁减与成人病因不同，主要以非手术相关病因为主。甲旁减可引起低钙血症，由于心肌细胞对血钙浓度有较高需求，钙离子在触发兴奋 - 收缩耦联、调节心肌纤维的收缩功能中起重要作用，长期而严重的低钙血症可能因心肌收缩力受损而引起继发性扩张型心肌病，出现充血性心衰。

甲旁亢是PTH过多分泌，导致高钙血症，高钙血症可增强心肌收缩力，增快心率，增加心肌耗氧量，增加心脏负担；亦可引起心肌间质钙沉着，心肌细胞钙超载，造成心肌的不可逆性损伤，诱发心律失常、心衰；钙负荷过重亦可引起血管痉挛，钙迁移可导致血管钙化、血管管腔狭窄，均可导致心绞痛、心肌梗死。

【临床表现】甲旁减合并心衰是甲旁减心肌病的主要表现形式，早期症状隐匿，成年女性多见，儿童少见，常以呼吸困难、手足搐搦、腹痛、腹泻、惊厥、抽搐等非特异性症状就诊，亦可以乏力、劳力性呼吸困难、心悸等典型心衰症状就诊。阳性体征以肺部啰音、颈静脉怒张、肝大、双下肢水肿等心衰表现为主；少部分可见牙齿萌出延迟、牙釉质形成不良、皮肤干燥、毛发稀疏等典型甲旁减体征。低钙血症时，Ca^{2+}内流减少，会导致动作电位平台期延长，不应期延长，心电图表现为 Q-T 间期延长、T 波低平或倒置，可出现不同程度传导阻滞，约 1/4 患者可出现心动过速，少数以室颤或尖端扭转型室性心动过速等严重心律失常就诊。对于不明原因或难治性心衰患者，如既往存在手脚麻木、搐搦、反复惊厥等症状，或存在甲旁减、白内障或颈前手术史，需注意有无甲旁减心肌病。

甲旁亢合并心衰可出现心绞痛、心悸、胸闷、呼吸困难、乏力等心肌缺血及心衰表现，常合并甲旁亢的其他系统表现，如骨骼系统的关节痛、骨质疏松、病理性骨折，泌尿系统的口渴、多饮、多发性肾及输尿管结石，神经肌肉系统的乏力、恶心、呕吐、腹胀、便秘等，重症患者可有肾衰竭、胰腺炎等。心电图典型表现为 Q-T 间期缩短，也可存在心动过速、心动过缓、房室传导阻滞、期前收缩，甚至室性心动过速。在感染、创伤等应激条件下可出现甲旁亢危象，也可出现急性心衰或原有心衰加重。

【诊断】甲旁减性心肌病诊断标准：①甲旁减诊断明确，且长期获得有效治疗；②出现心脏增大及充血性心衰；③有效控制甲旁减后心衰得以纠正；④排除引起心肌病的其他病因。当无法明确既往甲旁减病史，在根据心脏扩大、射血分数降低等典型心衰临床表现的前提下，需结合患者低钙血症、高磷血症和血清 PTH 水平降低等典型生化特征,尚能作出甲旁减合并心衰的诊断。

甲旁亢合并心衰的诊断应基于同时存在甲旁亢与心衰的临床证据。具有以下临床表现时应考虑甲旁亢可能:泌尿系统结石或肾钙盐沉积症、原因未明的骨质疏松症、原因未明的恶心与呕吐、复发性胰腺炎、无法解释的精神神经症状等情况,以及在补充钙剂、维生素 D 制剂或应用噻嗪类利尿剂时出现高钙血症者。

【鉴别诊断】甲旁减合并心衰应与其他可引起低钙血症的疾病相鉴别,如维生素 D 缺乏及其代谢障碍;还应与低血镁相鉴别。该病亦需与原发性扩张型心肌病相鉴别,完善血钙、血磷及 PTH 检查可有助于鉴别,补充维生素 D 等治疗后心衰改善,亦提示甲旁减合并心衰可能。

甲旁亢合并心衰应与其他可引起高血钙的疾病相鉴别,如维生素 D 中毒、肿瘤引起的高钙血症等,甲亢亦可有高血钙,上述情况在合并心衰时应根据血液 PTH 水平进行鉴别。

【治疗原则】甲旁亢合并心衰的治疗目的是将血钙和 PTH 降至正常,同时改善心衰。儿童青少年期原发性甲旁亢均首选手术治疗,不仅可减轻症状,还可改善预后,继发性甲旁亢需及时治疗原发病。在降低钙摄入的基础上,需停用任何可能诱发高钙血症的药物,如钙剂、维生素 D 或其类似物;药物治疗可选择双膦酸盐等降钙治疗。心衰的治疗可联合常用抗心衰药物治疗,但对于严重的高钙血症,慎用可能诱发心搏骤停的洋地黄类药。呋塞米可增强尿钙排泄,但应谨慎使用,因其可能会加剧血管容量减低导致肾损害。噻嗪类利尿剂也引起血钙升高,故忌用该类药物。

甲旁减合并心衰治疗的关键为病因治疗,治疗目的为纠正低钙血症,补充钙剂、活性维生素 D 以及重组人 PTH 替代治疗是主要的治疗手段。心衰可联合应用利尿剂、血管紧张素转换酶抑制剂和 β 受体阻滞剂等常用抗心衰药物。必须注意的是,洋地黄制剂仍有应用指征,但因其正性肌力作用依赖于细胞外液中钙浓度,因此,首先须纠正低钙血症,否则洋地黄难以奏效。另外,治疗时会出现补钙和利尿的矛盾,故在初期治疗时应加大对钙离子的补充,或使用噻嗪类药物治疗心衰,同时密切监测血钙水平变化以避免因补钙不足造成的低钙血症恶化,同时,及时纠正低镁血症亦有利于心衰的控制。

(王本臻)

【附 病例 7-1】

甲状腺功能亢进相关心力衰竭 1 例

(青岛大学附属妇女儿童医院　申金梅　王本臻)

【病史】患儿,女,13 岁,因"多食、易怒 1 年余,发热伴意识障碍 1 天"入院。1 年前出现多食、易饿,易怒,多汗,懒动,无反复呼吸道感染,无反复腹泻,无头晕、头痛,大便 5~6 次 /d,体重减轻约 2kg,未行规范诊治。入院前 1 天前出现发热,体温最高 39.6℃,伴意识障碍、谵妄,大汗淋漓,无喘憋,无抽搐,无腹痛,无呕吐、腹泻,大便 7~8 次 /d,遂于笔者医院门诊就诊并急诊收入监护室。既往史、个人史、家族史均未见明显异常。

【体格检查】T 37.9 ℃,P 130 次 /min,R 26 次 /min,BP 123/82mmHg(右上肢),体重 65kg。意识模糊,谵妄,烦躁;皮肤潮红,多汗,无皮疹;双眼突出,眼睑闭合不全(图 7-1-1A),两侧瞳孔等大等圆,对光反射灵敏。口唇干燥,咽略充血,双侧扁桃体 Ⅱ 度肿大,可见脓栓。双侧甲状腺 Ⅲ 度肿大(图 7-1-1B),未闻及杂音。颈软无抵抗,气管居中。呼吸促,三凹征阴性,两肺呼吸音稍粗,双肺底少许湿啰音。心前区无隆起,心尖搏动强,心前区未及震颤,心音有力,心律齐,各瓣膜听诊区未闻及杂音。腹平软,肝脾肋下未及,肠鸣音略亢进。双下肢无水肿,双足暖,毛细血管再充盈时间 <3 秒。四肢肌张力、肌张力正常,双膝腱反射可引出,双侧巴宾斯基征阴性。

【辅助检查】外周血白细胞计数 10.29×10^9/L,中性粒细胞百分率 93.2%,淋巴细胞百分率 4.5%,血红蛋白 123g/L,血小板计数 157×10^9/L,C 反应蛋白 18.64mg/L。颅脑 CT 平扫未见明显异常。

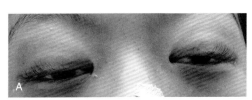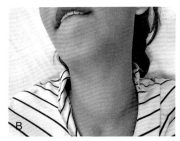

图 7-1-1　甲亢病人体征
A. 外貌特征呈突眼、眼睑闭合不全；B. 双侧甲状腺Ⅲ度肿大。

【初步诊断及分析】患儿为青春期女孩，存在多食、易怒、多汗、腹泻、体重减轻等高代谢表现，查体心率增快、血压偏高、双眼突出、甲状腺Ⅲ度肿大，考虑甲状腺功能亢进。其高热、意识障碍可能原因分析如下：

1. **甲状腺危象**　患儿有甲状腺毒症症状，合并谵妄、腹泻、心动过速，需考虑。完善甲状腺激素及相关抗体、甲状腺超声检查明确诊断；患儿双肺底少许湿啰音，完善胸部 X 线片、心脏超声等检查明确有无合并心衰。

2. **结缔组织病**　青春期女孩，甲状腺功能亢进可能为全身结缔组织病的首发表现，累及中枢神经系统(如狼疮脑病)时可有意识障碍；需完善红细胞沉降率、自身免疫性抗体等检查。

3. **脓毒性脑病**　患儿扁桃体可见脓栓，有高热、意识障碍、心率呼吸增快等可疑全身感染中毒症状，不除外脓毒症，严重脓毒症可出现意识障碍、抽搐、谵妄等脓毒性脑病表现，多同时合并脓毒症休克。但患儿白细胞不高，C 反应蛋白升高不显著，循环尚稳定，脓毒性脑病依据不足；完善降钙素原、血培养、分泌物培养等检查。

【进一步检查及结果】

1. **甲状腺激素及相关抗体**　游离三碘甲状腺原氨酸 36.86pmol/L(参考值 3.50~6.50pmol/L)、游离甲状腺素 85.73pmol/L(参考值 11.5~22.7pmol/L)、促甲状腺激素 <0.005μU/ml(参考值 0.51~4.94μU/ml)、甲状腺球蛋白 >500ng/ml(参考值 <40ng/ml)、促甲状腺素受体抗体 34.79U/L(参考值 <15U/L)。

2. **甲状腺超声**　甲状腺增大，血供增多，回声增粗，考虑桥本甲状腺炎可能。

解析：结合病史、体格检查、甲状腺激素及超声结果，甲状腺功能亢进诊断明确，Burch-

Wartofsky 评分 85 分，诊断甲状腺危象，感染为其诱发因素。甲状腺危象可累及多器官系统，需进一步完善血生化检查。患儿肺底可闻及湿啰音，需行胸部 X 线片、心脏超声明确有无甲亢性心脏病诱发的心衰。患儿为青春期女孩，超声提示桥本甲状腺炎改变，甲状腺免疫球蛋白阳性，需警惕结缔组织病，进一步完善红细胞沉降率、免疫相关检测等。

3. **血生化、红细胞沉降率、ENA 和抗核抗体**　未见异常。

解析：目前不支持结缔组织病，需动态随访。

4. **胸部 X 线片**　双肺少许渗出性病变，心胸比为 0.5。

5. **心脏超声**　左心室扩大(左室舒张末期内径 50mm)，其余房室腔大小正常，二尖瓣轻度反流，左室射血分数 63%。

6. **常规心电图**　窦性心动过速。

7. **脑利钠肽前体**　4 924.00pg/ml(参考值 0~125pg/ml)。

解析：患儿甲状腺危象，双肺底闻及湿啰音，胸部 X 线片提示心影略大、渗出性病变，心脏超声示左室扩大、二尖瓣反流，左室射血分数正常，脑利钠肽前体升高，甲亢性心脏病诊断明确。甲亢性心脏病可存在高动力性心衰，此时射血分数正常，临床存在心衰表现；结合本患儿的临床和辅助检查，临床存在心衰，其 NYHA 心功能分级为 3 级。

【治疗与随访】患儿为感染诱发甲状腺危象，予丙硫氧嘧啶降低 T_3 水平，补充糖皮质激素(地塞米松)，美托洛尔控制临床症状，利尿剂减轻心肺负荷，控制感染，同时予吸氧、镇静、补液等对症支持，患儿临床症状减轻，复查心脏超声正常，出院口服丙硫氧嘧啶，随访 2 年，甲状腺激素水平恢复正常。

【病例点评】甲状腺危象多发生于严重或久患

甲亢未治疗或治疗不充分的患者,常见诱因有感染、手术、创伤、精神刺激等,累及多脏器系统,最常见死因为多器官功能衰竭,是一种危及生命的内分泌急症,故需早期诊断、及时治疗,经积极治疗,可取得良好预后。治疗原则是减轻高代谢状态,控制临床症状,方法包括去除诱因、镇静等一般治疗,抗甲状腺药物(首选丙硫氧嘧啶)、无机碘化物、糖皮质激素、β受体阻滞剂等药物治疗,还有血液净化等技术手段。

甲状腺危象多合并充血性心力衰竭,为高动力性心衰,临床多表现为急性心衰,其治疗与其他原因急性心衰的治疗原则相似,但重点是控制原发病。对症处理包括抗心衰药物治疗,如强心、利尿、扩血管等,但洋地黄类药物应慎用,因该类患儿极易发生洋地黄中毒。甲状腺危象合并充血性心力衰竭时常发生心律失常,多见窦性心动过速、室上性心动过速、房性心动过速、各种期前收缩等,根据患儿症状轻重可首选短效β受体阻断剂艾司洛尔静脉滴注或口服β受体阻断剂,如美托洛尔等;部分甲状腺危象合并充血性心力衰竭的严重患儿需要呼吸支持,甚至需要体外膜氧合(ECMO)支持。本例患儿在控制原发病的基础上给予美托洛尔控制心率,应用利尿剂减轻心脏负荷后症状明显缓解。

本例患儿病初以高代谢症状为主,未接受有效治疗,在合并上呼吸道感染后迅速出现意识障碍,查体有典型突眼、甲状腺肿大、肺底湿啰音,辅助检查甲状腺激素明显升高,心脏超声提示左心室增大,脑利钠肽前体显著升高,甲状腺危象、甲亢性心脏病并心力衰竭诊断明确。目前在临床实践中,甲状腺功能评估已逐步成为心力衰竭病因诊断的常规内容之一,在一定程度上减少了该类疾病的漏诊,但部分亚临床甲状腺功能异常亦可增加心衰风险或加重原有心衰,该类情况仍需注意识别。

【附 病例 7-2】

甲状旁腺功能减退症引起的扩张型
心肌病伴心力衰竭 1 例

(重庆医科大学附属儿童医院　程真莉)

【病史】患儿,女,10岁,因"反复手足搐搦、发作性意识丧失伴活动后气促 3 年余,呼吸困难 5 天"入院。3 年前出现反复手足搐搦,每月多于 10 次,间断发生意识丧失,发病频率 1 月数次至数月 1 次不等,伴四肢强直、双目凝视,持续 10~30 秒,可自行缓解,予以抗癫痫药物服用无效。同时伴活动量下降,表现为爬楼梯时心悸、气促,呈进行性加重,后发展为走平路数百米出现气促、乏力,未予以重视及正规诊治。入院前 5 天夜间开始出现憋醒,端坐呼吸,咳粉红色泡沫痰,伴气促、面色苍白。当地医院就诊时发生一过性意识丧失伴抽搐,急诊行床旁心电图提示尖端扭转型室性心动过速,予以电除颤后意识恢复。当地医院查心脏超声:左房、左室增大,EF28%。经强心、利尿处理后转入笔者医院进一步诊治。

既往无颈部手术史,平素未服用特殊药物,生长发育正常。家族中无心脏疾病及猝死患者。

【体格检查】体温 36.7℃,呼吸 22 次/min,心率 120 次/min,血压 90/62mmHg,SPO_2 98%。面色稍苍白,颜面无明显水肿,颈静脉充盈,双肺呼吸音低,对称,未闻及干、湿啰音。心界扩大,心音低钝,节律齐,各瓣膜听诊区未闻及病理性杂音,肝肋下 3cm,剑突下 5cm,质中,缘钝。双下肢无明显肿胀。

【辅助检查】

1. **心电图**　静息时心电图提示窦性心律,Q-T 间期延长(校正 Q-T 间期 536 毫秒),T 波倒置。意识丧失时心电图提示尖端扭转型室性心动过速(图 7-1-2)。

解析:心力衰竭时心电图可表现为 Q-T 间期延长,但一般程度较轻,而该患儿存在明显 Q-T 间期延长,病史中未询问到服用影响 Q-T 间期的药物,故考虑 Q-T 间期延长可能为先天性或电解质紊乱引起。但家族中无猝死者,先天性因素证据不足,且扩张型心肌病同时合并先天性长 Q-T 间期综合征可能性更小,故需寻找其他引起 Q-T 间期延长的继发因素,尤其是电解质紊乱。

2. **心肌标志物**　cTnI 0.011μg/L(N<0.06μg/L),CK-MB 27.6U/L(N<5U/L)。

3. **心脏超声**　EF 28%,左房、左室、右房、右室增大,左室舒张末内径 64mm,左心房内径 34mm,左室壁搏动幅度减弱(图 7-1-3)。

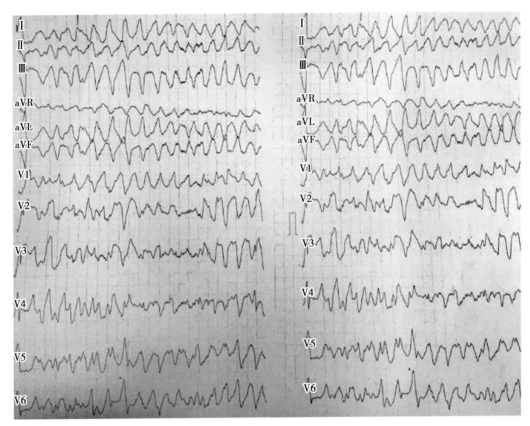

图 7-1-2　心电图
尖端扭转型室性心动过速。

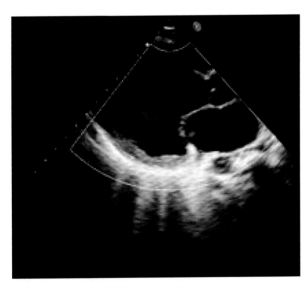

图 7-1-3　心脏超声
全心增大，左室壁搏动幅度减弱，EF 28%。

解析：患儿有活动后气促表现，查体发现心界扩大，心脏超声提示全心增大，EF 28%，左室壁搏动降低，故首先考虑扩张型心肌病。

4. 胸腔 B 超　双侧胸腔积液。

【初步诊断及分析】

1. 扩张型心肌病　患儿为学龄期儿童，起病

隐匿，表现为活动耐力下降，呈进行性加重。查体：心率 120 次/min，心界扩大，心音低钝。辅助检查：心脏超声提示全心增大，射血分数降低，EF 28%。患儿以活动后气促、乏力等慢性心力衰竭为主要临床表现，查体发现心界扩大，心脏超声提示全心增大，EF 28%，左室壁搏动降低，故首先考虑扩张型心肌病。

2. 慢性心力衰竭伴急性发作　患儿为学龄期儿童，有扩张型心肌病基础，平素活动后出现气促、乏力，近期出现端坐呼吸，咳粉红色泡沫痰，伴明显气促、面色苍白及浆膜腔积液，查体显示心率 120 次/min，颈静脉充盈，心界扩大，心音低钝，肝脏增大，心脏超声提示全心增大，EF 28%，故诊断。

3. 心功能Ⅲ级　患儿有扩张型心肌病基础，平素走平路数百米即出现乏力、气促表现，休息时症状缓解，根据 NYHA 心功能分级标准，故诊断。

4. 尖端扭转型室性心动过速　外院就诊时发生抽搐伴意识障碍，急诊床旁心电图提示：尖端扭转型室性心动过速，故诊断。

5. 长 Q-T 间期综合征　有尖端扭转型室性

心动过速发作病史,转律后十二导联心电图提示Q-T间期延长(校正Q-T间期536毫秒),故诊断。

解析:心力衰竭时心电图可表现为Q-T间期延长,但一般程度较轻,而该患儿存在明显Q-T间期延长,病史中未询问到服用影响Q-T间期的药物,故考虑Q-T间期延长可能为先天性或电解质紊乱引起。但家族中无猝死者,先天性因素证据不足,且扩张型心肌病同时合并先天性长Q-T间期综合征可能性更小,故需寻找其他引起Q-T间期延长的继发因素,尤其是电解质紊乱。

【进一步检查及结果】

1. 生化检查　Ca^{2+} 1.01mmol/L(N 2.1~2.9mmol/L);P^{3+} 4.81mmol/L(N 0.8~1.62mmol/L)。

解析:血清钙离子明显下降,可解释心电图Q-T间期延长,且主要以ST段延长为主。由此可推测Q-T间期延长为低钙血症继发改变,反复手足搐搦亦可用低钙血症解释。除了心脏改变,该患儿还存在突出的低钙血症和高磷血症,需考虑内分泌因素引起的严重电解质紊乱。

2. 甲状旁腺激素<3pg/ml(N 10~69pg/ml)。

解析:入院后查甲状旁腺激素明显下降,结合严重低钙血症、高磷血症,结合临床表现手足搐搦,考虑甲状旁腺功能减低,追问病史既往无颈部手术史,特发性甲状旁腺功能减退症诊断成立。

3. 心脏MRI　左心增大,左室动度减弱,但未见异常信号影。

4. 脑电图　未见异常。

【进一步诊断及治疗】诊断:

1. 甲状旁腺功能减退性心肌病。

解析:甲状旁腺功能减退引起的心脏损害类似于扩张型心肌病表现,引起心脏扩大、射血分数降低、奔马律、心律失常,心电图出现Q-T间期延长等改变。其引起心肌收缩力减弱的机制可能与钙离子缺乏引起兴奋-收缩耦联障碍导致其正性肌力作用减弱有关。

2. 慢性心力衰竭伴急性发作。

3. 心功能Ⅲ级。

4. 尖端扭转型室性心动过速。

5. 长Q-T间期综合征。

6. 特发性甲状旁腺功能减退症。

7. 低钙血症。

8. 高磷血症。

【治疗随访及进一步检查治疗调整】入院后经地高辛强心、螺内酯及氢氯噻嗪利尿,予以补钙和骨化三醇治疗,纠正低钙血症。出院前(治疗10天后),患儿气促及面色明显好转,肝脏回缩,低钙血症、高磷血症较之前纠正,复查心脏超声EF上升至38%,Q-T间期较之前缩短。出院后继续予以地高辛、利尿剂、贝那普利、骨化三醇及口服钙剂。出院5周随访活动后乏力、气促等慢性心力衰竭相关症状明显好转,停用地高辛及利尿剂,并加用美托洛尔。出院后6个月随访未再诉活动后乏力表现。后持续服用贝那普利及美托洛尔近2年后停用。整个治疗期间持续服用骨化三醇及口服钙剂治疗特发性甲状旁腺功能减退症,出院后未再出现手足搐搦及意识障碍。出院后2年随访,心脏各腔室大小已恢复至正常高限值,EF 62%,心电图Q-T间期恢复正常,T波直立(表7-1-1)。

表7-1-1　出院后心脏超声和心电图随访情况

时间	心脏超声				心电图		
	LVDd/mm	LVDs/mm	EF/%	FS/%	Q-T/ms	QTc/ms	T波
出院时	52	43	38	19	440	508	倒置
出院后5周	55	40	52	27	400	494	低平
出院后3个月	55	43	44	22	452	505	低平
出院后6个月	49	36	53	27	430	486	低平
出院后1年	50	34	59	31	404	460	直立
出院后2年	46	31	62	33	436	413	直立

解析：甲状旁腺功能减退引起的心脏改变大多数为可逆性的，通过钙剂和活性维生素 D 治疗，心脏病变可恢复正常。

【病例点评】内分泌系统疾病常累及心血管系统，有时甚至以心血管系统为主要或唯一首发症状，易误诊或漏诊。甲状旁腺功能减退症（hypoparathyroidism）是甲状旁腺激素（parathyroid hormone，PTH）分泌减少和 / 或效应不足所致的一组临床综合征，临床特点包括：手足搐搦、癫痫样发作、低钙血症及高磷血症，并可累及神经、眼部、肾脏、骨骼和心脏。钙对心肌规律收缩的重要性已被认识，心脏收缩功能减退和甲状旁腺功能减退引起的严重低钙血症极易关联。甲状旁腺功能减退引起长时间严重低钙，继而造成全心扩大、心功能下降等，临床上多以慢性心力衰竭伴急性发作和 / 或恶性心律失常为首诊。慢性心力衰竭常常误诊为特发性扩张型心肌病，经常规强心、利尿、扩血管等治疗效果差，心力衰竭难以控制。恶性心律失常以室性心动过速最常见，偶发心室颤动，引起心源性晕厥，严重者危及生命，病死率高，转律后心电图常表现为以 ST 段延长为主要特点的 Q-T 间期延长。此患儿最初诊断为扩张型心肌病、尖端扭转型室性心动过速，但随后生化指标提示明显低钙血症、高磷血症，肾功能正常，甲状旁腺激素明显降低，甲状旁腺功能减退症诊断亦明确。经过补钙和活性维生素 D 补充后心脏结构和功能可以恢复正常。最后，我们修正诊断为甲状旁腺功能减退性心肌病，此病罕见，文献可见类似报道。

甲状旁腺功能减退性心肌病诊断要点包括：①明确的甲状旁腺功能减退症；②伴有明显的低钙血症；③临床上可出现心力衰竭、晕厥、抽搐，严重时可发生恶性心律失常等非特异性表现；④除外其他心脏疾病，如冠状动脉性心脏病等；⑤经过治疗后心脏功能多数可恢复正常。其诊断有赖于明确的低钙血症及甲状旁腺功能减退症且除外其他病因引起的心脏改变（如冠心病、高血压心脏病）。因此，临床上扩张型心肌病合并明显低钙血症、高磷血症的心力衰竭患者，应考虑到甲状旁腺功能减退引起的低钙性扩张型心肌病的可能性。如能早期诊断，及时治疗，其心血管损害常可逆转。

第二节
脂质代谢障碍相关心力衰竭

【概述】脂肪又称脂质，是富含能量的物质，是机体代谢过程的主要燃料来源。脂质代谢障碍是先天性或获得性因素造成的血液及其他组织器官中脂质及其代谢产物质和量的异常。我们这节所述脂质代谢障碍是先天性的，包括：脂肪酸氧化代谢病、神经鞘脂贮积病、家族性高胆固醇血症等。

脂肪酸氧化代谢病（fatty acid oxidation disorders，FAOD）是脂肪酸所需酶功能障碍或转运蛋白缺陷的常染色体隐性遗传病，包括肉碱转运障碍和脂肪酸 β 氧化障碍两大类。大多数会发生骨骼肌病和心肌病。由于常规实验室检查难以确诊，极易造成误诊和漏诊。近几年通过串联质谱检测血酰基肉碱水平，结合尿有机酸分析及基因测序等技术，许多 FAOD 得到了诊断，及时治疗，预后改善明显，可有效降低 FAOD 致死、致残率。

神经鞘脂贮积病是一类因溶酶体内神经鞘脂分解代谢相关酶的缺乏，使神经鞘脂降解障碍而堆积伴有典型临床表现的综合征，主要包括神经节苷脂贮积症、法布里病、戈谢病等。除法布里病为 X 连锁遗传外，其他均为常染色体隐性遗传。常累及神经系统，而表现为脱髓鞘疾病，常伴以心脏、肝脏等内脏损害。缺乏有效病因干预，主要是支持治疗，少数患者对特定治疗有效。

家族性高胆固醇血症（familial hypercholes-terolemia，FH）是一种脂质代谢异常的不完全显性的遗传性疾病，包括杂合子型和纯合子型。该病最常见的是因低密度脂蛋白受体、载脂蛋白B等基因的突变,从而导致脂质代谢紊乱的一组临床综合征。FH为青年人群心肌梗死患者的常见原因之一,在儿童时期早期诊断、积极干预和随访管理对预防早发冠心病和有害后遗症具有重要意义。

【临床表现】脂肪酸氧化代谢病临床表现轻重不一,轻者平时无症状。重者可致死。心脏表现是脂肪酸氧化障碍常见临床表现,仅次于肝脏表现,主要为心肌病、心律失常、心力衰竭甚至猝死。心肌病见于约1/3的脂肪酸氧化障碍病例,包括肥厚型心肌病及扩张型心肌病,可呈心肌肥厚伴收缩功能降低。极长链酰基辅酶A脱氢酶缺乏症心肌病型较为凶险,病死率高。

神经鞘脂贮积病种类甚多,临床表现各异。心血管钙化是戈谢病Ⅲ型c的突出表现,瓣膜功能异常以狭窄为主要表现,肺动脉高压为戈谢病较为常见的表现,可相继出现右心室肥厚、右心增大、右心衰竭。法布里病心脏表现多为疾病的晚期,常见肥厚型心肌病、心律失常、传导阻滞、心脏瓣膜病变、左心房增大,严重时可导致心力衰竭、心肌梗死。GM1神经节苷脂贮积病Ⅰ型也称婴儿型,多在出生后约6个月起病,可伴有心肌病。

家族性高胆固醇血症患者增加早发冠心病风险,皮肤/腱黄色瘤及角膜弓,纯合子型远远重于杂合子型。纯合子型患者的主要死因为严重冠状动脉硬化相关心血管事件和主动脉瓣及瓣上狭窄。

【诊断】脂肪酸氧化代谢病可能出现以下表现:①婴儿发作性低酮症性低血糖,伴或不伴肝大、转氨酶增高、高氨血症、代谢性酸中毒、血清乳酸增高,尿酮体正常;②儿童智力运动发育落后、无力、肌病,伴或不伴CK增高;③儿童心肌病、脂肪肝;④不明原因的活动耐力下降等。除常规实验室检测,心电图、心脏超声、肝肾彩超、头部磁共振、血/尿串联质谱及基因检测有助于诊断。有些脂肪酸氧化代谢病串联质谱不能明确,依赖于基因检测。

神经鞘脂贮积病,包括神经发育退化、周围神经病、多发性骨关节病、面部粗犷、肝脾大等。心血管受累导致心肌病、瓣膜病。戈谢病的酸性β葡萄糖苷酶活性、法布里病的α半乳糖苷酶A活性及GM1神经节苷脂贮积病的β半乳糖苷酶活性降低或完全缺乏,但诊断上述疾病尚需综合考虑临床表现、实验室检查及家族史等;确诊依据除酶学检查外,尚需基因检测。

儿童家族性高胆固醇血症的诊断标准为未治疗的血低密度脂蛋白水平≥3.6mmol/L,且一级亲属中有高胆固醇血症患者或早发冠心病患者,结合基因检测。

【鉴别诊断】原发肉碱缺乏症需排除一些导致体内肉碱缺乏继发性因素,如母源性肉碱缺乏症、营养性肉碱缺乏、药物(如红霉素、丙戊酸钠等)、肾小管功能障碍和血液透析等肉碱丢失增加。儿童家族性高胆固醇血症需排除一些继发性血脂异常,如肾病综合征、甲状腺功能减退症,通过检查尿蛋白、血清蛋白水平和甲状腺功能可鉴别;另外,还需注意其他遗传性脂代谢异常疾病,如植物固醇血症。

【治疗原则】脂肪酸氧化代谢病、神经鞘脂贮积病缺乏有效病因干预,主要是支持治疗,改善线粒体能量代谢,如鸡尾酒方案。根据急、慢性心力衰竭不同治疗目标和原则选择用药。少数对特定治疗有效,左旋肉碱对肉碱缺乏心肌病非常有效;长链FAOD患者高碳水化合物、低长链脂肪并补充中链三酰甘油饮食;多种酰基辅酶A脱氢酶缺乏症大剂量核黄素治疗对部分患儿效果良好;法布里病使用半乳糖苷酶α/β,晚期心力衰竭时,允许在心脏移植后自体干细胞移植;葡萄糖脑苷脂酶(伊米苷酶)用于戈谢病的ERT治疗。家族性高胆固醇血症(FH)患儿都应以降低血浆LDL-C水平为主要目标,以降低心血管疾病的总风险。饮食干预是基础;对饮食和运动治疗不能达标的患儿,应选择药物治疗,他汀类药物仍然是一线治疗药物,他汀类与依折麦布、树脂、PCSK9抑制剂和普罗布考联合使用,可有效降低受体缺如型患儿LDL-C水平。降胆固醇治疗对改善主动脉瓣相关病变效果不佳,年轻人需要主动脉瓣置换。

(韩燕燕)

【附 病例7-3】

家族性高胆固醇血症致儿童早发冠心病、心力衰竭1例

（重庆医科大学附属儿童医院 周雪 吕铁伟）

【病史】患儿，女，13岁，因"双下肢水肿9天，咳嗽、心慌6天"入院。入院前9天患儿受凉后出现双下肢水肿，呈进行性加重，伴尿量减少（较之前减少约1/2），同时有活动量下降，表现为行走或爬2层楼梯后心悸、气促、乏力，平素有多汗表现；入院前6天出现阵发性咳嗽，夜间及平躺时明显，咳黄色黏液痰，有一过性血丝痰，伴心慌、无喘息、进行性呼吸困难；病程中患儿无发热，无胸闷、胸痛，无头晕、头痛、晕厥发作，无眼睑水肿，无肉眼血尿、泡沫尿，无皮疹、游走性关节疼痛。病后于当地医院诊断为"心肌病？心力衰竭"，予以强心、利尿等治疗后，水肿稍好转，为进一步诊治遂入笔者医院，门诊以"结缔组织病？心肌病"收入院。

此次病前2~3周患儿有"化脓性扁桃体炎"病史。既往否认心肌炎病史，否认心脏病史，否认药物、毒物接触史。该患儿出生时即发现全身有多发的黄色瘤，并逐渐增大，一级亲属（患儿父母、姐姐、弟弟）没有相关的黄色瘤表现，也无其他临床表现。否认心脏病家族史，否认遗传性疾病家族史。家族中否认早夭或猝死者。

【体格检查】体温36.8℃，心率122次/min，呼吸29次/min，血压104/64mmHg，身高151cm，体重41kg，双侧膝关节、踝关节、肘关节、腕关节、趾关节、尾椎关节处可见数枚黄色瘤，边界清楚，最大约5.5cm，高出皮面，局部皮肤无红肿破溃（图7-2-1），心尖搏动点在第5肋间左锁骨中线外1.5cm，搏动弥散，搏动范围4~5cm，心音欠有力，节律齐，主动脉瓣第二听诊区可闻及2/6级舒张期杂音，无传导，余瓣膜听诊区未闻及明显杂音，腹软，肝脾肋下未及，双下肢轻微水肿。

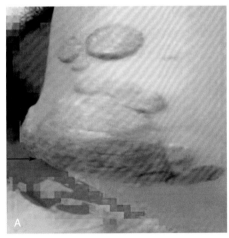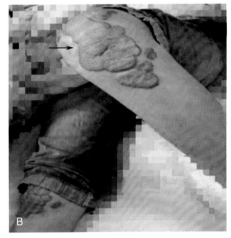

图7-2-1 皮肤黄色瘤
A. 肘关节；B. 膝关节。

【辅助检查】

1. 血常规+CRP 白细胞8.68×10⁹/L，血小板281×10⁹/L，红细胞4.72×10¹²/L，血红蛋白149g/L，中性粒细胞百分比0.69，淋巴细胞百分比0.28，CRP 59mg/L。

2. 心肌标志物无异常。

3. 血脂 总胆固醇14.73mmol/L（正常值2.7~5.5mmol/L），高密度脂蛋白0.59mmol/L（正常值0.91~2.27mmol/L），低密度脂蛋白13.44mmol/L（正常值0~3.1mmol/L）。

4. 心电图 窦性心动过速、Q-T延长、ST-T改变。

5. 心脏超声 左室明显增大，右房、右室及左房增大，室间隔及左室后壁动度下降，二尖瓣反流

(中至重度),主动脉瓣反流(中度),主动脉窦管连接处狭窄,EF 34%。

【初步诊断及分析】

1. **心脏增大原因待查** 患儿为青春期女性,急性起病,病程短,有双下肢水肿、咳嗽、活动量下降等心功能不全表现,查体:心尖搏动点在第5肋间左锁骨中线外 1.5cm,搏动弥散,搏动范围 4~5cm,结合心脏超声结果,故诊断,具体原因分析如下:

(1)风湿性心肌炎:患儿系青春期女性患儿,起病急,病程短,此次以心脏增大、心功能不全为主要表现,查体发现心脏增大,心音欠有力,结合患儿病前有"化脓性扁桃体炎"病史,且心脏超声提示心脏增大,二尖瓣中至重度反流,主动脉瓣中度反流,故考虑该诊断,但患儿无发热、游走性关节疼痛,无皮疹,不支持,进一步行抗"O"、心电图帮助诊断,随访心脏超声。

(2)病毒性心肌炎:患儿,女,青春期,急性起病,病程短,病前有呼吸道感染史,此次以心脏增大、心功能不全为主要表现,查体:心脏增大,心音欠有力,结合心电图提示 ST-T 改变,心脏超声提示全心增大,故考虑,但患儿心肌标志物无异常,不支持,进一步随访患儿心电图、病情变化及治疗效果协助诊断。

(3)心肌病:患儿,女,青春期,急性起病,以双下肢水肿、活动量下降等心功能不全为主要表现,查体心脏增大,心音欠有力,结合心脏超声提示全心增大,故考虑,但患儿病程短,既往无心功能不全表现,且家族中无心肌病史,否认早夭或猝死者,不支持,需随访患儿治疗疗效及随访心脏超声等检查进一步明确。

2. **心力衰竭** 患儿,女,青春期,有心脏病变、心脏增大基础,有活动量下降、双下肢水肿、尿少等表现,故诊断。

3. **心功能Ⅲ级** 患儿,女,青春期,轻微活动即感气促、乏力,根据 NYHA 分级,故诊断。

4. **高脂血症** 患儿,女,青春期,结合血脂结果,故诊断。

5. **结节性黄色瘤** 患儿,女,青春期,查体:双侧膝关节、踝关节、肘关节、腕关节、趾关节、尾椎关节处可见数枚黄色瘤,边界清楚,最大约 5.5cm,高出皮面,且合并高胆固醇血症,故诊断。

【鉴别诊断】遗传代谢性疾病? 患儿,青春期女性,有全身多发皮疹,伴高胆固醇血症、全心增大,需警惕,但患儿急性起病,病程短,既往无毛发异常、特殊气味、惊厥发作等表现,不支持,可进一步行血串联质谱、尿有机酸检查。

【进一步检查及结果】

1. 风湿四项 抗 O 1 280U/ml。

2. 自身抗体 抗组蛋白抗体(+),余阴性。

3. 血氨+乳酸 乳酸 4.04mmol/L,血氨 61.7μmol/L。

4. 血串联质谱、尿有机酸结果无异常。

5. 血脂 患儿及家系成员的血脂见表 7-2-1。

表 7-2-1 家系成员血脂检查结果

	总胆固醇 /(mmol·L⁻¹)	甘油三酯 /(mmol·L⁻¹)	低密度脂蛋白 /(mmol·L⁻¹)	高密度脂蛋白 /(mmol·L⁻¹)
患儿	14.73	1.41	13.44	0.59
父亲	9.16	2.79	7.64	0.88
母亲	6.85	0.81	5.41	1.24
姐姐	6.57	0.51	5.06	1.54
弟弟	5.13	0.59	3.76	1.16
正常范围	2.7~5.5	0.3~1.8	0~3.1	0.91~2.27

解析:患儿父亲、母亲、同胞姐姐、弟弟血脂检查提示总胆固醇、低密度脂蛋白结果正常或者轻度升高,且没有临床表型,但患儿的总胆固醇、低密度脂蛋白结果明显升高,提示脂代谢异常。

6. 胸部 CT 平扫+增强+冠状动脉血管重建 升主动脉、左右冠状动脉及降主动脉壁可见多点条状致密影及软组织密度影,双肺 CT 未见明显异常。CTA:左冠状动脉于分叉处显著狭窄,

狭窄程度达 93%，左冠状动脉前降支于对角支分出后明显狭窄，狭窄程度达 68%，右冠状动脉上

段（距起始部 27.9mm 处）明显狭窄，狭窄程度达 42%（图 7-2-2）。

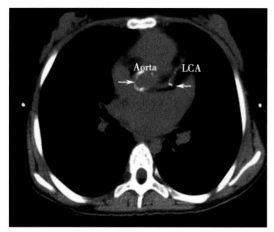
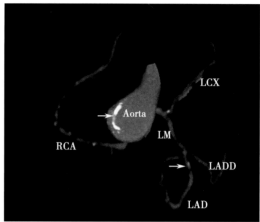

图 7-2-2　冠状动脉血管重建，箭头所指可见多处狭窄

解析：冠状动脉 CTA 结果提示左右冠状动脉均出现异常，包括多处的条状致密影和不同部位不同程度的狭窄，提示患儿冠状动脉有脂质斑块形成，并且不同程度地堵塞血管导致狭窄。

7. 基因检测　先证者及其一级亲属 19 号染色体 11216237-11216242 区域第 4 号外显子 c.665-c.660 片段（GGCCCC）碱基缺失（rs879254617），且先证者的基因型为纯合子型，其余 LDLR 的基因型为杂合子型（图 7-2-3）。

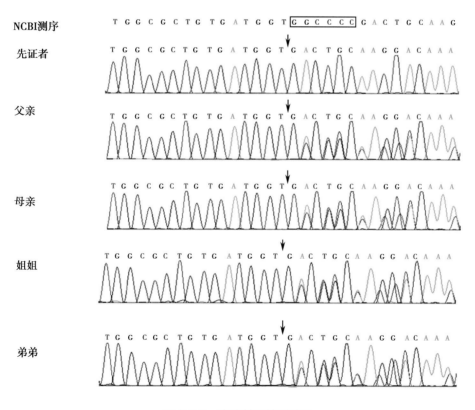

图 7-2-3　家系基因检测结果

解析:根据基因检测结果显示,患儿为纯合型基因变异,而家系其他成员为杂合型,这与血脂检查结果和临床表型一致,提示该基因的纯合突变是临床致病原因。

【进一步诊断及治疗】

1. 诊断 结合患儿临床表现及相关检查结果诊断为:

(1)冠状动脉粥样硬化性心脏病。

(2)家族性高胆固醇血症。

(3)心力衰竭。

(4)心功能Ⅲ级。

(5)结节性黄色瘤。

2. 治疗

(1)阿托伐他汀 20mg,每日 1 次。

(2)依折麦布 20mg,每日 1 次。

(3)给予地高辛强心,呋塞米、螺内酯利尿,洛汀新、倍他乐克改善心室重塑,阿司匹林抗血小板。

【治疗随访及进一步检查治疗调整】经上述治疗后患儿病情稳定出院,出院后 6 个月随访,该患儿血胆固醇水平下降约 11.7%(从 14.73mmol/L 降至 13mmol/L),低密度脂蛋白水平下降 14.3%(从 13.44mmol/L 降至 11.52mmol/L),高密度脂蛋白水平从 0.59mmol/L 上升至 0.73mmol/L。在临床表现方面,患儿运动耐量及 6 分钟步行距离均有改善,心脏超声提示左心室舒张末期内径(64mm *vs.* 61mm)及心室射血分数(43% *vs.* 31%)改变不明显。

【病例点评】家族性高胆固醇血症(FH)是严重的显性遗传代谢性疾病,是由低密度脂蛋白受体及其他相关基因突变引起胆固醇代谢异常,导致血中低密度脂蛋白胆固醇大幅增高。其以出生起即暴露在极高的胆固醇水平为主要特点,是导致早发冠状动脉粥样硬化性心脏病的潜在危险因素。FH 的诊断包括临床诊断和基因诊断,其中基因诊断是金标准,目前国际上尚无统一的 FH 诊断标准,常用的包括:荷兰 DLCNC 评分标准、英国西蒙标准(Simon Broome System)、日本标准和美国早期诊断预防组织(Make Early Diagnosis-Prevent Early Death,MEDPED)标准。根据中国人群血 LDL-C 水平和 FH 的特点,我国制定了相关专家共识,该共识建议成人符合下列标准中的两

项即可诊断 FH:①未接受调脂药物治疗的患者血清 LDL-C 水平≥4.7mmol/L(180mg/dl);②有皮肤/腱黄色瘤或<45 岁的人存在脂性角膜弓;③一级亲属中有 FH 或早发动脉粥样硬化性心血管疾病。儿童 FH 的诊断标准:未经治疗的血 LDL-C 水平≥3.6mmol/L(140mg/dl)且一级亲属中有 FH 患者或早发冠心病患者。本先证者因心力衰竭就诊,有全身多处黄色瘤形成,入院后血胆固醇明显升高(TC 14.73mmol/L,LDL-C 13.44mmol/L),根据冠脉 CTA 诊断为早发冠心病,对其家中成员进行血脂筛查,结果患儿父母、姐姐、弟弟均不正常,结合相关家族史,均符合 FH 诊断。最后进行基因测定,该家族中全体成员均存在 *LDLR* 基因变异,且先证者 *LDLR* 基因变异属于纯合子型。从临床表现上看,相对于其他家族成员,先证者血清 LDL-C 水平远高于正常范围,有广泛黄色瘤形成,且较早出现动脉粥样硬化性心血管病,这也验证了纯合子型 FH 临床症状更突出、血脂异常明显的特点。

在已确诊的 FH 患者中,约 80% 存在基因变异,包括低密度脂蛋白受体(low-density lipoprotein receptor)、载脂蛋白(apolipoprotein B,ApoB)以及前蛋白转化酶枯草溶菌素 9(proprotein convertase subtilisin/kexin type 9,*PCSK9*)基因突变,其中 *LDLR* 基因变异约存在于 90% 的 FH 患者。*LDLR* 基因位于染色体 19p13.2,由 18 个外显子和 17 个内含子组成,包含 5 个不同的功能域,当外显子发生突变可使 LDL-R 相应的功能域不同程度受损,导致 LDL-R 的功能障碍,致使血浆中 LDL-C 水平长期过高,从而影响动脉对血管舒张刺激的正常反应,以及胆固醇及其酯沉积在动脉内皮下形成粥样硬化斑块,阻塞动脉,导致组织缺血,引起动脉粥样硬化性疾病。目前已从 FH 患者中检测到大约有 3 000 个 *LDLR* 基因变异,包括大片段 DNA 拷贝数变异(copy number variations,CNVs)、无义变异、插入或缺失,其中一些可能会改变读码框、剪接变异,通常发生在内含子-外显子交界的非编码区,以及改变单一氨基酸残基的错义变异。本研究中先证者 *LDLR* 基因存在整码突变,表现为 19 号染色体 11216237-11216242 区域第 4 号外显子 c.665-c.660 片段(GGCCCC)碱基缺失,导致 219 位丙氨酸和

220位脯氨酸缺失。结合患儿本身存在黄色瘤、高低密度脂蛋白胆固醇及动脉粥样硬化,分析该基因变异为致病性变异。

FH患者的诊治要做到早诊断、早治疗,其治疗目标是降低LDL-C水平以预防心血管疾病。我国2018年《家族性高胆固醇血症筛查与诊治中国专家共识》推荐FH患者降脂治疗目标:①合并动脉粥样硬化性心血管疾病的成人FH患者LDL-C的目标值<1.8mmol/L;②不合并动脉粥样硬化性心血管疾病的成人FH患者LDL-C的目标值<2.6mmol/L;③儿童FH患者的血LDL-C的目标值<3.4mmol/L;④若难以降至目标值,建议将FH患者的血清LDL-C水平至少降低50%。FH的治疗包括生活方式和饮食控制、药物治疗、脂蛋白血浆置换以及肝移植等。尽管生活方式和饮食控制对LDL-C及动脉粥样硬化性心血管疾病的影响有限,但仍鼓励FH患者调整饮食并改善生活方式,如减少脂肪和胆固醇的摄入、戒烟、锻炼身体等。对于FH患儿若经生活方式调节后LDL-C水平仍≥4.65mmol/L(180mg/dl),应从10岁开始从最低剂量他汀类药物进行治疗,若患儿<10岁,LDL-C水平持续≥5.17mmol/L(200mg/dl),则应咨询血脂领域相关医师,根据LDL-C水平、年龄和家族史考虑药物治疗。FH药物治疗包括他汀类、胆固醇吸收抑制剂如依折麦布、胆汁酸螯合剂、烟酸、PCSK9抑制剂等,4S临床试验首次证实他汀类药物可降低LDL-C水平,可减少不良心血管事件的发生,且荟萃分析显示强化他汀治疗与常规剂量他汀类相比,可进一步减少心血管事件发生,因此高强度他汀类药物是目前治疗FH的主流。但HoFH患者对他汀治疗反应性较差,高强度他汀只能使HoFH患者LDL-C水平降低10%~25%,而他汀联合依折麦布可额外使LDL-C水平降低10%~15%,因此他汀类药物联合其他降脂药物治疗HoFH患者是必需的,且大量临床试验显示儿童对他汀类药物、依折麦布具有良好的疗效、安全性,未见明显不良反应。本研究中,先证者系HoFH患儿,其TC和LDL-C的基础值极高,故予以阿托伐他汀类联合依折麦布降脂治疗,经过6个月随访,该患儿血总胆固醇水平及LDL-C水平下降,但未能使该患

儿的LDL-C水平下降50%以上,可能与随访时间尚短有关。患儿运动耐量及6分钟步行试验较之前改善,然而血管狭窄、钙化以及慢性缺血性改变并未得到逆转,且心脏大小及左室射血分数改善不明显,尚需进一步密切随访。

家族性高胆固醇血症(FH)是一种常染色体显性遗传病,是引起早发冠状动脉粥样硬化性心脏病最重要的危险因素,其临床特征为LDL-C水平显著升高、广泛的皮肤黄色瘤以及早发、多部位、迅速进展的动脉粥样硬化性心血管疾病,可严重危害人类健康,因此FH的早期诊断及治疗对预防早发冠心病及其相关后遗症具有重要意义。对于单纯以皮肤黄色瘤为首发症状的患儿,建议关注血脂水平,并询问有无FH或早发冠心病家族史,必要时可进一步行基因检测。

【附 病例7-4】

原发性肉碱缺乏症合并心肌病1例

(吉林大学第一医院 韩燕燕 金莲花)

【病史】患儿,男,4岁10个月,因"间断咳嗽10天,加重4天,发热3天,胸部X线片发现心影增大2天"入院。病程中精神状态欠佳,有活动后乏力症状。患儿平素不喜活动、易疲劳、喜卧,尤其"感冒"后症状加重。母孕无"感冒"史,无放射线、药物、毒物接触史。否认家族遗传病史。否认夭折、猝死家族史。

【体格检查】体温36.9℃,呼吸30次/min,脉搏110次/min,血压99/70mmHg,身高108cm(P25~P50),体重14kg(P3)。一般状态及精神状态欠佳,无特殊面容,面色略苍白,口周无发绀,咽充血,双肺可闻及中等量大水泡音,心率110次/min,心音低钝,心律齐,心前区可闻及2/6收缩期杂音。腹部正常。四肢末梢暖,双下肢无水肿,四肢肌张力正常、肌力5级。

【辅助检查】血常规:白细胞6.74×10^9/L[参考值$(3.50~9.50) \times 10^9$/L],中性粒细胞百分比0.57(参考值0.40~0.75);超敏C反应蛋白17.10mg/L(增高)(参考值0~3mg/L)。肺炎支原体抗体阳性。肝

功能、肾功能、心肌酶、离子、血脂、血糖、甲状腺功能均正常。心肌损伤标志物：CKMB 质量 7.33ng/ml（增高）（参考值 0~3.38ng/ml），肌钙蛋白 I、肌红蛋白正常。胸部 X 线片：双肺炎症，心影增大，心胸比例 0.57。

【初步诊断及分析】

1. **心脏增大原因待查** 患儿为学龄前儿童，胸部 X 线片心影增大，考虑心影增大可能原因为：

（1）心肌病：患儿平素不喜活动、易疲劳、喜卧，尤其"感冒"后症状加重；胸部 X 线片心影增大，故需首先考虑，进一步行心脏超声检查。

（2）心肌炎：患儿因肺炎发现心影增大来就诊，病程中精神状态欠佳，有活动后乏力的症状，查体心率快，而且 CKMB 质量增高，需警惕，但患儿平素就有不喜活动、易疲劳、喜卧，尤其"感冒"后症状加重等表现，不支持，可行心脏超声检查明确。

2. **慢性心力衰竭（轻度）** 患儿有心脏增大，平素不喜活动、易疲劳、喜卧，尤其"感冒"后症状加重，病程中精神状态欠佳，有活动后乏力，查体发现心率快，按照心功能 NYHA 分级，判断为轻度心力衰竭。

3. **肺炎** 患儿为学龄前儿童，临床表现有发热、咳嗽，肺部有啰音，胸部 X 线片双肺炎变，肺炎支原体抗体阳性，故肺炎诊断成立，考虑肺炎为支原体引起。

【进一步检查及结果】

1. **心脏超声** 显示左室舒末内径（LVDd）43mm，左房内径（LADd）24mm，左室射血分数（LVFS）20%，短轴缩短率（LVEF）40%，左室呈球形扩张，左室壁不均匀增厚，室间隔厚度 5.6mm，左室侧壁厚度 8mm，左室后壁厚度 9mm；肺动脉外侧壁舒张期可见异常蓝色血流，血流速宽约 1.6mm。提示左房、左室增大，左室壁不均匀增厚，左室壁搏动普遍减低，左室收缩功能减低，冠状动脉小分支瘘，二尖瓣轻度反流。

解析：扩张型心肌病是以心室腔扩大、收缩功能降低为主，不会出现心肌肥厚；肥厚型心肌病是以室间隔和左室增厚为主，心室腔缩小而不是扩

大，什么原因心脏超声同时出现扩张型心肌病和心室肥厚改变？提示需警惕代谢性疾病，需完善血尿串联质谱和基因检测。

2. **心电图** 部分胸前导联 T 波高尖（图 7-2-4）。

解析：扩张型心肌病心电图可以有肢体导联 QRS 低电压，胸前导联 R 波递增不良，少数病例有病理性 Q 波、ST 段降低及 T 波倒置；肥厚型心肌病可以有 II、III、aVF 及 V4~6 导联出现深而窄的 Q 波，相应导联 T 波直立；胸前导联 QRS 波电压增高伴倒置 T 波逐渐加深。该患儿左室高电压伴部分胸前导联 T 波高尖，不符合扩张型心肌病和肥厚型心肌病的常见心电图改变，需注意代谢性疾病，需完善血尿串联质谱和基因检测。

【治疗及随访】明确诊断心肌病后，给予间断低流量吸氧，心电、血氧监护；毛花苷丙、呋塞米改善心功能；磷酸肌酸钠营养心肌；阿奇霉素抗感染。病情好转后口服地高辛、氢氯噻嗪、螺内酯、卡托普利。串联质谱结果：游离肉碱（0.76μmol/L）（参考值 10~100μmol/L）及多种酰基肉碱显著降低，提示原发肉碱缺乏症，加服左卡尼汀（左旋肉碱）口服［按 150~250mg/（kg·d），分 2 次口服］。

口服左卡尼汀 14 天，复查心脏超声心功能恢复正常，左心室明显缩小，左房轻度增大，左室壁仍增厚；病情处于恢复期，停用地高辛、利尿剂，继续口服左卡尼汀。同时复查串联质谱：除 3-羟基异戊酰肉碱略低，余正常。提示经治疗肉碱指标基本正常。

患儿出院 30 天基因检测结果回报（图 7-2-5、图 7-2-6）：SLC22A5 基因的 2 个变异；关联疾病为原发肉碱缺乏症；临床特征为充血性心力衰竭；进一步确诊心肌病为原发肉碱缺乏症所致。

患儿口服左卡尼汀 4 月余，复查心脏超声：左房仍轻度增大，左室壁仍增厚。口服左卡尼汀 12 月余复诊，患儿身体发育良好，身高 119cm（P25~P50），体重 26.5kg（P90~P97），但智力略差些，其母述患儿对数字记忆较差；复查心脏超声，仅左室后壁增厚。患儿近 1 年治疗各项指标变化见表 7-2-2。

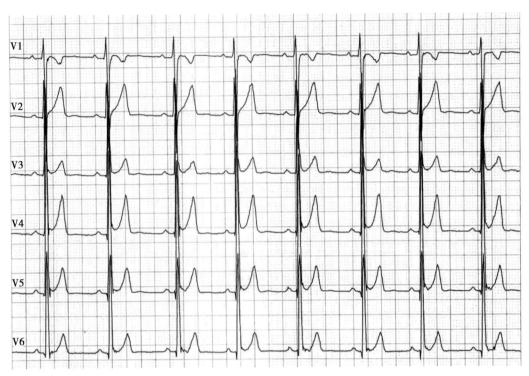

图 7-2-4 部分胸前导联 T 波高尖

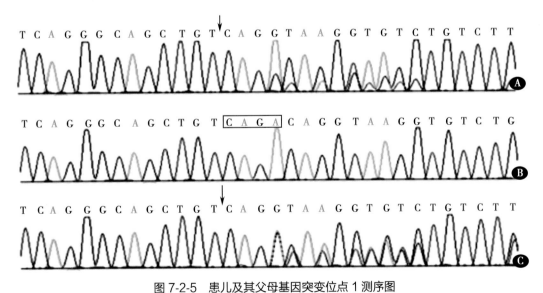

图 7-2-5 患儿及其父母基因突变位点 1 测序图

箭头示突变位点：A. 患儿 *SLC22A5* 基因 c.491_c.494delCAGA（p.S164Sfs），杂合突变；B. 其父无此突变；

C. 其母也有此突变位点。

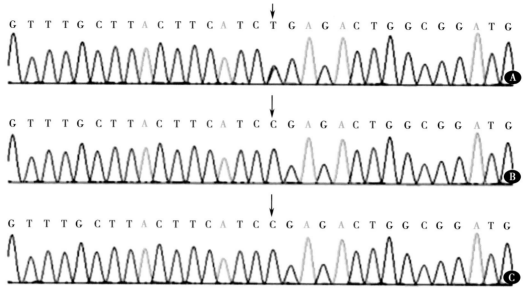

图 7-2-6 患儿及其父母基因突变位点 2 测序图

箭头示突变位点：A. 患儿 SLC22A5 基因 c.760C>T（p.R254X），杂合突变；B. 其父无此突变；C. 其母无此突变。

表 7-2-2 近一年的治疗患儿各项指标变化

时间	LVDd /mm	LA /mm	EF%	FS%	IVS /mm	LVST /mm	LVPW /mm	LVAT /mm	游离肉碱 (10~100)	身高 /cm	体重 /kg
2018-05-10	46	24	40	20	6	8	9		0.76	108	14
2018-05-29	39	26	68	38	10		9.7	8	14		
2018-10-15	37	24	63	34	9		8				
2019-06-10	38	21	62	32	5		7.5			119	26.5

注：LVST，左室侧壁厚度；LVAT，左室心尖部厚度。

【病例点评】扩张型心肌病主要表现为心力衰竭，心脏超声以左心室扩大、左室射血分数减低为主要表现，不会出现心室肥厚，而肥厚型心肌病临床表现因发病年龄不同而不同，较大儿童多数无症状，心脏超声检查以心室肥厚、心腔不扩张为主要表现，该患儿心脏超声有扩张型心肌病改变，同时左室壁不均匀增厚但还未达到肥厚型心肌病诊断标准，哪些原因会同时出现扩张型心肌病和程度较轻的心室肥厚，相关文献报道先天代谢缺陷包括脂肪酸代谢障碍、糖代谢障碍、线粒体病、有机酸代谢障碍等可导致不同类型的心肌病变，某些先天代谢缺陷会同时出现扩张型心肌病和心室肥厚的改变，该患儿遂完善串联质谱和基因检测，串联质谱结果为游离肉碱及多种酰基肉碱显著降低，明确该患儿心肌病由原发性肉碱缺乏症引起，同时检测到 SLC22A5 基因突变，进一步确诊患儿心肌病为原

发肉碱缺乏症所致，并及时补充左卡尼汀（左旋肉碱），心脏恢复正常。所以对于心肌病患者积极寻找病因，并进行相关因素筛查非常重要。

原发性肉碱缺乏症是 SLC22A5 基因突变所致的脂肪酸氧化代谢病，由于原发肉碱缺乏症临床表现差异比较大，轻者终生可无症状，易误诊或漏诊，可隐匿起病，病初不易被觉察，该患儿就是因影像学检查发现心影增大，给临床医生以警示，进一步做相关检查才得以明确；在心肌病患者中胸前导联发现 T 波异常高尖可能是原发肉碱缺乏症患者较为特征性的心电图表现，该患儿诊断原发肉碱缺乏症后发现其心电图有 T 波高尖现象。总之，原发性肉碱缺乏症是导致儿童心肌病的可逆性病因，而串联质谱检测有助于原发性肉碱缺乏症的筛查，SLC22A5 基因突变检测有助于明确原发性肉碱缺乏症诊断。左旋肉碱替代治疗，可明显改善预后，

避免不可逆性心肌改变。因此,在儿童心肌病中常规进行串联质谱检测十分必要。

【附 病例 7-5】

GM1 神经节苷脂贮积症合并心力衰竭 1 例

（青岛大学附属妇女儿童医院　单光颂　王本臻）

【病史】患儿,女,6 月龄,因"发现心脏扩大 4 月余"入院。入院前 4 月余因"发热 3 天"在当地医院就诊,胸部 X 线片示心影增大,心脏超声示左室内径增大,室壁运动幅度减低,房水平见左至右过隔分流信号,分流束宽约 1.9mm,左室射血分数（LVEF）47%,予抗感染、营养心肌等治疗,病情稳定后出院。入院前 2 周门诊复查血氨基末端脑钠肽前体（NT-ProBNP）水平为 5 988pg/ml,抗 SSA/Ro-52 抗体阳性,抗 SSA/Ro-60 抗体弱阳性;动态心电图示平均心率 114 次/min、ST-T 改变、左室高电压;心脏超声示左室内径明显增大,二尖瓣反流轻度,LVEF 30%,给予口服"地高辛、卡托普利、呋塞米、螺内酯"等治疗。患儿平素进食差,多汗,体重增长缓慢。患儿系 G3P1,足月剖宫产,出生体重 3.25kg,生后听力筛查及听觉基因检测无异常,脑干听觉诱发电位检查示左侧高频听阈轻中度升高,右侧高频听阈轻度升高;多频稳态听觉诱发反应示低频听阈轻度升高;未行新生儿眼底筛查。现能抬头,追视、追听落后于正常儿童,手部感知觉发育落后。患儿母亲第一胎和第二胎均为孕早期不明原因自然流产;本次妊娠期间合并"甲状腺功能减退症、血液高凝状态",予口服"优甲乐"及皮下注射"低分子量肝素"治疗。家族中无遗传病史、心肌病或猝死病史。

【体格检查】呼吸 30 次/min、心率 120 次/min、经皮氧饱和度 99%（未吸氧）、体重 4.8kg,身高 59cm。神志清楚,反应可,呼吸略促,三凹征（+）;双肺呼吸音粗,左肺呼吸音偏低,闻及少许湿啰音;心前区无隆起,心尖搏动无弥散,心律齐,心音低钝,各瓣膜区未闻及杂音;肝右肋下 2cm,质韧,表面光滑,边缘钝,脾左肋下未触及;双下肢无水肿,四肢肌力减低,肌张力减低,四肢末梢温暖。

【辅助检查】

1. 血尿代谢筛查　氨基酸及酰基肉碱无显著异常;尿代谢筛查示丙二酸、癸二烯酸、3-羟基癸二酸、3-羟基-十二烷二酸浓度增高,呈非酮症性双羧酸尿症,提示需注意线粒体脂肪酸代谢障碍;2-戊二酸浓度稍高,提示需注意线粒体能量代谢障碍或 2-酮戊二酸尿症。

2. 血常规、C 反应蛋白、肝肾功、心肌酶、电解质组合、丙酮酸、血氨、乳酸、甲状腺功能五项、凝血常规均大致正常。

3. 基因全外显子检测（外院）　未发现可解释主要表型的致病或疑似致病变异。

【初步诊断及分析】患儿为小婴儿,平素吃奶差,多汗,入院查体存在气促,三凹征阳性,肺部闻及啰音,肝大,心率快,心音低钝;心脏超声提示心室扩大、心功能减低;根据目前资料患儿的心衰诊断明确,按照改良 Ross 评分法 5 分,为轻度心衰;可能原因分析如下:

1. 扩张型心肌病　患儿心脏超声示左室显著扩大,且收缩功能减低,符合扩张型心肌病形态学诊断特点,该病可能性大。但结合患儿代谢筛查提示多种代谢产物异常,需注意代谢性病因的筛查。

2. 遗传代谢病　患儿发病时间短,且患儿母亲有多次不明原因流产史,有生长发育迟缓,合并心脏结构畸形、心脏扩大等,血尿代谢筛查提示有线粒体能量代谢障碍可能,需警惕遗传代谢病可能,同时亦需注意存在畸形综合征的可能。

3. 母亲自身抗体相关性心肌病　患儿生后出现心脏扩大、心功能下降,且患儿母亲第一胎和第二胎不明原因自然流产,本次妊娠期间出现甲状腺功能异常和血液高凝状态,患儿抗 SSA/Ro-52 抗体阳性,抗 SSA/Ro-60 抗体弱阳性,需要考虑患儿母亲自身抗体导致的胎儿心肌免疫性损伤进而引起心肌病可能,需进一步完善患儿母亲免疫相关指标。

【进一步检查及结果】

1. 心脏超声　左室舒张末期内径显著扩大（LVDd 35mm）,二尖瓣收缩期见轻度反流,房间隔卵圆窝部缺失（大小约 1.4mm）,见左房-右房分流,左室壁整体运动幅度弥漫性减低,LVEF 38%。

2. 心脏CTA　左室增大,心室壁较厚(图7-2-7),房间隔局部不连续,造影剂相通处宽约1.7mm;主动脉、冠状动脉、肺动脉未见异常。

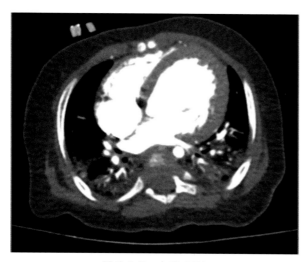

图7-2-7　心脏CTA
左室增大,心室壁较厚。

解析:结合心脏超声和心脏CTA显示心脏明显增大,室壁较厚,室壁活动度减低,射血分数下降,心脏CTA检查明确无主动脉、冠状动脉等结构畸形,符合扩张型心肌病形态学特点,但心室壁增厚在扩张型心肌病不常见,需要进一步除外心肌炎、炎症性心肌病、代谢性心肌病等可能。

3. 心电图　窦性心律、左室高电压、多导联ST-T异常(Ⅱ、Ⅲ、aVF、V4、V5、V6导联)(图7-2-8)。

4. 氨基末端脑利钠肽前体704.70pg/ml,血乳酸3.62mmol/L,细胞因子正常。

解析:患儿已完善的相关检查中未见快速性心律失常、免疫损伤、炎症损害等证据,但超声等影像学检查均提示患儿存在心室扩大,合并心室壁的增厚,极大可能为代谢性心肌病或线粒体心肌病,遂完善代谢相关酶学指标,进一步完善线粒体基因检测。

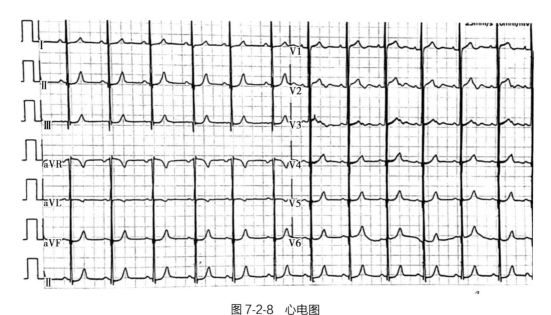

图7-2-8　心电图
窦性心律、左室高电压、多导联ST-T异常(Ⅱ、Ⅲ、aVF、V4、V5、V6导联)。

5. β-半乳糖苷酶活性显著下降,为3.43nmol/(1h·mg)[参考范围>90nmol/(1h·mg)];α-L-艾杜糖苷酸酶测定、酸性-α-葡糖醛酸酶活性均正常;患儿父母β-半乳糖苷酶活性检测均正常。

6. 线粒体基因检测　未见明显致病或可疑致病变异。

解析:该患儿β-半乳糖苷酶显著下降,具有显著的诊断意义,该酶降低常用于黏多糖ⅣB型的诊断,亦可为GM1神经节苷脂贮积症表现。结合患儿听力异常、精神发育退化、肝大、心肌病及肌力异常等特点,考虑该类疾病可能性大。而是否合并直接神经系统损害证据是黏多糖ⅣB型诊断与GM1神经节苷脂贮积症的主要鉴别点。MPS ⅣB型的骨骼畸形表现主要由于GLB1酶活性降低使糖胺聚糖类物质降解障碍沉积在软骨中导致;而GLB1酶活性降低使GM1神经节苷脂降解障碍,沉积在神经组织中,可直接导致GM1神经节苷脂贮积症的神经系统症状,且眼底有无樱桃红改变是GM1

神经节苷脂贮积症特征性改变。因此下一步需要重新阅读基因全外显子检测数据，并检查患儿眼底有无特征性樱桃红改变。

7. 基因全外显子测序数据重读　重新分析患儿基因原始数据，提示 *GLB1* 基因复合杂合突变，为 c.1646C>T 杂合突变（父源）和核苷酸改变 E3~E10 单倍重复（chr3: 33065742-33114205, 母

源），上述两处变异的 ACMG 分级均为可能致病。结合临床表现，考虑 GLB1 酶异常相关疾病诊断明确，需重点鉴别诊断黏多糖Ⅳ B 型诊断与 GM1 神经节苷脂贮积症。

8. 头颅 MRI　双侧大脑半球对称，T_1WI 示双侧内囊前肢高信号模糊，余脑实质内未见明显异常信号。

9. 检眼镜检查　黄斑可见樱桃红斑（图 7-2-9）。

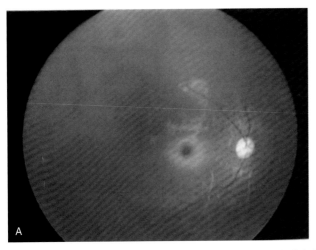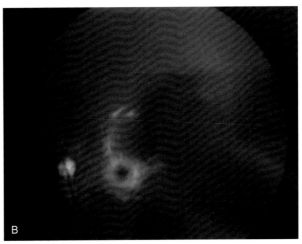

图 7-2-9　眼底检查黄斑部可见樱桃红斑
A. 右眼；B. 左眼。

解析：结合患儿眼底检查结果，GM1 神经节苷脂贮积症诊断最终明确。

【治疗和随访】给予口服地高辛强心，氢氯噻嗪及螺内酯利尿，卡托普利改善心室重塑，左卡尼汀、瑞安吉、辅酶 Q10 营养心肌，阿司匹林抗凝，补充维生素 B_1、B_2、B_{12} 等治疗，患儿病情平稳后出院。

【病例点评】GM1 神经节苷脂贮积症是一种罕见的常染色体隐性遗传病，是由于编码 β- 半乳糖苷酶的 *GLB1* 基因变异，进而导致 GM1 神经节苷脂沉积，引起全身多器官脏器受累。根据发病年龄和表型分为 3 型，其中婴儿型的发病年龄多<6 个月，其特征性临床表现可有眼底黄斑、面部畸形、骨骼发育不良、肝脾大、心肌病等，中枢神经系统变性表现为精神发育退化、癫痫发作和进行性痉挛；少年型多于生后 7 个月 ~3 岁起病，可有进行性精神运动发育落后、抽搐、肌力异常等；而成人型发病时间跨度和临床表现差异较大。该病目前尚无有效的治疗手段，同时由于血 - 脑屏障的存在，酶替代及骨髓移植治疗 GM1 神经节苷脂贮积症的效果不佳。

反观该患儿的诊断过程，临床表现较为典型，但因部分酶学检测尚未在临床实践中普及，在一定程度上造成了疾病的诊断延误。另外，基因检测结果的解读误差亦是漏诊的原因之一。因此，对于存在多器官受累的心衰患者，需详细总结、分析各类器官受累的形式及程度，以期寻找病因的蛛丝马迹。临床医师在该类疾病的诊断过程中应重视少见病因的筛查以及基因结果的解读以减少漏诊、误诊。

【附 病例 7-6】

极长链酰基辅酶 A 脱氢酶缺乏症致心力衰竭 1 例

（青岛大学附属妇女儿童医院　单光颂　王本臻）

【病史】患儿，男，8 个月 17 天，因"反应差、呻吟、呼吸急促 3 天"入院。患儿入院前 3 天出现反应差、呻吟、呼吸急促，无恶心、呕吐，无腹泻，无抽搐，于当地医院就诊，查体心率 160 次 /min，呼吸 60 次 /min，肝脏肋下约 4cm，心脏超声示左室

增大,二尖瓣中量反流,三尖瓣少至中量反流,给予去乙酰毛花苷、呋塞米、卡托普利等对症治疗。患儿精神反应仍差,伴呻吟,呼吸 60~70 次 /min,四肢末梢湿冷,急转至笔者医院,转运途中一过性心率下降至 20~30 次 /min,予心外按压后心率恢复,于笔者医院就诊后,收入监护室。既往史:患儿生后足底血筛查提示极长链酰基辅酶 A 脱氢酶缺乏,后行基因检测提示 *ACADVL* 基因疑似致病性变异。个人史:2 个月抬头,5 个月翻身,独坐不稳。家族史:父母非近亲婚配,体健。有 1 个姐姐,3 岁,体健,否认心脏病家族史,否认夭折、猝死家族史。

【体格检查】体温 36.7℃,心率 132 次 /min,呼吸 55 次 /min,体重 9kg,嗜睡,反应差,呻吟,面色灰暗、水肿,呼吸促,鼻翼扇动及三凹征(+)。双肺呼吸音粗,双肺闻及细湿啰音。心前区隆起,心音低钝,心律齐,未闻及杂音。腹平软,肝右肋下约 7cm,质韧,脾左肋下未触及。四肢肌力减低,四肢末梢温暖,毛细血管再充盈时间 2 秒。

【辅助检查】

1. **串联质谱检测** 生后 5 天 C14=0.86、C14:1=1.12、C14:1/C16=0.307、PRO/PHE=8.07、C12=0.42、C14:2=0.36、C14:1/C2=0.044; 生后 19 天 5DC+C6OH=0.03、C14:1=0.42、C14:1/C16=0.416、ALA/CIT =7.664、ARG/ORN=0.415、C14:2=0.17、ORN/CIT=3.751、C14:1/C2=0.032;均提示为极长链酰基辅酶 A 脱氢酶缺乏。

2. **基因检测** 在父母知情同意下行全外显子基因检测,发现 *ACADVL* 基因复合杂合变异,为 c.996dup 杂合突变(疑似致病性变异,母源)和 c.1328T> C 杂合突变(临床意义未明,父源)。

3. **心脏超声(外院)** 左心功能不全,左室增大,扩张型心肌病? 室间隔略增厚,二尖瓣中量反流,三尖瓣少至中量反流,左室壁运动弥漫性减低,估测左室射血分数(LVEF)28%。

4. **胸部 X 线片** 两肺纹理增多、增粗,内中带纹理模糊并见斑片状密度增高影,双肺门影增浓、模糊;心影饱满,右侧叶间裂显影增厚,考虑心源性肺水肿。

5. **氨基末端脑钠肽前体**(NT-proBNP) >35 000pg/ml。

【初步诊断及分析】患儿系男性婴儿,生后足底血提示极长链酰基辅酶 A 脱氢酶缺乏;本次急性起病,呼吸急促,三凹征阳性,双肺闻及细湿啰音,肝脏明显肿大;心脏超声示左室增大,室间隔略增厚,左室壁运动幅度减低,左室射血分数降低,急性心衰诊断明确,可能原因分析如下:

1. **代谢性心肌病** 患儿生后足底血筛查提示极长链酰基辅酶 A 脱氢酶缺乏,完善基因检测提示 *ACADVL* 基因存在复合杂合变异;此次发病,心脏扩大伴室壁肥厚,心功能减低,因此需首先考虑该病,但需进一步复查遗传代谢相关酶学筛查,必要时复查全外显子及线粒体基因检测。

2. **心肌炎** 患儿年龄小,急性起病,呼吸急促,心率快,肺部听诊闻及细湿啰音,需警惕呼吸道感染导致心肌炎的可能,动态监测心电图,进一步完善肌钙蛋白 I、心肌酶等检查。

3. **先天性心脏病** 该患儿心脏超声未提示复杂先天性心脏病,但瓣膜关闭不全程度较重,需注意瓣膜病变所致心衰可能。

【进一步检查及结果】

1. **动脉血血气分析** pH 7.46、二氧化碳分压 32mmHg、氧分压 80mmHg、氯 93mmol/L、游离钙 0.92mmol/L、葡萄糖 6.30mmol/L。

2. **肝功能** 白蛋白 34.93g/L、谷丙转氨酶 83.53U/L、谷草转氨酶 88.62U/L;葡萄糖 5.86mmol/L;心肌酶、ENA 谱、抗心磷脂抗体未见异常;血氨、乳酸、α- 葡糖醛酸酶活性正常。

3. **心脏超声** 全心腔扩大,主动脉及主肺动脉未见明显异常,右室流出道未见梗阻,全心肌增厚,各瓣膜形态结构未见明显异常,二、三尖瓣收缩期见轻至中度反流,肺动脉瓣舒张期见轻微 + 反流,主动脉瓣舒张期见轻微反流,左室壁运动弥漫性减低,估测 LVEF 43%。

解析:典型的扩张型心肌病心脏超声多数为心室腔扩大,室壁变薄,收缩功能减低;该患儿心脏扩大的同时室壁肥厚,且有遗传代谢异常,高度考虑代谢性心肌病。

4. **心电图** 心率 103 次 /min,窦性心律,广泛 ST-T 改变(Ⅰ、Ⅱ、aVL、V2~V6 导联)(图 7-2-10)。

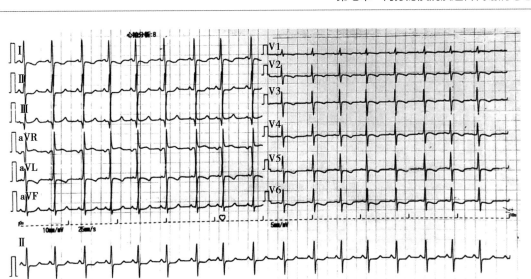

图 7-2-10　心电图

广泛 ST-T 改变（Ⅰ、Ⅱ、aVL、V2~V6 导联）

5. 串联质谱检测　C14：1=0.77、C14：1/C16=0.951,提示极长链酰基辅酶 A 脱氢酶缺乏症。

解析:患儿多次遗传代谢筛查均提示极长链酰基辅酶 A 脱氢酶缺乏症,基因检测发现 *ACADVL* 基因复合杂合突变,心脏超声示心脏扩大时存在心肌肥厚,符合代谢性心肌病的特征。综合考虑,代谢性心肌病、极长链酰基辅酶 A 脱氢酶缺乏症、急性心力衰竭诊断明确。

【治疗及随访】患儿入院后予毛花苷丙、米力农强心,呋塞米利尿,磷酸肌酸、维生素 B₂、辅酶 Q10、左卡尼汀等"鸡尾酒"疗法,空肠置管持续给予含中链脂肪酸特殊配方奶粉,患儿心功能明显好转,遂逐渐停用强心利尿类药物,制定特殊膳食食谱,门诊定期复诊。出院 3 个月,门诊复诊心脏超声和心电图均大致正常。

【病例点评】极长链酰基辅酶 A 脱氢酶(very long-chain acyl-CoA dehydrogenase,VLCAD) 缺乏症是一种线粒体脂肪酸 β 氧化障碍性疾病,为常染色体隐性遗传病,由于 VLCAD 是长链酰基肉碱 β 氧化的关键酶,其功能异常会导致长链脂肪酸 β 氧化障碍、能量缺乏及长链酰基肉碱蓄积,引起细胞膜、线粒体的结构和功能障碍,致患儿心肌、肝脏和骨骼肌等多个脏器脂肪变性、功能受损,严重者可发生猝死。该病可累及心脏、肝脏和骨骼肌等,可在各个年龄段发病,主要分为三型,即心肌病型、肝病型和肌病型,其中以心肌病型最为严重,可出现心脏和多器官功能障碍和衰竭,以新生儿期至婴儿期多见;肝病型通常伴反复的低血糖和肝大;肌病型以骨骼肌受累症状为主,表现为肌痛、肌无力、肌颤、运动不耐受或横纹肌溶解。

结合患儿临床特点、遗传代谢检查及基因检测结果,本例患儿 VLCAD 缺乏症诊断明确,且为心肌病型,幸运的是,患儿经过积极的综合治疗,靶器官损害基本逆转,且病情稳定。VLCAD 缺乏症是可防可治的遗传代谢病,不同临床分型的患儿预后往往不同,及时诊断制订诊疗方案,可极大改善患儿预后。本例患儿也提示临床医师应注意遗传代谢异常所致心肌病相关心力衰竭与其他病因所致心力衰竭的异同点,代谢性心肌病可表现为肥厚型心肌病、扩张型心肌病、限制型心肌病、左室心肌致密化不全等不同表型,但多合并有低血糖、代谢性酸中毒、高氨血症、肝功能异常、肌酶增高等生化异常,串联质谱、气相色谱、酶学检测、组织病理以及基因检测等技术可明确该类疾病的诊断。根据不同的代谢性异常选择相应的治疗方法,部分患者通过早期正确干预、纠正代谢紊乱后可获得良好的治疗效果。

第三节
糖代谢障碍相关心力衰竭

【概述】引起心力衰竭的常见糖代谢障碍相关疾病包括糖原贮积症和黏多糖病。糖原贮积症是由于编码参与糖原合成、分解或调节蛋白质的基因突变引起酶缺乏，导致糖原不能降解为葡萄糖，在细胞质和溶酶体内累积，引起组织受损而引起一系列症状，有心脏受累的主要包括糖原贮积症Ⅱ型［庞贝病（Pompe disease，PD）］、Ⅲ型、Ⅳ型以及Danon病和PRKAG2心脏综合征。

黏多糖为一种长链复合糖分子，可与蛋白质相连形成蛋白多糖，蛋白多糖为结缔组织基质、线粒体、核膜、质膜等的重要组成成分。黏多糖病是由于细胞溶酶体内降解氨基葡聚糖的水解酶发生突变导致其活性丧失，黏多糖不能被降解，贮积在机体内而发生病变；黏多糖病共有7个分型，心脏受累者主要为Ⅰ型、Ⅱ型和Ⅵ型，其中以心脏瓣膜受累为主要特征，可出现心室肥大和心力衰竭。

【临床表现】

1. 糖原贮积症　主要累及肝脏、肌肉、心脏等器官，临床表现异质性较大，其中典型婴儿型庞贝病患者一般于新生儿期至生后3个月发病，出现生长发育迟缓、吞咽困难、喂养困难及呼吸困难等，且易合并反复肺部感染，大多在1岁以内死亡，主要死因为心肺衰竭；Danon病以男性多见，无特异性临床表现，常以肥厚型心肌病、骨骼疾病和智能障碍为典型三联症；PRKAG2心脏综合征发病年龄不一，典型表现可有胸闷、胸痛、心悸、活动后气促以及晕厥等，也可合并肌痛、肌无力等心脏外症状。

糖原贮积症引起的心衰，除婴儿型庞贝病可出现较早外，其他类型通常在疾病晚期或合并严重感染或代谢危象时出现，从而加重病情。糖原贮积症引起的心脏受累多表现为心室肥厚，可造成心室流出道梗阻，其心功能不全以舒张功能障碍为主，但也可出现收缩功能衰竭或在酶替代治疗过程中出现

收缩功能衰竭；但此类患儿临床出现心衰表现时需要根据有无心室流出道梗阻予以合理的临床处理。

2. 黏多糖病　Ⅰ型患者一般在出生时表现正常，6个月~1岁开始出现生长缓慢、智力低下；Ⅱ型罕见，以女性较多，出现症状较晚，病情进展较缓慢，常有进行性听力损害，心脏受累较为常见；Ⅵ型通常于2~3岁开始出现生长发育迟缓，颅缝闭合较早，可出现脑积水，角膜混浊出现较早。体格检查常见毛发浓密，头大且前额突出、呈舟状，且眼距增宽；鼻梁塌陷或扁平，鼻孔增大，唇厚且外翻，舌大，牙齿稀疏、不齐；角膜混浊；短颈，耸肩；腹部膨隆，肝脾大；四肢短小，脊柱后突；关节呈屈曲强直状，常有膝关节、踝关节外翻及足扁平。

黏多糖病的心脏受累甚为常见，包括瓣膜病变、心肌病变（心室壁增厚和心腔扩大）和冠状动脉病变，可出现左室室壁瘤，瓣膜显著增厚伴关闭不全、狭窄（以主动脉瓣和二尖瓣受累多见）；冠状动脉病变严重者可能导致死亡。心脏的上述病变均可造成心衰，心衰出现的早晚与心脏受累的程度有关，受累严重者早期出现心衰，可为左心衰竭或全心衰竭。

【诊断】在肌酶异常的基础上存在肌无力、呼吸困难、面部异常、眼睛异常、骨骼畸形等多系统受累表现，同时出现心肌肥厚、心脏瓣膜病或心衰时要注意排除糖代谢障碍性疾病，需要做血生化、心电图、心脏超声以及代谢筛查、肌肉活检、特殊酶学检测以及基因检测等。

血清肌酶、血糖、乳酸、酮体、血脂、肾功能及酸中毒指标等血生化的异常通常是糖代谢障碍疾病诊断的线索。黏多糖病患者的正位胸部X线片可见肋骨似"飘带样"，侧位脊柱片可显示胸、腰椎椎体发育不良、"鸟嘴"样突起，左手正位片可显示掌骨近端变尖、各指骨似"子弹头样"等特征性改变。

某些心电图改变可为糖代谢障碍性疾病病因学诊断线索，如短 PR 间期、高 QRS 波和广泛的 T 波倒置是婴儿型庞贝病患者十二导联心电图特征性表现；预激综合征为 Danon 患者最常见的心律失常类型，而 PRKAG2 心脏综合征的典型心电图表现为心室预激、心房颤动或心房扑动、进展性传导系统障碍（如窦房结功能不良、房室传导阻滞、束支阻滞或心室内阻滞）等。心脏超声以心肌肥厚为主要表现，严重者可有心室流出道梗阻，晚期亦可出现扩张型心肌病样改变；当出现心脏瓣膜改变时多为黏多糖病。代谢筛查有助于糖代谢障碍性疾病的病因诊断和制订针对性治疗方案；肌肉或肝组织活检具有一定的诊断价值，但合并肌无力者存在较大麻醉风险，高度怀疑婴儿型庞贝病者不推荐肌肉活检。特殊酶学检测和基因检测是糖代谢障碍性疾病的主要确诊手段。

【鉴别诊断】糖原贮积症患儿需与婴儿型脊髓性肌萎缩症 1 型、先天性肌营养不良症、心内膜弹力纤维增生症、心肌炎、编码肌小节蛋白基因突变型肥厚型心肌病、先天性甲状腺功能减退症、原发性肉碱缺乏症、线粒体肌病和普拉德 - 威利综合征（Prader-Willi syndrome）等鉴别。黏多糖病需与黏脂病、软骨发育不全、佝偻病、多种硫酸酯酶缺乏症（multiple sulfatase deficiency，MSD）、全身性神经节苷脂沉积症、甘露糖苷增多症、Kneist 综合征等鉴别。

【治疗】病因治疗是糖代谢障碍性疾病的根本治疗措施。酶替代疗法（重组人类酸性 α- 葡萄糖苷酶）为糖原贮积症 II 型唯一有效的特异性治疗方法，肝移植是糖原贮积症 IV 型患者唯一的治疗选择，而黏多糖病的治疗包括造血干细胞移植和酶替代治疗等。

糖代谢障碍性疾病合并心衰时利尿剂可常规应用，但应注意保持有效循环血量的稳定。血管紧张素转换酶抑制剂需根据患儿的血压和心室流出道梗阻情况合理选择。由于此类疾病心肌肥厚是其重要特征，洋地黄应用需慎重，只有对于无心室流出道梗阻患者才能给予。

（王本臻）

【附 病例 7-7】

婴儿糖原贮积症 II 型（庞贝病）合并心力衰竭并 ERT 1 例

（青岛大学附属妇女儿童医院　轩欢欢　李自普）

【病史】患儿，女，4 个月，因"发现肌酸激酶升高 3 月余"入院，外院多次查肌酸激酶、乳酸脱氢酶、谷丙转氨酶、谷草转氨酶升高，心脏超声示左右心室壁增厚，肌电图及先天性代谢缺陷血筛查未发现明显异常。患儿平素吃奶一般，多汗，反复呼吸道感染，生长发育较正常同龄儿落后，4 月龄仍竖头不稳，母亲孕期体健。其 12 岁哥哥体健，否认心脏病家族史，否认夭折、猝死家族史。

【体格检查】体温 36.8℃，呼吸 35 次 /min，脉搏 132 次 /min，体重 5.5kg，身长 64cm，未吸氧时经皮氧饱和度 100%。神志清楚，营养可，反应尚可，舌体大，呈伸舌状。呼吸略促，双肺呼吸音清，未闻及啰音。心前区饱满，心率 132 次 /min，心音有力，心律齐，各瓣膜听诊区未闻及杂音。腹软，肝右肋下 2.5cm，质韧，脾左肋下未触及。双下肢无水肿，脊柱、四肢无畸形，四肢活动可，肌力 4 级，肌张力正常，双侧膝腱反射存在，甲床无发绀，毛细血管再充盈时间 <2 秒。

【辅助检查】

1. **心脏超声（外院）** 左、右心室壁普遍性增厚，三尖瓣少量反流，左心室室壁搏动减弱，左室射血分数 50%。

2. **生化全套（外院）** 谷丙转氨酶 140.09U/L、谷草转氨酶 243.96U/L、乳酸脱氢酶 871.18U/L、肌酸激酶 877.07U/L、肌酸激酶同工酶 26U/L。

3. **胸部 X 线片（外院）** 双肺纹理增多，心胸比约 0.69（图 7-3-1A）。

4. **头颅 CT（外院）** 未见异常。

【初步诊断及分析】患儿为婴儿，平素吃奶时头部多汗，入院查体气促，心前区饱满，肝大，心脏超声示双心室心肌肥厚、心功能减低，故慢性心力衰竭诊断明确，按照改良 Ross 评分法为 6 分，为轻度心力衰竭。其心肌肥厚、心力衰竭的可能原因分析如下：

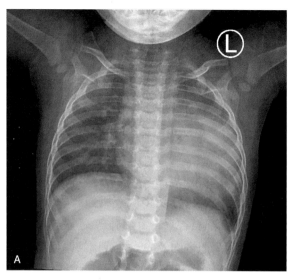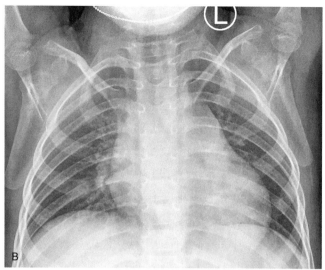

图 7-3-1 胸部 X 线片

A. 入院时（ERT 前）; B. ERT 52 周后。

1. **肥厚型心肌病** 患儿起病早,心脏超声示双心室心肌肥厚,需重点考虑,但该患儿为双心室心肌肥厚,非单纯左心室心肌肥厚,且肥厚型心肌病往往早期并不合并心功能减低,但该患儿已出现射血分数下降,需进一步行心脏超声检查明确。

2. **遗传代谢病** 该患儿发病年龄小,生长发育迟缓,舌体大,伸舌,血清肌酶异常,合并心肌肥厚、肌力减低等多系统异常表现,需考虑遗传代谢病可能,需要重点关注糖原贮积症等代谢异常;虽然外院血尿代谢筛查未见异常,但仍需进一步完善 α- 葡糖醛酸酶活性测定等相关检查,同时可进一步完善全外显子基因检测。

3. **肌病** 患儿肌张力明显减低,需警惕肌肉疾病可能,需注意遗传性肌病可累及心脏,引起心功能不全;但患儿肌电图正常,必要时行肌肉活检以辅助诊断。

【进一步检查及结果】

1. **脑利钠肽前体** 142.3pg/ml（正常值 0~125pg/ml）。

2. **心脏超声** 左室舒张末期内径 23mm,左室收缩末期内径 16mm,各房室腔大小正常;左右心室心肌增厚,回声略增强。二尖瓣乳头肌增粗,回声稍增强,瓣叶启闭未见异常,余瓣膜形态结构未见异常;三尖瓣收缩期见轻微反流,肺动脉瓣舒张期见轻微反流。室间隔及左、右室壁节段性运动、同步运动未见异常,左室射血分数 60%（图 7-3-2A）。

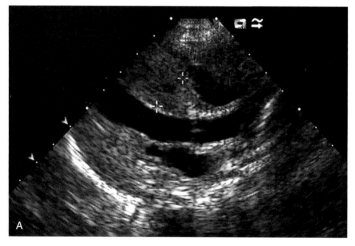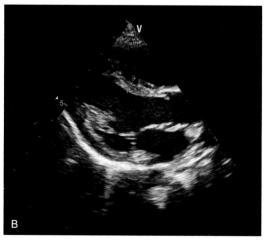

图 7-3-2 心脏超声（左室长轴切面）

A. 入院时; B. ERT 52 周后。

解析:根据心脏超声结果,全心肌肥厚,无流出道梗阻,未见明显心脏结构畸形,提示心肌肥厚,需进一步结合心电图、酶学检测等检查进一步确诊。

3. 十二导联心电图　短 PR 间期、高大 QRS 波、广泛 T 波倒置(图 7-3-3A)。

解析:超过 90% 的 HCM 患儿有心电图改变,包括病理性 Q 波,尤其是下壁导联(Ⅱ、Ⅲ、aVF)和侧壁导联(Ⅰ、aVL 或 V4~V6),异常 P 波,电轴左偏,ST-T 明显水平下降或抬高。部分 HCM 患儿的心电图改变具有病因提示性意义,如短 PR 间

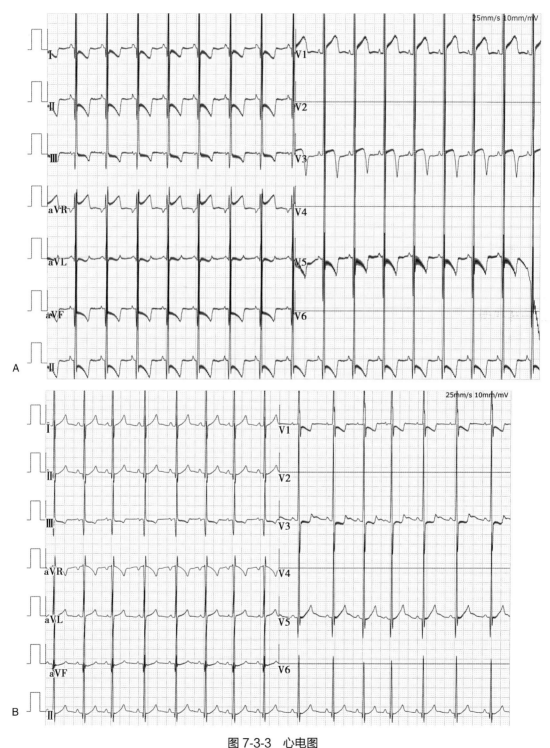

图 7-3-3　心电图
A. ERT 前(增益为 5mm/mV),可见广泛 ST-T 改变;B. ERT 52 周后
(增益为 10mm/mV),ST-T 改变较之前明显好转。

期、高大 QRS 波和广泛 T 波倒置提示为庞贝病（PD）；短 PR 间期伴房室传导阻滞提示为线粒体心肌病等。该患儿心电图提示短 PR 间期、高 QRS 波、广泛的 T 波倒置，无房室传导阻滞出现，血清肌酶异常，且存在肌肉无力，需警惕 PD 情况，需进一步做 α- 葡糖醛酸酶活性测定等相关酶学检测，必要时行全外显子基因检测。

4. α- 葡糖苷酶活性　0.7nmol/h（正常值为 62.3~301.7nmol/h）。

解析：该患儿 α- 葡糖苷酶活性明显降低，基于上述证据，进一步查阅文献，发现该患儿临床特点与 PD 极其相似，早发型庞贝病主要为 1 岁以内起病，临床表现为肥厚型心肌病，查体可发现肌张力减低、舌大、肝大、心脏扩大等，常伴体重不增等，该患儿需进一步完善全外显子基因检测进一步确诊。

5. 基因检测　经患儿父母同意，患儿接受全外显子组基因测序，父母进行 Sanger 验证，显示患儿携带酸性 α- 葡糖苷酶（acid alpha-glucosidase，GAA）基因变异，共发现两个位点：c. 859-2A>T（p.？）［母亲杂合携带，根据美国医学遗传学和基因组学学会（American College of Medical Genetics，ACMG）指南变异分类标准归类为致病性变异］、c. 1861T>G（p.Trp621Gly）（父亲杂合携带，根据 ACMG 指南变异分类标准归类为临床意义未明变异），其中 *GAA* 基因 c. 859-2A>T 变异未

在既往研究中报道。预测交叉免疫反应物质状态为阳性。

解析：该患儿 *GAA* 基因存在两个位点杂合变异，且其中一个位点为内含子变异，按照 ACMG 确定为"致病性"变异，结合 α- 葡糖苷酶活性明显降低，根据 2021 年《儿童糖原累积病 Ⅱ 型诊断及治疗中国专家共识》，确诊婴儿型庞贝病（IOPD）。

【治疗及随访】庞贝病目前唯一有效的特异性治疗方法是酶替代治疗（enzyme-replacement therapy，ERT）。给予该患儿呋塞米及螺内酯利尿、左卡尼汀及辅酶 Q10 营养心肌治疗，同时予规范静脉输注人重组酸性 α- 葡萄糖苷酶（recombinant human acid α-glucosidase，rhGAA）［间隔时间 2 周，剂量为 20mg/（kg·次），共用 52 周］，治疗过程中无呼吸机辅助呼吸，但在 ERT 治疗期间随访患儿心脏超声示左室射血分数显著下降（最低降至 35%），此时患儿心率较之前加快，遂加用地高辛以纠正心衰。经规律 ERT 52 周后，患儿身高及体重增长大致同正常同龄儿，上下肢肌力改善至 5 级，发育较之前明显改善（表 7-3-1）。谷丙转氨酶、谷草转氨酶、乳酸脱氢酶、肌酸激酶的数值随治疗时间而呈明显下降趋势，心脏变小（图 7-3-1B），肥厚心肌明显变薄、心脏功能正常（图 7-3-2B）；治疗 52 周后十二导联心电图显示左室电压较治疗前降低，倒置的 T 波变为直立（图 7-3-3B）。

表 7-3-1　规范 ERT 治疗后发育评估

项目		1 周	4 周	12 周	26 周	38 周	52 周
格塞尔发育量表							
应人	改善程度	+	++	+++	++++	+++++	++++++
	主要表现	牢望人	迎人笑	注视、追视可	有共同注意力，唤名应	适应性改善	适应性改善
应物	改善程度	+	++	+++	++++	+++++	++++++
	主要表现	主动抓方木	可递交 1 块方木	抓起 2 块方木并递交	平指取小丸	垂指取小丸，搭 2 块积木	搭 3~4 块积木
动作	改善程度	+	++	+++	++++	+++++	++++++
	主要表现	坐位头身前倾	独坐片刻	独坐时间延长	扶双手短暂站立	稳坐，扶站时间延长	偶独走数步
言语	改善程度	+	++	+++	++++	+++++	++++++
	主要表现	仅会发音	发音节	发"mama"音	稍落后于正常年龄水平	有意发"baba"音，理解 2 种手势语动作	发 3~4 种有意义音，理解少数图片

续表

项目	1周	4周	12周	26周	38周	52周
ADL 评价	完全依赖	完全依赖	完全依赖	完全依赖	完全依赖	完全依赖
S-M 量表	边缘水平	边缘水平	正常水平	正常水平	边缘水平	正常水平
听力检测	正常					正常
运动里程碑			抬头、双腿负重、翻滚、坐下(有支撑)、坐下(无支撑)达标	无法撑地起身	可坐下(无支撑)、无法撑地起身	

注:ADL 评价,为日常生活能力评定;格塞尔量表,为 0~6 岁儿童发育检查;NA,未知;S-M 量表,为婴儿 - 初中学生社会生活能力量表;+,为基点值;++、+++、++++、+++++、++++++,为改善程度依次增加。

【病例点评】庞贝病又名糖原贮积症 Ⅱ 型(glycogen storage disease type Ⅱ,GSD Ⅱ),是由先天性酸性 α- 葡糖苷酶(acid alpha-glucosidase,GAA)缺陷引起的一种常染色体隐性遗传病。婴儿型庞贝病(IOPD)通常于生后 1 岁内起病,GAA 酶严重缺乏,活性通常<1%,骨骼肌及心肌受累最常见,主要表现为心肌肥厚及肌无力。PD 的诊断依赖于临床表现、生化检查、心脏超声及肌电图检查、组织学检查,目前诊断标准为 GAA 酶活性测定及 GAA 基因分析,该病是 GAA 基因的双等位基因突变引起。本例患儿存在 PD 典型临床表现,GAA 酶活性明显降低,且基因检测提示 GAA 基因两个突变位点突变,诊断明确。

IOPD 患儿心脏受累是影响预后的最主要因素,其处理需由经验丰富的小儿心血管专业医生根据相关指南谨慎决定。心脏超声检查无心室流出道梗阻者,若临床有心衰表现、血脑钠肽(BNP)或脑钠肽前体(NT-pro BNP)水平明显升高,且左室射血分数降低者可给予洋地黄制剂、利尿剂及血管紧张素转换酶抑制剂(ACEI)等,但应避免患儿有效循环血量的下降;若临床有心衰表现、血 BNP 或 NT-proBNP 水平明显升高但左室射血分数正常者可单纯给予利尿剂和 ACEI。心脏超声检查存在左室流出道梗阻者,无论是否存在左室射血分数的下降,都应避免洋地黄制剂和其他增加心肌收缩力的药物、利尿剂和降低心脏后负荷药物的使用(如 β 受体阻滞剂、钙通道阻滞剂)也应慎重。本例患儿起病时存在心衰表现,心脏超声检查无心室流出道梗阻且左室射血分数无明显下降,予利尿剂及营养心肌治疗,但在 ERT 治疗过程中,心率增快,左室射血分数

进行性减低,随加用地高辛强心,心衰症状逐渐消失,左室射血分数渐升至正常且心衰表现减轻。

该患儿的诊断流程参考了 2021 年发布的《儿童糖原累及病 Ⅱ 型诊断及治疗中国专家共识》,患儿年龄<1 岁,表现为肌无力、肌张力低下、心肌肥厚、血清肌酸激酶升高等,且有明显特殊面容,考虑 GSD 可能性大,最后进行酶学及相关基因检测得以确诊。对于肌张力低下、血清肌酸激酶升高、心肌肥厚的患儿应警惕 PD 可能,早期诊断,尤其是症状前诊断,早期 ERT 可显著改善婴儿型庞贝病的预后。

【附 病例 7-8】

黏多糖贮积症Ⅰ型合并心力衰竭、脑积水 1 例

(青岛大学附属妇女儿童医院 单光颂 王本臻)

【病史】患儿,男,5 岁,因"发现心脏扩大 4 年余,腹部进行性增大 1 个月"入院。患儿 4 年前因"脑积水、发育迟缓"于外院就诊并行"脑室 - 腹腔"分流术,术前行心脏超声提示左室舒张末期内径(left ventricular end-diastolic dimension,LVDd)48mm、左室射血分数(left ventricular ejection fraction,LVEF)32%、二尖瓣中度关闭不全,考虑诊断"脑积水、扩张型心肌病、心功能不全、二尖瓣关闭不全、发育迟缓",应用地高辛、呋塞米、螺内酯、卡托普利等抗心衰治疗;定期随访 6 个月后复查心脏超声示 LVDd 31mm、LVEF 67%。门诊定期随访 3 年,期间复查超声提示心脏大小及 LVEF 正常,但室间隔厚度及左室后壁厚度逐步增加,修正诊断为"肥厚型心肌病"(表 7-3-1)。入院前 1 个

月患儿出现腹部进行性增大,腹壁隆起明显,脐部膨出,不伴发热,偶有恶心、呕吐,呼吸稍急促,无面色苍白,饮食差,尿量少,完善腹部超声提示大量腹水,心脏超声提示室间隔厚度 10mm、左室后壁厚度 6mm,遂以"腹水、肥厚型心肌病(hypertrophic cardiomyopathy,HCM)、精神运动发育迟缓"收入院。患儿平素意识反应良好,易反复呼吸道感染,体格及智力发育显著落后。既往生后因"肺不张"转入新生儿监护室并应用呼吸机辅助通气等治疗,好转出院。患儿系第 1 胎第 1 产,足月顺产,出生体重 3.5kg,5 岁时仍无法行走,仅会说"爸爸、妈妈"等简单语句。否认传染性疾病及心脏病家族史,否认心肌病、夭折、猝死家族史。

【体格检查】体温 37.2 ℃,呼吸 30 次 /min,经皮氧饱和度 100%,上肢血压 71/57mmHg,体重 13.5kg,身高 85cm。发育不良,营养欠佳,肤色黑,头围增大,前额突出,毛发浓密,发际低,眼球突出,鼻梁低平、鼻孔上翻,唇厚,舌大,牙龈增生,牙齿细小。枕部可触及分流装置,储液囊按压弹性良好。听力下降。双肺呼吸音粗,未闻及干、湿啰音及胸膜摩擦音。心率 125 次 /min,心音低钝,心律齐,心前区可闻及 Ⅱ/ Ⅵ 级收缩期吹风样杂音;腹部膨隆,腹围 68cm,无胃肠型及蠕动波,腹壁静脉曲张,脐膨出约 5cm×5cm,无嵌顿,腹部无压痛,腹部未触及包块,肝脾触诊不清。肛门未见异常。阴囊肿大,四肢肌肉萎缩,双下肢无水肿,双上肢肌力 4 级,双下肢肌力 3 级,肌张力减低,爪形手,右手通

贯掌。毛细血管再充盈时间<2 秒。

【辅助检查】

1. 心脏超声 LVDd 36mm,室间隔厚度 10mm、左室后壁厚度 6mm,LVEF 64%,各房室腔大小正常,左、右心室壁均匀性增厚,二尖瓣回声增粗,收缩期见轻度反流,心包腔无明显积液;患儿病程中随访的心脏超声数据见表 7-3-1。

2. 颅脑 CT 第三脑室及两侧脑室增大,脑沟增深、增宽(图 7-3-4)。

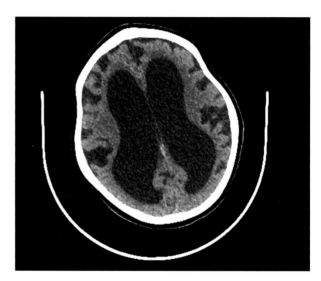

图 7-3-4　颅脑 CT 表现
脑室增大,脑沟增深、增宽。

3. 胸部正位片 心胸比 0.6,肺纹理增粗紊乱。

4. 心电图 窦性心律不齐、PR 间期 160 毫秒、多导联 ST-T 改变(Ⅱ、aVF、V5、V6 ST 段压低)(图 7-3-5)。

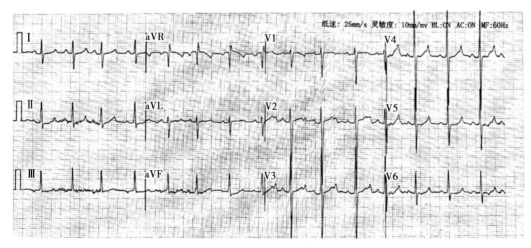

图 7-3-5　心电图表现
多导联 ST-T 改变(Ⅱ、aVF、V5、V6)。

5. 基因检测(外院) *IDUA* 基因杂合变异(c.1049delA,母亲为杂合致病基因携带者,父亲基因型正常),既往报道中显示该基因与黏多糖贮积症(mucopolysaccharidosis,MPS)Ⅰ型相关,但该病为常染色体隐性遗传,故结论为该基因的临床意义未明。

6. 遗传代谢病串联质谱筛查未见明显异常。

表 7-3-1 患儿心脏超声随访数据

年龄	LVEDd/mm	IVSd/mm	LVPWd/mm	LVEF/%	MR
9 月龄	48	4	5	32	中度
10 月龄	39	4	5	44	轻度
15 月龄	31	5	5	67	轻度
1 岁 8 月龄	32	9	6	75	轻度
2 岁 7 月龄	32	10	6	72	轻度
3 岁 5 月龄	34	10	6	71	轻~中度
5 岁 9 月龄	36	10	6	64	轻度

注:LVEDd,左心室舒张末期内径;IVSd,室间隔厚度;LVPWd,左心室后壁厚度;LVEF,左心室射血分数;MR,二尖瓣反流。

【初步诊断及分析】患儿系婴儿期发病,外院就诊时虽无明显心衰临床表现,但心脏超声提示左室扩大、左心功能显著下降,LVEF 仅 32%,慢性心衰诊断明确。结合患儿特殊面容、脑积水、精神运动发育迟缓、心肌病表现形式变化(疾病早期呈扩张型心肌病表现逐步发展为肥厚型心肌病)以及骨骼发育异常等多系统表现,心衰的可能原因分析如下:

1. **遗传代谢病** 患儿存在较典型的特殊面容、精神运动发育迟缓、以肥厚型心肌病为主要表现形式的心肌改变,以及骨骼发育异常、肌无力等多系统受累,首先需考虑遗传代谢病的可能;基于患儿粗陋面容、发育迟缓等特点,应重点考虑糖代谢异常中的黏多糖贮积症可能,且患儿基因检测提示母源 *IDUA* 基因致病性突变,相关疾病即为 MPS Ⅰ型,但该病为常染色体隐性遗传,遗传学证据不足以支持该病诊断,必要时需进一步深入研究基因层面证据,同时可完善尿葡糖胺聚糖(glucosaminoglycan,GAGs)检测以协助诊断。

2. **心肌病** 患儿起病早期为扩张型心肌病,随着疾病进展,进展为 HCM,且为双心室心肌均匀性肥厚,从形态学上可诊断肥厚型心肌病,结合患儿多系统受累特点,从病因上仍考虑遗传病伴发 HCM 可能性大。

3. **先天性心脏病** 患儿疾病早期表现为心脏扩大、心功能减低,逐步出现心肌肥厚,需警惕可引起后负荷增加的先天性心脏病可能,如主动脉缩窄等,但多次心脏超声未发现相关证据,必要时行心脏 CT 血管成像等以协助诊断。

4. **心肌炎** 患儿病史时间较长,发病前无明确感染病史,且早期发病呈慢性过程,无急性心肌炎表现,考虑心肌炎的可能小;入院前短期内腹水明显增加,需考虑存在感染导致的可能,可行宏基因组测序(mNGS)检查寻找可疑病原体。

【进一步检查及结果】

1. **血液学检测** 血常规示白细胞计数 5.5×10^9/L、血红蛋白浓度 116g/L、血小板计数 167×10^9/L、C 反应蛋白 5.72mg/L;肝功能及电解质检测示谷丙转氨酶、天冬氨酸氨基转移酶正常,总蛋白 54.41g/L、白蛋白 34.39g/L、血清前白蛋白 11.83mg/L、钠 134mmol/L。

解析:患儿白蛋白减低,考虑摄入不足及腹水丢失所致,其他生化指标大致正常,需考虑腹水由低白蛋白血症引起的可能性,可适当输注白蛋白提高胶体渗透压以改善腹水,需进一步进行腹水检查明确腹水性质。患儿炎性指标未见明显异常,考虑细菌感染可能性小。因无尿 GAGs 检测条件,未行该项检查。

2. **腹水检查** 腹水呈黄色澄清液体,腹水生化示蛋白 18.06g/L、葡萄糖 4.96mmol/L、乳酸脱氢酶 71.89U/L;腹水常规示李凡他试验弱阳性(±)、白细胞数 36×10^6/L、单个核细胞计数 33×10^6/L;

腺苷脱氨酶测定、结核分枝杆菌 DNA、一般细菌培养、涂片革兰氏染色镜检查、涂片抗酸染色镜检均呈阴性；mNGS 未见明显病原体感染。

解析：患儿腹水性质呈漏出液，无明确感染证据，考虑存在低蛋白血症导致腹水的情况，但腹水短时间增加考虑为原发病恶化所致可能性大。与家属沟通，仍建议完善基因检测以明确疾病诊断以利于进一步诊疗。

3. 基因检测　在获得患儿父母知情同意后，患儿接受了全外显子组及线粒体组基因测序，全外显子基因检测示 *IDUA* 基因 exon1-2 杂合缺失（父亲来源）及 c.1049delA 杂合突变（母亲来源），根据美国医学遗传学和基因组学学会（American College of Medical Genetics，ACMG）指南，两种变异均为致病性变异（PVS1+PM3-Strong+PM2 与 PVS1+PM2+PM3）；线粒体环基因全长无明显异常。该基因相关疾病为 MPS Ⅰ型。

解析：该患儿 *IDUA* 基因复合杂合变异，且致病性明确，结合临床特点，最终确诊 MPS Ⅰ型。

【治疗及随访】明确诊断后，查阅现有国内外文献，MPS Ⅰ型的治疗包括酶替代疗法（ERT）、造血干细胞移植及基因治疗。与家属沟通，目前无法获得对因治疗手段，故仅对其进行穿刺放腹水、利尿剂减轻液体潴留、卡托普利减轻心室重塑等对症治疗，经治疗 2 周，患儿腹水缓解不明显，家属放弃治疗并自动出院。

【病例点评】MPS 于 1919 年由 Hurler 首先描述，是一组由溶酶体缺陷导致 GAGs 分解代谢障碍

而导致细胞、组织及器官功能异常的遗传代谢病。全球不同地区发病率差异明显，约为 1.04/10 万～16.9/10 万活产婴儿，其中 MPS Ⅰ型、Ⅱ型、Ⅵ型心脏受累多见。MPS Ⅰ型是常染色体隐性遗传，临床表现轻重不一，临床表现包括相貌粗陋、上呼吸道阻塞、喉和气管狭窄、角膜混浊、听力丧失、心脏异常、肝脾大、脐疝或腹股沟疝、身材矮小、爪形手、膝外翻、进行性骨骼发育不良及进行性神经系统疾病等。心脏病变是 MPS Ⅰ型的常见并发症，心脏受累的年龄和进展速度相差也很大，婴儿期即可发病，表现包括心腔扩大、心肌肥厚、心功能不全、心脏瓣膜病变等，可呈进行性加重。充血性心衰是重症 MPS Ⅰ型患者的常见死因。根据典型临床表现、心脏超声等影像学检查、尿 GAGs 检测，大多数患儿可拟诊，确诊需通过酶活性测定及基因突变的检测，同时进一步明确分型。

该患儿临床特点较为典型，在缺乏酶学检测手段的情况下，基因检测是确诊的主要依据，但该患儿首次基因检测结果未发现父源 *IDUA* 基因的杂合缺失导致漏诊，该类情况需要引起临床医师的警惕。二代测序的大数据可得到上百万个突变，解读海量数据并完成临床级别致病突变分析已成为儿童心肌病基因诊断的关键问题之一。重视数据解读质量应该作为心肌病基因检测的重中之重；同时修订或制定规范的、具有可操作性的儿童心肌病基因检测解读和处理指南或共识，将为儿童心肌病的精准诊断提供强有力的工具。

第四节
线粒体病相关心力衰竭

【概述】线粒体病（mitochondrial disorders，MIDs）是由线粒体 DNA（mtDNA）和/或细胞核 DNA（nDNA）编码线粒体相关蛋白基因突变导致线粒体代谢酶功能缺陷进而三磷酸腺苷（ATP）合成障碍、能量产生不足而出现的一组多系统疾病。

估计发病率至少为 1/5 000，是最常见的先天性代谢缺陷病之一，其临床表现具有高度的异质性，致死及致残率高。儿童线粒体病主要由 nDNA 突变所致，占 75%~95%，目前多应用骨骼肌活检的方法在细胞和蛋白水平对该组疾病进行诊断。

线粒体是进行能量代谢的重要场所,心脏是能量需求较大的器官,线粒体的功能异常可以导致心肌病的发生,研究显示,约 15%~40% 线粒体病儿童存在心肌病,约 50% 儿童线粒体心肌病发展为心力衰竭。线粒体病相关的心力衰竭除了具有线粒体病的相关表现和心力衰竭的常见临床表现外,可有心脏的一些特殊的结构和功能的异常,如出现肥厚型和扩张型心肌病表现,心电图可有房室传导阻滞、ST-T 改变等。

在这类疾病中具有代表性的疾病为 Leigh 综合征和 Senger 综合征。Leigh 综合征呈线粒体遗传(又称母系遗传,约 20% 由 mtDNA 突变引起)、常染色体隐性遗传、常染色体显性遗传、X 连锁遗传;临床表现多样,通常为精神运动发育迟滞或倒退、肌张力障碍、癫痫发作、共济失调、眼科异常(包括眼肌麻痹、眼球震颤和视神经萎缩)等,少部分会引起心力衰竭。Senger 综合征是一种罕见的常染色体隐性遗传病,由酰基甘油激酶(acylglycerol kinase,AGK)基因突变引起,AGK 是一种线粒体膜蛋白,参与脂类和甘油脂类代谢、线粒体蛋白转运、糖酵解和血小板生成等,AGK 突变引起以肥厚型心肌病、先天性白内障和线粒体肌病为特征,包括运动后的肌无力和乳酸性酸中毒的临床综合征,甚至心力衰竭。

【临床表现】线粒体病一般为缓慢起病,首发症状多为肢体无力、疲劳,眼睑下垂或视觉异常,智能下降和精神异常,全面性或部分性癫痫发作,共济失调,头痛、呕吐,部分患者存在内分泌异常表现,如月经不规律、原发性闭经、糖尿病、多毛等。综合来讲,具有共同临床表现:①母系遗传,常染色体显性和常染色体隐性遗传皆有;②任何年龄均可发病,通常在儿童晚期或成人期发病;③脑和骨骼肌等对能量需求程度较高的器官相对易受累;④骨骼肌受累表现:易疲劳、肢体近端肌无力、眼睑下垂、眼外肌麻痹;⑤中枢神经系统受累表现:卒中样发作、癫痫、痴呆、偏头痛、共济失调、痉挛状态等;⑥累及其他系统:如耳蜗神经、视神经、脂肪组织、骨骼肌或心肌等。

发生线粒体病相关心力衰竭时,临床表现很大程度上取决于发生心功能减退的快慢,有无充分的

时间发挥代偿。急性心力衰竭时,患者可出现精神异常,活动量急剧下降,临床可有尿量减少、水肿、肝大、心音低钝,甚至奔马律等;如果有时间代偿,临床表现可逐渐发展,不剧烈,但有活动量减少、发育减慢等。

【诊断】包括线粒体病诊断及线粒体病相关心力衰竭的诊断。

1. 线粒体病诊断

(1)实验室检查:

1)乳酸/丙酮酸比值升高:乳酸/丙酮酸比值的增高提示呼吸链功能障碍和丙酮酸代谢缺陷,尤其是丙酮酸脱氢酶缺乏,线粒体病患者由于 ATP 生成障碍,血乳酸增高,乳酸/丙酮酸比值升高。

2)血浆氨基酸:可发现丙氨酸、脯氨酸升高。

3)血、尿酰基肉碱、有机酸浓度:可作为三羧酸循环的中间代谢物,血、尿酰基肉碱、有机酸浓度增高可作为线粒体功能障碍的非特异指标。

4)血清肌酸激酶(CK)、肌酸激酶同工酶(CK-MB)、乳酸脱氢酶(LDH)明显增高。

(2)器械检查:

1)肌电图:示肌源性损害,神经源性损害,神经传导速度减慢。

2)脑电图:脑电波异常,可见各种癫痫波,以棘慢波常见。

3)CT/MRI:可见脑萎缩、脑白质变性。

4)心电图:心脏传导阻滞,与体温不成比例的窦性心动过速,ST-T 改变、左前分支阻滞伴 T 波改变、预激综合征、不完全右束支传导阻滞伴左室高电压。

(3)肌肉活检及病理检查:通过肌肉活检进行组织病理学检查和酶学检测对于诊断可疑线粒体病具有重要价值。一般进行肱二头肌、腓肠肌、股四头肌及胫骨前肌活检。光学显微镜下:不同程度变性、坏死和再生,肌纤维内,特别是肌纤维膜下散在不同程度的破碎红纤维(ragged red fiber,RRF)。透射电镜下(纵切):于肌纤维长轴水平可见肌膜下或肌原纤维间有大量异常线粒体,形态不一,数量增多并聚集成堆,线粒体嵴排列紊乱、融合或成同心圆排列,偶见基质中有类结晶样包涵体分布,有脂滴空泡堆积。

(4)分子遗传学:线粒体基因组(mtDNA)是闭

合的双链 DNA 分子,由 16 569 个碱基对组成,含 37 个基因,其中 13 个为编码呼吸链上酶复合体的亚单位结构蛋白,24 个参与 mtDNA 的翻译,而维持线粒体的结构和功能则需大约 1 500 种蛋白质,因此线粒体中大部分蛋白质是由核基因组编码的。全基因组测序不仅能筛选致病性点突变、片段缺失,同时也检出一些致病性不明的点突变,在基因诊断中存在陷阱,需要较丰富的遗传学知识结合临床作出判断。

2. 线粒体病相关心力衰竭诊断 在线粒体病临床诊断基础上,出现心力衰竭的症状和体征,结合实验室如 BNP/NT-proBNP,和 / 或器械检查,尤其是心脏超声、心脏磁共振的相应表现,可诊断线粒体病相关心力衰竭。

【鉴别诊断】线粒体病表现复杂多样,可累及多系统,鉴别诊断困难。尤其注意与一些神经系统疾病的鉴别,如慢性进行性眼外肌瘫痪(chronic progressive external ophthalmoplegia,CPEO)与重症肌无力眼肌型、眼咽型肌营养不良(oculopharyngeal muscular dystrophy,OPMD)、费希尔综合征(Fisher syndrome)等眼睑下垂疾病鉴别;以癫痫为主要症状且脑 CT 显示苍白球对称性钙化者除了考虑肌阵挛癫痫伴肌肉破碎红纤维(myoclonic epilepsy with ragged red fibers,MERRF)综合征外,还需要与甲状旁腺功能减退、基底核钙化症即特发性基底核钙化(Fahr 病)、科凯恩综合征(Cockayne syndrome)相鉴别等;线粒体病临床表现多样化、错综复杂,部分患者在病程中各个类型之间有转化和叠加的可能,也要注意鉴别。

当发生线粒体病相关心力衰竭时,需鉴别引起心力衰竭的其他病因,如心脏结构、冠脉异常起源等引起的心力衰竭,在线粒体病临床诊断基础上考虑心力衰竭。

【治疗原则】线粒体病的治疗主要包括针对发病机制的酶替代治疗、并发症治疗等综合措施。目前证实有效的治疗包括:纠正乳酸酸中毒、大剂量辅酶 Q10、左旋肉碱、维生素 E、硫胺、有氧训练等。当发生线粒体相关心力衰竭时,需结合患者具体病因给予对症处理,如伴有室上速、预激综合征或难治心律失常表现的原发性线粒体病患者应考

虑消融术;低阈值植入式起搏器可预防心源性猝死,必要时可联合使用起搏器及植入式除颤仪;对于有猝死风险的原发性线粒体病患者,当其左室壁厚度>30mm,以及有持续性或非持续性室性心动过速者,可使用植入式心脏转律除颤仪;应注意进行高血压、糖尿病、血脂异常等合并症的评估,并给予相应治疗;根据心功能制定体力活动的强度;心力衰竭终末期可考虑心脏移植,移植前应综合评估。

(安金斗)

【附 病例 7-9】

Leigh 综合征致心力衰竭 1 例

(福建省立医院　石小松　洪婉蓉)

【病史】患儿,男,7 岁,因"精神萎靡 1 个月伴乏力,气喘 2 周"入院。入院前 1 个月出现精神萎靡,自觉乏力,不喜活动,无发热,无头痛、呕吐,无咳嗽、气喘,无腹痛、腹泻,无诉关节疼痛,家属未在意,未予以诊治。入院前 2 周出现气喘,活动后症状加重,休息后可缓解,无咳嗽,无胸痛、胸闷,无头痛、呕吐,无发热,无面色发青。就诊于外院,查血常规 +CRP: WBC 18.29×10^9/L,NE 76.3%,LY 18.6%,HGB 144g/L,PLT 482×10^9/L,CRP 0.31mg/L。生化全套示:谷草转氨酶 98U/L,葡萄糖 7.44mmol/L ↑,肌酐 22.7μmol/L ↑,余正常。考虑"支气管哮喘",予以口服头孢类抗生素及布地奈德 + 复方异丙溴铵雾化等治疗,效果不佳。入院前 1 天气喘加重,转诊笔者医院,摄胸部 X 线片示:支气管肺炎。拟诊"急性支气管肺炎"收住院。自患病以来,精神状态较差,食欲一般,睡眠一般,大小便正常,体重无明显改变。既往体健,出生史、个人史、生长发育史无异常,否认家族中有遗传病史。入院查体:体温 36.8℃,脉搏 90 次 /min,呼吸 30 次 /min,血压 97/60mmHg,SPO$_2$ 97%(FiO$_2$ 21%),体重 32kg。发育正常,营养良好,神志清楚,双侧瞳孔等大等圆,直径约 3mm,对光反射灵敏。口唇红润,三凹征阴性。双肺呼吸音粗,可闻及粗湿啰音。心率 90 次 /min,心律齐,心音可,未闻及杂音。腹平软,

无压痛,肝脾未触及。四肢肌力4级,肌张力正常,腱反射存在,病理征和脑膜刺激征均阴性。入院予以注射用头孢曲松钠可抗感染及雾化等治疗,症状无改善。住院期间观察到患儿双侧上眼睑下垂,晨轻暮重,家属诉患儿住院前双侧上眼睑下垂持续有一段时间,当时未在意。予以行新斯的明试验:阴性。于住院第4天出现气促、烦躁、头痛、上腹痛、心率增快,随后出现抽搐1次,表现为意识丧失、口唇青紫、口吐泡沫、四肢强直、大小便失禁,予"地西泮"处理后,抽搐持续约2分钟停止,继而神志不清,伴发热、尿少。

【体格检查】血压88/41mmHg,昏迷,压眶无反应,双侧瞳孔等大等圆,直径约2mm,对光反射稍迟钝。口唇无青紫,颈软,颈静脉无怒张,肝-颈静脉回流征阴性。双肺呼吸音粗,可闻及粗湿啰音。心率200次/min,心律齐,心音稍低钝,未闻及杂音。腹平软,肝脏右肋下3cm可触及,质中,边锐,余腹部查体无特殊。四肢肌力不配合,肌张力尚可,双侧肱二、三头肌腱反射减弱,双侧膝反射、跟腱反射减弱,病理征和脑膜刺激征均阴性。

【辅助检查】

1. 胸部正位片 支气管肺炎。

2. 血液检查 WBC 22.8×10⁹/L,NE 80.2%,LY 12.1%,HGB 137g/L,PLT 530×10⁹/L,CRP 14.19mg/L(0~10mg/L);降钙素原 35.08ng/ml(<0.25ng/ml);血氨 32.1μmol/L(9~30μmol/L);ALT 186U/L(9~50U/L),AST 91U/L(15~40U/L),γ-GGT 117U/L(10~60U/L),GLU 8.12mmol/l(3.8~6.1mmol/L),LDH 896U/L(120~250U/L),CK 574U/L(50~310U/L),CK-MB 49U/L(0~31U/L);Na⁺ 137mmol/L(137~147mmol/L),K⁺ 4.1mmol/L(3.5~5.3mmol/L);新斯的明试验阴性。肌钙蛋白Ⅰ定量 40.98ng/mL(0~0.1ng/ml);N端-B型钠尿肽前体>35 000pg/ml(<450pg/ml)。

3. 床边心电图 室上性心动过速(图7-4-1)。

4. 床边心脏超声 左室各壁收缩运动稍减弱,左室射血分数约35%(心动过速,心率200次/min)。

5. 脑脊液 微混,浅红,潘氏试验阳性,红细胞计数 6 000×10⁶/L,白细胞计 56×10⁶/L(0~6×10⁶/L),单个核细胞30%,多个核细胞70%;总蛋白 204mg/dl(12~60mg/dl),葡萄糖 4.00mmol/L(2.2~3.9mmol/L),氯 132mmol/L(120~132mmol/L);脑脊液墨汁染色未检出隐球菌;脑脊液未培养出细菌。

6. 血尿遗传代谢检测 无异常。

7. 血气分析(机械通气前) pH 7.63(7.35~7.45),PCO₂ 11mmHg(35~45mmHg),PO₂ 119mmHg(83~108mmHg),Lac 5.1mmol/L(0.5~1.6mmol/L),HCO₃⁻ 16.3mmol/L(21.4~27.3mmol/L),SBE -5.3mmol/L(-3~+3mmol/L),PO₂/FiO₂ 238mmHg(400~500mmHg)。

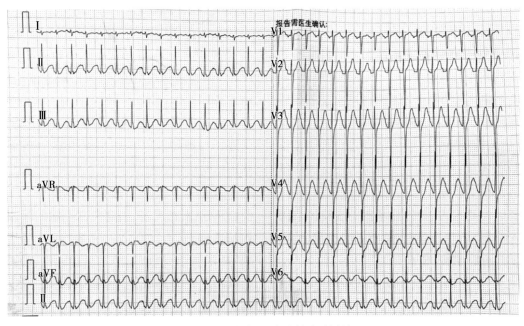

图7-4-1 心电图,室上性心动过速

血气分析(机械通气后): pH 7.271(7.35~7.45),PCO$_2$ 41.4mmHg(35~45mmHg),PO$_2$ 88.4mmHg(83~108mmHg),Lac 3.2mmol/L(0.5~1.6mmol/L),HCO$_3^-$ 14.2mmol/L(21.4~27.3mmol/L),SBE −7.3mmol/L(−3~+3mmol/L),PO$_2$/FiO$_2$ 176.8mmHg(400~500mmHg)。

【初步诊断及分析】患儿,男,7岁,精神萎靡1个月伴乏力,双侧上眼睑下垂,晨轻暮重,气喘2周,抗感染及雾化治疗效果不佳,住院期间出现气促、烦躁、心率增快,心率200次/min,肝脏右肋下3cm可触及,查肌钙蛋白I及N端-B型钠尿肽前体明显增高,床边心电图示室上性心动过速,心脏超声示射血分数降低,故心力衰竭可诊断。目前引起心力衰竭的原因分析如下:

1. 遗传代谢性疾病 患儿病程较长,缓慢起病急性加重,除了有心力衰竭,还有其他系统受累表现,如精神萎靡、乏力、呼吸无力,双侧上眼睑下垂,转氨酶增高,神经系统表现为头痛、抽搐、昏迷,查脑脊液提示白细胞计数及蛋白升高,多系统受累,需考虑到遗传代谢性疾病,予以行颅脑磁共振平扫+增强、基因检测(全外显子基因组+线粒体基因组),以明确具体为哪一类遗传代谢性疾病。

2. 重症肌无力 眼肌型可表现为双侧上眼睑下垂,晨轻暮重,全身型还可表现为乏力、易疲劳,伴呼吸肌无力,易患呼吸道感染,腱反射常减弱或消失,可通过新斯的明试验、神经重复电刺激和乙酰胆碱受体抗体测定来明确诊断。该患儿住院期间行新斯的明试验阴性,目前考虑重症肌无力可能性小。

【进一步检查及结果】

1. 颅脑磁共振平扫+增强 ①脑桥及延髓后部、双侧大脑脚、上下丘、双侧乳头体、中脑导水管周围脑实质对称性异常信号,考虑为遗传代谢性疾病可能性大,炎症待排除;②部分鼻窦炎;③所见腺样体肥大(图7-4-2)。

2. 基因检测报告(全外显子组+线粒体基因组) 检测到可以解释患儿表型的致病性变异,检测到异常基因 *MT-ATP6*:染色体位置ChrMT: 9176,m.9176T>C,突变比例(Alt/All)99.45%(24648/24785),均质突变,变异来源于母亲,属于线粒体遗传,该基因编码线粒体膜ATP酶,通过呼吸链的电子转运复合物产生ATP。关联疾病:Leigh综合征。

【治疗及随访】结合患儿临床表现及辅助检查结果,诊断为:Leigh综合征、急性脑病、心力衰竭、肺部感染。予以气管插管、机械通气、甘露醇脱水、呋塞米利尿、米力农强心、胺碘酮抗心律失常、多巴胺及多巴酚丁胺改善循环、注射用头孢曲松钠抗感染、辅酶Q10及左卡尼汀等支持治疗。

患儿仍呈持续昏迷状态,机械辅助通气下无气喘、气促,肌钙蛋白I、N端-B型钠尿肽前体、肝功能均降至正常,恢复窦性心律,床边心脏超声提示射血分数升至55%。半个月后予以拔除气管插管、撤离呼吸机,呈浅昏迷状态,复查颅脑磁共振提示双侧大脑半球皮层及皮层下新增多发病灶伴部分渗血,脑桥及延髓后部、双侧大脑脚、上下丘、双侧乳头体、中脑导水管周围脑实质对称性异常信号,部分病灶较之前范围缩小,颈段脊髓明显肿胀增粗。家属要求自动出院。

【病例点评】Leigh综合征又称亚急性坏死性脑脊髓病,是儿童最常见的原发性线粒体疾病,其病因复杂,主要是由于线粒体呼吸链功能异常导致氧化磷酸化障碍,ATP产生减少,引起以心、脑和骨骼肌等能量需求大的组织器官损害为著的疾病,通常在婴儿期或儿童早期发病,少数在成人时期发病。根据起病年龄不同,分为新生儿型、经典婴儿型、少年型及成人型。起病后发展迅速,多在2岁内死亡,少年型及成人型少见。该病的主要临床特点是共济失调、肌张力障碍、眼外肌麻痹、癫痫发作、精神运动减退等神经系统受累表现,辅助检查以血/脑脊液乳酸增高、颅脑MRI示基底节和/或脑干对称性T$_2$高信号为特征。该病确诊有赖于病理学检查见到基底节及脑干的特征性改变,临床上主要通过神经系统表现、乳酸升高、颅脑磁共振及基因检测作出诊断。

该患儿主要是由于线粒体功能障碍导致能量代谢不足,乳酸升高,引起代谢性酸中毒,先表现为精神萎靡、乏力,后出现"气喘",曾一度考虑为哮喘、肺部感染,但患儿没有出现咳嗽,抗感染及扩张气道治疗效果不好,患儿的"气喘"和他的乳酸增高引起代谢性酸中毒有关。患儿起病时年龄已7岁,且既往体健,生长发育史正常,故刚开始没有

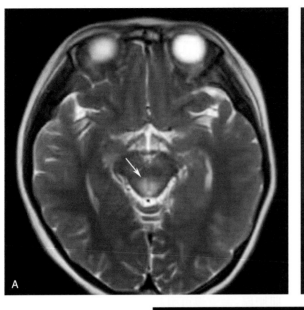
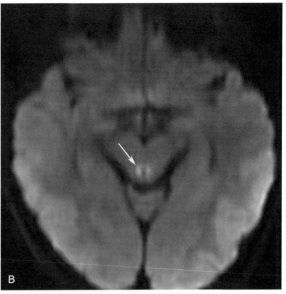
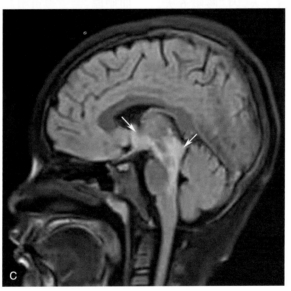

图 7-4-2　患儿颅脑异常信号图像（↗所示）
A. 水平面 -T$_2$WI 上下丘呈高信号；B. 水平面 - 弥散加权磁共振（DWI）上下丘呈高信号；
C. 矢状面 -T$_2$WI 中脑部分呈高信号。

考虑到遗传代谢性疾病，后出现神经系统、心血管系统、眼外肌受累症状，加上颅脑磁共振结果及血乳酸升高，才考虑到遗传代谢性疾病，最终根据基因检测结果诊断为 Leigh 综合征。

　　Leigh 综合征的治疗包括饮食疗法、药物支持治疗和对症治疗，以及避免使用导致疾病加重的药物。该患儿明确诊断后给予充足的能量，给予针对线粒体功能障碍的药物如辅酶 Q10、左卡尼汀。另外予以对症治疗，针对心力衰竭予以米力农及多巴胺 + 多巴酚丁胺强心、升压治疗，还有利尿、胺碘酮

抗心律失常等治疗；针对脑病予以机械通气、甘露醇脱水、地西泮止惊。需注意 Leigh 综合征并发抽搐时不能使用苯巴比妥、丙戊酸钠，可以使用地西泮、左乙拉西坦。该患儿未诊断 Leigh 综合征时予以苯巴比妥止惊，后改用左乙拉西坦。

　　临床上遇到患儿出现神经、肌肉骨骼、心血管等多系统受累的时候，需注意到是否存在遗传代谢性疾病。若有乳酸增高及颅脑 MRI 提示基底节、脑干信号异常更支持遗传代谢性疾病诊断。儿童 Leigh 综合征的颅脑 MRI 表现具有一定的特征性，

当脑内病变呈基本对称性分布,单独或同时累及脑干、基底节时,尤其是 T_2 FLAIR 和 DWI 信号不均匀时,病变同时具有弥散受限和不受限区域时,应高度怀疑 Leigh 综合征,予以检测基因以明确诊断。遗传代谢性疾病行基因检测需注意除了查全外显子基因组,也要注意查线粒体基因组,以免漏诊了线粒体疾病引起的遗传代谢性疾病。

【附 病例7-10】

Sengers 综合征致心力衰竭1例

（青岛大学附属妇女儿童医院 单光颂 王本臻）

【病史】患儿,男,7个月7天,因"咳嗽6天,喘息3天"入院。病程中发热,偶有吐奶,呼吸急促,外院心脏超声示"左、右心室壁普遍性增厚,肥厚型心肌病(hypertrophic cardiomyopathy,HCM)不除外,心功能不全"。患儿平素吃奶有力、无吃奶中断现象,无多汗,无反复呼吸道感染,生长发育与同龄儿类似。既往生后外院诊断"先天性白内障、视网膜发育不良",于1月龄行"双眼白内障超声乳化吸除联合后囊膜切开联合前部玻璃体切割术",手术顺利,拟择期行晶状体植入手术。有一哥哥,10岁,体健,否认心脏病家族史,否认夭折、猝死家族史。

【体格检查】呼吸45次/min,心率172次/min,经皮氧饱和度96%,血压100/65mmHg,体重8kg。烦躁不安,无特殊面容,面色苍白,四肢皮肤未见大理石样花纹,呼吸急促,三凹征阳性,双肺呼吸音粗,可闻及散在哮鸣音及湿啰音。心前区无隆起,心律齐,心音稍低顿,未闻及杂音,无传导。腹软,肝右肋下2cm,质地中,边缘钝,脾脏左肋下未触及。双下肢无水肿,四肢肌张力稍低,双上肢肌力4级,双下肢肌力3级,腱反射存在。甲床无发绀,毛细血管再充盈时间<2秒。

【辅助检查】心脏超声(外院)示左、右心室壁普遍性增厚,HCM不除外,三尖瓣少量反流,少量心包积液,左心室室壁搏动减弱,左室射血分数45%。胸部X线片(外院)肺内可见片状密度增高影,心影大,心胸比约0.65。心肌酶(外院)示肌酸激酶、肌酸激酶同工酶MB正常。

【初步诊断及分析】患儿为小婴儿,平素一般状态可,无明显心衰表现,入院查体存在气促,三凹征阳性,肺部啰音明显,肝大,心脏超声示双心室心肌肥厚、心功能减低,左室射血分数45%,故慢性心力衰竭诊断明确,按照改良 Ross 评分法评分为6分,为轻度心力衰竭;其心肌肥厚、心力衰竭的可能原因分析如下:

1. HCM 患儿起病早,心脏超声示双心室心肌肥厚,左室射血分数下降,需重点考虑,但该患儿为双心室心肌肥厚,非单纯左室心肌肥厚,且HCM往往早期并不合并心功能减低,但该患儿已出现射血分数下降,需进一步行心脏超声检查明确。

2. 先天性心脏病 患儿外院心脏超声提示心肌肥厚,需警惕可引起后负荷增加的先天性心脏病可能,如主动脉缩窄等,需进一步行心脏CT血管成像等以明确诊断。

3. 遗传代谢病 患儿存在先天性白内障病史,合并心肌肥厚、肌力减低等多系统异常表现,需考虑遗传病可能,需重点关注线粒体功能异常相关遗传病,同时需注意糖原贮积症等酶代谢异常可能,故需进一步完善乳酸、血氨、血尿代谢筛查、α-葡糖醛酸酶活性测定、颅脑磁共振等相关检查,同时可进一步完善全外显子、线粒体相关基因检测。

【进一步检查及结果】

1. 心脏超声 复查心脏超声示左室扩大(左室舒张末期内径33mm),左室乳头肌水平至心尖部致密化欠佳,非致密层厚度约12mm;全心肌肥厚(室间隔厚度8mm,左室后壁厚度8mm);房间隔卵圆孔处见左房-右房1mm细束分流,考虑卵圆孔未闭;三尖瓣、肺动脉瓣轻微反流;双侧冠状动脉起源未见异常;左室壁整体运动幅度减低,左室射血分数39%,短轴缩短率18%(图7-4-3)。

解析:根据心脏超声结果,全心肌肥厚,动度减低,无流出道梗阻,未见明显心脏结构畸形,提示HCM,需进一步结合心电图检查,同时需进一步完善心脏CTA检查除外主动脉缩窄等结构畸形。

2. 心电图 窦性心动过速,PR间期缩短(100毫秒),双心室肥大伴复极异常,广泛ST-T改变,表现为 Ⅱ、Ⅲ、aVF、V4~V6 导联可见 T 波倒置(图7-4-4A)。

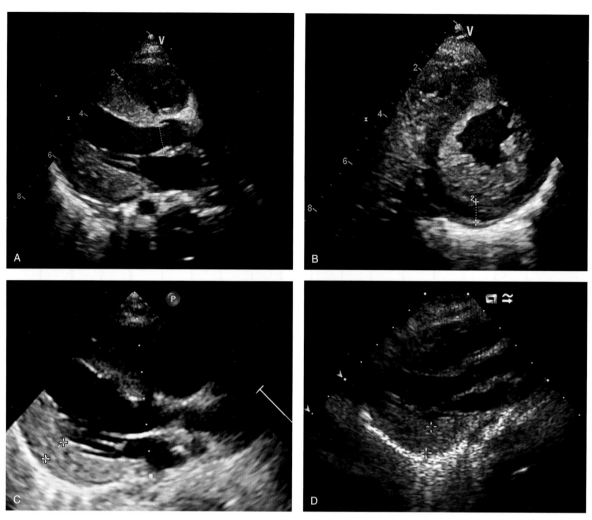

图 7-4-3 心脏超声

A. 发病初期显示心脏增大,心肌动度减低,左室后壁及室间隔心肌明显增厚;B. 心内膜增厚,回声增强,心肌均匀增厚,左室乳头肌水平至心尖部致密化欠佳;C. 治疗 3 个月后复查,心肌肥厚改变不明显,左室射血功能恢复正常(左室射血分数升至 67%);D. 随访 2 年,室间隔厚度 9mm,左心室后壁厚度 11mm,左室射血分数 66%。

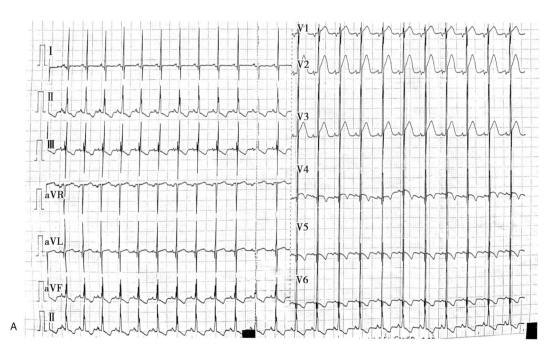

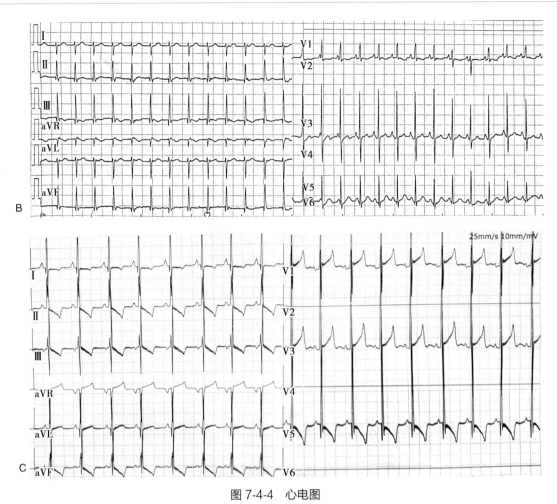

图 7-4-4　心电图

A. 发病初期提示窦性心动过速, PR 间期缩短(100 毫秒), 双心室肥大伴复极异常, 广泛 ST-T 改变, 表现为Ⅱ、Ⅲ、aVF、V4~V6 导联可见 T 波倒置; B. 治疗 3 个月提示干扰性房室分离, T 波倒置显著改善; C. 随访 2 年期间复查提示双心室肥大伴复极异常, 广泛 ST-T 改变、T 波倒置。

解析: 超过 90% 的 HCM 患儿有心电图改变, 包括病理性 Q 波, 尤其是下壁导联(Ⅱ、Ⅲ、aVF)和侧壁导联(Ⅰ、aVL 或 V4~V6), 异常 P 波, 电轴左偏, ST-T 明显水平下降或者抬高。部分 HCM 患儿的心电图改变具有病因提示性意义, 如短 PR 间期、高大 QRS 波和广泛 T 波倒置提示为 Pompe 病; 短 PR 间期伴房室传导阻滞提示为线粒体心肌病等。该患儿心电图提示短 PR 间期及广泛的 ST 改变, 且存在肌肉无力, 需警惕 Pompe 病及线粒体心肌病等情况, 需进一步做 α- 葡糖醛酸酶活性测定等相关酶学检测及乳酸、血氨等线粒体功能检查, 必要时完善全外显子及线粒体基因检测。

3. 血液学检查　乳酸 3.7mmol/L; 谷丙转氨酶 73U/L、肌酸激酶 918U/L, 肌酸激酶同工酶 MB 26U/L; 氨基末端脑钠肽前体 6 076pg/ml; 血尿代

谢筛查、α- 葡糖醛酸酶活性测定阴性。

解析: 患儿乳酸水平明显升高, 肌酸激酶水平升高, 结合患儿先天性白内障病史、心肌肥厚特征、肌无力以及高乳酸血症等特点, 重点考虑线粒体功能异常所致综合征可能。基于上述证据, 进一步查阅文献, 发现该患儿临床特点与 Sengers 综合征极其相似, 该综合征主要临床表现为 HCM、先天性白内障、线粒体肌病、高乳酸血症, 其中四条主要表现中, 该患儿符合三条, 其中线粒体肌病尚缺乏证据。需进一步完善患儿肌肉活检明确是否合并线粒体肌病。

4. 肌肉活检　在获得患儿父母知情同意后, 在全麻下行"左侧腓肠肌肌肉活检", 完善连续切片行 HE 染色、改良 Gomori 三色染色(modified Gomori trichrome staining, MGT)和其他酶组织化学染色, 显示肌纤维大小轻度不等, 小纤维多

呈小圆形、多边形；较多肌纤维内可见空泡及裂隙；较多肌纤维可见肌膜下深染；大量肌纤维可见胞质及肌膜下空泡裂隙呈破碎红边纤维样改变；NADH、SDH、COX 染色均可见较多肌纤维肌膜下深染；少量肌纤维肌膜下糖原含量明显增多；大量肌纤维内脂滴含量明显增多。连续切片行 Dystrophin-Rod、Dystrophin-C、Dystrophin-N、Dysferlin、α-dystroglycan、α-sarcoglycan、β-sarco-

glycan、γ-sarcoglycan、δ-sarcoglycan、Caveolin-3 及 MHC-1 免疫组织化学染色，结果显示 MHC-Ⅰ、MHC-Ⅱ 部分肌纤维膜着色增强。CD3、CD20 示肌间质可见少量散在 CD3、CD20 阳性淋巴细胞浸润。符合线粒体肌病病理表现。电镜检查示线粒体嵴排列紊乱，肌丝间可见较多脂滴，呈串珠样分布，符合线粒体肌病特点（图 7-4-5）。

解析：患儿组织化学染色及透射电镜结果均符

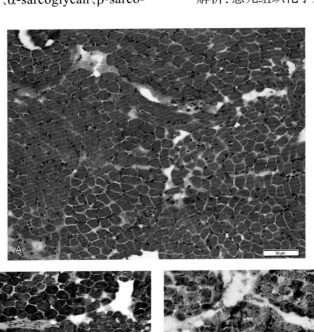

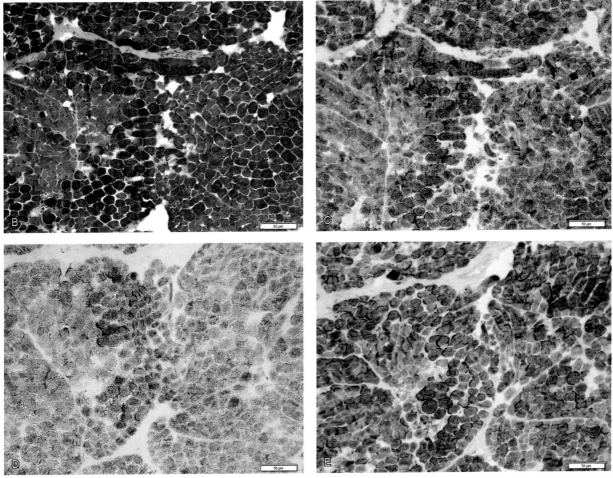

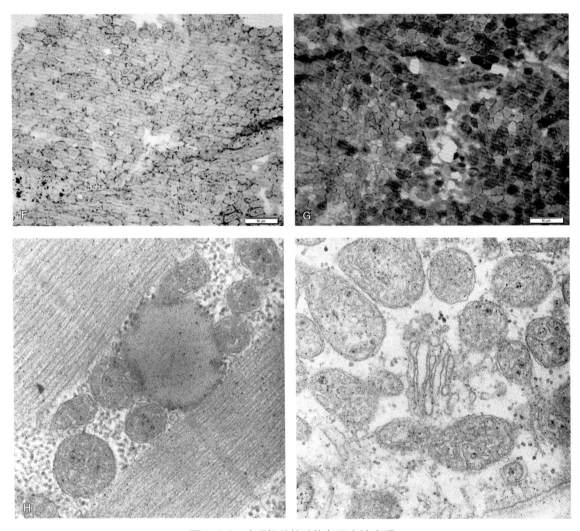

图 7-4-5 病理切片特殊染色及电镜表现

HE 染色（A）显示肌纤维大小轻度不等，小纤维多呈小圆形、多边形，较多肌纤维内可见空泡及裂隙，较多肌纤维可见肌膜下深染；改良 Gomori 染色（B）显示大量肌纤维可见胞质及肌膜下空泡裂隙呈破碎红边纤维样改变；NADH 染色（C）、SDH 染色（D）、COX 染色（E）均显示较多肌纤维肌膜下深染；ORO 染色（F）显示大量肌纤维内脂滴含量明显增多；PAS 染色（G）显示少量肌纤维肌膜下糖原含量明显增多；电镜显示肌丝间可见较多脂滴（H），线粒体嵴排列紊乱（I）。

合线粒体肌病表现，结合上述其他特点，可临床诊断 Sengers 综合征。结合近年来研究，该病为 AGK 基因突变所致常染色体隐性遗传疾病，因此从分子水平确诊该病具有重要意义，故进一步送检基因检测。

5. 基因检测 在获得患儿父母知情同意后，患儿接受了全外显子组基因测序，其父母和哥哥行 Sanger 验证，结果示患儿携带 AGK 基因纯合变异（c.1131+2T>C），Sanger 测序父母及患儿哥哥均为杂合子携带状态。AGK 基因 c.1131+2T>C 变异未在既往研究中报道。此变异未在正常人群数据库（ExAC 数据库、TOPMED 数据库、千人数据库）中收录，根据美国医学遗传学和基因组学学会（American College of Medical Genetics，ACMG）指南变异分类标准归类为"可能致病"变异。

解析：该患儿 AGK 基因存在纯合变异，且为内含子变异，按照 ACMG 确定为"可能致病"变异。但结合该患儿临床表现，同时总结既往研究异常基因突变位点情况，内含子变异同样具有显著致病效应，考虑该变异为致病性突变。至此，综合患儿在临床、组织学水平、分子学水平的特点，确诊

Sengers 综合征。

【治疗及随访】明确诊断后,查阅现有国内外文献,暂无特效治疗方法。鉴于该病为线粒体功能异常,在常规应用利尿剂、血管紧张素转换酶抑制剂及 β 受体阻滞剂等抗心衰的基础上,积极应用"鸡尾酒"疗法,包括补充辅酶 Q10、左卡尼汀、B 族维生素治疗。患儿病情恢复顺利,3 个月后患儿四肢肌力达到 5 级,心脏超声显示左室射血功能恢复正常(左室射血分数升至 67%),心肌肥厚改变不明显(图 7-4-1),心电图提示 T 波倒置显著改善(图 7-4-2),复查血乳酸 13mmol/L。现患儿已随访 2 年,身高 80cm,体重 10kg,无反复呼吸道感染,无认知延迟,存在轻度运动发育迟缓,可自主步行,血乳酸水平降至 3.1mmol/L,心脏超声显示室间隔厚度 9mm,后壁厚度 11mm,LVEF 66%(见图 7-4-1);心电图提示多导联 ST 改变(见图 7-4-2)。

【病例点评】婴幼儿及儿童 HCM 病因复杂,异质性强,诊治复杂。2019 年发布的《中国儿童肥厚型心肌病诊断的专家共识》制定了小儿心肌肥厚的诊断流程。在依靠影像学手段确定心肌肥厚的基础上,首先应除外可引起心脏负荷增加的结构性心脏病及全身性疾病,确立 HCM 的诊断;然后,按照年龄划分分为 ≤ 1 岁和 > 1 岁两组进行后续诊断流程。本例患儿为 ≤ 1 岁婴儿,按照流程,除外了糖尿病母亲、药物等继发性因素后,结合患儿存在肌无力、肌张力低下、高乳酸血症、肌酸激酶增高等临床特点,且无明显特殊面容,考虑线粒体功能异常或 RAS/MAPK 基因通路相关疾病;最后进行相关基因检测得以确诊 Sengers 综合征。该患儿的诊断过程是对首部《中国儿童肥厚型心肌病诊断的专家共识》的实践,同时也证实 HCM 需要清晰的诊断思路,以提高病因的确诊率。

Sengers 综合征是一种由 AGK 基因突变引起的常染色体隐性遗传疾病,由 Sengers 等于 1975 年首次提出,迄今为止,国内外公开报道不足 50 例患者,目前总体发病率难以估计。该综合征由 AGK 基因(染色体 7q34,包含 16 个外显子)编码的酰基甘油激酶(acylglycerol kinase,AGK)异常致病,AGK 催化溶血磷脂和磷脂酸的形成,而磷脂酸作为第二信使调节细胞的多个过程,在磷脂合成中发挥重要作用。许多研究发现 Sengers 综合征存在氧化磷酸化缺陷,认为 AGK 缺失会影响线粒体呼吸和代谢功能而致病。该综合征的典型临床表现包括 HCM、先天性白内障、线粒体肌病、高乳酸血症四联症。本例患儿存在上述四项典型临床表现,且基因检测提示 AGK 基因纯合变异,诊断明确。

第五节
其他遗传代谢病相关心力衰竭

除了上述脂质代谢障碍疾病、糖代谢障碍疾病及线粒体疾病可引起心力衰竭外,其他一些遗传代谢病也可导致心力衰竭发生,如进行性肌营养不良、阿尔斯特伦综合征(Alstrom syndrome,ALMS)等。

一、进行性肌营养不良

【概述】进行性肌营养不良是一组由细胞骨架肌营养不良蛋白(dystrophin,DYS)基因突变引起一组的神经肌肉疾病,包括进行性假肥大性肌营养不良(Duchenne muscular dystrophy,DMD)、贝克肌营养不良(Becker muscular dystrophy,BMD)、X 连锁扩张型心肌病及 DMD/BMD 女性携带者。临床特征主要为缓慢进行性加重的对称性肌无力和肌萎缩,多累及肢体、躯干及头面部肌肉,少数累及心肌,最终死于心力衰竭或呼吸衰竭。

进行性假肥大性肌营养不良是最常见和最严重的类型,主要是由于位于 21 号染色体上编码抗肌萎缩蛋白的 dystrophin 基因突变、重复或缺失进而引发肌肉病理改变并导致肌肉萎缩。贝克肌营养不良是由于 DYS 基因突变导致其编码的肌纤维膜上的 DYS 蛋白部分表达缺失引起的 X 连锁隐性遗传性肌肉疾病,以骨骼肌进行性萎缩和肌无力为主要表现,心肌受累也常见;在每 10 万例男性中患病率至少为 2.4,骨骼肌受累较轻,心力衰竭是常见的发病和死亡原因,平均死亡年龄在 40 岁左右。60%~75% 的 BMD 患者心脏受累平均发病年龄为 (28.7±7.1) 岁,主要病理表现为心室特别是下壁和心脏传导组织弥漫性变性和纤维化;心脏受累的严重程度与骨骼肌无力不相关,大多数患者在出现心脏症状之前就有骨骼肌损伤,少数病例最初表现为心肌病,BMD 心肌病可能比 DMD 更严重。DMD/BMD 急性心力衰竭院内死亡率约 30%,1 年死亡率约 3%,心源性休克院内死亡率高达 66%,1 年后死亡率约 83.3%。

【临床表现】 进行性假肥大性肌营养不良主要影响男性,多于儿童期发病,初期走路不稳,易跌倒,上楼困难。肌无力自四肢近端和躯干缓慢进展,站立时腰椎前凸,行走呈典型鸭步,由仰卧位起立时须先转为俯卧位,再用双手攀附双膝,方能直立(Gower 征),此为本病的特征性表现。肢体近端肌萎缩明显,90% 患儿可见腓肠肌假性肥大、坚硬、无力;病程晚期常有心肌受累,心肌抗肌萎缩蛋白的缺失使心肌纤维化和脂肪组织浸润,尤以左心室壁明显。左心室肌纤维的萎缩变性、纤维化以及脂肪组织浸润等可致室壁运动异常,最终导致扩张型心肌病以及严重的心律失常。

贝克肌营养不良较少见,具有进行性假肥大性肌营养不良基本特征,但平均发病年龄及死亡年龄晚,患者肌纤维病变累及心肌可导致心脏扩大,伴发心力衰竭。

进行性肌营养不良伴发心力衰竭多为晚期,临床表现为乏力,气促,心率快,心音低钝,肝脏增大,下肢水肿,尿少,可合并心律不齐。

【诊断】 诊断进行性肌营养不良合并心力衰竭需根据家族史、病史、体格检查、血清肌酸激酶测定、骨骼肌活检、心脏影像学检查及基因检测等明确。

1. 肌酸激酶(CK)测定 因肌营养不良患者 DYS 蛋白缺陷而破坏肌细胞膜的完整性,大量 CK 释放入血,导致血清 CK 升高,CK 可作为肌营养不良的敏感指标和首选检查。

2. 心电图 肌营养不良心脏病变可由心电图最先发现,典型心电图变化包括右侧胸前导联 R 波增高(V1 导联 R/S ≥ 1),下侧壁导联深 Q 波,P-R 间期缩短,QTc 间期延长,也可表现为右束支传导阻滞或左束支传导阻滞。

3. 影像学检查 常用的影像学检查包括心脏超声和心脏磁共振检查。心脏超声是检测心脏受累的首选初始筛查方法,典型表现为左心室扩张、心室收缩功能减低、心肌肥厚、节段性室壁运动异常。心脏磁共振检查监测心脏受累比心脏超声更敏感,可准确测定心腔大小和心功能,早期发现心肌变性和纤维化,但需病情稳定时再做。

4. 肌电图 可表现为肌源性损害。

5. 骨骼肌活检 为确诊进行性肌营养不良的非常重要的手段,病理改变多为肌营养不良样改变,包括肌纤维萎缩、肥大、坏死、再生或结缔组织增生。

6. 基因检测 为确诊进行性肌营养不良的首选方法,常用的多重连接依赖探针扩增(multiplex ligationdependent probe amplification,MLPA)可诊断有缺失、重复的肌营养不良,是首选的初始诊断试验;30% 的突变需要进一步分析,如 Sanger 测序。

【鉴别诊断】 进行性肌营养不良确诊依据典型的家族史和临床表现、肌酸激酶显著升高与肌酸激酶同工酶型升高不成比例、肌肉活检示典型肌营养不良样改变及基因监测异常。由于患者转氨酶和心肌酶谱明显升高,易被误诊为肝炎、心肌炎等疾病。合并心脏扩大、心功能下降者需与原发性扩张型心肌病鉴别,后者无肌肉无力、腓肠肌肥大、肌酸激酶明显升高等表现。

【治疗原则】 进行性肌营养不良目前尚无有效的根治方法,病情逐渐进展,多数预后差。目前常规治疗方法是以糖皮质激素和血管紧张素转换酶抑制剂(ACEI)等药物为主,同时辅以护理、营养支持、康复训练和晚期呼吸支持等多学科管理的原则,可使患者预期寿命延长至 30~40 岁。皮质类固醇能改善肌肉力量、延长行走时间、稳定肺功能及改善心功能,是目前唯一公认可以改变肌营养不良病程的首选治疗药物,但不能阻止病情进展。心肌病、心力衰竭是进行性肌营养不良死亡的主要原因,治疗应包括延缓病情进展的药物治疗和标准的抗心力衰竭治疗,后者包括抗心力衰竭药物治疗、器械治疗和心脏移植等,早期应用β受体阻滞剂和血管紧张素转换酶抑制剂可能改善心室重塑。合并严重心律失常者可给予器械治疗,植入心律转复除颤器(implantable cardioverter defibrillator,ICD)或心脏再同步化除颤器(cardiac resynchronization therapydefibrillator,CRTD)。近年来,基因治疗的进展为该病的病因治疗带来希望,目前开展的基因治疗方法可以分为恢复 dystrophin 蛋白表达或补偿 dystrophin 蛋白缺失两种类型。

二、Alstrom 综合征

【概述】Alstrom 综合征,又称肥胖 - 视网膜变性 - 糖尿病综合征,是一种罕见的多器官累及的常染色体隐性遗传病,属于单基因遗传,主要由 *ALMS1* 基因突变所致;人群发病率不足百万分之一,无性别差异,多见于近亲婚配。1959 年由 ALSTROM 等首次提出并命名,至今全球范围内有 900 多例报道,而国内报道不多。

【临床表现】Alstrom 综合征涉及多系统损害,临床表现多样,包括幼年期发病的视网膜营养不良性萎缩、失明、感音神经性聋、儿童肥胖、成年期身材矮小、胰岛素抵抗、2 型糖尿病、扩张型心肌病、高甘油三酯血症、高血压及多器官功能衰竭等。通常从婴儿期开始发病,并随年龄增长表现各异。几乎所有患者在婴儿期会出现眼球震颤、严重畏光或视力低下,最终发展为视网膜营养不良,至 16 岁时 90% 的患者出现失明。约 60% 的患者在出生数月内便以扩张型心肌病及充血性心力衰竭为首发表现,表现为气促、乏力、心率快、心音低钝、肝大或下肢水肿等表现。由于有心肌病、糖尿病、高甘油三酯血症和与系统性纤维化相关的进行性多器官功能障碍等并发症,Alstrom 综合征预后极差,患者预期寿命很少超过 50 岁,儿童期多死于心力衰竭(90.5%),而成年期则主要死于心脏或肾衰竭(61.3%)。

【诊断】基因检测是诊断 Alstrom 综合征的金标准,当患者有分别来自父母双方的 2 个 *ALMS1* 基因突变时,便可确诊。有心力衰竭表现者需做胸部 X 线片、心电图、心脏超声 + 心功能明确有无合并扩张型心肌病。

【鉴别诊断】临床上遇到失明、耳聋、肥胖、矮小、糖尿病、扩张型心肌病、高甘油三酯血症、高血压等多器官受累表现者需尽早做基因检测确诊。

【治疗】目前 Alstrom 综合征暂无有效的根治方法,可根据患者出现的临床症状进行针对性治疗,如佩戴有色眼镜、加强体育锻炼、控制饮食、服用二甲双胍或胰岛素增敏剂改善胰岛素抵抗或激素替代治疗等。正规管理和治疗可一定程度上改善预后。临床上需要详细采集病史、强化医疗管理和多学科随访以发现和治疗并发症。对于一些可疑患者,如早期有视网膜病变、扩张型心肌病、肥胖、糖尿病等表现者,应早期进行基因检测,早期诊断,早期干预,缓解疾病进展。对于有 Alstrom 综合征家族史者,孕妇应进行遗传咨询,基因检测确诊者应定期在内分泌、心血管门诊随访,并提供个体化干预,延长寿命,提高生活质量。

所有 Alstrom 综合征患者应通过心脏超声定期监测心功能,即使没有心肌病表现,识别亚临床心肌病并积极控制心脏危险因素也非常重要。心力衰竭主要用血管紧张素转换酶抑制剂、利尿剂和地高辛治疗。除对症治疗外,基因和干细胞治疗是未来的研究方向。有研究已证实基因治疗在恢复纤毛功能方面取得成功。

(庄建新)

【附 病例 7-11】

进行性假肥大性肌营养不良(DMD)合并扩张型心肌病 1 例

(复旦大学附属儿科医院 林怡翔 储晨)

【病史】患儿,男,12 岁,因"咳嗽伴呕吐 20 余天,双下肢水肿 4~5 天"于 2018 年 7 月 18 日入院。入院前 20 余天无明显诱因出现阵发性咳嗽,夜间明显,咳少许白痰,偶有发热,体温未测,伴呕吐和胃肠道不适。入院前4~5天前出现双下肢水肿,为凹陷性,无咯血、抽搐及腹泻等表现,就诊于当地医院,胸部X线片示心影重度增大,右侧胸腔积液,查血转氨酶升高,肌钙蛋白明显升高,转来笔者医院急诊,以"心肌炎"收入小儿重症医学科。患儿起病以来精神差,饮食减少,睡眠差,大小便未诉异常。既往患儿有活动后易疲劳伴肢体无力。6岁时发现肢体活动异常,运动能力较同龄儿童差,肢体活动逐年减少,2年前丧失行走能力。6年前在北京某医院诊断为"肌营养不良",未规律随访。智力较同龄儿童低。否认家族性遗传性疾病史。

【体格检查】体温36.3℃,脉搏114次/min,呼吸32次/min,血压117/95mmHg。神志清楚,反应一般,营养可。全身皮肤未见皮疹及出血点,面色稍苍白,口唇无发绀。双肺呼吸音粗,未闻及啰音。心率114次/min,心律齐,心音低钝,各瓣膜听诊区未闻及杂音。腹平软,肝肋下3cm,质软,脾未及。双下肢凹陷性水肿,四肢末端暖。双上肢肌力Ⅲ级,双下肢肌力Ⅰ级,肌张力低,膝腱反射未引出,腹壁反射可引出,克氏征、布氏征、巴宾斯基征及踝阵挛均阴性。

【辅助检查】

1. 血常规　未见明显异常。

2. 血生化　谷丙转氨酶322U/L,谷草转氨酶235U/L,肌酸肌酶3 078U/L,肌酸激酶同工酶CK-MB76.5U/L。

3. N末端钠尿肽前体3 018.00pg/ml,血清肌钙蛋白Ⅰ测定1.100μg/L,肌红蛋白测定392.00μg/L。

4. 胸部X线片　右侧胸腔积液、肺炎、心影明显增大。

5. 心电图　窦性心律,左心室增大。

【初步诊断及分析】

1. 心脏扩大合并心功能不全　患儿12岁,病程中有逐渐加重的运动耐力下降,目前出现劳力性呼吸困难,本次感染后出现端坐呼吸,查体心率偏快,心音低钝,肝脏增大,身体下垂部位水肿,胸部X线片提示心影明显增大及胸腔积液,心电图提示左心室增大,结合病史、症状、体征和辅助检查,心功能不全诊断成立,评估为NYHA Ⅳ级,需进一步

完善心脏超声、动态心电图、动态血压、心脏磁共振,并动态复查N端钠尿肽前体及肌钙蛋白。

2. 神经/肌肉系统疾病　患儿病程中有进行性运动能力丧失,肌力下降,深反射消失,6岁时即丧失行动能力。查体发现患儿下肢水肿,无假性肥大,无肌肉萎缩,神经-肌肉系统疾病诊断成立。需鉴别神经退行性病变、中枢神经系统脱髓鞘病变、脊髓空洞症、脊髓炎、吉兰-巴雷综合征、自身免疫性肌炎、重症肌无力、肌无力综合征和肌营养不良等疾病。完善头颅CT、头颅+脊髓磁共振、肌电图、肌肉活检等检查,并联系神经内科和神经病理专家会诊,必要时需完善基因检测。

3. 肺炎、胸腔积液　患儿发热伴咳嗽、咳痰,胸部X线片提示肺部渗出、胸腔积液,肺炎、胸腔积液诊断明确。胸腔积液可为感染后胸膜反应或心功能不全引起的浆膜腔积液,若治疗效果不佳,必要时可行胸腔穿刺明确诊断。感染可为心功能不全加重的诱因,需完善病原学检查并积极治疗。

【鉴别诊断】根据患儿目前的病史特点,需要和以下疾病鉴别:

1. 急性心肌炎　患儿有心功能不全急性加重病史,有心脏扩大、心功能不全的临床表现和影像表现,肌酸激酶同工酶CK-MB、肌钙蛋白Ⅰ及N端钠尿肽前体均升高,心电图示左心室增大,符合疑诊心肌炎临床标准;但患儿因神经肌肉疾病长期卧床,既往是否有心功能不全未评估,需考虑为感染诱发慢性心功能不全急性加重。

2. 心肌病　包括原发性心肌病和继发性心肌病。该患儿既往曾诊断"肌营养不良",在已知的肌病中,Duchene肌营养不良是最常见的累及心脏的病因,其他罕见病因可见于贝克肌营养不良(BMD)、线粒体肌病、巴思综合征(Barth syndrome,BTHS)等情况,需进行基因检测进一步排查。

【进一步检查及结果】

1. 肺功能　肺通气功能异常,存在混合性病变。

2. 肌电图　肌源性损害。

3. 肌肉活检　免疫组化未见dystrophin表达,MLPA检测到*dystrophin*基因47~51外显子部分缺失,符合进行性假肥大性肌营养不良(DMD)。

【解析】根据患儿病史、实验室检查、辅助检查以及肌肉活检和基因检测结果，结合神经肌肉病理专家的会诊意见，患儿有典型的DMD临床表现，血CK明显升高，肌电图提示肌源性损害，肌肉活检MLPA检测到*dystrophin*基因47~51外显子部分缺失，进行性假肥大性肌营养不良诊断明确。

4. 胸部X线片　心影重度增大，右肺渗出病变，右侧胸腔积液，提示胸壁水肿（图7-5-1）。

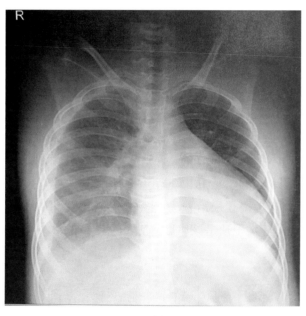

图7-5-1　胸部X线片
心影重度增大，右肺渗出病变，右侧胸腔积液。

5. 心脏超声　全心增大，心力衰竭（LVEF↓28%）；二尖瓣中重度反流，三尖瓣中度反流；肺动脉高压；少量心包积液。

6. 心电图　窦性心律，提示左心室增大。

【解析】患儿入院后胸部X线片见全心增大，胸壁水肿伴胸腔积液，提示充血性心力衰竭。心脏超声证实了患儿重度左心功能不全，左心室明显增大，二尖瓣环扩大伴严重瓣膜反流。慢性左心衰竭合并大量二尖瓣反流，左房明显增大并伴有房压升高，出现毛细血管后性肺动脉高压和肺淤血。少量心包积液也是心力衰竭致多浆膜腔积液的一部分。

【治疗及随访】根据患儿病史特点，诊断为进行性假肥大性肌营养不良，（继发性）扩张型心肌病，心力衰竭（NYHA Ⅳ级），继发性肺动脉高压，肺炎，胸腔积液，心包积液。收入小儿重症医学科监护治疗。因合并心衰，存在水肿、肺炎，给予禁食、吸氧，静脉滴注头孢曲松抗感染，先后静脉用米力农、地高辛强心，磷酸肌酸钠、维生素C营养心肌，谷胱甘肽保肝，并补充白蛋白对症支持治疗，口服螺内酯及呋塞米利尿，依那普利改善心室重塑，阿司匹林预防血栓等综合治疗。随访心脏超声射血分数从28%上升至33%，心衰症状明显缓解，转入心内科进一步治疗，并请肌病专家、呼吸科、康复科会诊，制订长期康复训练和随访计划。入科后随访心脏超声左室射血分数上升至41%，停用正性肌力药，加用卡维地洛口服治疗。住院期间患儿因感染出现发热，不能平卧，胸部X线片提示双肺水肿，随访心脏超声左室射血分数降至35%，考虑感染诱发心力衰竭，停用依那普利、卡维地洛，加强抗感染力度，再次加用米力农、地高辛、多巴胺等强心，加强利尿等治疗。患儿感染控制，心功能逐渐恢复，再次停用正性肌力药，加用依那普利及卡维地洛口服，并调整药物用量。经治疗，患儿感染控制，可平卧，心率、血压、外周循环、出入量控制可，未诉不适，出院门诊随访。

【病例点评】进行性假肥大性肌营养不良（DMD）是一种严重的肌肉进行性的萎缩性疾病，其发病机制是由于染色体Xp21.1-21.2上编码的抗肌萎缩蛋白（dystrophin）基因发生突变所致。Dystrophin蛋白作为细胞骨架蛋白，无论在骨骼肌还是心肌中都起到关键作用。DMD患者由于Dystrophin蛋白几乎全部丢失，在儿童时期即可产生十分严重的表型，通常骨骼肌受累表现早于心肌表现。

DMD合并扩张型心肌病是较为常见的遗传性继发性DMD类型。年龄<6岁的DMD患儿通常无心脏损害，6~10岁可出现亚临床心肌损害，可被目前主流监测手段发现，但可无或仅有较轻临床症状，10岁后80%患儿进展为临床扩张型心肌病，多合并轻重不一的心功能不全症状，进展迅速者可发生终末期心肌病，18岁以上患儿100%心脏受累，若非因呼吸肌衰竭或严重卧床并发症死亡，多死于严重心功能不全。近年来，随着机械通气、激素、康复锻炼等综合干预措施的出现，DMD患儿生命得以延长，经过规范治疗的患儿平均寿命

已超过 20 周岁,因终末期心肌病和心功能不全死亡的患儿比例有明显升高趋势。

DMD 继发扩张型心肌病其临床表现类似于原发性扩张型心肌病,病变进展缓慢但不可逆,心功能不全表现亦逐渐加重。由于患儿进展为严重心功能不全前多已经丧失或部分丧失运动能力,日常活动受限,故心脏表现有一定隐匿性;若无规律随访,可能在心功能不全较严重时才发现严重的扩张型心肌病。本例患儿 DMD 随访过程不规律,未规律进行心电图、心脏超声和心脏磁共振随访,故本次起病时在严重心脏病变基础上,因感染迅速引起心功能失代偿而出现临床症状,被误诊为"急性心肌炎"。

对于 DMD 患儿,规律随访心脏病变并适时进行药物干预是延缓其心脏病变发生的重要方法。目前建议 6 岁以上患儿于心脏专科门诊随访并完善心电图、心脏超声和心脏磁共振检查;无阳性发现的患儿需每年随访心电图和心脏超声,有阳性发现的患儿需每年随访心脏磁共振,并给予血管紧张素转化酶抑制剂(ACEI)或血管紧张素 Ⅱ 受体拮抗剂(ARB)药物治疗。10 岁以上患儿需每年随访以上项目,并开始 ACEI/ARB 治疗(图 7-5-2)。

DMD 患儿合并心肌病治疗与原发性扩张型心肌病治疗方法一致,DMD 继发扩张型心肌病患儿与原发性扩张型心肌病患儿预后相比,其诊断后中位生存时间较长,但最终所有患者均会走向终末期心力衰竭(原发性扩张型心肌病有 30% 患者可长期无事件生存)。心脏移植是目前唯一有效的治疗方法。对于 DMD 的基因治疗已经广泛开展,但限于开展年限,其对心脏的远期影响仍无定论,因此规律的心脏专科评估和药物干预仍然是 DMD 患儿继发性扩张型心肌病预防和治疗的主要策略。

总之,进行性假肥大性肌营养不良(DMD)合并扩张型心肌病(DCM)是常见的继发性心肌病,该病在大年龄 DMD 患儿中患病率近 100%,预后差,目前尚无根治方法;密切进行心血管科随访和及早药物干预是该病目前治疗的主要策略。

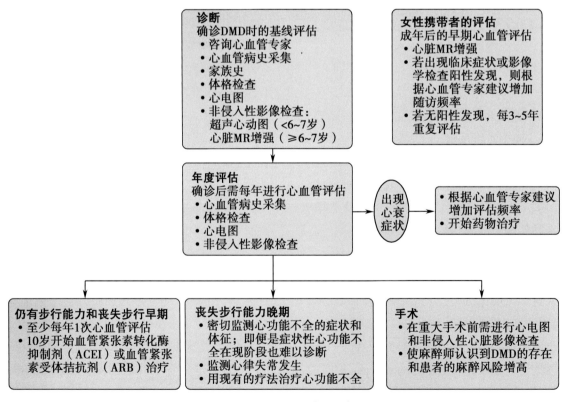

图 7-5-2 进行性假肥大性肌营养不良(DMD)心脏病变随访流程

【附 病例 7-12】

以扩张型心肌病、心力衰竭为主要表现的小婴儿阿尔斯特伦综合征 1 例

（山东省立医院　杨建美　商晓红）

【病史】患儿，男，3 个月，因"咳嗽 2 月余，体温低、吃奶差 2 天"于 2020 年 3 月 8 日入院。患儿自生后偶有咳嗽，非痉挛性，无咳痰，无发热及呼吸困难，反应可，尿量正常，未予以治疗。入院前 2 天无明显诱因出现体温低，最低 35.2℃，吃奶差，腹泻，大便每天 3~4 次，为黄绿色稀便，无呕吐，伴阵发性哭闹，易安抚。于当地医院住院治疗，给予无创呼吸机辅助呼吸，静脉应用"哌拉西林他唑巴坦、多巴胺、多巴酚丁胺、毛花苷丙、磷酸肌酸、呋塞米、氨溴索、碳酸氢钠"等药物，效果欠佳，患儿仍有阵发性咳嗽，伴气促、呻吟；为进一步诊治，无创呼吸机辅助呼吸下由 120 急救车辆转入笔者医院，门诊以"重症肺炎，心肌损害，心功能不全，暴发性心肌炎观察"收入院。患儿自发病以来，精神差，进食差，睡眠一般，大便稀，尿量可。患儿系 G3P3，足月顺产，出生体重 3.5kg，否认缺氧、窒息史，有头皮血肿病史。生后母乳喂养，未添加辅食。智力及体力发育落后于正常同龄儿，现不会抬头。有 1 个姐姐，2 个月大时因患"脓毒症休克、心肌炎、心源性休克、心力衰竭、中度肺动脉高压"夭折。母亲孕第 2 胎因无胎心行人工流产。母亲孕期无放射线、药物、毒物接触史。患儿父亲的外祖父 70 岁时因"心绞痛"去世，患儿父亲的两位舅舅均因"心肌梗死"安装心脏支架，患儿曾祖父及外祖父均有高血压病史。

【体格检查】体温 36.4℃，脉搏 138 次 /min，呼吸 32 次 /min，血压 60/24mmHg，体重 6.6kg，身长 62cm，BMI 17.2kg/m²。无特殊面容，精神反应差，呼吸急促，皮肤发花，口唇及面色发绀，三凹征阳性；双肺呼吸音粗，可闻及少许中小水泡音；左侧心前区较右侧胸廓稍饱满，心率 138 次 /min，心律齐，心音低钝，各瓣膜听诊区未闻及杂音；腹软，肝肋下 2cm，质软，脾肋下未触及；四肢末梢凉，毛细血管充盈时间 4 秒。

【辅助检查】

1. 胸部 CT（外院）　双肺炎症表现，双侧胸膜肥厚。

2. 血液检查（外院）　血氨 114μmol/L，肌钙蛋白 I 7.31ng/ml，肌酸激酶同工酶 MB 质量 21.64ng/ml，肌红蛋白 271.77ng/ml，N 端脑钠肽前体 > 35 000pg/ml；D- 二聚体 > 30.72mg/L，凝血酶原时间 29.5 秒，活化部分凝血活酶时间 42.4 秒，纤维蛋白原 1.39g/L。

血液检查（本院）：白细胞 15.83 × 10⁹/L，血红蛋白 135g/L，血小板 178 × 10⁹/L，中性粒细胞百分比 80.5%；血乳酸 18.6mmol/L；N 端脑钠肽前体 > 35 000pg/ml，超敏肌钙蛋白 T556.4pg/ml，肌酸激酶同工酶 MB 质量 20.69ng/ml；谷草转氨酶 503U/L，谷丙转氨酶 217U/L，总胆汁酸 17.59μmol/L，总蛋白 53.2g/L，白蛋白 36.2g/L，球蛋白 17g/L，总胆红素 64.53μmol/L，直接胆红素 12.54μmol/L，间接胆红素 51.99μmol/L，尿素氮 16.9mmol/L，钙 1.89mmol/L，磷 2.52mmol/L，钾 3.31mmol/L，乳酸脱氢酶 2 847U/L，血糖 5.6mmol/L，总胆固醇 2.88mmol/L，甘油三酯 0.62mmol/L，低密度脂蛋白胆固醇 1.24mmol/L，高密度脂蛋白胆固醇 0.65mmol/L；降钙素原 6.49ng/ml。

3. 心电图（外院）　窦性心律；T 波改变。

4. 心脏超声（外院）　主动脉根部内径 7mm，左房内径 14mm，左室舒张末期内径 28mm，室间隔厚度 4mm，左室后壁厚度 4mm，LVEF 45%。左室扩大，室壁运动及左室收缩功能减低，心包腔内探及无回声区，左室后壁约 5.1mm，心尖部约 4.9mm。CDFI 示收缩期右房内探及轻度三尖瓣反流。

【初步诊断及分析】

1. 心源性休克　患儿低体温、吃奶差 2 天，查体呼吸急促，皮肤发花，口唇及面色发绀，三凹征阳性，心音低钝，双肺闻及中小水泡音，肝脏肋下 2cm，四肢末端皮温凉，毛细血管充盈时间延长，血压 60~45/24~32mmHg，当地医院心脏超声示左室扩大、左室收缩及舒张功能减低，故首先考虑心源性休克。

2. 脓毒症休克 患儿咳嗽 2 月余，近 2 天体温低，吃奶差，血常规示白细胞、中性粒细胞百分比及降钙素原明显升高，且合并以下多脏器功能障碍：①呼吸系统损害：患儿双肺闻及中小水泡音，需要呼吸机辅助呼吸，胸部 CT 示双侧肺炎症表现、双侧胸膜肥厚；②循环系统损害：患儿入院时查体示皮肤发花，口唇及面色发绀，四肢末端皮温凉，毛细血管充盈时间延长至 4 秒，存在休克表现，当地医院 N 端脑钠肽前体明显增高，>35 000pg/ml；③消化系统损害：患儿查体肝肋下 2cm，谷草转氨酶、谷丙转氨酶和胆红素水平明显增高；④血液系统损害：患儿凝血功能异常，表现为 D- 二聚体显著升高，凝血酶原时间和活化部分凝血活酶时间明显延长。综上表现，脓毒症休克诊断成立。

3. 重症肺炎 患儿反复咳嗽 2 月余，入院时无创呼吸机辅助通气下仍呼吸急促，查体三凹征阳性，双肺可闻及中小水泡音，肺部 CT 示双侧肺炎、双侧胸膜增厚，需要有创呼吸机辅助呼吸，故重症肺炎诊断成立。

4. 心脏扩大原因待查 患儿为小婴儿，查体心前区饱满，心脏超声提示左室扩大，可能的原因分析如下：

（1）扩张型心肌病：患儿起病早，有低体温、吃奶差等表现，查体心前区饱满，心音低钝，当地医院心脏超声示左室扩大、轻度三尖瓣反流、左室收缩及舒张功能减低、心包积液，该患儿需复查心脏超声，必要时行心脏磁共振等进一步明确诊断。

（2）心肌炎：患儿咳嗽 2 月余，有前驱感染史，近 2 天体温低，吃奶差，查体心音低钝，当地医院心脏超声示左室扩大，心功能减低，心电图示 T 波

改变，入院时存在心源性休克，N 端脑钠肽前体水平、超敏肌钙蛋白 T 和肌酸激酶同工酶质量显著升高，临床特点符合心肌炎诊断条件，但患儿心脏病家族史、生长发育落后等情况需要引起重视，因此需除外心肌病、遗传代谢病等其他因素后才能诊断。

（3）心包积液：当地医院心脏超声示心包腔内探及无回声区，左室后壁约 5.1mm，心尖部约 4.9mm，支持心包积液诊断，但心包积液为伴随问题而非造成心脏增大以及心源性休克的主要问题。

（4）遗传代谢病：患儿年龄小，病情重，血氨 114μmol/L，血乳酸高达 18.6mmol/L，母亲有胎心停孕病史，家族中有数代心脏病病史，患儿姐姐因相同的病史夭折。综合以上病史、症状及检查，遗传代谢病不能排除，需要完善相关辅助检查协助诊断。

【进一步检查及结果】

1. 免疫功能 总 T 细胞 34.56%，T 辅助细胞 21.36%，NK 细胞 3.94%，总 B 细胞 59.95%；免疫球蛋白 A0.39g/L，免疫球蛋白 M 0.37g/L，免疫球蛋白 G22.30g/L，补体 30.30g/L，补体 40.07g/L。

解析：阿尔斯特伦综合征伴扩张型心肌病及心力衰竭的患儿可以有免疫功能低下的情况，该患儿免疫功能提示细胞免疫和体液免疫均有不同程度的降低，提示该类患儿应注意及时治疗原发病，加强营养，增强免疫。

2. 心电图 Ⅱ、Ⅲ、aVF、V6 导联 T 波低平，V1~V5 导联 T 波倒置（图 7-5-3）。

3. 心脏超声 心肌病变伴心功能不全表现，左室射血分数下降（表 7-5-1）。

表 7-5-1　入院后 3 次心脏超声情况

时间	AO/ mm	LA/ mm	RV/ mm	IVS/ mm	LV/ mm	LVPW/ mm	RA 横径 /mm	MPA/ mm	LVEF/%
入院时	12	20	14	4	33	4	25	15	30
入院第 7 天	9.7	13.5	12	4	27	4	24	14	19
入院第 12 天	12.2	13.9	10.7	5.7	20	6.2	20.2	11.1	50

解析：根据心脏超声结果，左心室明显扩大，LVEF% 明显减低，提示存在心肌病变及心功能不全。

4. 胸部 X 线片 骨性胸廓不对称，气管内见

导管影，右肺门影模糊；两肺纹理增多，右上肺可见大片状密度增高影，边缘模糊，水平裂略上移；两膈光整，两肋膈角锐利（图 7-5-4）。

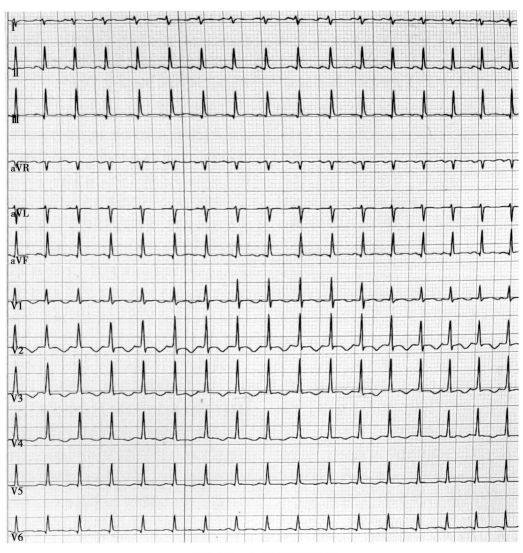

图 7-5-3　心电图 ST-T 改变

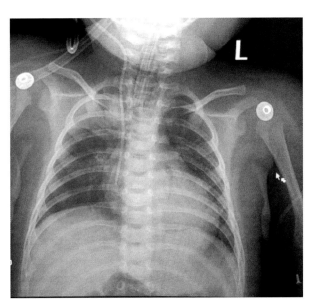

图 7-5-4　胸部 X 线片
右上肺炎并肺膨胀不全。

解析：阿尔斯特伦综合征伴扩张型心肌病及心力衰竭的患儿免疫力低下，胸部 X 线片可见右上肺大片状密度增高影，提示存在右上肺炎的情况，注意及时控制感染。

5. 血尿代谢筛查　血中多种酰基肉碱增高，尿有机酸检测未见异常。

6. 基因检测　患儿 *ALMS1* 基因 7~10 号外显子 c.10825C>T 杂合突变疑似杂合缺失（母源），CNV 检测 2 号染色体 2p13.1 处缺失 59.34Kb 区域（父源），两者均与常染色体隐性遗传疾病 Alstrom 综合征相关。

解析：ALMS 是由 *ALMS1* 基因突变引起，该基因定位于染色体 2p13，包括 23 个外显子，编码 4 169 个氨基酸。该患儿基因检测结果显示

ALMS1 基因发生了突变,支持我们的临床诊断。

【治疗及随访】结合患儿临床表现及上述辅助检查结果,考虑患儿诊断为 Alstrom 综合征,扩张型心肌病并心力衰竭,脓毒症休克,重症肺炎,免疫缺陷。给予呼吸机辅助呼吸,先后静脉输注利奈唑胺、头孢他啶、美罗培南及替考拉宁抗感染,甲泼尼龙抗炎,肾上腺素[0.05~0.3µg/(kg·min)]及多巴胺[5µg/(kg·min)]升压,米力农[0.5µg/(kg·min)],毛花苷丙强心,阿拓莫兰及磷酸肌酸保护脏器,肝素钠抗凝,静脉推注呋塞米及口服螺内酯利尿,以及对症支持、改善代谢等治疗。住院期间患儿于入院第四天中午出现心搏骤停,立即给予心肺复苏,之后出现室性心动过速,立即给予利多卡因静脉推注,胺碘酮复律,心率波动在 160~170次 /min。住院治疗 16 天,患儿咳嗽、低体温及吃奶差等症状均较之前好转,肺部湿啰音消失,心率及血压平稳,心功能明显改善,炎症指标下降,但患儿病情仍危重,用呼吸机辅助呼吸,家属因个人原因自动出院。

出院后患儿至北京某医院,住院治疗 10 天病情稳定后出院。出院后口服地高辛、氢氯噻嗪、卡托普利、螺内酯、辅酶 Q10、果糖二磷酸钠、左卡尼汀、维生素 B$_1$、维生素 B$_6$ 及甲钴胺等。治疗 3 个月后,于当地医院复查,体重 9.2kg,身高 64cm,BMI 22.5kg/m^2,一般情况可,未再咳嗽,体温及吃奶均恢复正常,心脏超声示左室舒张末期内径 31mm,LVEF 45%,凝血功能均较之前改善,血糖、血地高辛浓度在正常范围,甘油三酯↑ 2.88mmol/L,胆固醇正常。患儿仍在随访中。

【病例点评】Alstrom 综合征是一种极罕见的常染色体隐性遗传病,该病临床表现复杂,主要临床特征为:①先天性进行性锥 - 杆细胞性视网膜营养障碍;②感觉神经性耳聋;③肾功能损害;④ 2 型糖尿病、高胰岛素血症;⑤黑棘皮病;⑥男子女性型乳房、生育功能减退;⑦身材矮小、婴儿期肥胖;⑧肝功能减退、高胆固醇血症、高甘油三酯血症及婴儿期心肌病等。本例患儿具有扩张型心肌病、心力衰竭、肝功能损害、婴儿期肥胖等临床特征,结合基因检测结果确诊为 Alstrom 综合征。

目前尚无特效治疗方法可治愈 Alstrom 综合征或预防及逆转其并发症,本例患儿主要表现为扩张型心肌病并心力衰竭、肝功能损害、高甘油三酯血症及婴儿期肥胖、重症肺炎及免疫缺陷,暂时不清楚有无视力降低、进行性听力障碍及非胰岛素依赖型糖尿病,目前无肾衰竭和黑棘皮病,其生育能力有待于进一步随访。该病和扩张型心肌病、心力衰竭具有密切的关系,在抗心力衰竭治疗的同时需要联合代谢治疗,早期诊断和干预可延缓疾病的进展并提高患儿的生活质量及寿命。

参考文献

1. FERREIRA CR, RAHMAN S, KELLER M, et al. ICIMD Advisory Group. An international classification of inherited metabolic disorders (ICIMD)[J]. J Inherit Metab Dis, 2021, 44 (1): 164-177.
2. BALAKRISHNAN U. Inborn Errors of Metabolism-Approach to Diagnosis and Management in Neonates [J]. Indian J Pediatr, 2021, 88 (7): 679-689.
3. TRIL VE, BURLUTSKAYA AV, POLISCHUK LV. Metabolic cardiomyopathy in pediatrics [J]. Rev Cardiovasc Med, 2019, 20 (2): 73-80.
4. VALE C, NEVES JS, VON HAFE M, et al. The Role of Thyroid Hormones in Heart Failure [J]. Cardiovasc Drugs Ther, 2019, 33 (2): 179-188.
5. ZHANG W, XUE F, BU Q, et al. Hypocalcemic cardiomyopathy after parathyroidectomy in a patient with uremia: A case report and literature review [J]. J Int Med Res, 2020, 48 (7): 300060520942115.
6. 李萍, 谢小兵. 分子诊断技术在遗传代谢性疾病中的应用及问题分析 [J]. 中华检验医学杂志, 2020, 43 (7): 697-701.
7. KAPLOWITZ PB, VAIDYANATHAN P. Update on pediatric hyperthyroidism [J]. Curr Opin Endocrinol Diabetes Obes, 2020,

27 (1): 70-76.

8. YAZIDI M, CHIHAOUI M, OUESLATI H, et al. Cardiothyreosis: prevalence and risk factors [J]. Ann Endocrinol (Paris), 2019, 80 (4): 211-215.

9. CHUNG SK, ASBAN A, HUR J, et al. Hyperthyroidism symptoms, management, and outcomes in children and adults seeking definitive surgical treatment [J]. Ann Surg, 2021, 273 (5): e181-e182.

10. SCAVONE M, TALLARICO V, STEFANELLI E, et al. Cardiac malformations in children with congenital hypothyroidism [J]. J Biol Regul Homeost Agents, 2020, 34 (4 Suppl 2): 91-97.

11. KHAN R, SIKANDERKHEL S, GUI J, et al. Thyroid and cardiovascular disease: a focused review on the impact of hyper-thyroidism in heart failure [J]. Cardiol Res, 2020, 11 (2): 68-75.

12. VALE C, NEVES JS, VON HAFE M, et al. The role of thyroid hormones in heart failure [J]. Cardiovasc Drugs Ther, 2019, 33 (2): 179-188.

13. ABDEL-MONEIM A, GABER AM, GOUDA S, et al. Relationship of thyroid dysfunction with cardiovascular diseases: updated review on heart failure progression [J]. Hormones (Athens), 2020, 19 (3): 301-309.

14. 中华医学会急诊医学分会, 中国医药教育协会急诊专业委员会, 中国医师协会急诊医师分会, 等. 甲状腺危象急诊诊治专家共识 [J]. 中华急诊医学杂志, 2021, 30 (06): 663-670.

15. SAINI N, MISHRA S, BANERJEE S, et al. Hypocalcemic cardiomyopathy: a rare presenting manifestation of hypoparathy-roidism [J]. BMJ Case Rep CP, 2019, 12: e229822.

16. TIAGO DA SILVA SANTOS A, ANDRÉ COUTO DE CARVALHO A. Hypocalcemic cardiomyopathy—A rare and revers-ible entity [J]. Am J Emerg Med, 2022, 51: 426. e1-426. e3.

17. TRIL VE, BURLUTSKAYA AV, POLISCHUK. Metabolic cardiomyopathy in pediatrics [J]. Rev Cardiovasc Med, 2019, 20 (2): 73-80.

18. 武宇辉. 代谢性心肌病 [J]. 中国小儿急救医学, 2022, 29 (1): 19-23.

19. 杨茹莱, 童凡, 郑静. 原发性肉碱缺乏症筛查诊断及治疗 [J]. 中国实用儿科杂志, 2019, 34 (1): 14-18.

20. 中国法布雷病专家协作组. 中国法布雷病诊治专家共识 (2021 年版)[J]. 中华内科杂志, 2021, 60 (4): 321-330.

21. 杨志刚, 王媛, 陈国洪, 等. GM1 神经节苷脂贮积症一例临床特点及 GLB1 基因突变分析 [J] 中华神经科杂志 2, 2019, 52 (10): 812-815.

22. 中华医学会心血管病学会动脉粥样硬化及冠心病学组, 中华心血管病杂志编辑委员会. 中国家族性高胆固醇血症筛查与诊治中国专家共识 [J]. 中华心血管病杂志, 2018, 46 (2): 99-103.

23. BERBERICH AJ, HEGELE RA. The complex molecular genetics of familial hyper-cholesterolaemia [J]. Nat Rev Cardiol, 2019, 16 (1): 9-20.

24. 温文慧, 武文峰, 王旭, 等. 日本《儿童家族性高胆固醇血症 2017 指南》解读 [J]. 中华心血管病杂志, 2019, 47 (5): 417-420.

25. 中华预防医学会出生缺陷预防与控制专业委员会新生儿遗传代谢病筛查学组. 原发性肉碱缺乏症筛查与诊治共识 [J]. 中华医学杂志, 2019, 99 (2): 88-91.

26. BREIDEN B, SANDHOFF K. Lysosomal Glycosphingolipid Storage Diseases [J]. Annu Rev Biochem, 2019, 88: 461-485.

27. RHA AK, MAGUIRE AS, MARTIN DR. GM1 Gangliosidosis: Mechanisms and Management [J]. Appl Clin Genet, 2021, 14: 209-233.

28. 孙云, 杨艳玲, 韩连书, 等. 极长链酰基辅酶 A 脱氢酶缺乏症筛诊治专家共识 [J]. 浙江大学学报 (医学版), 2022, 51 (01): 122-128.

29. ROVELLI V, MANZONI F, VIAU K, et al. Clinical and biochemical outcome of patients with very long-chain acyl-CoA dehydrogenase deficiency [J]. Mol Genet Metab, 2019, 127 (1): 64-73.

30. 童凡, 陈挺, 蒋萍萍, 等. 极长链酰基辅酶 A 脱氢酶缺乏症新生儿的 ACADVL 基因变异分析 [J]. 中华医学遗传学杂志, 2019, 36 (4): 310-313.

31. 孙玉青, 吕强. Danon 病与心脏表现相关的研究进展 [J]. 心肺血管病杂志, 2020, 39 (07): 875-878.

32. 中华医学会儿科学分会内分泌遗传代谢学组, 中华医学会医学遗传学分会, 中华医学会儿科学分会罕见病学组, 等. 儿童糖原贮积症 Ⅱ 型诊断及治疗中国专家共识 [J]. 中华儿科杂志, 2021, 59 (06): 2255-2265.

33. BAY LB, DENZLER I, DURAND C, et al. Infantile-onset Pompe disease: Diagnosis and management [J]. Arch Argent Pediatr, 2019, 117 (4): 271-278.

34. 黄永兰, 盛慧英, 贾雪芳, 等. 糖原贮积病 Ⅱ 型 GAA 基因变异特点及基因型与表型的关系 [J]. 中华儿科杂志, 2021, 59

(3): 189-194.

35. HAMPE CS, EISENGART JB, LUND TC, et al. Mucopolysaccharidosis type I: a review of the natural history and molecular Pathology [J]. Cells, 2020, 9 (8): 1838.

36. 唐晓璐, 吕艳秋, 陶晓娟, 等. 儿童 Leigh 综合征的脑 MRI 影像学特征及诊断 [J]. 医学影像学杂志, 2019, 29 (2): 178-183.

37. 刘晶晶, 龚方戚. 儿童 Alstrom 综合征 1 例报告及文献复习 [J]. 温州医科大学学报, 2021, 51 (2): 163-165, 169.

38. 罗新林, 樊朝美. Becker 型肌营养不良心肌病的诊治进展 [J]. 中华心力衰竭和心肌病杂志, 2021, 5 (2): 123-127.

39. 张成, 林金福, 廖子钰. Duchenne 型肌营养不良症基因治疗进展与思考 [J]. 中国现代神经疾病杂志, 2019, 19 (5): 312-319.

40. 谭虎, 梁德生, 邬铃仟, 等. 杜氏肌营养不良临床实践指南 [J]. 中华医学遗传学杂志, 2020, 37 (3): 258-262.

41. HEARN T. ALMS1 and Alström syndrome: a recessive form of metabolic, neurosensory and cardiac deficits [J]. Journal of molecular medicine (Berlin, Germany), 2019, 97 (1): 1-17.

第八章

继发于其他病因的心力衰竭

儿童心力衰竭可继发于全身其他多个系统疾病,这些系统的疾病或因增加了左右心室的容量负荷/压力负荷,或因严重感染、免疫性损害累及心肌,或因心肌缺氧继而出现心肌细胞能量代谢障碍,或因肿瘤侵袭、药物的毒性对心肌细胞的损伤等导致心肌的收缩功能不同程度地下降,从而引发心力衰竭。如各种原因引起的高血压、肺动脉高压、川崎病、风湿热、脓毒血症、严重贫血、某些恶性肿瘤、化疗药物等(表8-0-1)。

表 8-0-1　其他常见的儿童心力衰竭病因

病因	代表性疾病	备注
呼吸系统(含肺血管疾病)	阻塞性肺部疾病	未得到有效控制的支气管哮喘慢性肺炎等
	支气管肺发育不良	
	间质性肺疾病	弥漫性肺纤维化、特发性肺含铁血黄素沉着症、各类疾病并发的肺间质病变等
	特发性肺动脉高压	
	肺栓塞	
血液、肿瘤系统	严重贫血	
	血液系统肿瘤	
	肿瘤	血管瘤、实体肿瘤、各类恶性肿瘤等
风湿类疾病	系统性红斑狼疮	
	川崎病	
	风湿热	
	幼年性特发性关节炎	
	多发性大动脉炎	
	结节性多动脉炎	
	皮肌炎	
泌尿系统	急慢性肾脏疾病	急性肾炎、肾功能不全等
感染、代谢异常	窒息、酸中毒	
	脓毒血症	
	营养素缺乏	维生素 B_1 缺乏等
药物、毒物、其他理化因素	传统化疗药物	蒽环类、烷化剂、嘧啶类/嘌呤类抗代谢药等
	新型化疗药物	单克隆抗体药物、小分子蛋白激酶抑制剂、蛋白酶体抑制剂等
	类固醇激素分泌异常	慢性肾上腺皮质功能减退症、皮质醇增多症等
	毒物	农药、重金属、有机溶剂等
	射线	放疗等
其他疾病	高血压	原发性高血压、各种原因导致的继发性高血压

以上疾病引起儿童心力衰竭并不少见,其病理机制与临床表现等各有不同。心衰的症状和体征多是在原发病的基础上出现,可以是慢性心衰起病,亦可以急性心衰,甚至心源性休克起病,如某些毒物、药物的心脏毒性作用、风湿类疾病、急性肺栓塞等。上述疾病引起的心衰,其处理主要是控制原发病,是否给予抗心衰治疗需要根据不同的病因决定。本章节主要从血管炎、儿童高血压/循环充血、肿瘤、风湿类疾病、药物及原发性肺动脉高压等疾病继发的心力衰竭,展开概述与病例讨论。

(孙　凌)

第一节
血管炎相关心力衰竭

【概述】血管炎是一组以血管的炎症与破坏为主要病理改变的异质性疾病,由于其受累血管的类型、大小和部位不同,临床表现也多种多样。目前儿童血管炎根据受累血管类型,主要分为以大血管为主(大动脉炎)、以中血管为主(儿童结节性多动脉炎、皮肤多动脉炎、川崎病)、以小血管为主(肉芽肿性、非肉芽肿性)及其他。这些疾病可引起全身多系统的改变,心血管系统的受累也是一个重要的改变。

血管炎合并心脏损害可表现为心包炎、心肌病/心肌炎、心脏淀粉样变性、瓣膜病、冠状动脉血管炎、心律失常以及充血性心力衰竭和缺血性心脏病。心力衰竭、冠心病可能是血管炎最重要的死亡原因。据报道,1/3的大动脉炎患者死于心力衰竭,大动脉炎进展为心力衰竭的机制主要包括高血压心脏病、心脏瓣膜病变、冠状动脉受累、心肌损伤、肺动脉高压等。

【临床表现】

1. 症状 临床表现不典型。累及中型及大型血管者,可出现高血压,甚至高血压为首发表现,亦可表现为四肢不对称性低血压;累及中型及小型血管者,如冠状动脉,可出现心肌缺血表现。如合并充血性心力衰竭,可表现为咳嗽、呼吸困难、上腹部不适等。根据受累血管的部位不同,还可表现为下肢跛行、头痛、黑矇、视力下降等。

2. 体征 血管炎合并心力衰竭者,无特异性体征,心脏杂音常不明显。累及大动脉者,大动脉听诊可闻及杂音或触及震颤,严重者可出现无脉征。

【诊断】儿童血管炎变异较多,临床诊断较困难,一旦出现多系统损害且无法用其他疾病解释的情况需考虑血管炎。主要以血沉、CRP等实验室检查为主。影像学检查对于血管炎的诊断也非常重要,CTA能清晰地显示血管壁增厚和狭窄的程度;MRA可多切面、全范围地显示管壁水肿、增厚及炎症信号;血管超声对于累及颈动脉及肾动脉者敏感;心脏超声对于判断心脏及冠脉受累也有重要价值。

【鉴别诊断】血管炎累及肾动脉造成肾动脉狭窄者,临床表现为高血压,因此青少年不明原因高血压需警惕,与原发性高血压、其他继发性高血压鉴别,可完善血管超声及肾动脉超声检查协助诊断。

【治疗】以治疗血管炎为主。合并心力衰竭表现,予对症治疗。

(吕海涛)

【附 病例8-1】

川崎病合并心力衰竭1例

(苏州大学附属儿童医院 曹磊 吕海涛)

【病史】患儿,男,13岁3个月,因"发热7天"入院。患儿7天前出现发热,热峰可达40℃,予退热药温度可降至正常,约8小时后复升,5天前至当地医院急诊就诊,予头孢曲松抗感染3天,仍反复发热,且出现眼睛红,发热时全身有红色皮疹,热退后皮疹消退,遂住院治疗,诊断川崎病,予静脉丙种球蛋白30g静脉滴注1天、阿司匹林、呋塞米、甲泼尼龙治疗后转至笔者医院进一步诊治。病程中患儿无咳嗽,有呕吐,有腹痛,精神较差,食欲缺乏,小便稍少。患儿既往体质健康,否认药物食物过敏史,否认结核、乙肝等病史。否认家族性遗传代谢性疾病史。

【体格检查】体温 36.7℃，呼吸 26 次 /min，心率 101 次 /min，血压 100/70mmHg，经皮氧饱和度 98%，体重 50kg。神志清楚、精神欠佳，全身皮肤未见皮疹，颈部淋巴结肿大数枚，最大的为 2cm×2cm，活动可，无触痛，双侧眼结膜充血，无分泌物，口唇红、皲裂，可见杨梅舌，咽充血，扁桃体未见肿大，听诊双肺呼吸音粗，无啰音，心律齐，心音低，腹软，肝脾肋下未及，四肢活动度可，手指末端红肿，无脱皮，下肢无水肿，克氏征、巴宾斯基征、布氏征等未引出。

【辅助检查】

1. **颈部 B 超（外院）**　颈淋巴结肿大（具体不详）。

2. **血常规（外院）**　WBC 30.92×10⁹/L，Hb 148g/L，PLT 342×10⁹/L，N 84.4%，CRP 260.9mg/L。

3. **血气电解质（外院）**　钾 3.0mmol/L（3.5~5.5mmol/L），钠 128mmol/L（130~150mmol/L），氯 100mmol/L（96~108mmol/L），pH 7.523（7.35~7.45）。

4. **胸腹部 CT（外院）**　右肺上叶胸膜下微小结节，双侧腋窝淋巴结显示，脾脏稍大。

5. **心脏超声（外院）**　室壁波动减弱（LVEF 30%），轻度二尖瓣反流。

【初步诊断及分析】发热原因待查：患儿男，13 岁 3 个月，因"发热 7 天"入院，病程中有一过性皮疹，查体发现眼结膜充血，咽充血，颈淋巴结肿大数枚，最大的为 2cm×2cm，口唇红、皲裂，有杨梅舌，手指末端红肿，原因考虑如下：

1. **川崎病**　川崎病主要发生在 6 个月 ~5 岁儿童，青少年起病少见，但是患儿有典型川崎病的发热、结膜充血、颈淋巴结肿大、唇红皲裂、杨梅舌、手指末端红肿，病程中有一过性皮疹，故首先要考虑川崎病，进一步要完善心脏超声、血沉的检查。

2. **败血症**　患儿发热时间长，反复高热，精神欠佳，食欲缺乏，发热时有皮疹，脾稍大，败血症也要考虑，入院后予查血培养、肥达试验检查。

3. **咽结合膜热**　也表现为发热，结膜充血，咽红，由腺病毒感染引起，一般血常规检查白细胞正常，以淋巴细胞为主，CRP 正常范围或略高。该患儿 CRP 显著升高，中性粒细胞比例增高，与之不

符，不支持。

4. **肺结核**　病菌为结核分枝杆菌，常有结核病接触史，也有隐匿感染者，表现为发热、乏力、消瘦、盗汗、咳嗽和咯血。该患儿有卡介苗接种史，否认结核病接触史，但 CT 示胸膜下有微小结节，需查结核抗体或 T-Spot 进一步排除。

5. **系统性红斑狼疮**　为一种自身免疫性疾病，学龄期女孩多见，常伴较长时间高热、红疹、关节痛、心包炎、心肌炎、尿检异常、肝功能异常等表现。该患儿发热，皮疹，需查自身抗体等排除。

【进一步检查及结果】

1. **血常规**　WBC 11.12×10⁹/L，Hb 126g/L，PLT 167×10⁹/L，N 81.5%，CRP 193.32mg/L。血沉 30mm/h。

2. **心肌标志物**　超敏 cTnT 0.37ng/ml（<0.09pg/ml），CK-MB、肌红蛋白正常。

3. **BNP**　501pg/ml（0~100pg/ml）。

4. **肝肾功能**　白蛋白 33.7g/L（38~54g/L），余在正常范围内。

5. **体液免疫**　IgG 15.23g/L（6.36~13.24g/L），IgA、IgM 在正常范围内；C4 0.54（0.16~0.38g/L），C3 在正常范围内。

6. **血清支原体**　IgG（+），IgM（-）。

7. **血清呼吸道病原体抗体检测**（腺病毒、副流行性感冒病毒、支原体、衣原体、立克次体、甲乙流病毒、嗜肺军团菌抗体 IgM）：阴性。

8. **淋巴细胞亚群**　CD3⁺ 44.1%（55%~83%），CD3⁺CD4⁺ 16.5%（28%~57%），CD3⁺CD8⁺ 25.1%（10%~39%），CD4⁺/CD8⁺ 0.7（1.0~1.9），CD19⁺CD23⁺ 26.7%（3.8%~9.7%）。

9. **铁蛋白**　499ng/ml（11~336ng/ml）。

10. 凝血功能基本正常。

11. 血培养、EB-DNA-PCR、血肥达试验、抗 O 阴性。

12. **心脏超声（入院第 2 天）**　各房室内径测值属正常范围，室间隔、左室后壁厚度尚可，活动度减弱，EF 48%，FS 25%，二、三尖瓣轻度反流，双侧冠状动脉未见扩张。

13. **心电图**　窦性心动过速，不完全性右束支传导阻滞。

【诊断】

1. 川崎病 患儿发热 7 天入院,结膜充血、颈淋巴结肿大、口唇红皲裂、杨梅舌、手指末端红肿后期褪皮,病程中有一过性皮疹,门诊头孢曲松治疗无效,符合川崎病 6 条诊断指标。实验室检查白细胞、CRP 升高,血沉增快,心脏受累的指标有心脏收缩功能下降和心肌钙蛋白稍有升高,进一步支持川崎病诊断,川崎病除影响冠脉扩张,也可以引起心包炎、心肌炎及心内膜炎、瓣膜反流。实验室检测也提供了进一步的鉴别诊断,如血培养阴性排除败血症;抗 O 阴性排除链球菌感染;支原体 IgM 阴性,排除近期支原体感染;血肥达阴性排除伤寒;结核抗体阴性排除结核感染;自身抗体阴性排除系统性红斑狼疮。

2. 急性心力衰竭 患儿入院后呼吸稍促,精神较差,尿量偏少,血压正常,心音低,下肢无水肿,心脏超声示心脏收缩功能低下,EF 48%,二、三尖瓣轻度反流,需考虑急性心力衰竭。

【治疗及随访】

1. 治疗

(1)继续静脉注射免疫球蛋白(intravenous immunoglobulin,IVIG)30g 1 天。患儿在院外已用 IVIG 30g,入院后复查血常规,白细胞较院外虽有明显下降,但中性粒细胞比例及 CRP 仍无明显下降,考虑患儿体重较重(50kg),故再予以 IVIG 30g

抗感染治疗。

(2)给予阿司匹林 30mg/(kg·d),分 3 次口服。

(3)给予甲泼尼龙 1mg/(kg·次),每 12 小时 1 次。患儿川崎病合并心力衰竭,糖皮质激素可抑制炎症细胞因子的释放,有抗炎抗休克作用,为减轻心肌细胞炎症损伤,防止心力衰竭进一步加重,早期使用了小剂量甲泼尼龙。

(4)给予毛花苷丙、米力农强心,呋塞米、螺内酯利尿,卡托普利扩血管。

(5)给予磷酸肌酸、维生素 C 营养心肌。

2. 随访 经上述治疗,于丙种球蛋白治疗后第 2 天患儿体温下降至正常,精神好转,尿量增加,第 3 天心音有力。心功能 EF 值于住院第 5 天升至 55%,住院第 9 天恢复正常。患儿体温正常 5 天后阿司匹林改 5mg/(kg·d)的小剂量口服,甲泼尼龙减量至停药。住院 1 周后复查血常规示 WBC 11.45×10⁹/L、Hb 139g/L、Plt 270×10⁹/L、N 71.2%、CRP 16.02mg/L,住院 2 周后临床症状消退,血常规、CRP 恢复正常。恢复期患儿出现手指末端脱皮,进一步支持川崎病诊断。住院期间多次随访心脏超声情况(表 8-1-1),心功能在住院短期恢复正常,心力衰竭完全恢复,不支持存在原发性扩张型心肌病的情况,恢复期心脏左室稍增大,考虑可能与心脏受累后左室重塑有关。出院后长期随访,其心脏功能一直正常,冠脉始终无扩张。

表 8-1-1 心脏超声随访结果

入院时间	LVIDd/mm	LVIDs/mm	EF/%	FS/%	冠脉情况	其他情况
第 2 天	51.6(正常)	38.9	48	24.6	未见扩张	二、三尖瓣轻度反流
第 5 天	52.6(Z 值 1.7)	37.4	55	29	未见扩张	二、三尖瓣轻微反流
第 9 天	52.4(Z 值 1.7)	34.7	62	34	未见扩张	二、三尖瓣轻微反流
第 15 天	53.7(Z 值 2.0)	32.8	69	39	未见扩张	二、三尖瓣未见反流

【病例点评】川崎病是一种自身免疫性小血管炎,临床表现为发热 5 天以上、结膜充血,颈淋巴结肿大、口唇红、干裂伴杨梅舌、多形性皮疹、手指和脚趾末端脱皮,以上六条临床指标符合 5 条即考虑川崎病。实验室检查往往白细胞、C 反应蛋白和血小板升高,血沉增快。川崎病目前报道的唯一遗留后遗症的并发症为冠状动脉损害(冠状动脉扩张、冠状动脉瘤),多发生在亚急性期。而急性期的

合并症以心肌炎、心内膜炎、无菌性脓尿、肝功能异常、关节炎、胆囊炎、无菌性脑膜炎等多见,可加重川崎病急性期病情。部分甚至可以这些并发症为首发表现,临床上需要注意识别、早期诊断。

川崎病合并心力衰竭主要有两种情况:一种是病程早期合并急性心力衰竭,考虑主要由于急性期大量细胞因子和炎症介质的释放使心肌细胞收缩受到抑制所致。川崎病急性期心肌病理改变为

心肌间质水肿,炎症细胞浸润,并极少部分心肌细胞变性、坏死,病变早于冠状动脉异常。另一种是因为冠状动脉血栓、狭窄并发心肌梗死所致慢性心力衰竭。川崎病早期合并急性心力衰竭临床上较为少见,国内外临床报道不多。1例4岁川崎病儿童除急性心力衰竭外还合并脑病,1例报道川崎病同时合并心功能不全及肾功能不全。本例患儿发病年龄13岁3个月,在川崎病患儿中偏大,但其有发热7天、结膜充血、颈淋巴结肿大、口唇红干裂伴杨梅舌、病程中一过性皮疹、手指末端后期脱皮,有川崎病较为典型的临床症状。入院前外院心脏超声显示左室收缩功能下降(EF值30%),同时合并二尖瓣轻度反流,发生在川崎病病程的第6天,符合川崎病早期的心肌心内膜损伤机制。治疗中,除给予IVIG、阿司匹林外,加用了小剂量激素及强心、利尿、扩血管药物,心功能于急性期末恢复正常。提示川崎病合并急性心力衰竭,经早期识别、正规积极治疗,预后良好。

【附 病例8-2】

多发性大动脉炎合并继发性扩张型心肌病1例

(复旦大学附属儿科医院　何岚　吴琳)

【病史】患儿,女,9岁,因"咳嗽7天,发现心脏增大1天"入院。入院前1天,患儿因发热伴间断性咳嗽至门诊就诊,行胸部X线片检查,结果提示心影重度增大、双肺渗出,门诊拟"肺炎、心功能不全(心肌病?)"收治心内科。病程中患儿精神尚可,食纳减少。夜眠可,无多汗,大、小便无特殊。有上楼累的情况,平素无法参加体育运动,喜端坐呼吸,平躺时呼吸急促。

患儿患有"癫痫",于神经内科就诊并规律口服丙戊酸钠,目前已停药4.5年,未再有发作。既往易患"肺炎"约3~4次/年。患儿系G1P1,足月剖宫产儿,出生体重3.2kg,出生时因缺氧诊断为缺血缺氧性脑病,双侧听觉通路受损。按时按序接种疫苗,目前小学三年级,可说短句,生长发育落后于同龄儿,康复治疗中。否认风湿病、心脏病等家族史。

【体格检查】体温36.5℃,呼吸32次/min,心率90次/min,血压126/82mmHg(左上肢),130/90mmHg(下肢),未吸氧下经皮氧饱和度94%,神志清楚,无烦躁,可简短对答,口唇及指/趾末端无发绀,无杵状指。颈软,呼吸促,双肺呼吸音粗,可闻及散在干、湿啰音。心前区无隆起,有抬举性搏动;心音尚有力,心律齐,心前区未及明显杂音。腹软,肝脾肋下未及,肠鸣音可。左上肢动脉搏动减弱,双下肢无水肿,神经系统查体无阳性体征。

【辅助检查】

1. 血常规　血红蛋白105g/L,白细胞7.1×10⁹/L,淋巴细胞百分比42.7%,中性粒细胞百分比47.3%,血小板423×10⁹/L,C反应蛋白14mg/L。

2. 红细胞沉降率44mm/h。

3. 抗溶血性链球菌"O"<12.3U/ml。IL-10 6.91pg/ml(0~5pg/ml)。

4. T-SPOT阴性。

5. BNP 3 609pg/ml,心肌酶谱(-),血清肌钙蛋白Ⅰ测定<0.01μg/L。

6. 自身抗体　抗心磷脂抗体、补体C3、C4均正常。

7. 抗HCG、抗核抗体(ANA)、抗中性粒细胞胞质抗体(ANCA)、抗ENA抗体、抗肾小球基底膜抗体均阴性。

8. EBV-DNA检测阴性。

9. 胸部X线片　肺炎,右肺中叶及左肺下叶亚节段性不张,心影增大(图8-1-1)。

10. 心脏超声　①左房、左室内径增大,左房内径30mm,左室舒张末内径51mm,室间隔6mm,无明显增厚,LVEF 44%;②二尖瓣反流(轻度);③肺动脉高压(轻度)。

11. 心脏增强MR　左房、左室增大,LVEF 36.2%,少量心包积液。

【初步诊断及分析】

1. **心功能不全(心功能Ⅳ级)**　患儿病程中有上楼累的情况,平素无法参加体育运动,喜端坐呼吸,平躺时呼吸急促,胸部X线片提示心胸比0.6,故诊断。

2. **未定型心肌病**　患儿平素运动耐量低,胸部X线片及心脏超声提示心脏增大、射血分数降

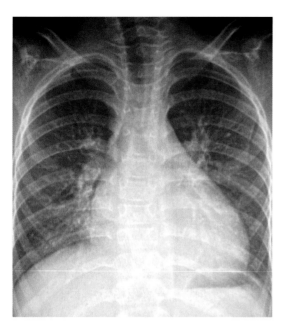

图 8-1-1　胸部 X 线片提示心影重度增大,两肺渗出

低,但既往病史中末次(5 年前外院)心脏超声未见明显异常,故考虑存在继发性因素,比如冠脉及大血管畸形等;结合患儿幼时有听力受损,有癫痫病史,存在精神、运动发育落后,需考虑是否存在线粒体肌病等可能,必要时可行相关先天性遗传代谢、WES、线粒体基因等检查。

3. 肺炎、肺实变　患儿因咳嗽、咳痰就诊,病初伴发热,查体可见患儿有气促,肺部听诊可闻及干、湿啰音,胸部 X 线片、胸部 CT 提示肺实变,支原体 IgM 抗体滴度 1∶640,目前可诊断。

4. 精神运动发育迟缓　患儿出生时因缺氧患新生儿缺血缺氧性脑病,出生后大运动、精细运动、语言发育较同龄人明显落后,目前上小学三年级,可说短句,康复治疗中,诊断明确。

【进一步检查及结果】

1. 体格检查　右上肢血压 162/88mmHg,左上肢血压 100/55mmHg,下肢血压 85/68mmHg,双侧上肢桡动脉搏动强弱不等,左侧较对侧减弱。

2. 血沉　44mm/h。

3. MRA　左锁骨下动脉局部显影不佳、右肱动脉、尺动脉和桡动脉呈串珠样改变;右肾动脉略偏细;腹主动脉局限性狭窄(重度),双侧下肢动脉、胸主动脉 MRA 增强未见明显异常(图 8-1-2)。

4. 上肢血管 CTA 增强　左侧锁骨下动脉起

始部狭窄、部分中断、未显示,左侧腋动脉、肱动脉管腔通畅,未见明显狭窄、扩张(图 8-1-3)。

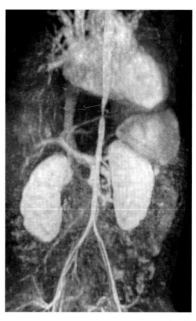

图 8-1-2　MRA 示腹主动脉局限性狭窄(重度)

5. 心电图检查报告　①窦性心律;②不完全性右束支阻滞。

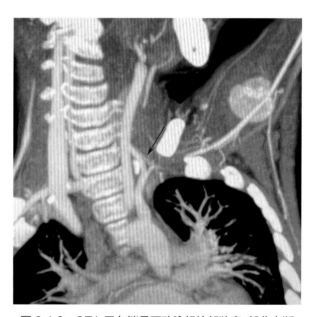

图 8-1-3　CTA 示左锁骨下动脉起始部狭窄、部分中断

解析:结合查体及上述辅助检查结果,患儿左上肢及下肢搏动明显较右上肢弱,右上肢收缩压较左上肢高 62mmHg,左上肢较下肢收缩压高 15mmHg,血沉增快,血管磁共振显示左锁骨下动脉近端狭窄,腹主动脉明显狭窄,CTA 提示左锁骨

下动脉起始部狭窄、部分中断,符合大动脉炎诊断标准,故原发病考虑诊断为多发性大动脉炎(慢性活动),合并重度左锁骨下动脉、腹主动脉狭窄,继发性高血压,继发性扩张型心肌病。患儿有上楼累的情况,平素无法参加体育运动,喜端坐呼吸,平躺时呼吸急促,心脏超声提示 EF 明显降低,故诊断慢性心力衰竭(心功能Ⅳ级)。

【治疗及随访】患儿入院后告知家属病危,进行监护,监测血压。予地高辛强心、呋塞米+螺内酯利尿、依那普利扩血管等抗心衰治疗。查胸部 CT 提示双肺节段性肺不张,先后予阿奇霉素、克拉霉素、头孢地尼等抗感染,沐舒坦及雾化化痰治疗,咳嗽较之前好转。入院第 6 天监测患儿血压提示血压高,合并双上肢血压不对称,结合血管 MRA 结果,加用卡维地洛扩张血管、减少外周血管阻力,并请风湿科会诊,结合相关检查及患儿病史考虑多发性大动脉炎(慢性活动),改用非洛地平控制血压(左上肢 101/59mmHg,右上肢 140/70mmHg,左下肢 99/58mmHg,右下肢 103/80mmHg),并予泼尼松龙+甲氨蝶呤(MTX)治疗,同时口服维生素 D、钙剂和叶酸片预防并发症。经治疗,患儿临床症状较之前明显好转(因家人拒绝,未行心脏超声检查)。出院后共随访了 3 次,平均每 8 个月随访 1 次,第一次心脏超声随访结果即显示各房室内径正常范围内,左房内径约 22mm,左室舒张末内径 39mm,室间隔 8mm,无明显增厚,LVEF 71%,后面两次结果类似。因复查心脏超声射血分数恢复正常,建议患儿继续用药物治疗,待血管炎活动稳定后拟对狭窄血管做进一步处理。

【病例点评】多发性大动脉炎(takayasu arteritis,TA)是指主动脉及其主要分支的慢性进行性非特异性炎性病变,好发于青少年,婴幼儿及 40 岁以上人群少见,20~30 岁亚洲女性为主要发病人群。病变多累及主动脉弓及其分支,其次为降主动脉、腹主动脉和肾动脉,且主动脉的二级分支,如肺动脉、冠状动脉也可受累。目前 TA 的发病原因尚未完全清楚,可能与感染、遗传及免疫机制等因素有关,大多数学者认为是感染引起的自身免疫性疾病,引起大动脉壁的免疫病理改变。因 TA 早期症状无

特异性,主要表现为发热、乏力、食欲减退、恶心、出汗、体重下降、肌痛、关节炎等症状,随着疾病进展、血管病变、阻塞导致目标脏器供血不足,出现头痛、头晕、视力减退、偏瘫、失语、高血压及肾脏病变等表现。本例患儿病程中曾有发热、高血压等,但均不典型。

本病分两期,早期为急性大血管炎期,此期无特异性,相当长的一段时间内可能仅出现乏力、体重减轻、盗汗、低热、肌肉关节痛及贫血等不典型症状,因此常延误诊断及治疗。晚期为无脉期,即大血管狭窄或梗阻而出现缺血的症状和体征。如累及心脏则可表现为心肌病变、瓣膜病变、冠状动脉病变等。扩张型心肌病在本病中较少见。TA 并发扩张型心肌病的患者极易出现心力衰竭,以充血性心力衰竭为主,约占 28%,且发病年龄相对偏小,发病隐匿、病情重、恶化快,病因多为血管炎后心脏后负荷增加,形成顽固性高血压,也有见于瓣膜反流者,一旦出现心力衰竭,治疗效果相对较差。该患儿以心功能不全为首发症状,入院后经抗心衰治疗后心功能略有改善,但血管病变严重,可造成其他系统功能障碍。

对于处于 TA 活动期的患者,一般予以糖皮质激素和/或免疫抑制剂治疗,若病情难以控制且反复发作,予甲泼尼龙及环磷酰胺双冲击治疗以控制病情活动,延缓疾病进展。并需积极控制感染及对症治疗。而对于处于慢性静止期且血管病变严重者,可行相关外科手术或介入治疗。

住院患者的体格检查是每一个临床医生不可忽视的一个部分,对于心血管系统疾病的患儿,四肢血压和四肢血氧的监测非常重要。因为儿童 TA 临床少见,症状多不典型,接诊医师对其认识不足,过度依赖医技检查,易思维局限,忽略细节。本例患儿虽然是以心衰为主诉就诊,但在住院期间体格检查发现左右桡动脉搏动强弱不同,监测血压,发现左右上肢的血压差异很大,很好地在早期提示了患儿可能存在血管病变的可能,进行全面的体格检查十分必要,为临床诊断提供了早期依据,有助于疾病的早期诊断及对预后的判断。

第二节
高血压/循环充血相关心力衰竭

【概述】我国儿童期高血压的患病率逐渐增加,中国健康与营养调查(China Health and Nutrition Survey,CHNS)显示,监测地区学龄儿童青少年高血压患病率从 1991 年的 8.9% 上升到 2015 年的 20.5%。从儿童期到成年期的血压追踪数据表明,儿童期较高的血压与成年期高血压密切相关。

高血压可分为原发性高血压和继发性高血压。在儿童高血压中,80% 为继发性高血压,年龄越小,继发因素占比越高,常见的病因为肾血管疾病、肾实质疾病、心血管疾病和内分泌疾病等,其中以肾性高血压为最常见。肾性高血压分为肾实质性高血压和肾血管性高血压两大类。肾实质性高血压约占所有继发性高血压的 80%,主要为急慢性肾小球肾炎、肾盂肾炎、溶血性尿毒综合征、狼疮性肾炎、紫癜性肾炎、多囊肾和先天性遗传性肾炎等。肾血管性高血压约占继发性高血压的 12%,其中以肾动脉狭窄最常见。原发性高血压是排除性诊断,其比例随着年龄升高,在具有以下因素的患儿中优先考虑原发性的可能:青春期后发病;有高血压病家族史;具有肥胖或超重的特征;轻度血压增高(血压位于或轻度高于第 95 百分位)。

高血压是心力衰竭发生的危险因素之一。发生心力衰竭的风险增加与血压升高的严重程度直接相关,但也受到种族、年龄和性别等因素的影响。高血压相关的心力衰竭多表现为舒张功能障碍和射血分数保留的心力衰竭,少数情况下也可诱发心肌梗死的发生,进而出现射血分数降低的心力衰竭。Messerli 等将高血压心脏病分为 4 个等级,分别是孤立的舒张功能障碍、伴有左心室肥厚的舒张功能障碍、射血分数保留的心力衰竭和射血分数下降的心力衰竭。

心脏压力负荷增加是高血压诱发心力衰竭的始动因素,与之不同的是,循环充血相关的心力衰竭是由心脏容量负荷增加造成的。严重循环充血是由于水钠潴留、血容量扩大、循环负担过重,进而出现循环充血、心力衰竭,甚至急性肺水肿,多发生于急性肾小球肾炎起病后 1~2 周内。我国 20 世纪 50~60 年代曾报道住院的急性肾炎患儿约 24%~27% 可见到此类并发症,近年报告已降至 2.4% 左右。

【临床表现】儿童高血压常常症状不明显,多于体格检查时偶然发现。当血压明显升高或持续性升高时,可能会出现头晕、头痛、食欲下降、恶心、呕吐、视物模糊等表现,严重者可出现惊厥、偏瘫、失语、昏迷等高血压脑病的表现,当血压短期内急骤升高时还会出现心绞痛、充血性心力衰竭、肺水肿等高血压危象。

长期高血压引起慢性心力衰竭的症状没有特异性,严重的急性循环充血多在原有疾病的基础上出现明显的左心衰竭和/或右心衰竭的症状,表现为气急、不能平卧、胸闷、咳嗽等,查体可发现肺底啰音、肝大、奔马律等。这主要是由于血容量扩大所致,与真正心肌泵衰竭有所不同,此时心搏出量常增加而并不减少,循环时间正常,动静脉血氧分压差未见加大,且洋地黄类强心剂效果不佳,而利尿剂的使用常能使其缓解。但极少数重症患者可发展至真正的心力衰竭,于数小时至 1~2 天迅速出现肺水肿而危及生命。

【诊断】血压测量的方法包括诊室血压测量的动态血压监测(ambulatory blood pressure monitoring,ABPM)和家庭血压监测(home blood pressure monitoring,HBPM)等。诊室血压测量是我国目前诊断高血压、进行血压水平分级以及观察降压疗效的常用方法;家庭血压监测可辅助调整治疗方案;动态血压监测可用于诊断白大衣高血压、隐蔽性高血压和单纯夜间高血压,了解血压节律变化,评估降压药物的疗效。美国儿科学会(American Academy of Pediatrics,AAP)推荐根据临床血压测量结果,对所有怀疑有高血压的儿童进行动态血压监测。

《中国高血压防治指南 2018 年修订版》建议对儿童从 3 岁起选择合适尺寸的袖带准确测量血压;AAP 于 2017 年发布的儿童和青少年高血压筛查与管理的临床实践指南建议,3 岁以上的儿童和青少年应每年测量血压;如果患有肥胖症、正在服用可能升高血压的药物、患有肾脏疾病、有主动脉弓梗阻或缩窄病史或糖尿病,需要在每次就诊时测量血压。3 岁以下的儿童在下列情况下也应该测量血压:①既往有早产、低出生体重或其他新生儿期需重症监护疾病的病史;②先天性心脏病(已修复或未修复);③反复泌尿系统感染、血尿或蛋白尿;④存在已知的肾脏疾病或泌尿系统畸形;⑤有先天性肾脏疾病家族史;⑥实体器官移植术后;⑦恶性病或骨髓移植术后;⑧使用对血压有影响的药物进行治疗;⑨存在与高血压有关的其他全身性疾病(如神经纤维瘤病、结节性硬化、镰状细胞疾病等);⑩有颅内压增高的证据。

高血压的判断标准有多种,目前广泛采用百分位法作为儿童高血压的诊断标准。该标准来源于 2004 年美国国家高血压教育项目工作组(National High Blood Pressure Education Program Working Group,NHBPEP)的第 4 次报告。2017 年米杰教授团队在中国儿童血压参照标准的基础上,增加了身高对血压的影响,制定出"中国 3~17 岁男、女年龄别和身高别的血压参照标准",即收缩压和 / 或舒张压 ≥第 95 百分位诊断为高血压,第 90~95 百分位或 ≥120/80mmHg 为"正常高值血压"。高血压程度分级为:① 1 级高血压,第 95~99 百分位 +5mmHg;② 2 级高血压,≥第 99 百分位 +5mmHg。简化公式标准为:男童,收缩压 = 100+2× 年龄(岁),舒张压 =65+ 年龄(岁);女童,收缩压 =100+1.5× 年龄(岁),舒张压 =65+ 年龄(岁)。《中国高血压防治指南 2018 年修订版》采用

百分位法"表格标准"诊断儿童高血压。对简化公式标准筛查出的可疑高血压患儿,可进一步采用"表格标准"确定诊断。2017 年 AAP 发布的儿童和青少年高血压指南中在诊断分类上以"血压升高"替代了"高血压前期",并分别为年龄在 1~13 岁和 13 岁及以上的儿童,提供了不同的诊断标准,以更好地与成人高血压的诊断标准接轨。

儿童和青少年高血压的诊断性评估还包括明确高血压原发与继发病因,靶器官损害及其程度,评估有无糖尿病等其他合并症。左心室肥厚是最常见的高血压靶器官损害之一,一旦发生左心室肥厚,发生心力衰竭的风险就会显著增加,应用心电图、心脏超声等工具评估高血压患者是否存在左心室肥厚是非常必要的。

相对而言,高血压相关心力衰竭的诊断比较简单,主要是依赖于高血压的基础病史及相应的症状和体征。

【治疗】积极地控制血压对避免心力衰竭的发生尤为重要。对继发性高血压患者,针对病因的治疗是最关键的,单纯药物治疗往往不能起到好的降压效果。对原发性高血压患者,有效地控制体重、增加体能锻炼、减少钠摄入量及合理的饮食选择等均能有效地预防高血压的发生和延缓高血压进展,从而达到预防心力衰竭的发生和发展。大多数抗高血压药物都可减缓从高血压演变为心衰的过程,但它们的效果并不完全相同。利尿剂可减轻心脏前负荷,改善心力衰竭的症状,是首选药物。血管紧张素转换酶抑制剂和血管紧张素受体阻断剂是治疗高血压和预防心衰的有效药物,可能会对伴有左心室肥厚的舒张功能障碍患者有益。鉴于 β 受体阻滞剂的不良反应,不推荐将其作为一线治疗药物。

急性循环充血的治疗重点在于纠正水钠潴留,恢复血容量,利尿剂的合理应用可能使症状很快得到缓解,必要时还可以加用酚妥拉明或硝普钠以减轻心脏前后负荷;经上述治疗仍未能控制者可考虑超滤治疗。

(安金斗)

音阴性。神经系统查体未见异常。

【附 病例8-3】

急性肾小球肾炎并严重循环充血1例

（福建省立医院 王晓莉 杨芳）

【病史】患儿，男，8岁，因"咳嗽3天，气促、少尿、水肿2天"入院。咳嗽初为晨起咳嗽，入院前2天出现咳嗽加重，伴低热、胸闷、气促、脸部及双下肢轻度水肿，不能平卧，无咯血及粉红色泡沫痰。至当地医院，查血常规显示白细胞（WBC）12.1×10⁹/L，中性粒细胞（N）75.2%，血红蛋白（HB）100g/L，血小板（PLT）205×10⁹/L；肌钙蛋白Ⅰ 0.071ng/ml；尿常规显示隐血（++），尿蛋白（+）；血生化显示乳酸脱氢酶（LDH）36U/L，肌酸激酶同工酶MB（CK-MB）41U/L。心脏超声提示左房增大，右心稍大，轻度肺动脉高压；心电图正常。入院前1天气促、水肿加重，为进一步诊治，遂转至笔者医院。急诊查胸部X线片+腹部立位X线片（图8-2-1），示支气管肺炎，双侧胸腔少量积液，肝影较大，上下径约17.4cm；血脑钠肽（BNP）7 161pg/ml（<450pg/ml）；血常规示WBC 7.5×10⁹/L，N 62.1%，HB 107g/L，PLT 222×10⁹/L，C反应蛋白（CRP）12.46mg/L；血生化显示CK-MB 27U/L（0~16U/L），LDH 728U/L（313~618U/L）；肌钙蛋白Ⅰ 1.53ng/ml（0~0.10ng/ml）。尿常规显示尿蛋白（-），隐血（++），红细胞30.1个/μl（0~13.1个/μl），红细胞（高倍视野）5.4个/HP（0~2.4个/HP），余大致正常。给予"毛花苷丙、呋塞米、酚妥拉明、甲泼尼龙"等处理后水肿减退，尿量较之前增多，但仍无法平卧，无咯血及粉红色泡沫痰，为进一步诊治，拟以"心力衰竭、肺炎、胸腔积液原因待查"收入院。患儿平素体健。家族史无特殊。

【体格检查】体温36.0℃，心率80次/min，呼吸20次/min，血压140/90mmHg。神志清楚，颜面部及双下肢轻度水肿，眼睑轻度水肿；双肺呼吸音粗，双肺底可闻及少许湿啰音，无胸膜摩擦音；心相对浊音界稍扩大，心律齐，未闻及杂音。腹软，无压痛，肝右肋下1.5cm可及，边缘锐，伴触痛，剑突下未触及，脾左肋下未触及，肝区轻叩痛，移动性浊

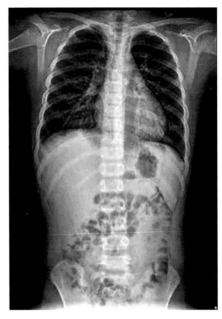

图8-2-1 胸部X线片+腹部立位X线片
支气管肺炎，双侧胸腔少量积液，肝影较大。

【辅助检查】入院后复查血生化显示肌酸激酶（CK）160U/L（55~170U/L），CK-MB 27U/L，LDH 728U/L，肌酐57μmol/L（58~110μmol/L），尿素氮4.1mmol/L（3.2~7.1mmol/L），余正常。肌钙蛋白1.53ng/ml（0~0.10ng/ml）。尿常规显示尿蛋白（-），隐血（++），红细胞30.1个/μl，红细胞（高倍视野）5.4个/HP（0~2.4个/HP），余大致正常。BNP 7 161pg/ml。

【初步诊断及分析】

1. 急性心力衰竭 患儿，8岁，气促、尿少2天，面部及双下肢轻度水肿，眼睑轻度水肿，双肺底可闻及少许湿啰音，肝右肋下1.5cm，边缘锐，伴触痛，肝区轻叩痛；多次查肌钙蛋白Ⅰ、CK-MB及BNP均升高，当地心脏超声提示左房增大，右心增大及肺动脉压增高。故诊断急性心力衰竭。

2. 急性肾小球肾炎 部分急性肾小球肾炎患儿可在起病1周内，由于水钠潴留、血浆容量增加而出现循环充血。当肾炎患儿出现呼吸急促和肺部有湿啰音时，应警惕循环充血的可能性。该患儿有感染、少尿、水肿，入院查血压140/90mmHg，笔者医院门诊尿常规提示隐血（++），红细胞5.4个/HP；当地医院尿常规提示隐血（++），尿蛋白（+），需警惕该病可能，需完善补体C₃、ASO及复查尿常规

及全腹彩超协助诊断,并密切观察血压情况。

3. 病毒性心肌炎?　患儿有前驱感染病史,咳嗽后出现气促、胸闷、水肿、少尿,多次查肌钙蛋白Ⅰ、CK-MB 及 BNP 均升高,心脏超声提示心脏增大及肺动脉压增高需考虑。但病毒性心肌炎并急性心力衰竭常合并血压降低,此患儿血压正常,需排除有无其他引起心力衰竭的疾病。进一步完善相关病原学检查及复查心脏超声、心肌酶谱等检查。

4. 急性肺炎　肺炎患者如果突然出现呼吸、心率突然增快,极度烦躁不安,查体心音低钝、奔马律,肝脏迅速增大,需考虑心衰。该患儿咳嗽 3 天,伴发热、胸闷、气促,并出现夜间烦躁,胸部 X 线片提示肺炎,双侧胸腔积液。肺炎诊断明确,需警惕急性肺炎所致心力衰竭。

5. 风湿性心脏病　现已少见,除心悸、胸闷、心音低钝等表现外,常合并环形红斑、皮下小结、游走性关节疼痛,ASO 滴度升高、血沉增快、CRP 阳性,心电图提示 P-R 间期延长,心脏超声提示瓣膜改变等,目前诊断依据不足。完善 ASO、CRP 及复查心电图、心脏超声协助诊断。

【进一步检查及结果】 心脏超声:主动脉及肺动脉未见增宽;各房室腔未见明显扩大,室间隔及左室壁未见增厚,房室间隔连续完整;各瓣膜回声、开放未见异常;肺动脉压稍增高(肺动脉收缩压 27mmHg)。左室射血分数(left ventricular ejection fraction,LVEF)及短轴缩短分数(fraction shortening,FS)正常。

【解析】 心脏超声可排除心脏结构异常、心脏功能异常,该患儿的心力衰竭可大致排除心脏本身病变引起的。而肺动脉压力稍增高考虑与容量负荷增加有关,与充血性心力衰竭相符。实验室检查:补体 C3 0.36g/L(0.90~1.80g/L),肌钙蛋白Ⅰ 0.16ng/ml,CK-MB 1.68ng/ml。生化全套示白蛋白 31g/L(35~55g/L),LDH 253U/L,尿素氮 8.3mmol/L,CK 92U/L,CK-MB 13U/L(0~31U/L),余正常。BNP 1 801pg/ml。血常规示 WBC 8.2×10⁹/L,N 77.8%,HB 115g/L,PLT 223×10⁹/L。ASO 1 130U/ml(0~408U/ml)。尿常规(多次)显示尿蛋白均阴性,尿白细胞均正常,隐血(阴性至"++"),红细胞

数 13~48.6 个 /μl,红细胞(高倍视野)2.3~8.6 个 /HP,余均正常。TORCH 阴性。病毒抗体(埃可病毒、柯萨奇病毒、腺病毒)阴性。自身免疫全套阴性。肺炎支原体抗体 IgM 阳性。全腹彩超未见异常。

【解析】 补体 C3 明显降低,但自身免疫全套阴性,可排除系统性红斑狼疮引起的补体 C3 降低。补体 C3 明显降低,且多次查尿常规高倍镜下红细胞增高,尿蛋白均阴性,且尿素氮稍增高,需考虑急性肾小球肾炎。BNP 明显增高,考虑存在心力衰竭,除心脏本身病变引起的心力衰竭,也要考虑心脏外病变引起的心力衰竭。肌钙蛋白稍增高,考虑有心肌损害,除了心肌炎可引起肌钙蛋白增高,心力衰竭时心肌缺血也会导致心肌损害。

【治疗及随访】 结合患儿临床表现及上述辅助检查结果,诊断为急性肾小球肾炎合并严重循环充血,心肌受累,急性肺炎,双侧胸腔积液(少量),肺炎支原体感染。治疗上予以绝对卧床休息、低盐膳食,呋塞米联合氢氯噻嗪利尿,硝苯地平降血压(入院后监测血压最高达 170/80mmHg)。哌拉西林舒巴坦联合阿奇霉素抗感染。经上述治疗 3 天后尿量明显增多,水肿消退,无气促、气喘,无胸闷、烦躁;查体血压 105/55mmHg,面颊、双下肢水肿消退,眼睑水肿消退;双肺呼吸音粗,未闻及干、湿啰音;腹软,肝肋下未触及,肝区无叩痛。复查 BNP 156.50pg/ml,尿常规示尿蛋白阴性,尿白细胞正常,隐血阴性,红细胞数 32.7 个 /μl,红细胞(高倍视野)5.9 个 /HP,余均正常。出院后定期复查血压、尿常规正常,6 周后复查补体 C3 恢复正常。

【病例点评】 急性肾小球肾炎(简称急性肾炎)是一组病因多样的肾小球疾病,其临床表现为急性起病,多有前驱感染,以血尿为主,伴不同程度的蛋白尿,可有水肿、高血压或肾功能不全等特点。本病主要与 A 族溶血性链球菌中的致肾炎菌株感染有关,主要发病机制为抗原 - 抗体免疫复合物引起肾小球毛细血管炎症病变,包括循环免疫复合物和原位免疫复合物形成学说。疾病早期的典型肾脏病理病变呈毛细血管内增生性肾小球肾炎改变,内皮细胞肿胀,系膜细胞增生,从而引起毛细血管腔

闭塞,肾小球滤过率下降,导致水钠潴留、血容量增加。少数肾小球肾炎因血容量负荷过重,可导致急性心力衰竭。

急性肾小球肾炎临床表现轻重悬殊,轻者全无临床症状,仅见镜下血尿,重者可呈急进性过程,短期内出现肾功能不全。90% 的病例有链球菌的前驱感染,以呼吸道及皮肤感染为主。典型临床表现为水肿、血尿、蛋白尿、高血压、尿量减少;少数患儿在疾病早期(2 周内)可出现严重表现,如严重循环充血、高血压脑病、急性肾功能不全。

本例患儿在起病 3 天内,由于水钠潴留、血浆容量增加而出现循环充血,因循环充血导致充血性心力衰竭,从而出现气促、胸闷。该患儿虽无肉眼血尿表现,但镜下红细胞数有轻微增多,需注意以肾外表现为主的急性肾小球肾炎。完善相关检查提示补体 C3 明显下降、ASO 升高,结合患儿尿量减少、血压高、水肿,考虑急性肾小球肾炎合并循环充血。经积极利尿处理后,循环充血明显缓解,BNP 迅速下降至正常。

急性肾小球肾炎合并循环充血是急性肾小球肾炎的并发症之一,虽然合并症发生率低,但也是急性肾小球肾炎的死亡原因之一。当一些急性肾小球肾炎以肾外症状起病时,如表现为气促、胸闷、水肿、血压高,甚至有严重循环充血及高血压脑病,而尿改变轻微或尿常规正常,常常没有考虑到急性肾小球肾炎,易造成误诊、漏诊。所以临床上遇到急性充血性心力衰竭的患儿在积极查找病因的时候,要想到有急性肾小球肾炎合并循环充血的可能,予以完善 ASO 和补体 C3 检查以明确诊断。

【附 病例 8-4】

婴儿卡罗利综合征合并多囊肾致高血压心脏病 1 例

(首都医科大学附属北京儿童医院　陈希　高路)

【病史】患儿,男,6 个月,因体格检查发现心脏扩大 23 天入院。入院前 23 天,患儿于当地医院定期体格检查时发现心脏杂音;心脏超声示左房左室明显扩大,射血分数(LVEF)34%,二尖瓣中度反流;心电图示左心室肥厚,肌钙蛋白 T 0.12ng/ml,BNP 7 160.05pmol/L。诊断扩张型心肌病、心功能不全,给予地高辛、卡托普利等改善心衰治疗后出院。至笔者医院门诊复查心脏超声示 LVEF 值为 33%,门诊以“心脏增大待查”收入笔者科。患儿生长发育偏落后,平素汗多,无面色发绀、咳喘、水肿等不适,大小便外观正常。母孕期胎儿超声考虑多囊肾不除外,无放射线、药物、毒物接触史。否认心脏病、高血压、肝肾疾病家族史,否认夭折、猝死家族史。

【体格检查】体重 6kg,身长 62cm。四肢血压:左上肢 108/49mmHg,右上肢 118/63mmHg,左下肢 121/51mmHg,右下肢 122/66mmHg。呼吸 28 次 /min,心率 130 次 /min,经皮氧饱和度 98%。无特殊面容,精神反应可,面色红润,呼吸平稳。两肺呼吸音粗,无干、湿啰音,心前区无隆起,触诊无震颤,最大左心界位于第 5 肋间左锁骨中线外 2cm,心音低钝,胸骨左缘第 4 肋间可闻及 2/6 收缩期杂音。肝脾肋下未及,下腹两侧各可触及 1 个类圆形无痛性包块,直径约 4cm。双下肢无水肿,甲床无发绀。

【辅助检查】肌钙蛋白 T 0.12ng/ml(<0.026),BNP 7 160.05pmol/L(<100)。

【初步诊断及分析】患儿为 6 个月小婴儿,起病隐匿,平素多汗且生长发育落后,静息状态下无喘息、气促,查体发现最大左心界位于第 5 肋间左锁骨中线外 2cm,心脏超声示左房左室明显扩大,LVEF 值减低,二尖瓣中度反流,心电图示左室肥厚,肌钙蛋白 T 及 BNP 升高,按照 NYHA 分级,故诊断心功能不全,心功能 II 级,其心脏增大的可能原因分析如下:

1. **高血压心脏病** 患儿四肢血压均偏高,胎儿期超声考虑多囊肾不除外,抗心衰治疗后心功能无明显改善,故需首先考虑本病,进一步监测血压并行腹部超声检查。

2. **心肌病** 患儿发病年龄小,起病隐匿,有生长发育落后、多汗表现,查体心脏扩大、心音低钝,心脏超声示左房左室明显增大,LVEF 值减低,BNP 升高,故需考虑本病,进一步完善心脏磁共振等检查协助诊断。

3. 心肌炎 患儿病史较短,肌钙蛋白T升高,需警惕本病,但起病隐匿,且无前驱感染史,故可能性不大。

4. 先天性遗传代谢病 患儿起病年龄小,生长发育落后,应注意本病可能,进一步完善血尿代谢筛查协助诊断。

【进一步检查及结果】

1. 实验室检查 血常规示白细胞 10.05×10^9/L,中性粒细胞百分率 40.5%,淋巴细胞百分率 50.1%,红细胞 4.31×10^{12}/L,血红蛋白 114g/L,血小板 209×10^9/L。血生化检查示总蛋白 65.4g/L,白蛋白 41.1g/L,球蛋白 24.3g/L,尿素 2.79mmol/L,肌酐 20.1μmol/L,总胆固醇 3.49mmol/L,尿酸 229.4μmol/L,血糖 5.97mmol/L,碱性磷酸酶 180U/L,天冬氨酸氨基转氨酶 39.7U/L,丙氨酸氨基转氨酶 13.7U/L,γ-谷氨酰基转氨酶 12U/L,总胆红素 9.2μmol/L,直接胆红素 1.61μmol/L,间接胆红素 7.59μmol/L,甘油三酯 1.33mmol/L,肌酸激酶 105U/L,肌酸激酶同工酶MB 28U/L,乳酸脱氢酶 302U/L,α-羟丁酸脱氢酶 258U/L,血电解质正常。血尿代谢筛查未发现特异性脂肪酸代谢异常。

2. 心电图 $R_{V5}+S_{V1} > 3.5$mV(图8-2-2)。

3. 心脏超声 左室内径重度增大(LVD 36.1mm),左房内径轻度增大,右房室内径未见明显增大。室间隔及左室后壁未见明显增厚,运动幅度均减低。左室收缩功能减低,EF 33%,FS 15%。二尖瓣瓣环扩大,瓣膜活动幅度相对减低。主动脉内径及弓降部未见明显异常。双侧冠状动脉未见明显异常(图8-2-3)。患儿父母心脏超声大致正常。

4. 心脏MRI 左心室增大,收缩及舒张幅度减低,未见明显粗厚肌小梁。左心房略大。右心房、室形态未见明显异常,运动幅度尚可,未见明显减低。心肌未见明显异常信号。二尖瓣可见反流信号,三尖瓣未见明显反流。

解析:心脏MRI虽见左心增大,但无明显心肌水肿、纤维化等表现,不支持心肌炎、心肌病的诊断。

5. 腹部超声 肝实质回声弥漫不均匀地增粗增强,格林森鞘增厚,约0.3cm。部分区域肝内胆管呈囊状扩张,较大者约 0.5cm×0.7cm×0.7cm,与邻近肝管相通。左肾 8.4cm×3.9cm,右肾 9.5cm×4.6cm,双肾实质回声弥漫性增强,实质内可见多发细小囊性回声腔,右肾较大者约 0.7cm×0.9cm×0.7cm,左

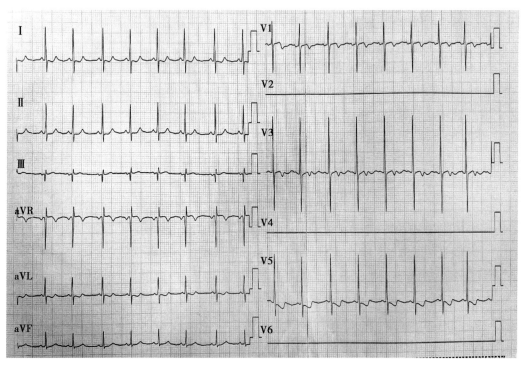

图8-2-2 心电图
提示左心室肥厚。

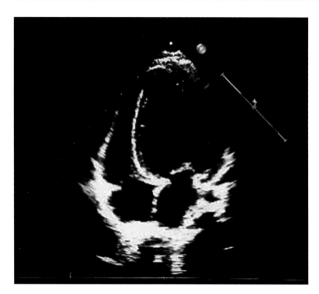

图 8-2-3 心脏超声
左心室明显增大。

肾较大者约 0.4cm×0.5cm×0.5cm,肾盂肾盏无扩张。胆囊、胰腺、脾、输尿管未见明显异常。患儿父母腹部超声大致正常。

6. 基因检测 患儿 *PKHD1* 基因发现复合杂合核苷酸变异:c.6332+1_6332+2insG(编码区第 6332 号核苷酸后内含子中第 1 位与第 2 位核苷酸之间插入 G)的杂合核苷酸变异,为来自母亲的剪切变异;c.4274T>G(编码区第 4274 号核苷酸由 T 变为 G)的杂合核苷酸变异,该变异导致第 1425 号氨基酸由 Leu 变为 Arg(p.Leu1425Arg),为来自父亲的错义变异。

【进一步诊断和治疗】结合患儿临床表现及上述辅助检查结果,考虑患儿目前诊断为高血压心脏病、心功能 Ⅱ 级、先天性多囊肾(双侧)、卡罗利综合征。给予福辛普利、氨氯地平、螺内酯口服降血压,地高辛口服强心。经 13 天住院治疗,患儿血压有所下降,双上肢血压波动于 88~104/48~72mmHg;心功能有所好转,复查心脏超声示 LVD 33.3mm、EF 46%、FS 23%。出院后继续口服福辛普利、氨氯地平、螺内酯口服降血压、地高辛。

出院 3 个月后随访,患儿体重 6.9kg,双上肢血压波动于 84~100/46~78mmHg。心脏超声示 LVD 32.4mm、EF 57%、FS 29%,患儿继续规律服药。出院 12 个月后随访,患儿体重 8.5kg,双上肢血压波动于 82~108/42~80mmHg;心脏超声示 LVD 32.7mm、EF 64%、FS 33%。复查血红蛋白、肝肾功、尿常规正常;腹部超声较之前变化不显著。

【病例点评】卡罗利综合征是指先天性肝内胆管囊状扩张症合并肝纤维化的临床综合征。本病为常染色体隐性遗传,由多囊肾 / 多囊肝病变 1(polycystic kidney and hepatic disease1,*PKHD1*)基因突变所致。由于该基因同时也是常染色体隐性遗传性多囊肾(autosomal recessive polycystic kidney disease,ARPKD)的致病基因,故卡罗利综合征与 ARPKD 常同时发生。本病肝肾病变常独立发生、发展,故确诊后应长期密切随访。肝脏方面,应警惕肝纤维化导致门静脉高压,注意食管、胃底静脉曲张情况,预防消化道出血。肾脏方面,患儿可逐渐出现高血压、肾功能不全,随访中应注意监测血压及肾功能情况。根据病情适时进行肝、肾替代治疗。

本例患儿为婴儿期发病,起病隐匿,以左房室扩大为主要表现,右心无受累表现,多次测量血压为双侧对称性增高,经降压药物治疗后心功能明显改善,结合腹部超声提示双肾实质多发囊性回声腔,故考虑为多囊肾所致高血压心脏病。本例肝肾病变典型,基因检测提示 *PKHD1* 基因复合杂合核苷酸变异(c.6332+1_6332+2insG 及 c.4274T>G),且该变异致病性已有报道,故诊断卡罗利综合征伴遗传性多囊肾。患儿已随访 12 个月,目前血压控制平稳,肝肾病变无进展,嘱继续药物控制血压、坚持定期复诊。

本病例为婴儿期起病的左房室扩大,起病隐匿,病初被误诊为扩张型心肌病。后经细致查体,结合肝肾影像学及基因检测结果,确诊为卡罗利综合征合并多囊肾导致的高血压心脏病,经降压药物治疗后心功能明显改善。婴幼儿高血压以继发性高血压为主,血压多呈中重度升高,但患儿症状多不明显,血压测量困难,误诊、漏诊率很高,就诊时常已出现相关靶器官损害。故临床医生要提高对本病的认识,力争早期准确识别本病,积极查找高血压病因,进行规范化诊疗并定期随访。

【附 病例 8-5】

肾动脉狭窄致高血压、心力衰竭合并球囊扩张 1 例

(青岛大学附属妇女儿童医院 单光颂 王本臻)

【病史】患儿,女,5 岁,因"发热、精神反应欠佳"就诊,门诊查尿常规示尿蛋白(++),查体示血压 160/95mmHg,完善类风湿因子、抗"O"滴度、免疫球蛋白组合、补体检测、ENA 谱、ANCA 全套均未见异常;心脏超声示左室扩大(LVDd 47mm),左室乳头肌水平至心尖部心肌致密化欠佳,非致密层厚度约 7.4mm,致密层厚度约 4.6mm,左室壁整体运动幅度减低,左室射血分数 47%,予地高辛强心,予呋塞米、螺内酯利尿等治疗,患儿心功能改善欠佳,且血压仍高。患儿平素体健,生长发育与同龄儿类似。父亲因"心肌梗死"去世,母亲体健。

【体格检查】呼吸 40 次/min,心率 104 次/min,未吸氧下经皮氧饱和度 99%,血压 160/95mmHg,体重 15kg,反应欠佳,无特殊面容,面色红润,呼吸略急促,双肺呼吸音粗、对称,双肺底闻及少许湿啰音。心前区无隆起,心律齐,心音稍低钝,未闻及心脏杂音,无传导。腹软,肝脏左肋下约 2cm,质韧,脾脏肋下未触及。双下肢无水肿,四肢肌张力、肌张力正常,四肢末梢稍凉。毛细血管再充盈时间 3 秒。

【辅助检查】心脏超声示左室扩大(LVDd 47mm),左室乳头肌水平至心尖部心肌致密化欠佳,非致密层厚度约 6.8mm(图 8-2-4A),致密层厚度约 4.6mm,左室壁整体运动幅度减低,左室射血分数 47%(图 8-2-4B)。心电图示窦性心律,T 波改变。

【初步诊断及分析】患儿急性起病,入院查体血压显著升高,心率、呼吸偏快,心音略低钝,肺底部闻及少许啰音,肝大,心脏超声提示左室扩大,心功能明显减低,故心衰、高血压诊断明确;其心衰的可能原因分析如下:

1. **扩张型心肌病** 患儿心脏超声示左室扩张,且发现心室肌致密化不全,左心功能减低,需进一步完善相关检查;但患儿有显著的高血压,此与扩张型心肌病的特点不符合。

2. **先天性心脏病** 患儿心脏超声提示左室扩大,射血分数减低,需要警惕可引起后负荷增加的先天性心脏病可能,如主动脉缩窄等,需进一步心脏 CT 血管成像以明确诊断。

3. **高血压** 患儿入院查体血压明显高于正常,尿常规提示尿蛋白(++),需警惕患儿既往有原发性或继发性高血压,引起心脏、肾脏等靶器官受损,导致心衰的可能,需进一步完善高血压相关检查。但高血压造成的心脏损伤多为心肌肥厚,临床出现心衰症状较晚,需要进一步明确高血压和心衰的关系。

【进一步检查及结果】

1. **肾血管超声** 左肾动脉(狭窄处)内径约

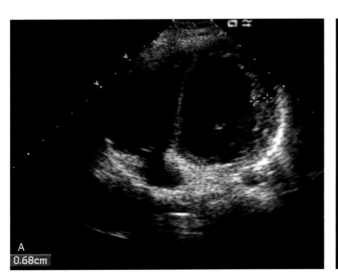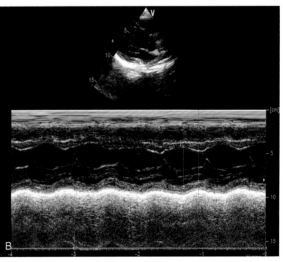

图 8-2-4 心脏超声(入院时)

A. 非致密层厚度约 6.8mm;B. 左室舒张末期内径 47mm,左室射血分数 47%。

2.8mm,左肾动脉(扩张处)内径 4mm,右肾动脉未见异常;左肾动脉峰值流速 0.74m/s,阻力指数 0.63;右肾动脉峰值流速 1m/s,阻力指数 0.48。

2. 肾脏 CT 血管成像 双侧肾动脉走行可,增强后右肾动脉未见明显狭窄及扩张,直径约 3.5mm;左肾动中段局部环状狭窄,直径约 2.0mm;双侧肾脏对称,大小及形态正常,未见局灶性异常强化;腹膜后未见肿大淋巴结,双侧输尿管走行区未见明显异常,腹腔内物道结构未见明显肿块影(图 8-2-5)。

解析:儿童时期常见的继发性高血压多为肾脏、肾血管病变所致,而心脏是高血压所导致受损靶器官之一。本例患儿肾脏血管超声和肾脏 CT 血管成像均显示左肾动脉狭窄,因此肾血管性高血压诊断明确。

3. 氨基末端脑钠肽前体(NT-pro BNP) 8 600pg/ml;肝肾功能、心肌酶、肌钙蛋白 I 均正常。

解析:患儿 NT-pro BNP 明显升高,结合心脏超声左室扩大,左室射血分数明显下降,提示患儿存在心

肌病、心衰,其原因可能为肾动脉狭窄造成肾脏缺血,肾素分泌增多,造成血管紧张素 II 分泌增多;血管紧张素 II 可造成心肌损伤而诱发心肌重构和形成心衰。故本例患儿的肾动脉狭窄可能是心衰的重要原因。

【治疗及随访】 给予患儿地高辛强心,呋塞米、螺内酯利尿,磷酸肌酸钠营养心肌;在严密监测肾功能的情况下先给予小剂量卡托普利,之后逐渐调整卡托普利的剂量,以达到控制血压和减轻心室重塑的目的;同时给予酒石酸美托洛尔控制心室率。在患儿病情平稳后,在 X 线透视下行左肾动脉狭窄球囊扩张成形术;术后继续进行强心、利尿、扩血管等综合治疗,并动态监测血压和心脏超声。院外定期于门诊复诊,多次复查心脏超声,患儿左心室收缩功能逐渐恢复正常(表 8-2-1)。末次随访(2022 年 5 月,患儿 10 岁)时其血压 102/60mmHg,身高 156cm,体重 43.5kg,NT-pro BNP 81.25pg/ml,心脏超声示左心室收缩功能正常,但心电图仍显示有左室高电压,ST-T 异常(图 8-2-6)。

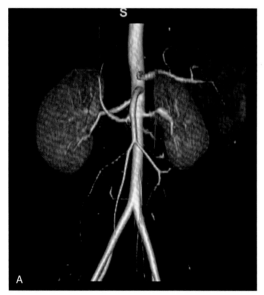
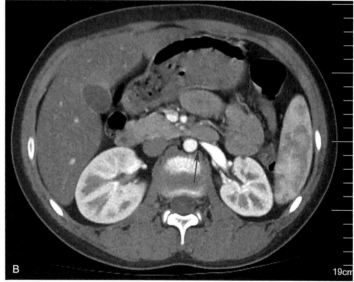

图 8-2-5 肾脏 CT 血管成像
左肾动脉中段局部狭窄,直径约 2.0mm。

表 8-2-1 心脏超声随访数据

随访时间	左室舒张末期内径 /mm	左室射血分数 /%	左室短轴缩短率 /%
病程 1 年(2018 年)	44	50	25
病程 2 年(2019 年)	48	50	26
病程 3 年(2020 年)	47	49	23
病程 4 年(2021 年)	47	57	30
病程 5 年(2022 年)	47	60	32

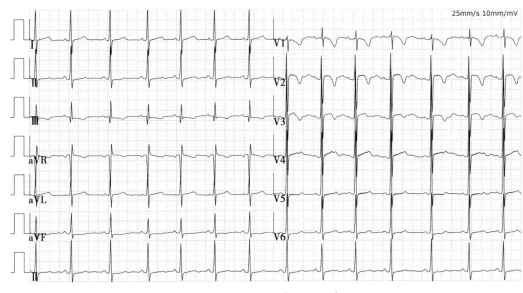

25mm/s 10mm/mV

图 8-2-6 心电图(末次随访)

窦性心律,左室高电压,ST-T 异常。

【病例点评】儿童时期肾血管性高血压具有起病隐匿、血压升高显著、靶器官损害明显等特点,患儿常无明显症状或以肾外表现,如高血压脑病、心衰等起病。当患儿血压升高,引起肾血流灌注不足,肾素分泌增多,进一步激活肾素 - 血管紧张素 - 醛固酮系统,使醛固酮、血管紧张素 Ⅱ 分泌增多,导致血管收缩和异常的左室结构改变,同时引起交感神经兴奋及血管内皮的氧化应激失衡加重和诱发心肌缺血或再灌注损伤,最终导致心衰。此时口服药物往往很难达到降低血压的效果;外科手术解除狭窄风险较高,且有术后再次狭窄的可能;球囊扩张成形术重复性好,创伤小,可较好地解决肾动脉狭窄问题,但婴幼儿血管纤细,穿刺困难,血管损伤的发生率较高,且对于远端及分支狭窄的患儿不宜进行介入治疗。

本例患儿肾动脉狭窄导致其血压在短时间内进行性升高,出现心衰,经手术治疗及长期口服降压药治疗,其心功能恢复正常,血压控制稳定。需要注意的是,肾动脉球囊扩张术后降压药物尚需继续应用,需要根据患儿的血压变化情况调整剂量。肾动脉狭窄诱发的高血压、心肌病和心衰需要长期用药物治疗,血管紧张素转换酶抑制剂(ACEI)控制血压效果比较理想,且对心衰的纠正有利,但要密切监测肾脏功能,防治 ACEI 诱发的肾功能恶化。

以心衰为首发表现的儿童肾血管性高血压较为少见,且可能误诊为心肌病等疾病,当临床遇到不明原因心脏扩大伴有心衰患儿时,不要遗漏血压监测等常规检查。

第三节
肿瘤、风湿性疾病相关心力衰竭

一、肿瘤与心力衰竭

儿童肿瘤的类型、发病率和预后与成人均有较大差异。Bhakta 等通过收集 2000—2018 年 2 月间全球公开发表的数据显示,发病率从高到低的 0~14 岁儿童恶性肿瘤依次为:白血病(急性淋巴细胞白血病、急性髓系白血病)、脑部及神经系统肿瘤、成神经细胞瘤、非霍奇金淋巴瘤、肾脏肿瘤(肾母细胞瘤常见）、骨肿瘤等。随着诊断技术发展、新型药物应用和物理治疗手段的不断进步，儿童恶性肿瘤的生存率也显著提高。近年的研究发现，肿瘤患者特别是长期生存的患者，其心血管疾病、心力衰竭的发生率较非肿瘤患者高，且心血管疾病是癌症患者最常见的非癌症死亡原因。肿瘤与心血管疾病在多个层面上相互交叉关联，互为因果，或受共同因素调节，两者的相关性日益受到肿瘤学家和心脏病学家关注，从而催生出一门新型交叉学科——肿瘤心脏病学。

儿童恶性肿瘤相关的心血管疾病主要表现为左心室收缩功能障碍、缺血性心脏病或血栓栓塞。也可出现心包疾病、心律失常、瓣膜或外周血管功能障碍等继发心力衰竭。在目前研究的肿瘤相关性心力衰竭因素中，主要有以下几个方面的机制：①心力衰竭与肿瘤存在共同危险因素。炎症和氧化应激可在遗传易感性基础上，同时促进心衰和恶性肿瘤的发生并相互关联。炎症和氧化应激是心血管疾病，特别是心力衰竭的重要因素，恶性肿瘤伴随的细胞氧化应激的慢性炎症不仅局限于肿瘤本身，其导致的微血管内皮炎症，诱发血管、心肌发生异常炎症反应。在特殊病理环境下，恶性细胞和心肌细胞会自适应改变其代谢特点以达到生存的目的（代谢重塑）。此外，遗传易感性和克隆造血也是这两种疾病的常见驱动因素，在个性化治疗的背景下存在很大的临床相关性。②肿瘤相关因素继发的心力衰竭。肿瘤的代谢产物可能通过影响心脏代谢能量供给或代谢中间产物作为信号分子，改变心肌基因表达、蛋白质功能等，导致心室重塑的表观遗传特点，引起心力衰竭，同时其他系统继发的代谢改变亦可损害心脏功能。肿瘤本身可引起肺血管病变，最后导致肿瘤相关性肺动脉高压甚至右心衰竭。同时恶性肿瘤的恶病质导致的体重减轻可影响身体的各个部位，除骨骼肌减少在消瘦早期尤为明显外，常伴有心脏纤维化的发生发展，导致心脏萎缩，影响心肌收缩功能。③药物及放疗的心脏毒性作用。肿瘤治疗的各种方法如传统化疗药物、靶向治疗、内分泌治疗、免疫治疗和放射治疗等均可存在心脏毒性作用，造成心肌功能障碍、心肌病、心电传导异常、肺动脉高压等，从而导致易感

个体发生心力衰竭。最为常见的心脏毒性药物为传统的抗肿瘤药物，包括蒽环类、烷化剂、嘧啶类抗代谢药、嘌呤类抗代谢药等。其中阿霉素可致心肌细胞 DNA 损伤、线粒体功能异常、细胞质蛋白酶激活、自噬通量受损以及收缩蛋白表达和结构缺陷等临床上常见心肌病、心力衰竭表现。且大部分蒽环类药物的作用呈剂量依赖性，随着累积剂量的增加发生心力衰竭的风险增高。新型抗肿瘤药物如单克隆抗体药物与免疫相关不良事件及心血管并发症相关性较大，可引起心包炎、血管炎、心律失常、肺动脉高压等。除药物外，大约 1/3 的儿科肿瘤患者需要接受放射治疗，如儿童淋巴瘤、肾母细胞瘤（Wilms tumor）、锥体肿瘤等。患者在接受放疗后出现心血管系统并发症的风险有所升高。心脏毒性药物与放疗存在协同作用，加重对心血管系统的影响且是诱发肺动脉高压的重要因素。除了上述治疗引起的直接心肌毒性外，肿瘤治疗中的其他心血管并发症，如心肌缺血、高血压、肺动脉高压、心肌炎或瓣膜性心脏病，也有导致心衰的发展。

二、风湿性疾病与心力衰竭

风湿性疾病是指一大类以关节为主侵犯全身结缔组织系统的疾病，涉及所有骨关节和肌肉及其他结缔组织的疾病，可引起全身多器官损害。由于心血管系统富含结缔组织，故疾病对其损害可为原发或继发。心血管病变可为首发征象，也可为临终表现。与心血管疾病关系密切、较常见的儿童风湿性疾病主要有多发生于年长儿和青少年的系统性红斑狼疮、风湿热、幼年特发性关节炎、大动脉炎、多动脉炎等，这些疾病可引起心肌炎症、血管狭窄、瓣膜炎、心肌纤维化、高血压和心室功能障碍等；还有易发生在 5 岁以下（尤其是 3 岁以下）婴幼儿的川崎病，可引起心肌炎症、瓣膜反流、冠状动脉病变等，严重者可出现心力衰竭、休克综合征。

风湿性疾病并发心力衰竭的病因及发病机制尚不完全明确，可能包括心肌自身免疫、慢性炎症损害、其他器官受累继发和药物导致的心力衰竭等。炎症细胞因子浸润和免疫复合物沉积心肌导致补体级联激活影响心脏功能，如白介素 -6、肿瘤

坏死因子-α等炎症因子,可介导炎症性血管性损伤、介导内皮细胞表面分子改变或脂质沉积等,导致内皮功能障碍,与左室肥大、舒张功能异常均相关。除此之外,风湿类疾病的循环自身抗体异常,虽不具有心脏特异性,但在心力衰竭的发生发展中也起着重要作用。这些因素可引起心脏及血管结缔组织损害,导致心肌纤维化、冠状动脉病变、瓣膜纤维化等,进而出现心脏结构和/或功能异常,心脏增大甚至扩张型心肌病的表现,同时发生心力衰竭。此外,某些用于风湿类疾病的治疗药物(如类固醇药物、免疫抑制剂等)亦存在心脏毒性可能,进一步影响心脏功能。

【临床表现】患儿在原发肿瘤或风湿类疾病相应临床表现的同时,或先于原发疾病出现心脏受累心力衰竭的表现包括乏力、气急、胸闷、胸痛、双下肢颜面水肿、尿少或自觉心动过速等,查体发现精神反应欠佳、面色苍白、呼吸急促、心界扩大、心尖搏动减弱、听诊心动过速、心音低钝、奔马律、双肺可及湿啰音、肝脾大、水肿、血压升高、正常或下降等。如果有肺高压存在可表现为进行性出现呼吸困难、活动耐力下降、咳嗽、咯血和水肿,甚至低氧血症等。

【诊断】患儿在确诊肿瘤或风湿性疾病后,如果病程中出现心脏受累相关症状,结合临床表现、体格检查和下列相关实验室或辅助检查可诊断原发病合并心力衰竭。若患儿以心力衰竭表现就诊,需根据临床资料特点常规排查肿瘤或风湿性疾病。

心肌酶谱或心肌钙蛋白升高、NT-ProBNP(或BNP)升高。心电图显示窦性心动过速,ST-T改变或异位搏动。心脏超声可见心脏结构正常,左心增大,左室收缩功能下降,LVEF低于正常;瓣膜反流;下腔静脉内径增宽等。有肺动脉高压时心脏超声可提示明显的三尖瓣反流,右心增大,室间隔平直。心脏超声还可显示是否存在心包积液等。胸部X线片可见肺淤血、肺水肿等表现,有无肺间质改变;心脏磁共振可显示心肌水肿、渗出,心脏增大,心脏收缩功能降低等可予以诊断。有心律失常可进一步行24小时动态心电图检查。

【鉴别诊断】原发肿瘤或风湿类疾病合并心脏受累、心力衰竭时,要进一步根据心脏受累出现

的时间、和原发病病程的关系,以及治疗措施和用药的副作用等分析,鉴别心血管病变和心力衰竭是原发病病变累及,还是药物或措施对心脏的毒性作用。

【治疗原则】在治疗原发病的同时,进行心肌的营养支持治疗,心力衰竭的治疗(利尿、扩血管、强心、改善心肌重塑),抗高血压治疗,抗肺动脉高压治疗,抗心律失常治疗等。

(孙　凌)

【附 病例 8-6】

系统性红斑狼疮以心力衰竭为主要表现 1 例

(苏州大学附属儿童医院　沈洁　孙凌)

【病史】患儿,男,年龄7岁4个月,因"腹痛2天"入院。患儿入院前2天出现阵发性腹痛,伴有腹胀、恶心,近两日爬楼或活动增多后出现疲惫感,精神食欲减退,无呕吐、腹泻,以"腹痛待查"收入院治疗。既往史无特殊,否认类似病史,否认近期呼吸道、消化道感染史。否认家族史,否认特殊遗传病、传染病史。

【体格检查】体温36.9℃,脉搏140次/min,呼吸27次/min,体重25kg,血压93/67mmHg。神志清楚,精神萎靡,无皮疹,稍气促,颈部淋巴结无肿大,双肺呼吸音粗,未闻及明显啰音,心前区无明显隆起,最大左心界位于第5肋间左锁骨中线外侧约2cm,心律齐,心音低钝,未闻及明显杂音,腹部稍胀,尚软,肝脾未触及肿大,未及包块,四肢末梢毛细血管充盈时间5秒,无杵状指/趾,未见水肿。

【辅助检查】

1. 血常规　白细胞 $7.36 \times 10^9/L$、血红蛋白124g/L、血小板 $309 \times 10^9/L$、中性粒细胞61.7%、CRP<0.5mg/L。

2. 血气分析　钾3.8mmol/L、氯112mmol/L,钠140mmol/L、全血碱剩余(BEB)-7.1mmol/L、pH7.436、乳酸2.0mmol/L。

3. BNP 345pg/L(<125pg/L)。

4. 心电图　窦性心动过速,电轴左偏。

【初步诊断及分析】 腹痛原因待查：患儿为学龄期儿童，以腹痛、腹胀、恶心等消化道系统为主要表现，活动后乏力、疲惫，入院查体心率偏快，精神萎靡，末梢循环欠佳，考虑以下病因：

1. 急性感染伴休克前期？ 患儿急性起病，以腹痛症状为首发表现，精神萎靡，心率增快，心音低钝，毛细血管再充盈时间延长，血压正常，入院前电解质提示轻度代谢性酸中毒，入院后予以扩容等支持治疗，需密切观察病情变化及血压情况以协助确诊。

2. 急性心力衰竭？ 患儿有腹痛表现，活动后乏力、疲惫，心率快、心音低钝、心界增大、呼吸稍促、循环欠佳，血检 BNP 升高，心电图提示电轴左偏，不能除外急性心衰，入院后积极完善心脏超声检查。

3. 心肌炎？ 患儿为学龄期儿童，急性起病，病程 2 天，以腹痛、腹胀等消化道症状为主要表现，伴有乏力、活动耐量下降，伴有心界增大；目前心电图未见明显心律失常、ST-T 改变等，需定期复查，并关注心脏超声、心肌酶谱、心肌钙蛋白、心电图动态变化等。

【进一步检查及结果】

1. 肌钙蛋白 Ⅰ、CK-MB 正常范围内。

2. 肝肾功能正常；抗 O 阴性。

3. 体液免疫　C3、C4、IgA、IgG 正常范围内。

4. 类风湿因子阴性。

5. 血清呼吸道病原体抗体检测（腺病毒、副流行性感冒病毒、支原体、衣原体、立克次体、甲乙流病毒、嗜肺军团菌抗体 IgM）阴性。

6. 心脏超声　心脏位置及大血管连接正常；全心增大，左室壁运动幅度明显减弱，左室收缩功能下降。测心功能 EF 29%，FS 13%。房室间隔完整。各瓣膜形态、活动可，多普勒探测二尖瓣轻中度反流，主动脉瓣轻微反流。双侧冠状动脉起源正常。组织多普勒显示：二尖瓣环室间隔侧运动幅度 E' 峰>A' 峰。

解析：根据心脏超声结果提示，患儿存在全心增大，伴有左室运动减弱、收缩功能下降。结合临床表现，诊断心力衰竭；需要进一步寻找心衰原因。患儿本次呈急性起病，心电图、心肌酶谱暂

未见异常，无明显感染表现，尚需进一步完善心脏 MRI，并注意随访复查上述指标，以除外急性心肌炎等。根据心脏超声检查结果，可排除冠脉起源异常、结构性心脏病等病因。

7. 动态心电图监护系统（dynamic ECG monitoring system）　又称为霍尔特系统（Holter system），显示窦性心律，窦性心律不齐，部分时段窦性心动过速。

解析：动态心电图未见明显异常，心律失常型心肌病不支持。

8. 血尿遗传代谢筛查　阴性。

解析：代谢性疾病不支持。但仍需进一步除外其他较常见的原发因素，如免疫系统疾病、特发性心肌病等病因。

【治疗及随访】

1. 阶段一：单纯心肌病治疗　结合患儿临床表现及各项辅助检查结果，诊断为：①心力衰竭；②扩张型心肌病？治疗：给予丙种球蛋白 2g/kg，分 4 天使用，给予甲泼尼龙 10mg/（kg·d）（3 天后逐渐减量）；地高辛、米力农、卡托普利、螺内酯、呋塞米等强心、利尿、扩血管，给予磷酸肌酸、左卡尼汀营养心肌等治疗。患儿心功能较之前好转，临床症状改善，出院后予以地高辛、呋塞米、卡托普利等药物口服，稳定后出院随访。

在随访过程中，无显著气促、心悸、乏力等心力衰竭表现，但心脏超声提示心功能仍低于正常。其间，其胞姐孕晚期时因"乏力不适"，心脏超声发现心脏扩大伴心功能下降。为进一步明确病因，予完善全外显子基因检测（患儿、父、母、长姐），结果：患儿 *DSP* 基因核苷酸 c.8455A>C，氨基酸 p.Met2819Leu；变异类型为杂合；来源于母亲（母亲心脏超声正常）；父亲、姐姐未发现变异，考虑与临床表型不符、意义不明。

治疗后 2.5 个月，患儿出现肺部感染，伴心功能急剧恶化，出现精神萎靡、气促、乏力、活动受限等表现，EF 值降至 21%。继续予加强强心、利尿、扩血管等对症支持治疗，加用 IVIG、激素治疗，临床症状好转，心功能 EF 值逐渐恢复至正常低限，但常在呼吸道感染等合并因素后出现病情变化、EF 值浮动于低限值（表 8-3-1）。

表 8-3-1　药物治疗随访心脏超声情况（阶段一：单纯心肌病治疗）

时间	测值 /mm			厚度 /mm		EF/%	FS/%
	LVIDd	LVIDs	RVOT	IVSd	LVPWd		
初诊心脏超声						29	13
治疗后 10 天	60.3	49.6	26.7	7.3	6.5	36	18
治疗后 1 个月	59.2	47.9	26.0	7.0	6.0	39	19
治疗后 2 个月	60.2	48.7	25.8	9.0	7.0	39	19
治疗后 2.5 个月（肺部感染）	63.3	56.8	22.2	7.5	6.4	21	10
治疗后 3 个月	62.3	53.5	18.5	8.7	6.4	30	14
治疗后 4 个月	42.7	28.7	22.1	7.6	7.0	62	33
治疗后 1 年	47.8	33.4	19.9	7.5	6.3	57	30

注：LVIDd，左心室舒张末期内径；LVIDs，左心室收缩期内径；RVOT，右室流出道直径；IVSd，舒张期室间隔厚度；LVPWd，舒张期左室后壁厚度；LVEF，左室射血分数；LVFS，左室短轴缩短率。

2. 阶段二：SLE 治疗后　患儿治疗随访 1 年余，心功能逐渐改善、心脏大小逐渐恢复，但心脏超声提示二尖瓣轻中度反流仍无改善。再次详细回顾病史及诊疗情况，行自身抗体筛查以进一步排查自身免疫性继发的心肌病。结果提示：抗 rRNP 抗体强阳性（+++），抗核抗体阳性，颗粒型 1:1 000，抗核抗体均质型 1:3 200，余阴性。请本院风湿免疫科会诊后，诊断系统性红斑狼疮。

故修正诊断：①心力衰竭；②系统性红斑狼疮；③扩张型心肌病。考虑其反复难愈的心力衰竭、心肌病病情与自身免疫系统疾病相关。其后按治疗二阶段用药。

治疗：给予吗替麦考酚酯 20mg/（kg·d）、阿魏酸哌嗪口服，并继续给予地高辛、卡托普利、螺内酯、呋塞米、左卡尼汀等口服，心脏超声随访情况见表 8-3-2。

表 8-3-2　药物治疗随访心脏超声情况（阶段二：SLE 治疗后）

时间	测值 /mm			厚度 /mm		LVEF/%	LVFS/%
	LVIDd	LVIDs	RVOT	IVSd	LVPWd		
治疗后 1.5 年	47.4	31.0	19.4	9.4	8.2	64	35
治疗后 3 年	50.6	32.9	22.0	8.7	7.3	64	35

注：LVIDd，左心室舒张末期内径；LVIDs，左心室收缩期内径；RVOT，右室流出道直径；IVSd，舒张期室间隔厚度；LVPWd，舒张期左室后壁厚度；LVEF，左室射血分数；LVFS，左室短轴缩短率。

目前，患儿随访已 3 年，无心力衰竭病情反复，监测心脏大小、EF 值等基本正常范围内；复查自身抗体抗核抗体阳性（+），颗粒型 1:100，均质型阴性，抗 rRNP 抗体弱阳性（+），无发热、皮疹、关节症状、其他脏器损害等表现，一般情况良好。

【病例点评】系统性红斑狼疮（systemic lupus erythematosus，SLE）是一种可以累及全身多器官、多系统的慢性自身免疫性疾病，为机体广泛的血管及结缔组织炎症。可见于儿童各个年龄阶段，但 5 岁以前发病者很少，至青春期明显增多。临床表现多样，主要表现为发热、面部蝶形红斑、口腔溃疡、

雷诺现象、关节痛、肌肉痛、蛋白尿、血尿，可有浆膜炎、肾功能损伤、神经精神损害等；超过 50% 的患者合并心血管系统改变，约 9% 的患者存在心肌炎。其他心脏受累包括心包、瓣膜、传导束、冠状动脉异常，严重病例可出现心脏扩大、心力衰竭。部分患者以心力衰竭为首发症状，其他系统可无明显表现。心血管的累及也是 SLE 患者预后不良和死亡的重要原因之一。在 SLE 患者中，女性显著多于男性，有 15%~20% 的患者在儿童期起病。男性患者器官损害较女性更重、预后更差，而儿童期起病的 SLE 较成人期起病者病情更重、预后更差。

心脏受损可能与抗原抗体免疫复合物沉积在心脏不同部位和血管等引起自身免疫炎症反应相关,同时心脏的小血管炎、栓塞和加速性冠状动脉粥样硬化等导致心肌细胞坏死、心肌纤维化等,而免疫炎症、T 细胞过度激活在免疫调节中也参与了重要病理作用。

狼疮性心肌炎患者经过适当的治疗,预后良好,但出现左室射血分数低,是治疗效果不佳、预后不良的指标之一。出现心力衰竭时主要采取利尿、扩血管、强心措施。但针对红斑狼疮的治疗是根本。力争短期内抑制自身免疫反应、免疫复合物沉积对各脏器组织的损害。

在本病例中,患儿为学龄期男童,以心力衰竭为首发症状,病程中无明显发热,无皮疹、关节症状等典型 SLE 症状,类风湿因子阴性,补体、体液免疫均正常,容易忽略对自身免疫系统疾病的深度分析与筛查,而在抗心力衰竭治疗的同时,辅以了 IVIG、短期激素治疗,一定程度上也使 SLE 得以缓解,心功能、心脏大小明显改善。但二尖瓣反流情况并未随之好转,且每在感染情况下出现病情急剧反复,原发的心肌病难以解释。通过对病例的重新审查、仔细复盘,再次完善自身抗体检查而明确原发病,也在调整 SLE 的对因治疗后,达到了满意的治疗效果。

近期的一项较大数据调查表明,狼疮相关的急性心功能不全在年轻人群中发病率相对较高,并提示狼疮合并心衰患者可能在亚型、年龄等各方面存在异质性。儿童时期起病的 SLE 合并心血管损害,常常提示不良预后;心血管损害的程度与 SLE 的预后、病情轻重程度密切相关,对患儿的临床表现、免疫炎症、心脏超声等指标的监测以及长期的规范管理尤为重要。

【附 病例 8-7】

小儿腹膜后节细胞神经母细胞瘤相关性心力衰竭 1 例

(湖南省人民医院/湖南师范大学附属第一医院
夏晓辉　龙湘党)

【病史】患儿,男,1 岁 11 个月,因"气喘 1 天"至笔者医院急诊就诊。患儿 1 天前无明显诱因出现气喘,无发热、咳嗽,无发绀,无呕吐、腹泻。患儿既往体质一般,1 岁前体重增长正常,1 岁后逐渐消瘦,近 10 个月体重增长不明显,过敏原提示牛奶鸡蛋过敏,饮食规避后体重仍无明显增长,近 2 个月患儿喜抱,活动减少。1 个月前有一次类似发作病史。患儿系 G1P1,足月顺产,无产伤及窒息史。其母亲有荨麻疹病史,父亲体健,非近亲婚配,否认家族性遗传病史。

【体格检查】体温 36.8℃,呼吸 36 次/min,体重 10.7kg,经皮氧饱和度 98%,发育正常,营养不良。双肺呼吸音粗,未闻及明显干、湿啰音。心前区无隆起,心尖搏动正常,心浊音界正常,心率 110 次/min,心律齐,各瓣膜听诊区未闻及杂音。腹稍膨隆,腹壁皮肤薄,约 0.6cm,查体不合作。肝脏触及,肋下 4cm,质软,边锐,脾脏未触及,肠鸣音正常。躯干及四肢皮肤可见散在红色皮疹,部分有结痂。

【辅助检查】

1. **胸部 X 线片**　双肺纹理密度增高,可见斑片状及磨玻璃样密度增高影,心膈正常。提示双肺病变,性质待定,考虑:炎症?

2. **血常规**　WBC 8.15×10^9/L,N 51.8%,L 5.6%,Hb 101g/L,PLT 219×10^9/L。

【初步诊断及分析】患儿为小婴儿,既往体质一般,1 岁后逐渐消瘦,过敏原提示牛奶、鸡蛋过敏,近 2 个月患儿喜抱,活动减少。以气喘半天入院,其可能原因分析如下:

1. **气喘查因**

(1)肺部感染:患儿有气喘,查体双肺呼吸音粗,结合门诊胸部 X 线片结果,故考虑。

(2)肺间质病变:患儿有气喘,既往有疑似喘息史,门诊胸部 X 线片提示磨玻璃样改变,需警惕。

(3)支气管哮喘:患儿有多种食物过敏,平时喜揉鼻,母亲有荨麻疹病史,既往有疑似喘息史,需警惕,完善肺功能以协助诊断。

2. **营养不良**　患儿近 10 个月体重增长不明显,查体腹壁皮肤薄,约 0.6cm,故考虑营养不良。患儿同时肝大,可能存在基础性疾病,如遗传代谢性疾病、免疫缺陷病,必要时完善遗传代谢筛查及基因检测。

3. 湿疹 患儿系过敏体质,躯干及四肢皮肤可见散在红色皮疹,部分有结痂,应请皮肤科会诊。

【抢救记录】急诊予以雾化平喘治疗后家属携患儿回家。次日凌晨 3 时起患儿出现气促、喘息、呼吸困难,面色苍白,精神欠佳,在家多次雾化病情无好转,于早上 8∶40 再次到达笔者医院,发现患儿口唇发绀,血压不能测出,皮肤发花,四肢末端凉。查体:呼吸急促,可见吸气三凹征,双肺呼吸音低,满肺闻及细湿啰音,心音低钝。肝脏触及,肋下 8.5cm,左侧肋缘下扣及肿块,肋下约 5cm,质中、边界欠清晰。患儿存在休克,立即行气管插管机械通气,生理盐水扩容,并加用多巴胺 + 多巴酚丁胺 + 去甲肾上腺素积极升压治疗,并转入 PICU 治疗。1 小时后血压仍无法测出,加用肾上腺素升压,白蛋白维持渗透压,甲泼尼龙抗炎,患儿血压逐渐升高,至当日 13∶00 患儿血压 148/99mmHg,逐渐停用所有升压药物,但其血压持续升高难以控制,先后予以硝普钠、硝苯地平、酚妥拉明、硝酸甘油、依那普利联合降压等处理,血压仍波动于 110~186/52~98mmHg。

【进一步检查及结果】

1. 胸部 CT 双肺纹理增多、模糊,沿双肺纹理见斑片状密度增高灶,其边缘模糊,以双下肺严重。各段叶支气管开口通畅。胸腔未见积液。

解析:根据肺部 CT 诊断,双肺肺炎以肺间质病变为主。

2. 心电图 心率 164 次 /min,窦性心动过速,左室高电压。QRS 波群电压增高,Ⅰ 导联、V5 导联与 V6 导联显著,胸导联 V5 R 波>2.5mV(图 8-3-1)。

解析:心电图提示左心室增大或肥大可能,需及时完善心脏超声检查。

3. 腹部超声 肝上界 6 肋间、肋下 43mm,脾大小正常;肋下(−),胆囊壁增厚,右肾形态规则、轮廓清晰,大小正常,内未见明显异常声像;左肾区未探及正常肾脏声像,左肾及左肾上腺区可见一大小约 81mm×72mm×47mm 的不均质混杂回声包块,边界不清,形态欠规则,内部回声不均匀,可见大量强光斑,彩色多普勒超声显像(CDFI)示包块内及周边丰富条状血流信号。左肾明显受压,集合系统轻度分离;腹主动脉明显受压,左肾动静脉受压变细。

解析:根据腹部超声结果,左肾及肾上腺区巨大不均质混杂回声肿块,边界不清,内部及周边血流丰富,并导致左肾明显受压、腹主动脉及左肾动静脉受压变细,提示可能为腹膜后恶性肿瘤,婴幼儿以神经母细胞性肿瘤最常见。

4. 床旁心脏超声 心脏与大血管连接正常,房室间隔完整;左房、左室明显增大,左室呈球样

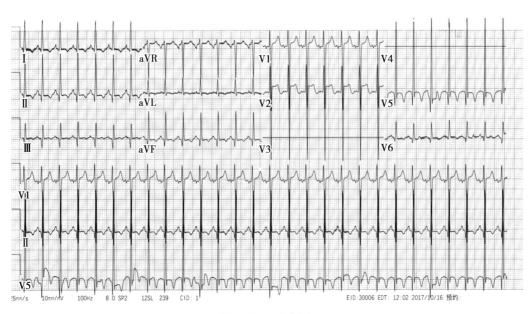

图 8-3-1 心电图
窦性心动过速,左室高电压。

（左室舒张末期内径 43mm），右房、右室稍大，左室壁运动低平，三尖瓣轻度反流。左、右冠状动脉起

源正常，未见明显扩张。左室射血分数（EF）38%，短轴缩短率（FS）19%（图 8-3-2）。

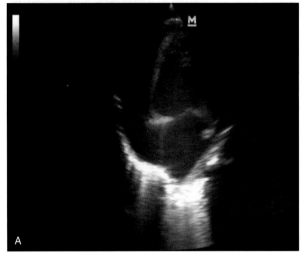
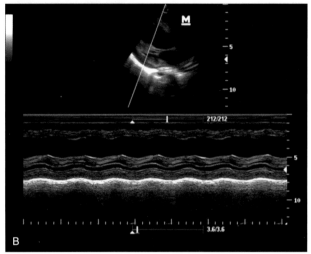

图 8-3-2　心脏超声
A. 左房、左室明显增大，左室呈球样；B. 左室壁运动减弱 EF<40%。

解析：根据心脏超声结果，心脏增大，左心明显增大，左室壁运动低平，左心功能明显减低，提示心肌病变、扩张型心肌病可能；尚不能明确病因诊断，需进一步行相关实验室检查。

5. 实验室检查　心型肌酸激酶 47U/L（参考值 0~24U/L），肌钙蛋白 3.02ng/ml（参考值 0~0.034μg/L），B 型脑利钠肽前体>35 000pg/ml（参考值 <450pg/ml），醛固酮>2 770pmol/L（参考值 0~978pmol/L），血多巴胺 23.7nmol/L（参考值<0.65nmol/L），肾上腺素 4.04nmol/L（参考值<0.68nmol/L），去甲肾上腺素 49.83nmol/L（参考值<3.55nmol/L），尿香草扁桃酸 72.806mg/24h（参考值 0~13.6mg/24h）。甲状腺功能大致正常，皮质醇水平正常。儿茶酚胺类检测为停用升压药物 1 周后取样。

解析：实验室检查提示心衰相关指标、儿茶酚胺类及其代谢产物浓度明显升高。结合患儿临床症状、难以控制的高血压，腹部超声发现腹膜后巨大肿块，心脏超声提示心脏增大、心功能减退等结果，高度考虑腹膜后肿块具有内分泌功能，其分泌大量的儿茶酚胺及其代谢产物引起继发性高血压、儿茶酚胺心肌病，而神经母细胞瘤具有内分泌功能，考虑该病可能性大。

【进一步诊断及治疗】 结合患儿临床表现及上述辅助检查结果，明确诊断：①顽固性休克；

②心力衰竭；③高血压；④腹膜后神经母细胞瘤？⑤间质性肺炎。

患儿于入院后第 8 天在全麻插管麻醉下行左侧后腹腔肿瘤切除手术。术中见左肾区肿瘤直径大小约 6.5cm，有包膜，肿瘤表面呈分叶状，有稍粗的滋养血管，质地硬，与周围组织有粘连，以腹中线腹主动脉周围严重。

【病理诊断】 肉眼所见：后腹膜肿块大小约 8cm×7cm×5.5cm，包膜完整，切面结节状，结节见纤维分隔，灰黄实性，质地细腻，肿物表面附 2.5cm×2cm×0.5cm 的肾上腺组织，部分区域似有管腔，腔内壁光滑，肿物包膜外扪及淋巴结一枚，大小为 1.2cm×0.5cm×0.4cm（图 8-3-3）。

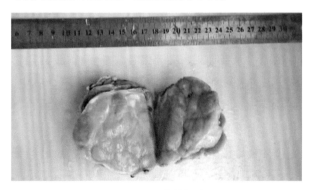

图 8-3-3　大体标本

病理诊断:(后腹膜肿块)节细胞神经母细胞瘤，混合型（图 8-3-4）。肿块可见坏死及钙化，脉管

内有瘤栓；肿物表面附肾上腺，未见肿瘤侵犯；肿物旁淋巴结反应增生（0/1）。

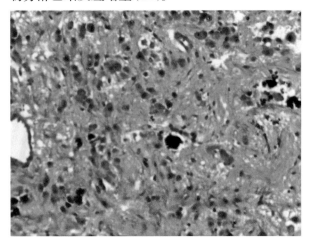

图 8-3-4　病理 HE 染色

【治疗随访及进一步检查治疗调整】左侧后腹腔肿瘤切除术后 3 天，患儿心功能明显改善，术后 8 天左室大小恢复正常，心功能恢复至基本正常范围（表 8-3-1）。心电图报告为大致正常。多巴胺恢复至正常值范围，肾上腺素、去甲肾上腺素较术前显著降低。术后 1 周患儿血压仍有反复间断升高，应用降压药物干预，之后逐渐好转，逐步下调并停用降压药物。术后 11 天查体发现患儿右侧上下肢肌张力升高、刺激无反应，行头部 CT 检查，结果提示左侧颞额顶叶脑梗死，内有新发出血改变，考虑与心源性休克局部脑灌注缺血损伤及高血压相关。术后 12 天转肿瘤专科进一步治疗。

表 8-3-1　术前术后心脏超声随访对照情况

| 时间 | 大小 /mm | | | | 厚度 /mm | | LVEF/% | LVFS/% |
	LA	LVD	RA	RV	IVS	LVPW		
手术前	22	43	20	22	6	6	38	19
术后 3 天	22	35	19	17	8	9	45	22
术后 8 天	17	29	16	15	7.5	7.5	56	28

【病例点评】外周神经母细胞性肿瘤（peripheral neuroblas-tictumors，PNT）是儿童和婴幼儿最常见的颅外实体肿瘤，可发生于交感神经系统的任意神经脊部位，以腹膜后肾上腺区域最常见。病理表现上根据成神经细胞在肿瘤中所占的比例诊断为神经母细胞瘤、节细胞神经母细胞瘤、节细胞神经瘤。PNT 的初发症状不典型，无明显特异性，腹部肿块是初期表现，短期内迅速增长，当发生压迫和转移时可出现相应的症状，常伴有食欲减退、发热、贫血等。本例患儿首诊症状为气喘，胸部 X 线片提示肺部病变，因忽视了近 2 个月患儿喜抱、活动减少等可能存在的慢性心功能不全病史，未及时行心电图检查、腹部超声及心脏超声检查是未及时确诊的重要原因。

　　神经母细胞瘤属于神经内分泌性肿瘤，肿瘤细胞可分泌儿茶酚胺及其代谢产物。儿茶酚胺可增加心肌耗氧量，诱导冠状动脉痉挛和内皮损伤从而导致微循环功能障碍，造成心肌缺血，加重心肌损伤；并通过钙超载、氧化应激、诱导凋亡、促纤维化

和激活肾素 - 血管紧张素 - 醛固酮系统等作用机制直接损害心肌，导致心脏结构与功能异常，即儿茶酚胺心肌病，并出现高血压症状。本病例通过完善相关检查，发现腹膜后巨大肿块，结合心电图异常，心脏超声提示心脏扩大、心功能减退，实验室检查发现儿茶酚胺及其代谢物、肾上腺素、去甲肾上腺素、醛固酮浓度显著升高，提示腹膜后肿瘤具有内分泌功能，神经母细胞瘤可能性大。儿茶酚胺心肌病的预后与早期诊治密切相关，患儿经肿瘤切除手术治疗，术后儿茶酚胺类物质浓度迅速降低至正常值范围，心脏结构和功能逆转恢复，高血压经药物调整治疗逐渐恢复正常。

　　节细胞神经母细胞瘤相关的儿茶酚胺心肌病极其罕见，建议对于临床发现肿瘤同时出现疑似心衰症状患者：①进一步完善心电图检查和心脏超声检查，明确心脏结构和功能状态；②心脏超声提示心脏扩大、心功能减低时，应进一步行血、尿儿茶酚胺及代谢物检查，筛查有无肿瘤相关所致的儿茶酚胺心肌病；③儿茶酚胺心肌病的预后与早期诊

治密切相关,及时药物和手术干预治疗可使患者心功能得到恢复;④超声是小儿腹膜后神经母细胞肿瘤及肿瘤相关性心肌病诊断及评估其进展、疗效评价、预后等方面的首选检查。

【附 病例 8-8】

肾母细胞瘤致扩张型心肌病心力衰竭 1 例

（青岛大学附属妇女儿童医院　轩欢欢　王本臻）

【病史】患儿,女,5 个月 19 天,因"发现左腹部包块 1 天"入院,腹部 B 超示左侧腹略高回声包块,肾母细胞瘤可能。患儿吃奶乏力,多汗,生长发育尚可,母亲孕期体健,否认心脏病家族史,否认夭折、猝死家族史。

【体格检查】血压 120/85mmHg,神志清楚,反应可,周身无皮疹,口周无发绀,咽红,双肺呼吸音粗,未闻及啰音,心音有力,心律齐,未及杂音。腹平,腹肌不紧,无压痛、反跳痛,肝脏肋下约 3.5cm,脾脏肋下刚及。肠鸣音正常,四肢末梢暖。

【辅助检查】

1. 腹部 CT　下腹部 CT:左侧肾区见一巨大囊实性占位,CT 值约在 25~40Hu,大小约 7cm×8cm×9cm,边界欠清,肿瘤上方及下方似见部分肾组织影;下腹部增强 CT 示左肾内见一巨大囊实性占位,大小约 7cm×8cm×9cm,未见明显跨越中线,边界较清,增强后轻度不均匀强化,其内部分低密度区未见强化,动脉期肿块内可见少许纤曲细小血管,左肾轮廓明显受压变薄,呈杯口状包绕占位,部分肾盂肾盏扩张。

2. 甲胎蛋白 47.35ng/ml(正常值为 0~8.1ng/ml),碳水化合物抗原 -125 为 30.04U/ml(正常值为 0~30.2U/ml),碳水化合物抗原 19-9 为 8.28U/ml(正常值为 0~30.9U/ml),癌胚抗原 1.54ng/ml(正常值为 0~5ng/ml),铁蛋白 139.50ng/ml(正常值为 22~322ng/ml),神经元特异性烯醇化酶 63.07ng/ml(正常值为 0~16.3ng/ml)。

3. 心脏超声　左室扩大,余房室腔大小正常,左室壁整体运动幅度减低,左心室射血分数 44%。

4. 十二导联心电图　窦性心律,ST-T 异常(V5 导联)(图 8-3-5A)。

【初步诊断及分析】患儿为小婴儿,腹部超声和 CT 见左侧肾区一巨大囊实性占位,平素有多汗、吃奶乏力,生长发育尚可;入院查体精神反应好,无呼吸急促,肝大,心脏超声提示左室扩大,左心室射血分数降低,心力衰竭诊断明确,按照改良 Ross 评分法评分 3 分,为轻度心衰;其心衰的可能原因分析如下:

1. 心肌炎　患儿病史时间较短,无感染病史,且心肌酶无明显异常,暂不支持。

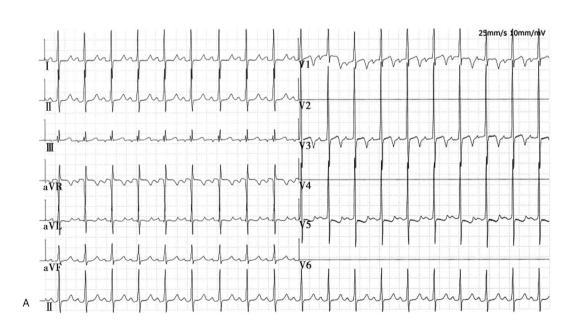

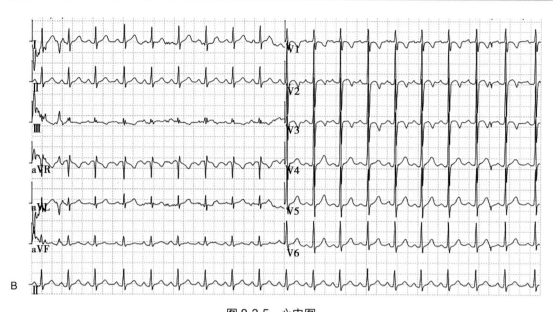

图 8-3-5　心电图

A. 治疗前,可见 V5 导联 ST-T 改变; B. 化疗后,无 ST-T 改变。

2. 先天性免疫介导性 DCM　患儿年龄小,发病早,心室扩大,应考虑母亲自身免疫性抗体引起患儿心脏损伤,应完善母亲的相关抗体检测及对患儿完善红细胞沉降率、自身免疫性抗体等检查。

3. 肿瘤相关性心肌病　患儿腹部存在巨大肿块,肿块可压迫肾动脉,导致肾素 - 血管紧张素系统激活,可诱发心肌损伤,造成心肌病。本例患儿不能除外。

【进一步检查及结果】心肌酶、肌钙蛋白 I 正常,不支持心肌炎。氨基末端脑钠肽前体(NT-proBNP)为 815.6pg/ml(正常值 0~120pg/ml),提示心脏功能受损。血沉正常,甲状腺激素五项正常,抗双链 DNA(抗 dsDNA)、抗核抗体 ANA 均阴性,抗核抗体谱、抗心磷脂抗体阴性。

解析:患儿心肌标志物正常,不支持心肌炎。自身抗体、血沉正常,不支持免疫介导性 DCM。

【治疗及随访】入院 5 天后于全身麻醉下行左侧肾母细胞瘤切除术,术后恢复可。术后病理(左侧肾脏)显示肾母细胞瘤,胚芽为主型,大小 9.5cm×8.0cm×6.0cm;免疫组化 CKpan 少部分(+)、Vimentin 大部分(+)、CD56(+)、WT1 部分(+)、CD99、Desmin、NSE、Myogenin、MyoD1 均阴性,Ki67 阳性率 70%,CD31 及 D2-40 示脉管阳性。转入血液科拟行化疗,查血清钾 6.3mmol/L、肌酸激酶同工酶 MB 32.0U/L。

因患儿心功能减低,予口服地高辛强心,卡托普利改善心脏功能,氢氯噻嗪利尿,辅酶 Q10、左卡尼汀营养心肌,补充维生素 B₁ 等治疗。复查肾功能指标正常,予卡托普利加量。出院后继续口服上述药物,心功能渐好转,血压正常。心功能好转后给予规律化疗 5 个月,期间密切随访心电图和心脏超声。现患儿已随访至 4 岁,生长发育正常,动态复查心脏超声,左心室射血分数正常,心电图正常(图 8-3-5B)。

【病例点评】肾母细胞瘤是小儿最常见的原发于肾脏的恶性肿瘤,也是小儿继发性高血压的一个常见原因。约 75% 的肾母细胞瘤发生在 5 岁以前,男女发病率相当。大多数肾母细胞瘤患儿表现为无症状的腹部肿块。肾母细胞瘤是引起小儿高血压最常见的肿瘤性疾病之一,20%~25% 的患儿会出现高血压,这是由于肾素 - 血管紧张素系统激活所致,肿瘤压迫肾动脉致肾血流量减少反射性引起肾素分泌增加以及肾母细胞瘤的自分泌或直接作用引起机体肾素水平明显升高。肾母细胞瘤患儿的心功能不全系因高血压以及血管紧张素造成的心肌损伤所致。肾母细胞瘤可通过 B 超、增强 CT 等检查发现。手术、化疗和放疗为肾母细胞瘤的基本治疗方式。随着肿瘤的切除,患者血流动力学稳定,心肌收缩力逐渐恢复。

肾母细胞瘤合并充血性心衰,其治疗与其他原因心衰的治疗原则相似,重点是对肾母细胞瘤的原发病治疗。对症处理包括降压、抗心衰治疗,如强心、利尿、扩血管等。本例患儿在切除肾母细胞瘤及术后化疗的基础上给予地高辛强心、卡托普利改善心脏功能、利尿剂减轻心肺负担等治疗,血压及心功能恢复正常且病情未再反复。

第四节
药物相关心力衰竭

【概述】儿童各种恶性肿瘤的诊断和治疗有了很大的进步,越来越多的儿童成为癌症的长期存活者,然而,随着存活率的提高,与治疗相关的心血管并发症的风险也随之增加。肿瘤药物治疗有蒽环类及其衍生物、抗代谢药、紫杉醇类、烷化剂、铂类及生物碱等传统细胞毒性药物,可随累计剂量增加出现不可逆的心血管损伤,属Ⅰ型抗肿瘤药物;单克隆抗体、酪氨酸激酶抑制剂、内分泌制剂、血管内皮生长因子抑制剂、嵌合抗原受体T细胞(CAR-T细胞)疗法等,此类药物所致心血管损害在及时干预后部分或完全缓解,属Ⅱ型抗肿瘤药物,还有放疗,因射线照射导致心血管损害,这些损害主要包括心肌病,心力衰竭,冠心病,脑卒中,心包疾病,心律失常,瓣膜、血管功能障碍,肺动脉高压和血栓等,是儿童癌症长期幸存者的主要担忧,具体信息可见表8-4-1。化疗药物的心脏毒性可在使用药物后早期发生,也可在使用药物几年后发生,对于接受潜在心脏毒性癌症治疗的住院患者,在早期发现心脏损害方面,心脏超声上左室整体长轴应变>10%的降低早于有明显左心室功能障碍的发展。对这些患者进行亚临床检测是至关重要的,因为及时的干预(例如,改变化疗方案)可以阻止疾病的进展,而一旦左室射血分数下降,收缩功能障碍通常是不可逆转的。总之,预防化疗药物的心肌损害是最关键的,对于那些要使用有心肌毒性药物的患者,要做到早发现、早干预,避免心肌损害加重,导致不可逆的心肌病变。

表8-4-1　常见心肌损害化疗药及发生率、心血管损害

药物	发生率/%	心血管损害
蒽环类(剂量依赖性)		心律失常、心包炎、心肌炎、心衰、左室功能障碍
阿霉素		
400mg/m²	3~5	
550mg/m²	7~26	
700mg/m²	18~48	
表柔比星(900mg/m²)	0.9~11.4	
去甲柔红霉素(90mg/m²)	5~18	
脂质体阿霉素(900mg/m²)	2	
单抗		血流动力学异常、左室功能障碍、心衰、血栓栓塞、血管性水肿、心律失常
曲妥珠单抗	单药时为3%~8%,与蒽环类联用时可达27%	
贝伐珠单抗	1.6~4	
帕托珠单抗	0.7~1.2	

药物	发生率 /%	心血管损害
抗微管药物		低血压或高血压、缺血、心绞痛、心动过缓、心律失常、传导异常、心衰
多西他赛	2.3~13	
紫杉醇	<1	
烷化剂		心内膜心肌纤维化、心包炎、心脏压塞、缺血、心肌梗死、高血压、心肌炎、心衰、心律失常
环磷酰胺	7~28	
异环磷酰胺		
<10mg/m²	0.5~17	
12.5~16mg/m²		
蛋白酶抑制剂		心衰、水肿、心包积液、心包炎、高血压、心律失常、Q-T 间期延长、缺血、胸痛
苏尼替尼	2.7~19	
帕唑帕尼	7~11	
索拉菲尼	4~8	
拉帕替尼	0.2~1.5	
伊马替尼	0.2~2.7	
蛋白酶体抑制剂		胸痛、心肌梗死、心衰、心律失常
卡非佐米	11~25	
硼替佐米	2~5	
抗代谢类药		缺血、胸痛、心肌梗死、心衰、心律失常、心包积液、心包炎、血流动力学异常
卡培他滨、卡莫司汀、氯法拉宾、阿糖胞苷、氟尿嘧啶、甲氨蝶呤		

【临床表现】

1. **症状** 化疗药物早发心脏毒性的患儿可出现急性心功能不全,婴幼儿表现为烦躁不安、吃奶费力、奶量减少、气促、多汗、水肿、少尿等,大龄儿童表现为气促、乏力、胸痛、胸闷、心慌等;化疗药物晚发心脏毒性的患儿表现为运动耐力下降、胸痛、胸闷、心慌等。

2. **体征** 化疗药物早发心脏毒性出现右心衰竭的患儿可出现肝大、水肿,出现左心衰竭的患儿可出现肺部啰音、心界扩大、心音低钝,如影响到乳头肌可出现瓣膜关闭不全导致相应的杂音。

【辅助检查】

1. **心肌生物标志物检查** 表现为心肌酶、肌钙蛋白(cTn)、脑利钠肽(BNP)及脑利钠肽前体(NT-proBNP)升高。其中在出现明显的 LVEF 变化前,cTnT/TnI 异常升高即可检测到蒽环类药物导致的早期心脏毒性。BNP/NT-proBNP 的升高与左室功能损害相关。

2. **心电图** 可出现 ST-T 的改变、异常 Q 波等。

3. **心脏超声** 心脏超声是最常用的评价心功能的检查手段。若左室射血分数(LVEF)降幅超过10%,且低于正常值下限,或左室整体纵向应变与基线相比下降幅度超过 15%,提示有心脏毒性。

4. **心脏磁共振(CMR)** 心脏磁共振是评估心肌纤维化、心肌活性和炎症性疾病的金标准,其准确性和可重复性好,可以发现 LVEF 的微小变化,有助于在心脏超声中发现 LVEF 显著下降(>10%)之前,提早发现心脏毒性。

【诊断】在接受抗肿瘤治疗后,新出现或晚发充血性心力衰竭相关的症状和体征,LVEF 下降幅度超过 10%,且低于 50%,或原有心力衰竭症状加重,LVEF 进一步降低,可作出肿瘤治疗相关性心功能不全的诊断。

【鉴别诊断】

1. 病毒性心肌炎病初有呼吸道或消化道感染

的症状,之后出现心功能不全的表现,心肌酶及肌钙蛋白的异常、心脏超声提示心室扩大及射血分数下降,心脏MRI表现为心肌水肿。

2.原发性心肌病也有心功能不全的表现,心脏扩大及射血分数下降,可有猝死及心肌病家族史,基因检测可能发现致病性基因突变。

【治疗】肿瘤治疗相关性心功能不全的主要治疗目标是保证LVEF正常,延缓心肌重塑。在抗肿瘤治疗前及治疗期间应定期监测LVEF。如果治疗期间患者LVEF明显下降,若下降幅度超过10%,但LVEF仍>50%,应在治疗过程中监测LVEF;若LVEF下降幅度超过10%,且LVEF<50%,无禁忌时推荐使用β受体拮抗剂联合ACEI或ARB,来避免进一步的心功能下降;如果LVEF无好转,可加用短期的强心药,如多巴酚丁胺、多巴胺、地高辛等;此外,可以加用营养心肌的药物,改善心脏代谢,具体信息详见表8-4-2。

表8-4-2 减少化疗引起的心脏毒性的策略

化疗药物	心肌保护策略
所有化疗药物	识别和治疗心血管危险因素
	治疗共患病(冠心病、心衰、外周血管疾病、高血压)
	Q-T间期延长及尖端扭转型室性心动过速 - 避免Q-T间期延长的药物 - 治疗电解质紊乱
	减少心脏辐射
蒽环类药物及类似物	极限累计剂量(mg/m^2) - 柔红霉素<800 - 阿霉素<360 - 表柔比星<720 - 米托蒽醌<160 - 伊达比星<150
	改变给药系统(脂质体阿霉素)或持续输注
	右丙亚胺作为替代
	血管紧张素转换酶或血管紧张素转换酶抑制剂
	β受体阻滞剂
	他汀类药物
	有氧运动
曲妥单抗	血管紧张素转换酶抑制剂
	β受体阻滞剂

(庞玉生)

【附 病例8-9】

化疗药物远期心肌损害致慢性心衰1例

(广西医科大学第一附属医院 陈成 庞玉生)

【病史】患儿,女,11岁1个月,49.5kg,因"反复胸闷5月余,加重3天"入院。患儿5月余前因"肺炎"于笔者医院血液内科住院治疗,住院期间出现胸闷、心悸、胸痛,偶伴有呼吸困难、头晕、头痛;伴活动耐力下降,行走约20~30分钟后开始出现气促、乏力,当时查心肌酶及肌钙蛋白高,当时心脏超声提示左房室稍增大,考虑有心肌损害,予短期小剂量泼尼松治疗,好转出院。出院后患儿仍反复有胸闷、心悸发作,定期笔者医院门诊复诊,3 天前上述症状加重,2 天前在门诊行心脏超声示左房室增大并左室壁整体收缩运动减弱(左室舒末前后径 52mm,EF 39%),入住笔者科。既往于 2009 年确诊"急性髓细胞白血病 M5",在昆明市儿童医院规律化疗足疗程,之后因复发于 2011 年 6 月 5 日 ~9 月 10 日在笔者医院干细胞移植病房行"非亲缘异基因造血干细胞移植术",移植前血型 A 型阳性,供者来源为中华骨髓库,血型为 O 型阳性。术后曾出现肠道移植物抗宿主病,治疗好转后出院。

回顾化疗治疗史:2009 年 11 月确诊 AML-M5,采用三尖杉酯碱、长春新碱;2009 年 12 月采用 AIET 方案化疗;2010 年 1 月进入第二阶段化疗,采用 MA 方案;2010 年 2 月进入第三阶段化疗,采用阿糖胞苷、米托蒽醌;2010 年 3 月进入第四阶段化疗,采用阿糖胞苷、柔红霉素。

【体格检查】脉搏 88 次 /min,呼吸 20 次 /min,血压 140/79mmHg。心律齐,心音稍钝,心界向左下扩大,各瓣膜区未闻及杂音。腹软,无压痛及反跳痛,肝脏肋下 3.5cm 触及,边缘钝,质中,无压痛。脾脏肋下 1cm 触及,质软,无压痛。

【辅助检查】心肌酶:肌酸激酶 93U/L,肌酸激酶 - 同工酶 18U/L。血清肌钙蛋白 I 0.083ng/ml。超敏 - 肌钙蛋白正常。脑利钠肽前体定量 1 135.00pg/ml。全外显子测序未见致病性明确的基因突变。

【初步诊断及分析】

1. 扩张型心肌病　患儿为青春期女性,查体

示心界向左下扩大,心脏超声提示左心室扩张,射血分数下降,考虑的原因有:

(1)扩张型心肌病(化疗药物心肌毒性所致?):患儿既往有白血病,使用对心肌损害的蒽环类化疗药物,如米托蒽醌,可完善心脏 MRI 看有无心肌瘢痕进行鉴别。

(2)扩张型心肌病(心肌炎所致?):患儿此次发病前 5 个月有心肌损害病史,当时查心肌酶及肌钙蛋白高,心脏超声提示左室稍大,故需密切监测心肌酶及肌钙蛋白,完善心脏 MRI,看有无心肌水肿。

(3)扩张型心肌病(原发性?):患儿可能存在基因变异进而导致心肌病,可完善心肌病基因检测进行鉴别。

2. 慢性心力衰竭　患儿有活动后胸闷、运动耐力下降,肝大,NYHA 评分 II 级。

3. 非亲缘异基因造血干细胞移植术后。

【进一步检查及结果】

1. 心电图　窦性心律 ST-T 改变,V1、V2 导联 ST 段抬高,V1、V2 导联异常 Q 波,P 波增高,V3 导联 R 波上升不良(图 8-4-1)。

解析:心肌炎或心肌病可以有非特异性 ST-T 改变,该患儿心电图提示异常 Q 波及 R 波上升不良,需做冠状动脉 CTA 除外冠状动脉狭窄引起的心肌缺血。

2. 冠状动脉 CT　左、右冠状动脉分别发自于主动脉左、右冠状窦,冠状动脉分布呈"右优势型"。左冠状动脉主干、前降支、对角支、回旋支及钝缘支及中间支均见显影,未见明显管腔狭窄、中

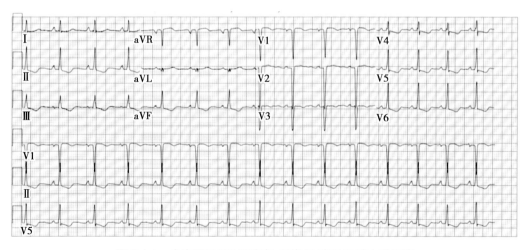

图 8-4-1　心电图示 ST-T 改变、异常 Q 波及 R 波上升不良

断及扩张;右冠状动脉、后降支及左室后支显影,未见明显管腔狭窄、中断及扩张(图 8-4-2)。

解析:冠状动脉 CTA 未见冠状动脉起源异常及狭窄,除外起源异常及狭窄引起的心肌病变。

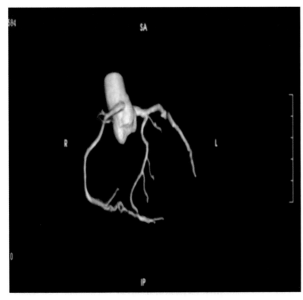

图 8-4-2 冠状动脉 CTA 未见异常

3. 心脏超声 ①左房室增大并左室壁整体收缩运动减弱;②二尖瓣轻度关闭不全;③三尖瓣轻度关闭不全呈轻度肺动脉高压表现(收缩压 46mmHg);④左室限制性充盈障碍,收缩功能中度降低(FS 22%、EF 44%、左室舒末径 48mm、右室内径 17mm、右室流出道 22mm、室间隔厚 8mm、左室后壁厚 8mm)。

解析:心脏超声提示心脏扩大,且有舒张及收缩功能障碍,需行心脏 MRI 进一步鉴别。

4. 心脏 MRI 左心室饱满稍大(横径 55.5mm),左心室游离壁变薄,其厚度约 4mm,运动减弱,室间隔壁厚度约 7mm;左右心房、右心室腔未见扩大;主动脉瓣、二尖瓣及三尖瓣区未见有意义反流。心包腔未见积液信号影。TIRM 上心肌信号弥漫性增高,约为同层骨骼肌 2 倍。肌灌注动态增强扫描未见异常。早期强化见基底段室间隔壁、心尖室间隔及左室游离壁见散在小斑片状稍高信号影,中段室间隔、心尖室间隔及左室游离壁延迟增化;余未见异常。左室心功能:EF 35.83%,EDV 155.5ml,ESV 99.8ml,每搏输出量 55.73ml,心输出量 4.46L/min。右侧后纵隔可见一异常信号灶,直径约 2.1cm,T_1WI 脂肪抑制、T_2WI 脂肪抑制均呈高信号,增强扫描未见明确强化(图 8-4-3)。

解析:心脏 MRI 提示心肌瘢痕化、心脏扩大、射血分数下降,结合基因检测无异常,从而考虑药物性心肌病。

【进一步诊断】 结合患儿病史、临床表现及上述辅助检查结果,目前诊断:

1. 扩张型心肌病(化疗药物所致)。

2. 慢性心力衰竭 NYHA Ⅱ级。

3. 非亲缘异基因造血干细胞移植术后。

【治疗及随访】

1. 予地高辛强心、多巴胺及多巴酚丁胺改善

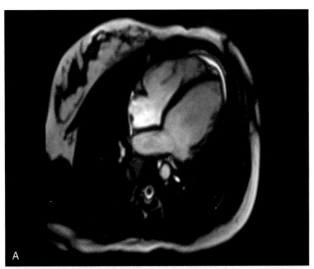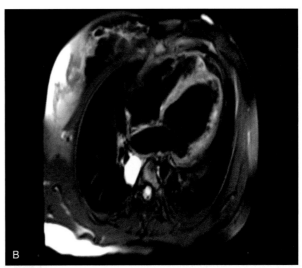

图 8-4-3 心脏 MRI

A. 左心室增大并运动功能减弱;B. 早期强化见基底段室间隔壁、心尖室间隔及左室游离壁见散在小斑片状稍高信号影,中段室间隔、心尖室间隔及左室游离壁延迟增化。

循环、卡托普利改善心肌重构、利尿。

2. 予口服泼尼松（3片，Tid）减轻心肌病变。

3. 营养心肌。

4. 预防心室血栓治疗　阿司匹林抗血小板

聚集。

随访情况：心脏超声随访见表8-4-3，心电图随访见图8-4-4。

表8-4-3　心脏超声随访情况

时间	入院时	入院后1周	出院后1个月	出院后2个月	出院后3个月	出院后5个月	出院后6个月
左室舒张末径/mm	52	48	48	51	48	48	50
左室射血分数/%	39	44	43	42	53	46	49

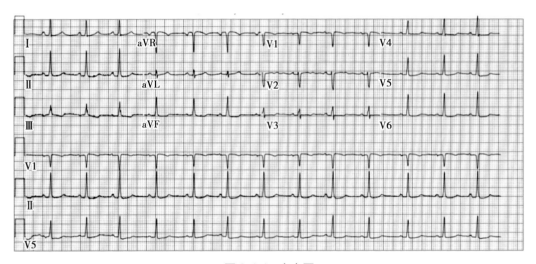

图8-4-4　心电图

窦性心律，ST-T改变。

【病例点评】随着接受肿瘤治疗的儿童越来越多，需要密切观察肿瘤治疗引起的心脏毒性。肿瘤治疗包括化学药物治疗和放射治疗。心脏毒性出现的时间与肿瘤疗法相关，可在接触化疗药物后早期出现，也可能出现较晚，甚至数年后才逐渐体现（表8-4-2）。特别是晚发型心脏毒性的患儿，出现心脏扩大及心功能下降，常易误诊为心肌炎或原发性心肌病。本例患儿病初有上呼吸道感染，以胸闷、乏力起病，查心肌酶及肌钙蛋白升高，心脏超声提示左房室大，随访心脏超声提示射血分数下降，易误诊为病毒性心肌炎导致的心脏扩大及心功能下降，但本例患儿既往诊断为白血病，大量使用含心脏毒性的化疗药物，不除外晚发型药物性心肌病，故需完善心磁共振鉴别心肌炎及药物性心肌病。在心脏磁共振检查中，心肌炎的表现为心肌水肿、充血，药物性心肌病的表现为纤维化、坏死。此外，需行基因检测排除原发性心肌病。

因此，在使用对心脏有害的化疗药物，一定要严格把握单次及累计剂量，密切监测心脏的毒副作用，做好心脏保护策略，可以一级预防治疗期间的心脏毒性，定期监测心脏超声，早期发现心脏病变，从而早发现、早治疗。

第五节
特发性肺动脉高压相关心力衰竭

肺动脉高压(pulmonary artery hypertension, PAH)是一种能发生于任何年龄的潜在致死性血管病变,也是许多儿科疾病发展过程中的一种严重并发症。若在静息状态下心导管测定肺动脉平均压 MPAP >25mmHg 或在运动状态下 >30mmHg,即可诊断肺动脉高压。根据 PAH 的发病机制将其分为五大类:动脉性肺动脉高压、与左心疾病有关的、与肺呼吸道疾病有关和 / 或缺氧有关的、由于慢性血栓形成和 / 或栓塞性疾病引起的,以及其他如结节病、组织细胞增多症等疾病引起的(表 8-5-1)。

表 8-5-1 肺动脉高压临床分类 [中国肺动脉高压诊断与治疗指南(2021 版)]

分类	亚类
1. 动脉性肺动脉高压(PAH)	1.1 特发性肺动脉高压(IPAH)
	1.2 遗传性肺动脉高压(HPAH)
	1.3 药物和毒物相关肺动脉高压
	1.4 疾病相关的肺动脉高压
	1.4.1 结缔组织病
	1.4.2 HIV 感染
	1.4.3 门静脉高压
	1.4.4 先天性心脏病
	1.4.5 血吸虫病
	1.5 对钙通道阻滞剂长期有效的肺动脉高压
	1.6 具有明显肺静脉 / 肺毛细血管受累(肺静脉闭塞病 / 肺毛细血管瘤病)的肺动脉高压
	1.7 新生儿持续肺动脉高压(PPHN)
2. 左心疾病所致肺动脉高压	2.1 射血分数保留的心力衰竭
	2.2 射血分数降低的心力衰竭
	2.3 瓣膜性心脏病
	2.4 导致毛细血管后肺动脉高压的先天性 / 获得性心血管病
3. 肺部疾病和 / 或低氧所致肺动脉高压	3.1 阻塞性肺疾病
	3.2 限制性肺疾病
	3.3 其他阻塞性和限制性并存的肺疾病
	3.4 非肺部疾病导致的低氧血症
	3.5 肺发育障碍性疾病
4. 慢性血栓栓塞性肺动脉高压和 / 或其他肺动脉阻塞性病变所致肺动脉高压	4.1 慢性血栓栓塞性肺动脉高压(CTEPH)
	4.2 其他肺动脉阻塞性疾病:肺动脉肉瘤或血管肉瘤等恶性肿瘤、肺血管炎先天性肺动脉狭窄、寄生虫(棘球蚴病)
5. 未明和 / 或多因素所致肺动脉高压	5.1 血液系统疾病(如慢性溶血性贫血、骨髓增殖性疾病)
	5.2 系统性和代谢性疾病(如结节病、戈谢病、糖原贮积症)
	5.3 复杂性先天性心脏病
	5.4 其他(如纤维性纵隔炎)

特发性肺动脉高压(idiopathic pulmonary arterial hypertension, IPAH)是指没有明确原发病和家族史,以肺动脉压力、肺血管阻力进行性升高为特点的肺血管疾病,最终引起右心衰竭甚至死亡。发病率约为百万分之 2~4。相较于成人,儿童处于生长发育状态,肺血管生理和病理改变更加特殊,IPAH 患儿

的肺动脉压力、肺血管阻力和心排血指数升高更明显，预后更差，未经治疗者平均存活时间仅为 10 个月，1、3、5 年生存率分别为 89%、84% 和 75%。目前认为 IPAH 可能与遗传多态性、多基因缺陷、细胞因子和生长因子分泌异常有关。尽管肺动脉高压的病因各不相同，但其发生机制却一致。一般认为肺微小动脉内皮损伤是肺动脉高压的起始环节，内皮受损功能失调，血管活性物质及细胞因子产生异常，直接作用于血管平滑肌，早期肺血管收缩，后期肺血管壁发生病理改变。IPAH 主要病理改变为远端肺小动脉内膜偏心性或向心性增生和纤维化，血管中膜及外膜增厚，前毛细血管和毛细血管肌化，复合病变和血栓形成。该病虽发病率不高，但临床症状重、预后差、平均生存时间短、死亡率高。

【临床表现】

1. 症状　儿童特发性肺动脉高压临床症状常不典型，缺乏特异性，且起病隐匿。可出现右心功能不全表现，如乏力、活动耐力下降、气促等。部分可表现为胸闷、胸痛、咯血，少数可表现为晕厥。

2. 体征　常表现为肺动脉瓣区第二心音（P2）亢进甚至呈金属音。可有颈静脉怒张、肝大、下肢水肿等。

【诊断】临床表现为乏力、活动耐量下降、查体发现 P2 亢进者，需考虑肺动脉高压。需寻找肺动脉高压的原因，行心电图、心脏超声、胸部 X 线片等检查，必要时行心导管造影检查。需排除其他可能引起肺动脉高压的疾病，如先天性心脏病、高原性心脏病、各种呼吸系统疾病、血栓栓塞性疾病等所致肺动脉高压。

1. 心电图　无特异性，可表现为 ST-T 段改变，电轴右偏，肺性 P 波，右心室增大表现等。

2. 心脏超声　其重要性在于可以发现由先天性心脏病所导致的肺动脉高压，同时可估测肺动脉压力。

3. 心导管检查及心血管造影　为金标准，采用右心导管测压可准确测量肺动脉压力、阻力等资料。采用心血管造影可排除部分心脏超声难以发现的先天性心脏病导致的肺动脉高压。肺动脉造影表现有中央型肺动脉（主肺动脉、左右肺动脉）扩张、外周血管纹理稀疏或紊乱条索状改变。

4. 6 分钟步行试验　可用于估测儿童 PAH 患者的活动耐量，同时可作为临床治疗疗效判定的参考依据。

【鉴别诊断】肺动脉高压的症状和体征缺乏特异性，表现为进行性右心功能不全的相关症状，只能提示有肺动脉高压的可能。通过追问药物史、毒物接触史、既往史、旅居史等病史及可疑药物、毒物等检测可以鉴别药物和毒素相关肺动脉高压。结合胸部 X 线、肺功能及动脉血气分析，可鉴别由肺部疾病 / 低氧血症所致的肺动脉高压，如慢性阻塞性肺疾病、间质性肺疾病等。结合病史，放射性核素肺通气 / 灌注扫描以及肺动脉造影检查可鉴别较大块的肺血栓栓塞引起的血栓栓塞性肺动脉高压。心脏超声和右心导管检查可鉴别继发于左心疾病相关性肺动脉高压，如先天性心脏病、心脏瓣膜病等。通过风湿免疫病相关自身抗体、肝炎标志物、HIV 抗体、血常规等血液学检查可在一定程度上鉴别继发于血液系统疾病、结缔组织疾病等所致的肺动脉高压。通过基因检测可以在一定程度上鉴别遗传性肺高压。尽可能寻找肺动脉高压的继发因素，通过各种检查，肺动脉高压的原因仍不能明确者，临床上可诊断为特发性肺动脉高压等。

【治疗原则】治疗的目的是减轻或延缓肺动脉高压，提高生活质量，改善预后。药物治疗包括基础对症治疗，如氧疗、非靶向药物治疗及靶向药物治疗。靶向药物包括内皮素受体拮抗剂、磷酸二酯酶 -5 抑制剂以及前列环素类似物等。外科治疗包括房间隔造口术及肺移植或心肺联合移植术。

（李　谧）

【附 病例 8-10】

特发性肺动脉高压伴反复心力衰竭 1 例

（湖南省人民医院 / 湖南师范大学附属第一医院
刘丽萍　龙湘党）

【病史】患儿，女，4 岁，因"咳嗽 1 周余、气促 4 天"于 2014 年 4 月 30 日第一次入院。病程中无发热，无发绀。患儿平素体质欠佳，2~3 个月感冒一次,有喘息、湿疹病史。8 月龄在外院心脏超声提示先天性心脏病(具体不详)。否认心脏病家族史。

【体格检查】呼吸 45 次 /min,经皮氧饱和度 95%,体重 18kg,营养良好,正常面容。眼睑稍水肿。口唇无发绀,左侧胸廓饱满,呼吸运动正常,呼吸规整。双肺叩诊清音,双肺呼吸音粗,双肺可闻及少量湿啰音。心前区隆起,心尖搏动弥散,心浊音界明显扩大,最大左心界位于第 6 肋间左锁骨中线外侧 3cm,心率 98 次 /min,心律齐,胸骨左缘 3~4 肋间可闻及 3/6 级收缩期吹风样杂音,有局限性传导,P2 亢进,心音有力。肝脏肋下 3cm,质软边锐,脾脏肋下 1cm,无移动性浊音。四肢无肿胀,无杵状指。

【辅助检查】血常规:WBC 10.87×10^9/L,N 60%,L 32%,RBC 4.8×10^{12}/L,Hb 122g/L,PLT 92×10^9/L。CRP 10mg/L。

【初步诊断及分析】

1. 支气管肺炎　患儿有咳嗽,肺部闻及细湿啰音,诊断成立,进一步完善胸部 X 线片。

2. 气促、心脏增大原因待查　患儿为 4 岁女童,查体发现心前区饱满,最大左心界位于第 6 肋间左锁骨中线外侧 3cm,心前区可闻及 3/6 级收缩期吹风样杂音,有局限性传导,P2 亢进,可能的原因分析如下:

(1)先天性心脏病:患儿 8 月龄时在外院检查提示有先天性心脏病,具体不详。既往有反复呼吸道感染病史。查体心脏增大,心前区杂音明显,P2 亢进。故需首先考虑,进一步行心脏超声检查,胸部 X 线片、心电图协助诊断。

(2)肺动脉高压:患儿平素有反复呼吸道感染,查体发现心脏增大,胸骨左缘 3~4 肋间可闻及 3/6 级收缩期吹风样杂音,有局限性传导,P2 亢进,既往在外院提示有先天性心脏病,长期的左向右分流可以导致肺动脉高压,需考虑,进一步完善心脏超声检查,必要时予以心导管检查明确诊断。

(3)心肌病:患儿有心脏增大、心衰症状,需警惕,最常见为扩张型心肌病,此病起病隐匿,进一步完善心脏超声明确诊断。

3. 心力衰竭(中度)　患儿目前有肺部感染症状,有气促,闻及心脏杂音,心脏扩大、肝脏增大,故诊断心力衰竭。

【进一步检查及结果】

1. 胸部 X 线片　双肺纹理增粗、模糊,双肺内中带可见多发点片状密度影,边缘较清楚,右中肺野外带可见一薄片状密度影,边缘欠清晰,心影较大,呈普大型,两侧肋膈角未见明显异常(图 8-5-1)。

解析:胸部 X 线片提示普大心,左、右心均有扩大,双肺野见多处高密度影,支持左向右分流先

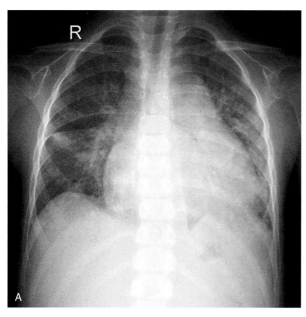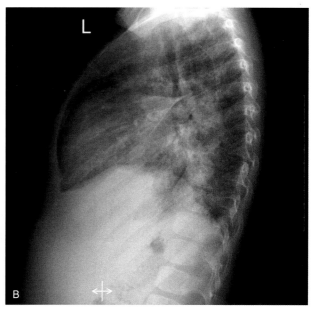

图 8-5-1　胸部 X 线片
A. 心影增大,呈普大心,双肺见多片状高密度影,右中肺野外带可见一薄片状密度影,边缘欠清晰;
B. 胸骨突出,胸前、胸后间隙变窄。

心病合并肺部感染。但不能明确具体是何种先心病,依据胸部 X 线片,提示室间隔缺损的可能性最大,需进一步完善心脏超声、心电图检查,必要时完善心脏 CTA、CMR 检查。

2. 心脏超声 心房正位,心室右袢,心室大动脉连接正常。左房增大(LA 35mm),左室大小正常(LV D d 33mm,LVDs 22mm),右心增大(RV 28mm,RA 26mm),房间隔连续,室间隔肌部可见多处回声中断,左室面较宽约 5mm。CDFI:室间隔肌部可见多束红蓝双向过隔血流,走行纡曲,左室面较宽彩色血流束约 5mm。Vmax 分别为 2.5mm/s(左→右)、2.1m/s(右→左)。左室壁内层可见粗大肌小梁及大量腔隙隐窝,疏松层厚约 13mm,致密层厚约 5mm,N/C 2.6;三尖瓣中量反流,Vmax

3.5m/s,PG 49mmHg;二尖瓣中量反流;肺动脉内径稍宽于主动脉内径(19mm *vs.* 17mm);肺动脉瓣轻度反流,Vmax 3.2m/s,PG 41mmHg,估测肺动脉平均压(MPAP)41mmHg。主、肺动脉间未见明显分流。左心功能:EF 64%,FS 34%(图 8-5-2)。

解析:根据心脏超声结果,患儿为室间隔肌部多发小的缺损,同时伴有心肌致密化不全,肺动脉高压。患儿的右心增大、左房增大、左室不大,与肌部小缺损所致的血流动力学改变不相符,心影明显增大的原因不清楚,诊断不明确,需要进一步完善心脏 CTA 检查,必要时行心脏造影检查。

3. 心电图 窦性心律,I 度房室传导阻滞,V5 导联呈 r S 型,V6 导联 q 波电压增大,ST-T 改变,V1~V3 ST 段压低,T 波双向,V4~V5 T 倒置(图 8-5-3)。

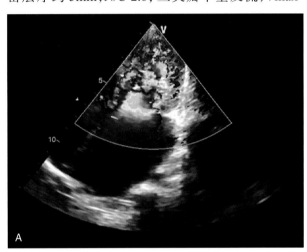
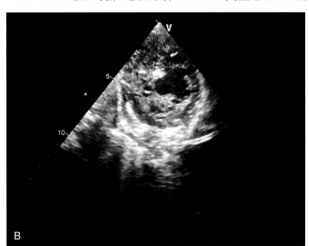

图 8-5-2　心脏超声表现

A. 室间隔肌部见多束过隔彩色血流束(肌部多孔型 VSD);B. 左室心肌内层见大量腔隙隐窝
(心肌致密化不全)。

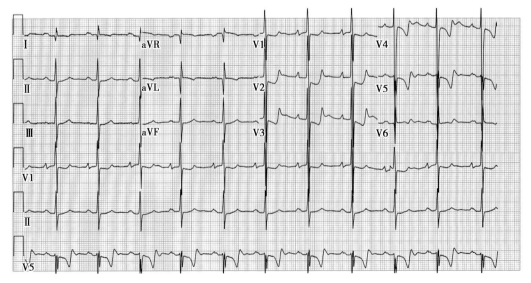

图 8-5-3　心电图

解析：常见的室间隔缺损心电图表现为左心负荷增大，该患儿心电图 ST-T 改变，提示心肌损伤，不符合目前的血流动力学改变，需警惕冠状动脉的病变及其他病因可能，需做心脏 CTA 或者心脏及冠脉造影检查。

4. 心脏 CTA 室间隔中下段可见多处不连续改变，不规则形态造影剂显影。房间隔连续，未见明显缺损改变。左房增大，主动脉、肺动脉起源未见异常。主动脉、肺动脉未见扩张及充盈缺损改变，左、右冠状动脉从主动脉发出。双肺见点片状高度灶，边缘模糊。纵隔内多见多发肿大淋巴结（图 8-5-4）。

解析：心脏 CTA 提示室间隔肌部多处小缺损，左房增大，左、右冠状动脉起源未见异常。肺动脉分叉处横截面较主动脉直径粗，结合左房明显扩大，提示可能合并原发性肺动脉高压的可能性，需要进一步检查，如心血管造影，或者基因检测。

5. NT-proBNP 20 163pg/ml。

【治疗及随访】 结合患儿临床表现及上述辅助检查结果，目前考虑诊断室间隔缺损、特发性肺动脉高压、慢性心力衰竭、支气管肺炎。给予头孢唑肟抗感染，地高辛口服强心，呋塞米、氢氯噻嗪、螺内酯利尿。经过全院大讨论，认为患儿的胸部 CTA 可见肺动脉的直径较主动脉增宽，心脏超声肺动脉瓣反流及三尖瓣反流速度增快，均提示有肺动脉高压。患儿的左房增大明显，左心室无增大，

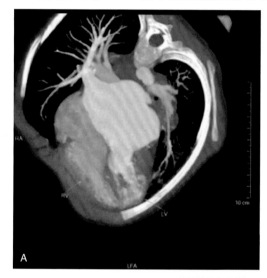

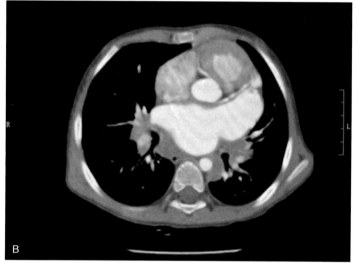

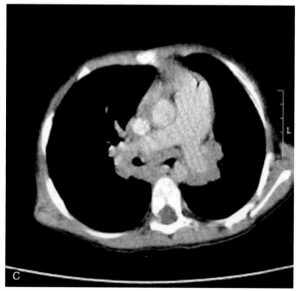

图 8-5-4 心脏 CTA
A. 左室偏小，室间隔下段多处小缺损，增大的左房；B. 左房明显增大，左右冠状动脉未见异常；
C. 主动脉、肺动脉未见扩张剂充盈缺损改变。

这些表现与患儿本身的肌部多发小室间隔缺损所导致的血流动力学改变不一致，故建议完善心脏造影检查。上述治疗 11 天后患儿无咳嗽及气促，无气喘，呼吸道症状消失后出院，出院后继续口服地高辛、呋塞米、螺内酯。待病情平稳后再次住院完善心脏造影检查。

左心室造影示室间隔缺损(肌部)，缺口左室面最大约(3.5±0.2)mm 大小，走行纤曲，且向右室面开口细小，分流不明显，距主动脉瓣约 6mm。升主动脉造影显示右冠状动脉起源于左冠窦，左冠状动脉前降支细小。肺动脉造影显示无主肺动脉及左右肺动脉狭窄。分别测压显示(mmHg)：LV 103/2(68)、

DAO 111/71(82)、MPA 109/69(86)，肺血管阻力指数(PVRI)>3Wood 单位。提示有重度肺动脉高压。

由于患儿室间隔缺损小，且有重度肺动脉高压，无介入或者外科手术的指征，加用前列地尔降低肺动脉高压，但由于反复肺炎、心衰、偶有咯血在笔者医院多次住院，在积极治疗肺部感染的前提下，2014 年 12 月 13 日经过家属同意开始加用西地那非降低肺动脉高压，2015 年 6 月加用波生坦降低肺动脉高压。心脏超声随访，左心房增大越来越显著，右心增大，左室正常或相对偏小，平均肺动脉压越来越升高(表 8-5-2)。由于病情严重，治疗效果差，患儿家属多次拒绝完善基因检测。

表 8-5-2　长期心脏超声随访情况

	LA/mm	RA/mm	LV/mm (mm)	RV/mm (mm)	MR/ (m·s⁻¹)	TR(m·s⁻¹)	PR(m·s⁻¹)	MPAP/ mmHg
入院时	35	28	33	26	3.0	3.5	3.2	41.0
2015 年 6 月	36	30	37	28	4.0	3.5	3.3	43.5
2016 年 6 月	48	33	37	32	3.3	4.6	3.9	60.8
2017 年 7 月	44	33	38	34	4.1	5.6	3.6	51.8
2018 年 5 月	48	30	37	31	4.2	5.8	4.4	77.4
2019 年 8 月	49	33	34	34	4.3	4.9	4.1	67.2
2020 年 7 月	54	31	33	33	4.4	5.9	4.7	88.3

注：LA，左心房收缩末期内径；RA，右心房收缩末期内径；LV，左心室舒张末期内径；RV，右心室舒张末期内径；MR，二尖瓣反流；TR，三尖瓣反流；PR，肺动脉瓣反流；MPAP，平均肺动脉压。

【病例点评】儿童特发性肺动脉高压(idiopathic pulmonary hypertension，IPAH)是一种少见的恶性肺血管疾病，以肺动脉压力、肺血管阻力进行性升高为特点，最终引起右心衰竭，甚至死亡。IPAH 发病率低，起病隐匿，临床症状不典型，误诊率高。本病例以反复呼吸道感染、气促起病，且合并先天性心脏病(congenital heart disease，CHD)，当临床上 CHD 合并肺动脉高压(pulmonary arterial hypertension，PAH)时，常常考虑 CHD-PAH，这是导致治疗初期诊断不清的原因。经完善相关检查，本病例为肌部多发的小型室间隔缺损，左向右分流量并不大，左心室也不扩张，右心增大、左房扩大，心导管检查提示重度肺动脉高压，心电图提示胸导联的 ST 段下移，T 波双向或倒置，这均不符合小型 VSD 的血流动力学及肺血管的病理生理改变，同

时排除其他疾病所致，如风湿结缔组织疾病、特殊感染等，考虑为特发性重度肺动脉高压。患儿无手术治疗的指征，予以内科靶向药物治疗为主。在后期随访的过程中，患儿的肺动脉压力无明显下降，心脏继续扩大，右心功能下降，BNP 持续升高，提示预后差。

CHD-PAH 和 IPAH 临床表现相似，建议临床上诊断 PAH 的患者：①尽可能找到 PAH 的继发因素，并分析继发因素与 PAH 是否一致。本病例开始认为 PAH 与 CHD 有关，但心脏超声、心脏 CTA 均提示小的室间隔缺损，右心负荷重，左房大，左室不大，不符合 CHD-PAH，最后排除此因素所致 PAH。② PAH 的早期症状不典型，对于可疑 PAH 的患者，需要多次复查心脏超声、BNP 或者 NT-proBNP，高度怀疑但临床上不能确诊者建议予以

右心导管检查。③心导管检查是 PAH 诊断的金标准,建议尽可能行心导管检查。④ PAH 的预后与 BNP 或者 NT-proBNP 呈负相关,是临床诊断与观察疗效的重要指标,应定期监测其变化。⑤ PAH 一旦诊断,除基础病治疗外,尽早加用靶向药物治疗,以改善肺血管的重塑及预后。

【附 病例 8-11】

特发性肺动脉高压合并心力衰竭 1 例
（重庆医科大学附属儿童医院　孙慧超　李谧）

【病史】患儿,女,1 岁 9 个月,因"活动量减少 3 个月,加重伴哭闹后面色发绀 2 周"入院。活动量减少为进行性加重,病初表现为活动耐量较同龄儿减少,进行性加重为不愿下地行走,喜竖抱。近 2 周出现哭闹后面色发绀,眼睑、双足轻微水肿,尿量有减少,具体量不详。病程中无发热,无咳嗽,无喘息,无咯血,无呼吸困难。既往无反复肺炎病史,无夜间打鼾、张口呼吸病史。否认毒物接触史。

【体格检查】呼吸 40 次 /min,心率 138 次 /min,安静下经皮氧饱和度 95%,正常面容。眼睑稍水肿。口唇无发绀,双肺叩诊清音,双肺呼吸音粗,双肺无干、湿啰音。心前区隆起,心尖搏动弥散,心音有力,心律齐,各瓣膜区未闻及杂音,P2 亢进。肝脏肋下 2.5cm,剑突下 5cm,质软缘钝,脾脏肋下未及,无移动性浊音。双足脚踝处轻微水肿,无杵状指,肢端暖。

【辅助检查】BNP 1 250pg/ml(参考范围 0~100pg/ml)。心肌标志物 CK-MB、cTnI 正常。心脏超声:右房、右室明显增大(RV 20mm,RA 46mm),LVDd 20mm,三尖瓣环 21mm,三尖瓣反流速度 4.43m/s,估测 RVSP 88mmHg。肺静脉正常回流入左房,房间隔、室间隔完整,双侧冠状动脉开口、走行正常。心脏收缩功能正常,EF 68%,FS 35%,舒张功能下降,E/A 1.4,e'/a'<1,下腔静脉增宽。

【初步诊断及分析】

1. 重度肺动脉高压　患儿以活动量下降为主要表现,伴有哭闹时面色发绀表现,查体:P2 亢进,

结合心脏超声提示 RVSP 88mmHg,故诊断重度肺动脉高压。患儿年龄小,否认药物及毒物使用史,无反复发热、皮疹、关节痛等结缔组织疾病表现,无夜间打鼾、张口呼吸等睡眠呼吸暂停表现,可能的原因分析如下:

(1)先天性心脏病相关肺动脉高压:是儿童肺动脉高压最常见的原因,但患儿查体未闻及心脏杂音,心脏超声未提示结构性心脏病,不支持,可行心导管造影进一步明确。

(2)肺源性肺高压:支气管肺发育不良、间质性肺病、闭塞性细支气管炎、睡眠呼吸暂停等疾病亦可引起肺动脉高压,但患儿系足月儿,既往呼吸正常,无哭闹后发绀,无反复肺炎病史,无咳嗽、喘息、咯血病史,故不支持肺部疾病相关肺高压,但尚需进一步行胸部 CT 平扫 + 增强了解肺实质、肺间质及肺血管情况。

(3)特发性肺动脉高压:如除外继发性因素,需考虑特发性肺动脉高压,尚需进一步完善自身抗体、HIV、基因等检查。

2. 慢性心力衰竭　患儿有重度肺动脉高压、右心增大基础,有活动量下降、多汗、精神萎靡等表现,查体发现眼睑、脚踝轻度水肿,肝脏肋下触及 2.5cm、剑突下触及 5cm,且入院后心肌标志物 BNP 明显升高,虽 EF 正常,但超声提示舒张功能障碍,结合临床,故诊断。

3. 心功能Ⅲ级　患儿有慢性心力衰竭基础,近期有活动量及活动耐力明显下降,现以卧床休息时仍有呼吸、心率增快,根据 NYHA 心功能分级,故诊断。

4. 三尖瓣反流(重度)　心脏超声结果提示,故诊断,瓣膜结构及形态正常,故考虑为肺动脉高压的继发性改变。

【进一步检查及结果】

1. 胸部 CT 平扫 + 增强　左肺上叶尖后段尖小斑片状密度增高影,余肺间质、肺实质未见明显异常。纵隔及肺门无淋巴结肿大。气道重建提示气管、支气管通畅。CTA 示右房、右室增大,以右房增大为重,左房、左室相对较小。房间隔、室间隔未见连续性中断。大血管连接正常,肺动脉主干增宽,约 20.2mm,同层面主动脉宽 13.8mm,左右肺

动脉宽分别约 10.4mm、13.6mm。肺动脉与主动脉间未见动脉导管开放征象，双肺静脉分支及回流未见异常；双侧冠脉开口清晰，走行未见异常。

解析：肺部 CT 平扫未见网格状、毛玻璃样征象，气道通畅，未见实质性、间质性病变，可除外肺部疾病引起的肺动脉高压；肺静脉回流正常，可除外梗阻性肺静脉异位引流引起的肺动脉高压。右房、右室增大，以右房增大为重，肺动脉主干增宽，进一步支持肺动脉高压的诊断。

2. 自身抗体、HIV　阴性。

解析：结合临床无反复发热、皮疹、关节痛病史，可除外自身免疫性疾病及 HIV 相关肺动脉高压。

**3. 心电图　**右室高电压，T 波改变（图 8-5-5）。

解析：肺动脉高压患者的心电图可以出现 I 导联 S 波、右胸导联 ST 段压低、右心室高电压等征象，但心电图对肺动脉高压诊断的敏感度和特异

度均较低，心电图检查仅用于病情的综合评估，不作为诊断标准。

**4. 医学外显子及线粒体检测　**未发现与疾病表型相关的明确致病性变异。

**5. 心导管检查及肺动脉造影　**经沟通后家长拒绝行此检查，结合心脏超声、CT 均未提示心脏及大血管的结构异常，故放弃该检查。

【治疗及随访】患儿入院后予以呋塞米、螺内酯利尿减轻心脏负担，并加用安立生坦、西地那非降肺动脉高压，治疗后 1 周，患儿气促、水肿明显缓解，治疗后 2 周复查心脏超声 RVSP 降至46mmHg，患儿好转出院。治疗后 3 个月于门诊随访，活动量已基本恢复正常，哭闹后无发绀，复查心脏超声 RVSP 降至 34mmHg（表 8-5-3），停用西地那非，单用安立生坦治疗，规律随访 1 年，患儿肺动脉压力均<40mmHg，生活质量无影响。

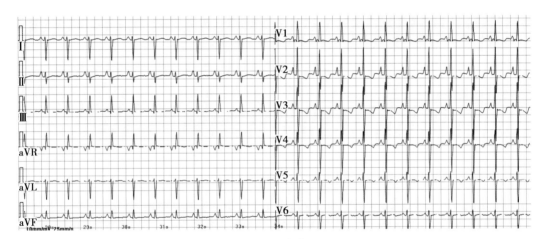

图 8-5-5　心电图

右室高电压，T 波改变。

表 8-5-3　心脏超声随访指标

时间	RA/mm	RV/mm	LA/mm	LVDd/mm	TR/cm²	MPA/mm	RVSP/mmHg
入院时	46	20	14	20	5.4	21	88
治疗 2 周	34	17	14	27	4.1	18	46
治疗 3 个月	32	14	15	26	1.0	17	34
治疗 1 年	20	12	15	29	0.8	15	30

注：RA，右心房收缩末期内径；RV，右心室舒张末期内径；LA，左心房收缩末期内径；LV，左心室舒张末期内径；TR，三尖瓣反流；MPA，主肺动脉内径；RVSP，右室收缩压。

【病例点评】特发性肺动脉高压（IPAH）属于除外性诊断，遇到肺动脉高压的患儿需详尽采集病史、完善检查，除外其他继发性因素后方可诊断为特发性肺动脉高压。该患儿完善相关检查后除外先天性心脏病、肺部原发性疾病、遗传性肺动脉高压及其他继发性肺动脉高压，故诊断为特发性肺动脉高压。

IPAH的治疗主要是靶向药物治疗和对症治疗，靶向药物包括内皮素受体拮抗剂（如波生坦、安立生坦等）、磷酸二酯酶-5抑制剂（如西地那非、他达拉非等），以及前列环素类药物（如依前列醇、曲前列环素、伊洛前列素等）等，可联合两种不同类型药物使用。目前儿童IPAH常用的口服靶向治疗药物主要是波生坦、安立生坦和西地那非。该患儿病初彩超估测肺动脉压力为重度肺动脉高压，故联合使用安立生坦和西地那非，治疗效果较好，3个月后改为安立生坦单药治疗，随访1年肺动脉压力均在正常范围。

第六节
婴儿血管瘤相关心力衰竭

【概述】婴儿血管瘤是婴儿期最常见的肿瘤，由血管组织的毛细血管内皮细胞及其支持组织良性增生而来，多见于婴儿出生时或出生后不久。最常见的为皮肤血管瘤，早期表现为充血性、擦伤样或毛细血管扩张性斑片，出生后6个月内后迅速增殖形成草莓样斑块或瘤体，随后生长变缓，在数年后逐渐消退，预后良好。

血管瘤可累及内脏，肝脏最为常见，也可发生于中枢神经系统、肺、上呼吸道及胃肠道。皮肤多发血管瘤（>4处）需警惕内脏血管瘤的存在。虽然皮肤血管瘤预后良好，但内脏血管瘤可能导致严重后果。主要源于血管瘤伴有的大动静脉分流，可导致高输出量型心力衰竭、肺动脉高压，肝血管瘤最常见。

【临床表现】出生后或不久出现皮肤血管瘤，可进行性增多或增大，伴有气促、呼吸困难、水肿、心动过速等充血性心力衰竭表现，肝血管瘤表现为肝大、腹胀，可合并黄疸、贫血、血小板减少、甲状腺功能减退等并发症及相关临床表现。

【诊断】对于皮肤多发血管瘤伴心力衰竭患儿，需进行内脏血管瘤的筛查。腹部超声对婴儿肝血管瘤的检出率较高，通过未闭的前囟，头颅超声亦可检出中枢神经系统是否有血管瘤存在。CT能清晰显示血管瘤的形状、分布及与脏器的关系，选择性血管造影用于需考虑手术者。

其合并的心力衰竭多为射血分数保留型心衰，心脏超声表现为心脏增大、心室收缩功能正常，伴肺动脉高压，系容量增加导致肺血流量增加所致。

【鉴别诊断】婴儿血管瘤主要与动静脉瘘等其他血管畸形鉴别。主要通过病史鉴别，后者亦多为出生时即存在，但因组织来源不同，不会自行消退，如难以区分，可通过组织学检查进一步确定。

【治疗】主要针对内脏血管瘤进行治疗（见病例点评）。合并心力衰竭者，以利尿剂为主的抗心衰治疗。

（张　蕾）

【附　病例8-12】

婴儿多发肝血管瘤致心力衰竭1例

（重庆医科大学附属儿童医院　张蕾　田杰）

【病史】患儿，女，2个月，因"发现皮肤红色斑块2个月，气促1周"入院。入院前1个多月（即生后3天），患儿面部、右手、胸部、背部出现红色斑块，大小不一，鲜红色，表面不平、光滑，压之部分退色，最大约1.2cm×1.0cm，最小约米粒大小，数量渐增多,无进行性增大,表面无破溃。近1周渐气促,稍烦躁,无发热、无咳嗽、无面色改变,无水肿,无青紫,无抽搐,奶量稍下降,尿量可。至门诊,腹部彩超示"肝脏内血管瘤",收入院。

母孕期及出生史无异常。否认心脏病家族史,否认夭折、猝死家族史。

【体格检查】体温36.5℃,心率144次/min,呼吸55次/min,体重5kg,SpO₂95%。神志清楚,精神可,无特殊面容,面色尚红润,无水肿。双肺呼吸音对称,未闻及干、湿啰音。心尖搏动点位于第四肋间左锁骨中线外1cm,心音有力,心律齐,未闻及心脏杂音,无心包摩擦音。腹软,肝脏肋下5cm,剑下4cm,质中缘钝。脾脏未触及。甲床无发绀,肢端暖,脉搏有力对称。右侧面部、右手指、右前胸及背部有9个鲜红色斑块,胸前区最大约1.2cm×1cm,最小约米粒大。

【初步辅助检查】

1. **血常规** WBC 5.59×10⁹,L 63%,PLT 593×10⁹,RBC 2.92×10¹²,Hb 89g/L。大小便常规、肝肾功电解质、凝血功能、血气分析、血氨、乳酸及血糖正常。病原学(细菌培养、合胞病毒、腺病毒、流行性感冒病毒、副流行性感冒病毒等)阴性。心肌标志物:cTnI 0.145μg/L(<0.06),CK-MB 4.47μg/L(0.21~5),甲胎蛋白15 922ng/ml(19~640),血串联质谱未见异常。

2. **心脏超声** 房间隔缺损(4.2mm),心脏大小及功能正常。

3. **胸部X线片** 双肺纹理增多、模糊,心影与胸腺部分重叠,增大。

4. **心电图** 窦性心动过速。

5. **腹部超声** 肝大,肝内多发实质性结节,血供丰富,声像图提示血管瘤。余脏器无异常。

6. **腹部CT** 肝脏明显肿大,其内弥漫分布大小不一的类圆形低密度影,动态增强后示病变逐渐从外周向中心强化,门脉晚期强化程度降低,延迟期病变强化程度降低同周围正常肝组织密度。结论:肝脏多发婴儿型血管瘤。

【初步诊断及分析】患儿为小婴儿,皮肤血管瘤及肝脏多发血管瘤,初无其他症状,近期出现气促、稍烦躁。查体有气促,心动过速,无心脏增大,肝大考虑因肝脏多发血管瘤所致,入院时无明显心

力衰竭表现,但其气促及心动过速需引起警惕。

【入院后初步治疗及病情变化】入院后4天,呼吸困难加重,面色发绀,呼吸65次/min,心率160次/min,SpO₂90%,吸氧后SpO₂95%。予以抗感染、雾化、甲泼尼龙等治疗,稍缓解,但后面色发绀再次加重,呼吸不规则,SpO₂80%,心率下降,予以心肺复苏、皮囊加压给氧、气管插管、呼吸机辅助呼吸后心率、氧饱和度恢复,于入院后第9天撤离呼吸机。撤机后3天,气促再加重、呼吸困难伴呻吟,予以米力农、呋塞米+螺内酯等处理。

【进一步检查及结果】

1. **心脏超声(第3周)** 心脏左位,心房正位,心室右祥,主动脉正位。上、下腔静脉回流入右房,左、右肺静脉回流入左房。左、右房增大,房间隔回声中断,大小4.1mm,左向右分流。三尖瓣形态正常,三尖瓣反流面积1.56cm²,反流速2.62m/s;估测RVSP 37mmHg;二尖瓣形态正常,二尖瓣反流面积0.65cm²。左、右室增大,左心收缩活动尚可;室间隔完整。心室及大血管连接一致,肺动脉瓣形态正常,主动脉瓣形态正常。主、肺动脉无明显增宽,左位主动脉弓,主动脉弓完整。双侧冠状动脉开口可见,未见明显扩张。心包:未见积液。EF75%;FS 42%;E/A 1.2;IRT 63毫秒。

解析:根据心脏超声结果,与前次(3周前)超声对比,房间隔缺损同前,但第一次超声示心脏大小正常,本次心脏各腔室在短期内明显增大,收缩功能保持正常,均未发现可解释的心脏大血管结构异常及冠脉异常,其心脏扩大的原因需进一步寻找。

2. **腹部超声(第3周)** 肝脏稍大,肝内仍可见多发血管瘤,肝动脉流速稍增快,门静脉及肝静脉流速及频谱未见明显异常。余脏器无异常。

3. **胸部CT(第3周)** 双肺广泛渗出性病变,心脏增大。扫描层面肝脏弥漫多发病变,符合血管瘤表现;肝静脉及下腔静脉近端明显增粗。

解析:与心脏、腹部超声及腹部CT对比,心脏增大明确,肝脏多发血管瘤;肝脏及下腔静脉近端明显增粗,提示该区域血流量或压力增加。

【后续治疗及病情进展】米力农短期静脉泵注,呋塞米、螺内酯利尿抗心衰治疗;针对血管瘤,

先后予以地塞米松、泼尼松治疗。患儿气促明显缓解,精神食欲大小便正常,复查腹部超声示肝血管瘤同前,因家长拒绝就其肝血管瘤作进一步诊治,予呋塞米、螺内酯口服带药出院。出院时:心率130~150 次/min,呼吸 46~60 次/min,SpO₂>95%,精神好,皮肤血管瘤 9 处,双肺无啰音,心音有力,心律齐,杂音不明显,肝脏肋下 4cm,剑突下 4cm,质中缘钝,无水肿。出院诊断:①肝脏多发血管瘤;②心力衰竭(中度);③呼吸衰竭;④重症肺炎;⑤皮肤多发血管瘤;⑥中度贫血;⑦房间隔缺损。

出院后 1 个月(患儿 4 月龄),患儿再次因气促、发绀加重,皮肤血管瘤增多再入院。入院时心肺腹查体同前次。第二次入院实验室检查:血常规、肝肾功电解质正常;血气分析、甲胎蛋白、甲状腺功能、尿有机酸正常。

心肌标志物 +BNP:cTnI 0.354μg/L(<0.06),BNP 2 404.72pg/ml。

胸腹部 CT:双肺病变较之前有所吸收,心脏

增大,肝脏增大,肝内病变同前。

心脏超声:房间隔缺损(4.8mm),全心增大,以右房、右室明显。肺动脉高压(重度),三尖瓣反流(中重度),二尖瓣反流(中度),EF 63%,FS 33%。

解析:回顾患儿病史,其以肝脏多发血管瘤、反复心衰为主要表现,心脏扩大,但射血分数正常,利尿剂效果较好,故其心衰系容量负荷过重所致。

予氢氯噻嗪、螺内酯利尿,贝那普利抗心肌重塑,针对血管瘤选择普萘洛尔治疗。1 周后,气促明显缓解,心率减慢 128 次/min,肝脏肋下 4cm,剑突下 2.5cm,cTnI、BNP 恢复正常。出院后口服氢氯噻嗪、螺内酯、普萘洛尔,6 个月后停药(10 月龄),期间无症状,生长发育正常。2 岁时复查腹部超声:肝脏大小正常,实质回声稍增强、欠均质,肝内多发血管瘤较之前减少。

超声心动过图随访至 1 岁 2 个月,参数变化情况(表 8-6-1),心脏大小于 1 岁 2 个月时正常,肺动脉压力于 6 月龄时正常。

表 8-6-1 心脏超声变化情况

年龄	LVD/mm	LVS/mm	LVEF/%	RVSP/mmHg	ASD/mm
2 月龄	19	12	67	-	4.2
3 月龄	28	16	75	37	4.1
4 月龄	27	18	63	90	4.8
5 月龄	32	22	65	46	2.3
6 月龄	29	18	69	30	2.3
7 月龄	28	19	63	28	2.3
10 月龄	31	19	72	27	2.5
1 岁 2 个月	28	17	72	25	2.2

注:LVD,左心室舒张末期内径;RV,右心室舒张期内径;LVEF,左室射血分数;RVSP,右室收缩压;ASD,房间隔缺损。

【病例点评】婴幼儿肝血管瘤(infantile hepatic hemangioma,IHH)是婴幼儿肝脏最常见的肿瘤,属于血管瘤的一种,由异常增殖的血管内皮细胞形成。根据血管瘤在肝脏的分布情况,分为局灶性、多发性及弥散性 IHH 3 类。以多发性 IHH 最多见(57%)、弥散性最少(16%)。IHH 轻者无症状,典型的表现为肝大、腹胀、黄疸、贫血及血小板减少,严重者可有心力衰竭、呼吸困难,甚至危及生命。

约 50%~60%IHH 患儿发生心力衰竭,是 IHH 致死的独立危险因素。由于肝脏内大动静脉分流

导致心脏容量负荷增加,外周血管阻力降低,发生高输出量型心力衰竭,而心肌收缩功能正常,可合并容量性肺动脉高压,类似于分流量较大的左向右分流型先天性心脏病,故采用利尿剂减轻心脏容量负荷可有效控制心衰。本例患儿使用利尿剂 8 个月后心脏大小恢复正常。

心力衰竭的发展及转归主要取决于病因,本例患儿的心衰系多发性 IHH 所致,故针对 IHH 的治疗及随访尤为重要。局灶性 IHH 于出生后迅速消退,故无症状。多发性及弥散性 IHH 在出生时不

会被发现,其后表现为先快速增殖后缓慢消退,多伴有皮肤血管瘤,且皮肤血管瘤与之有共同的发展过程。在 IHH 增殖阶段,可出现明显的临床症状,包括心力衰竭。故对此类患者使用药物抑制血管瘤增殖,可有效控制病灶增殖,预防或控制心衰。普萘洛尔是婴幼儿皮肤血管瘤的一线治疗药物,经临床研究证实,对于多发性及弥散性 IHH,普萘洛尔的治疗效果均较好,是治疗 IHH 的一线药物。激素对于不能使用或不能耐受普萘洛尔患儿可试用,但失败率可达 25%,且激素治疗还有可能导致严重的副作用。本例患儿初始治疗选用激素但未起效,且其临床症状仍进展,换用普萘洛尔后,症状迅速控制,其后的随访显示血管瘤有消退表现。少数 IHH 药物治疗无效时,可考虑栓塞或手术治疗,所有治疗无效时应行肝移植。

儿童心力衰竭病因多样,容量超负荷是重要原因之一。当婴幼儿发生高输出量型心衰时,如心脏大血管未发现异常分流时,应警惕分流是否在心脏外。如心衰患儿存在皮肤血管瘤,则需高度怀疑肝血管瘤的可能,进一步明确病因可逆转心衰。

【附 病例 8-13】

全身多发血管瘤、肝血管瘤致肺动脉高压、心力衰竭 1 例

(青岛大学附属妇女儿童医院　申金梅　王本臻)

【病史】患儿,女,1 个月 22 天,因"心脏超声提示心脏增大、肺动脉高压 1 天"入院。入院前 1 周前因"全身多发血管瘤"于皮肤科就诊,行心脏超声检查提示"全心增大,二、三尖瓣反流,肺动脉高压(重度)"收入院。患儿平素出汗偏多,呼吸略促,吃奶乏力,有吸停现象,口唇无青紫,上呼吸道感染次数较正常同龄儿无明显增多。既往:生后发现全身及肝脏多发血管瘤,于笔者医院皮肤科就诊,建议激光治疗。患儿为 G1P1,足月顺产,出生史无异常。否认相关家族史,否认夭折、猝死家族史。

【体格检查】体温 36.3 ℃,脉搏 146 次 /min,呼吸 35 次 /min,体重 4.3kg。血压:左上肢 69/39mmHg;左下肢 85/47mmHg;右上肢 67/35mmHg;右下肢 87/44mmHg。四肢经皮血氧饱和度 99%~100%(不吸氧)。发育尚可,营养一般,神志清楚,精神反应好。全身皮肤见多发大小不等血管瘤(分布于双侧面颊部,左右前臂,背部,双下肢,见图 8-6-1),较大者约 1cm×1cm,深红色,突出于皮肤表面,未见皮下出血、花纹、紫斑。口唇红润,口腔黏膜无异常,声音无嘶哑。颈软无抵抗。呼吸略促,三凹征(±),双肺未闻及干、湿啰音。心前区无隆起,心前区未触及震颤,未触及心包摩擦感,心率 146 次 /min,心音有力,节律规整,胸骨左缘第 4 肋间可闻及 2/6 级收缩期杂音,P2 亢进。腹软,肝脾肋下未触及。双下肢无水肿,甲床无发绀。四肢末梢温暖,毛细血管再充盈时间<2 秒。双侧膝腱反射正常引出,双侧巴宾斯基征阴性。

【辅助检查】心脏超声:全心腔扩大,房间隔卵

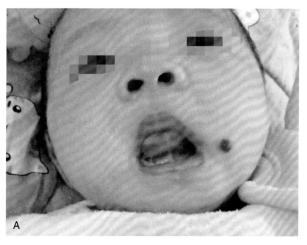
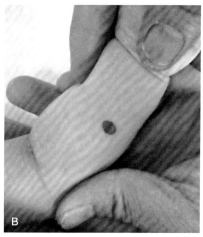

图 8-6-1　全身多发血管瘤
A. 面部; B. 前臂。

圆孔左向右分流束宽 1.3mm,二、三尖瓣见轻度 +
反流,LVEF 45%,估测肺动脉收缩压 75mmHg。脑
利钠肽前体 34 015.00pg/ml。

【初步诊断及分析】 患儿为小婴儿,平素有多
汗、呼吸促、吃奶乏力、吸停现象,生长发育尚可。
入院查体:精神反应好,三凹征弱阳性,肺内无啰
音,肝脏无肿大。心脏超声提示全心扩大、二尖瓣
及三尖瓣反流,慢性心力衰竭诊断明确,按照改良
ROSS 评分法评分 3 分,为轻度心力衰竭。心脏超
声估测肺动脉收缩压 75mmHg,重度肺动脉高压
诊断明确,全身皮肤多发血管瘤,诊断血管瘤明确。
其肺动脉高压、心力衰竭的可能原因分析如下:

1. 肺血管瘤 患儿皮肤多发血管瘤,并发肺
动脉高压、心力衰竭,不能除外存在肺血管瘤如肺
毛细血管瘤、海绵状血管瘤、肺静脉血管瘤等的可
能。需进一步完善胸部 CT 平扫 + 增强检查明确。

2. 心血管疾病 患儿存在肺动脉高压、心
衰,需完善心脏大血管成像排查心血管疾病。

3. 肝血管瘤 肝血管瘤合并肝内动静脉分流
时可导致射血分数正常或升高的心力衰竭及肺动
脉高压。该患儿应高度警惕,完善肝脏及门静脉超
声、腹部平扫 + 增强 CT、腹部 CT 血管成像等了解
有无肝血管瘤,并可进一步确定其血管供应情况。

4. 遗传代谢病 患儿年龄小,存在多发皮肤
血管瘤、肺动脉高压、心力衰竭,多系统受累,需考
虑遗传性疾病可能。建议完善相关基因检测。

【进一步检查及结果】

1. 腹部 CT 平扫 肝内多发低密度病变,多
发肝血管内皮细胞瘤可能性大。

2. 肝脏及门静脉超声 肝脏多发低回声团,
考虑肝内多发血管瘤。门静脉系统血流未见明显
异常,腹主动脉发出粗大侧支(内径约 5mm)与肝
内血管瘤相通,见大量连续分流。

解析:根据超声结果,考虑肝内多发血管瘤,
且腹主动脉提供血液供应。完善腹部血管成像检
查进一步明确。

3. 腹部 CT 血管成像 腹主动脉发出腹腔干
前膈肌层面内径约 7.05mm,发出肠系膜上动脉后
内径约 4.72mm,腹腔干内径约 4.5mm,肝动脉增
粗明显,内径约 4.3mm,肝动脉部分分支粗大,延伸
至肝内病变内,部分肝动脉与肝静脉异常交通,相
应肝静脉明显增粗,显影提前(图 8-6-2)。

解析:肝内多发血管瘤,肝内部分动静脉短
路,考虑此为导致心衰、肺动脉高压的因素。但不
能除外肺血管瘤,完善胸部平扫 + 增强 CT 检查。

4. 胸部 CT 平扫 心影增大,肺内未见占位
性病变,未见异常血流。肺血管瘤依据不足。进一
步完善心脏 CT 血管成像检查排查有无先天性血
管结构异常。

5. 心脏 CT 血管成像 心脏增大、全心扩大,
上下腔静脉汇入右心房、四条肺静脉汇入左心房,
心房、心室连接正常,左心室发出主动脉,右心室发

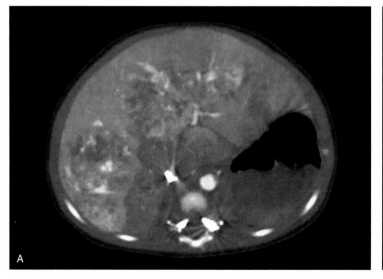
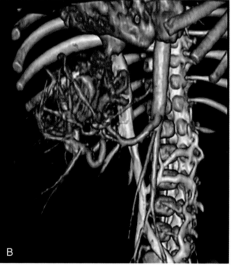

图 8-6-2 腹部 CT 血管成像:肝动脉增粗、部分肝动脉与肝静脉异常交通
A. CT 像;B. 三维重建。

出肺动脉,大血管位置可。房室间隔间未见明显造影剂相通。升主动脉内径约 12mm,降主动脉内径约 7.8mm,左右冠状动脉起源未见明显异常。肺动脉干内径约 16mm,左肺动脉内径约 7.5mm,右肺动脉内径约 9.5mm,主动脉、肺动脉未见造影剂相通(图 8-6-3)。

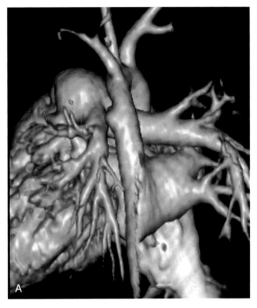
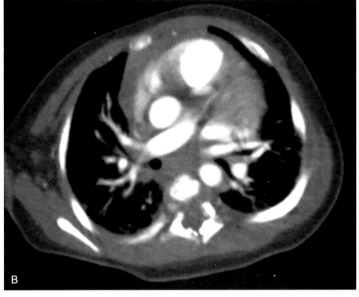

图 8-6-3　心脏 CT 血管成像:肺动脉增宽,肺动脉高压可能

A. 三维重建;B. CT 像。

解析:该患儿存在肺血管瘤的可能性小。综合患儿病史、体格检查及以上辅助检查,考虑心衰、肺动脉高压与肝内多发血管瘤、动静脉分流有关。因患儿存在多系统受累,完善基因检测排查有无相关综合征。

6. 基因检测　在获得患儿父母知情同意后,患儿接受了全外显子组基因测序,未发现与血管瘤、肺动脉高压等疾病相关基因。

【治疗与随访】肝血管瘤合并肝内动静脉分流时,全身有效血容量减少、肺血容量及回心血量增加,从而出现心衰、肺动脉高压。给予地高辛强心、氢氯噻嗪片及螺内酯利尿、卡托普利扩血管、地塞米松 0.5mg/(kg·d)、普萘洛尔 1.5mg/(kg·d)等治疗,门诊随访 2 个月,患儿肝内及皮肤血管瘤缩小(图 8-6-4),心脏超声显示房室腔大小基本正常,二、三尖瓣收缩期见轻微反流,肺动脉瓣舒张期见轻微反流,左室射血分数 67%,估测肺动脉收缩压 20mmHg。

【病例点评】肝脏血管瘤是婴儿时期最常见的肝脏良性肿瘤,80% 在生后 3 个月内发现。临床表现具有较大的异质性,轻者可无症状,重者可

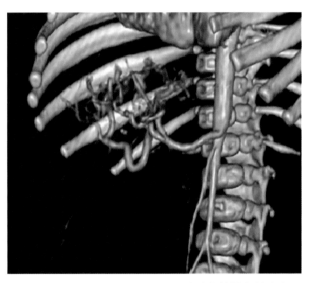

图 8-6-4　治疗后腹部增强 CT,瘤体血管较之前减少

因肝内动静脉分流导致心脏负荷增加、心力衰竭,是肝血管瘤患儿死亡的主要原因。治疗包括随访观察、药物、介入栓塞和手术。药物治疗目前仍然是治疗有症状的肝脏血管瘤的主要手段。包括普萘洛尔、激素、干扰素、化疗药物等,目前普萘洛尔为一线治疗药物。对于合并心衰的肝血管瘤,在强心、利尿等药物治疗心衰的基础上,有效控制血管

瘤增长及动静脉短路是缓解症状、降低病死率的关键。建议对于存在严重心力衰竭的患儿采用激素联合普萘洛尔的方案。对药物治疗无效的患儿可选用介入栓塞或手术治疗。

该患儿因治疗皮肤血管瘤发现心衰、肝血管瘤。肝血管瘤、动静脉短路,导致右心系统及肺循环负荷增加,出现心力衰竭及肺动脉高压。在纠正心衰的同时给予普萘洛尔联合地塞米松口服控制血管瘤增长,心衰很快纠正,血管瘤逐渐缩小,治疗效果满意。建议对于皮肤多发血管瘤的患儿常规排查有无肝血管瘤,早发现、早治疗,可能改善预后。

参考文献

1. YURIKO A, MAMORU A, KENGO K, et al. A Combination Therapy for Kawasaki Disease with Severe Complications: a Case Report [J]. Open Med (Wars), 2018, 15: 8-13.

2. RUSSO R, KATSICAS MM. Takayasu Arteritis [J]. Front Pediatr, 2018, 6: 265.

3. AESCHLIMANN FA, BARRA L, ALSOLAIMANI R, et al. Presentation and Disease Course of Childhood-Onset Versus Adult-Onset Takayasu Arteritis [J]. Arthritis Rheumatol, 2019, 71 (2): 315-323.

4. MASON JC. Surgical intervention and its role in Takayasu arteritis [J]. Best Pract Res Clin Rheumatol, 2018, 32 (1): 112-124.

5. 中国心血管健康与疾病报告编写组.《中国心血管健康与疾病报告 2020》要点解读 [J]. 中国心血管杂志, 2021, 26 (3): 209-218.

6. AZEGAMI T, UCHIDA K, TOKUMURA M, et al. Blood Pressure Tracking From Childhood to Adulthood [J]. Front Pediatr, 2021, 9: 785356.

7. DI PALO KE, BARONE NJ. Hypertension and Heart Failure: Prevention, Targets, and Treatment [J]. Heart Fail Clin, 2020, 16 (1): 99-106.

8.《中国高血压防治指南》修订委员会. 中国高血压防治指南 2018 年修订版 [J]. 心脑血管病防治, 2019, 19 (1): 44.

9. 范晖, 闫银坤, 米杰. 中国 3~17 岁儿童性别、年龄别和身高别血压参照标准 [J]. 中华高血压杂志, 2017, 25 (5): 428-435.

10. LOBECK IN, ALHAJJAT AM, DUPREE P, et al. The management of pediatric renovascular hypertension: a single center experience and review of the literature [J]. J Pediatr Surg, 2018, 53 (9): 1825-1831.

11. ABOYANS V, RICCO JB, BARTELINK MEL, et al. ESC Scientific Document Group. 2017 ESC Guidelines on the Diagnosis and Treatment of Peripheral Arterial Diseases, in collaboration with the European Society for Vascular Surgery (ESVS): Document covering atherosclerotic disease of extracranial carotid and vertebral, mesenteric, renal, upper and lower extremity arteries Endorsed by: the European Stroke Organization (ESO) The Task Force for the Diagnosis and Treatment of Peripheral Arterial Diseases of the European Society of Cardiology (ESC) and of the European Society for Vascular Surgery (ESVS)[J]. Eur Heart J, 2018, 39 (9): 763-816.

12. 廖莹, 高阳旭, 张清友, 等. 以心力衰竭起病的婴幼儿肾血管性高血压 3 例并文献复习 [J]. 中华全科医学, 2020, 18 (11): 1974-1978.

13. CAMPIA U, MOSLEHI JJ, AMIRI-KORDESTANI L, et al. Cardio-Oncology: Vascular and Metabolic Perspectives: A Scientific Statement from the American Heart Association [J]. Circulation, 2019, 139 (13): e579-e602.

14. MARIJANOVICH N, HALALAU A. Hemorrhagic Tamponade as Initial Manifestation of Systemic Lupus with Subsequent Refractory and Progressive Lupus Myocarditis Resulting in Cardiomyopathy and Mitral Regurgitation [J]. Case Rep Rheumatol, 2018, 2018: 7635982.

15. 任昊, 许顶立. 系统性红斑狼疮合并心力衰竭研究进展 [J]. 中国实用内科杂志, 2018, 38 (8): 762-765.

16. 张宇, 唐雪梅, 汪利, 等. 儿童期起病的男性系统性红斑狼疮患儿 30 例临床特征分析 [J]. 中国实用儿科杂志, 2020, 35 (07): 547-551.

17. CHANG JC, XIAO R, KNIGHT AM, et al. A population-based study of risk factors for heart failure in pediatric and adult-onset systemic lupus erythematosus [J]. Semin Arthritis Rheum, 2020, 50 (4): 527-533.

18. 姚伟, 李凯, 董岿然, 等. 婴幼儿肝血管瘤 82 例分类特点及疗效分析 [J]. 中华小儿外科杂志, 2018, 39 (10): 739-743.

19. ZHANG XT, REN WD, SONG G, et al. Infantile hepatic hemangiomas associated with high-output cardiac failure and pulmonary hypertension [J]. BMC Cardiovasc Disord, 2019, 19 (1): 216.

20. SPEICHER MV, LIM DM, FIELD AG, et al. An Unusual Case of Neonatal High-Output Heart Failure: Infantile Hepatic Hemangioma [J]. J Emerg Med, 2021, 60 (1): 107-111.

21. ZUNINO C, DELGADO M, GIACHETTO G. Hemangioendotelioma hepático infantil multifocal [Multifocal hepatic hemangioendothelioma][J]. Rev Chil Pediatr, 2019, 90 (3): 316-320.

22. YU L, WEI L, XU Z, et al. Safety assessment of propranolol for infantile hemangioma: a study in an Asian population [J]. Expert Rev Clin Pharmacol, 2022, 15 (2): 237-242.

23. 王金湖, 蔡嘉斌, 李民驹, 等. 儿童肾母细胞瘤国际及国内诊治方案解读 [J]. 临床小儿外科杂志, 2020, 19 (09): 765-774.

24. 李振武, 张潍平, 屈彦超, 等. 儿童双侧肾母细胞瘤诊治分析 [J]. 中华小儿外科杂志, 2022, 43 (07): 630-634.

25. CHUNG JM, LEE SD. Wilms Tumor with dilated hypertensive cardiomyopathy, acute myocarditis, pulmonary edema, and heart failure [J]. Urol Case Rep, 2020, 33: 101391.

26. BANSAL N, BLANCO JG, SHARMA UC, et al. Cardiovascular diseases in survivors of childhood cancer [J]. Cancer and metastasis reviews, 2020, 39 (1): 55-68.

27. HANSMANN G, KOESTENBERGER M, ALASTALO TP, et al. 2019 updated consensus statement on the diagnosis and treatment of pediatric pulmonary hypertension: The European Pediatric Pulmonary Vascular Disease Network (EPPVDN), endorsed by AEPC, ESPR and ISHLT [J]. J Heart Lung Transplant, 2019, 38 (9): 879-901.

28. FRANK BS, IVY DD. Pediatric Pulmonary Arterial Hypertension [J]. Pediatr Clin North Am, 2020, 67 (5): 903-921.

29. DAY TG, HUGHES M, PANDYA B. Idiopathic pulmonary arterial hypertension with coexisting CHD [J]. Cardiol Young, 2018, 28 (5): 743-746.

30. BERTELOOT L, PROISY M, JAIS JP, et al. Idiopathic, heritable and veno-occlusive pulmonary arterial hypertension in childhood: computed tomography angiography features in the initial assessment of the disease [J]. Pediatr Radiol, 2019, 49 (5): 575-585.

31. MIYAMOTO K, INAI K, KOBAYASHI T, et al. Outcomes of idiopathic pulmonary arterial hypertension in Japanese children: a retrospective cohort study [J]. Heart Vessels, 2021, 36 (9): 1392-1399.

32. BADAGLIACCA R, PEZZUTO B, PAPA S, et al. Right Ventricular Strain Curve Morphology and Outcome in Idiopathic Pulmonary Arterial Hypertension [J]. JACC Cardiovasc Imaging, 2021, 14 (1): 162-172.

33. SAID F, HAARMAN MG, ROOFTHOOFT MTR, et al. Serial Measurements of N-Terminal Pro-B-Type Natriuretic Peptide Serum Level for Monitoring Pulmonary Arterial Hypertension in Children [J]. J Pediatr, 2020, 220: 139-145.

34. SHU T, CHEN H, WANG L, et al. The Efficacy and Safety of Pulmonary Vasodilators in Pediatric Pulmonary Hypertension (PH): A Systematic Review and Meta-analysis [J]. Front Pharmacol, 2021, 12: 668902.

35. WANG Y, CHEN S, DU J. Bosentan for Treatment of Pediatric Idiopathic Pulmonary Arterial Hypertension: State-of-the-Art [J]. Front Pediatr, 2019, 23, 7: 302.

36. OLGUNTÜRK FR. An update on the diagnosis and treatment of pediatric pulmonary hypertension [J]. Expert Opin Pharmacother, 2020, 21 (10): 1253-1268.

37. ZAVRAS N, DIMOPOULOU A, MACHAIRAS N, et al. Infantile hepatic hemangioma: current state of the art, controversies, and perspectives [J]. Eur J Pediatr, 2020, 179 (1): 1-8.

38. 杨开颖, 彭素华, 陈思源, 等. 婴幼儿肝血管瘤诊治现状 [J]. 临床小儿外科杂志, 2020, 19 (8): 746-751.

48检